享受健康人生
糖尿病细说与图解

ENJOY YOUR HEALTHY LIFE

第2版

主　编——许曼音
副主编——罗邦尧
陈名道
赵列宾

上海科学技术文献出版社

图书在版编目（CIP）数据

享受健康人生：糖尿病细说与图解／许曼音编．—2版．—上海：上海科学技术文献出版社，2010.8
ISBN 978-7-5439-4395-7

Ⅰ.①享… Ⅱ.①许… Ⅲ.①糖尿病-诊疗-图解
Ⅳ.①R587.1-64

中国版本图书馆 CIP 数据核字（2010）第 124695 号

策划编辑：张科意
责任编辑：张　军　张科意
版式设计：张科意
绘　　画：杜建国
封面设计：王　俭　杜建国

享受健康人生——糖尿病细说与图解（第 2 版）
主编　许曼音　副主编　罗邦尧　陈名道　赵列宾
出版发行：上海科学技术文献出版社
地　　址：上海市长乐路 746 号
邮政编码：200040
经　　销：全国新华书店
印　　刷：常熟市华顺印刷有限公司
开　　本：740×970　1/16
印　　张：16.75
字　　数：297 000
版　　次：2010 年 8 月第 2 版　2018 年 11 月第 5 次印刷
书　　号：ISBN 978-7-5439-4395-7
定　　价：48.00 元
http://www.sstlp.com

享受健康人生

——糖尿病细说与图解（第2版）

主　　编　许曼音

副 主 编　罗邦尧　陈名道　赵列宾

编　　者　（按英文字母次序排列）

曹伟新　陈名道　陈钦达　陈宇红

金月定　陆　骆　罗邦尧　苏莉珍

苏颋为　田景琰　王琴琴　卫静淑

解　红　许曼音　赵红燕　赵列宾

张科意　张培红　周莹霞　朱鋐达

朱琴芳

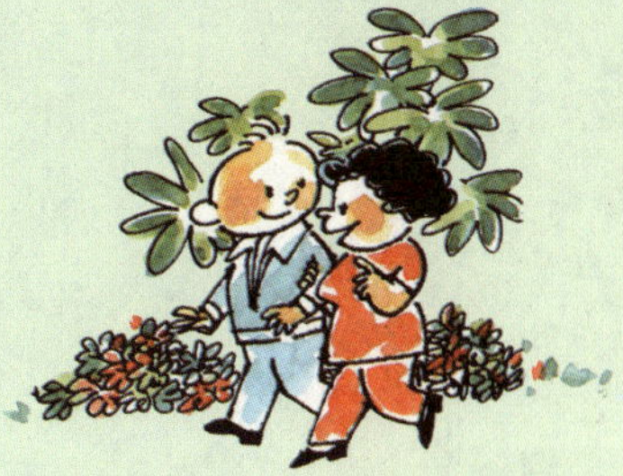

策划编辑　张科意

绘　　画　杜建国

绘　　色　赵文元

版式设计　张科意

封面设计　王　俭　杜建国

摄　　影　孙首悦　季崇宪　胡逢春

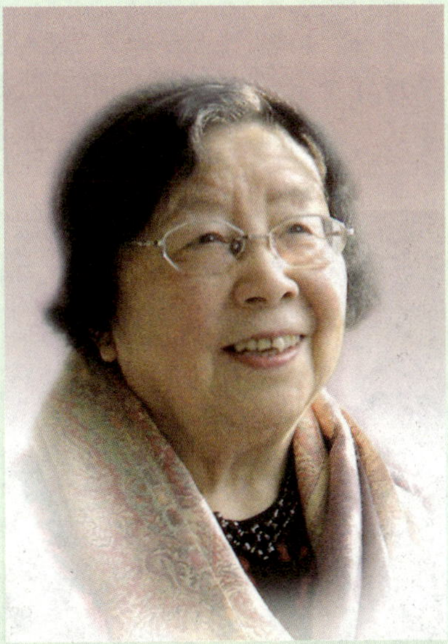

许曼音 教授，医学博士。现任上海交通大学医学院附属瑞金医院终身教授，博士生导师。历任瑞金医院内分泌科主任、中华医学会内分泌学会肾上腺病学组组长等职。上海市食疗研究会名誉理事长、糖尿病专业委员会主任委员，法国、美国糖尿病学会会员，享受国务院特殊津贴。从医60年，桃李满天下，是全国著名的内分泌、糖尿病专家，卫生部委办的“全国内分泌医师进修班”的主要创始人和授课、带教专家之一，为全国培养了600多名内分泌代谢病专科医师，其中大部分已成为当地医院的负责人和学科骨干。特别是自20世纪70年代起对糖尿病教育的研究倾注了大量的精力，建立糖尿病治疗性教育体系。获奖多种，其中有：上海市保健工作先进个人奖、中央保健委员会奖、上海市巾帼奖、上海市业余教育积极分子、2009年又获得中华医学会内分泌学会终身成就奖、中华医学会糖尿病学分会终身成就奖。2010年获得中国女医师协会“女医师终身成就奖”。发表学术论文130多篇，主编，编著《糖尿病学》等10余本著作，承担的课题获卫生部及国家科技进步奖多项。

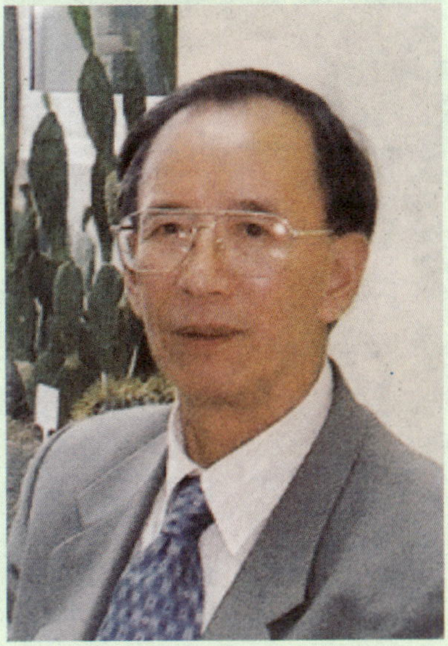

罗邦尧 教授。上海交通大学医学院附属瑞金医院内分泌科主任医师。现任中央保健局会诊专家、上海市医学会糖尿病和内分泌会诊中心主任、国家食品、药品监督管理局新药审评专家、上海市医学会理事会理事、上海糖尿病康复协会名誉主任委员、中华医学会、上海市医疗事故技术鉴定专家；历任瑞金医院内分泌科科主任、上海市医学会内分泌专科委员会主任委员，上海医学会糖尿病专科副主任委员，上海市内科学会委员，中华医学会内分泌肾上腺病学组组长等职。曾赴法国进修内分泌代谢疾病，主要从事糖尿病方面的研究。从事临床工作50余年，积累了丰富的临床经验，成为国内著名临床内分泌专家。熟悉内科疾病的诊治，特别是对糖尿病、甲状腺、肾上腺等内分泌

系统疾病的诊断与鉴别诊断造诣颇深。发表论文100余篇，主编、编著《肾上腺疾病诊断与治疗学》、《甲状腺功能亢进症》等多部著作，以及《中国糖尿病杂志》学术顾问、《糖尿病之友》编委，获多项科技进步奖、上海第二医科大学高尚医德奖等。

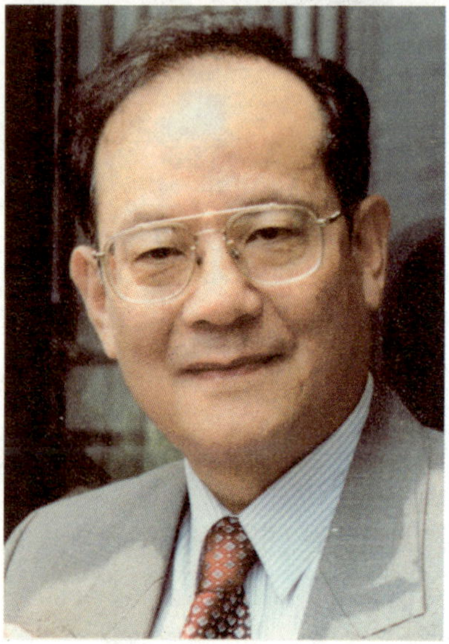

陈名道 教授，医学博士。上海交通大学医学院附属瑞金医院主任医师、上海市内分泌研究所研究员、博士生导师。《中华内分泌代谢杂志》副总编、编辑部主任。法国糖尿病学会会员、美国内分泌学会会员，上海市食疗研究会副理事长和秘书长、糖尿病专业委员会副主任委员。曾赴法国巴黎大学Bichat医院进修糖尿病，后获洛克菲勒奖学金，又在美国做研究多年。在内分泌疾病、糖尿病、肥胖、神经内分泌、中西结合治疗内分泌疾病等方面有较丰富的临床经验。曾承担国家自然科学基金课题5项，发表学术论文200余篇，获多项科技进步奖。

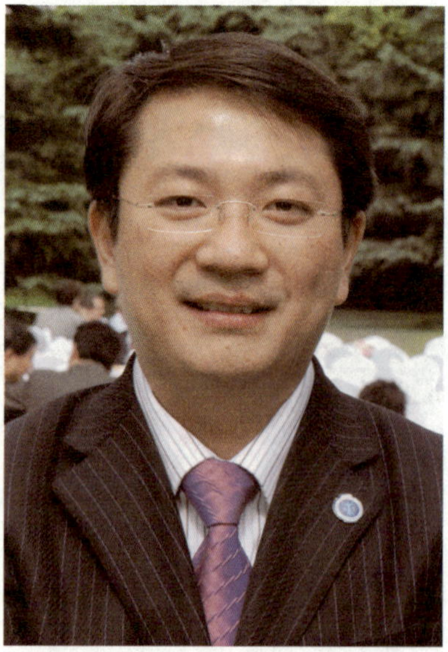

赵列宾 副教授，硕士生导师。现为上海交通大学医学院附属瑞金医院糖尿病中心主任，上海市康复医学会糖尿病专业委员会委员，《中华健康管理杂志》特邀编委、《中国医院院长杂志》编委。作为访问学者，曾赴澳大利亚阿德莱德大学研修；在美国约翰霍普金斯大学接受培训。1997年起从事糖尿病教育及相关研究工作，对糖尿病教育的方法、饮食、心理、行为等影响因素，教育效果评估等有一定研究。较早创立了糖尿病健康厨房门诊，积极堆进“将优质糖尿病管理植入社区”临床实践，开展计算机网络新型教育模式的探索。他强化糖尿病教育的公益性，主办的“糖尿病与健康美食大赛”和“青少年与糖尿病彩绘大赛”倍受社会关注。开发的糖尿病管理系统获国家软件著作权，发表学术论文40余篇，曾荣获上海市科技进步奖。

序

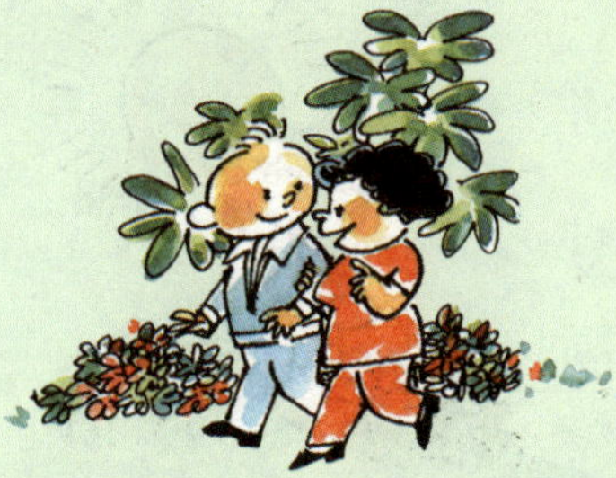

人类与糖尿病斗争的历程有着悠久的历史。据祖国医学典籍《黄帝内经》中有关消渴病的记载，早在两千多年前，中国古代医学家就已对糖尿病的临床表现、发病机制和防治方法积累了一定的经验，随后东汉医圣张仲景更在《伤寒论》中列有专门方药。虽然人类在防治糖尿病的历程中不断取得新成就、新进展，但是迄今为止，糖尿病虽有治疗方法，但离根治这一疾病还有距离。而且随着社会的发展、经济水平的提高，糖尿病也越来越“现代化”。美国在20世纪90年代初糖尿病患者已占总人口的2.8%，达700万人之多，每年所用医疗经费高达920亿美元。而中国的情况也不容乐观，仅近10年来该病的发病率已增长了5倍之多。这一切说明对糖尿病的防治已经不单纯是一个医学科学领域的事，已成为一个为人们普遍关注的社会问题。作为医务工作者，为此而奉献自己的智慧和才能是义不容辞的。更重要的是应该突破传统的观点，克服重治轻防，转换为寓治于防的新理念。这需要我们从医学科学的殿堂里、从学术研究的象牙塔中出来，走向风风雨雨的社会广场，真正成为人民健康事业的白衣天使、守护神。然而，这不仅是简单的工作场所的转移，还需要我们艰苦地努力，创造出一种崭新的大众化、科普化的医学模式。有鉴于此，上海交通大学医学院附属瑞金医院糖尿病中心在中国著名的内分泌疾病专家许曼音教授的领导下，在糖尿病大众化健康教育方面不断地进行探索，并积极付之于实践，取得了可喜的成绩。近几年来，以该中心专家为核心的上海市食疗研究会糖尿病专业委员会也坚持开展糖

尿病科普讲座，听者如云，得到社会广泛好评。最近，又在许曼音教授主编和全体作者的共同努力下，集他们多年的科普研究和教学经验，总结编著成《享受健康人生——糖尿病细说与图解》一书，把糖尿病的系统知识、基本理论，直至一些实用的家庭防治技术，以深入浅出、图文并茂，生动活泼的形式表达出来，向广大读者传播，普泽民间。本书付梓面市后，可卜纸贵洛阳。

昔唐代文学家韩愈在《师说》中说："师者，所以传道，受业，解惑也。人非生而知之者，孰能无惑？惑而不从师，其为惑也，终不解矣。"许曼音教授系中国医学教育资深前辈，从教数十载，桃李满天下。她毕生孜孜以求，在探究医学科学之真谛的同时，亦以"传道，受业，解惑"为己任。本书的出版，是为广大民众建造千千万万所"健康课堂"的又一奉献，可敬可贺。斯以为序。

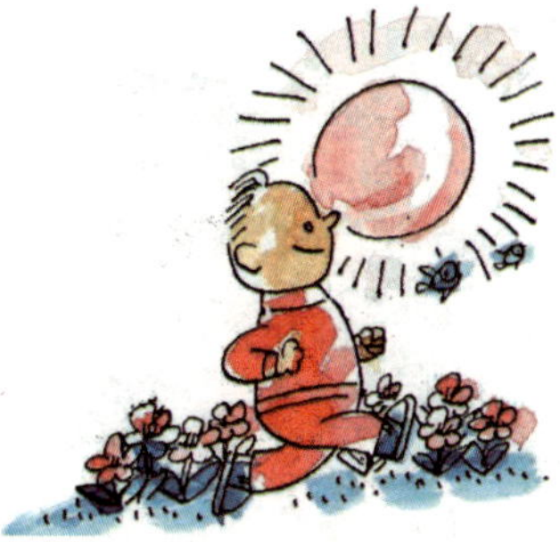

施　杞

上海中医药大学附属龙华医院教授

上海市食疗研究会理事长

第一版前言

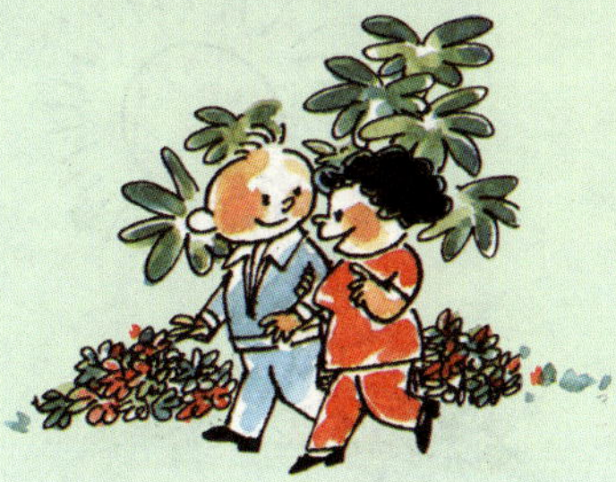

糖尿病是一种流行病，据估计世界上糖尿病患者已超过2亿，中国患者数也超过4000万，并有逐年增加的趋势。糖尿病是一种“文明病”、“富贵病”。食品丰富、交通便捷、电子化机械化程度高，以及竞争激烈，使人们体力劳动减轻、体力活动减少、精神压力增大，这种“现代”生活方式是滋生糖尿病的主要环境因素。糖尿病又是一种慢性的、进行性的、至今尚不能根治的终身性疾病，并发症多，致残率、病死率高，严重影响人类的生命和生活质量。同时糖尿病患者在饮食上和生活上有特殊的需求，必须引起全社会普遍的关注。

幸运的是，现代医学的发展，已使糖尿病成为一种可以预防和被控制的疾病。只要正确认识，认真对待，糖尿病患者仍可享受与健康人一样的生活，达到近似正常人群的寿命。

因此，我们对糖尿病应持的态度是：一重视，二不怕。要做到这两点，首先要对糖尿病这一复杂的内分泌代谢疾病有一定的认识和理解，对糖尿病的治疗和可能出现的问题做到心中有数。该病既然将伴随糖尿病患者一生，对糖尿病知识的学习也应该经常化、系统化，多读几遍，反复领会，可做到温故而知新，使对糖尿病的认识逐渐深化，特别是能敏锐地识别虚假广告、伪科学的宣传，走科学的健康之道。

全国人大常委会审议的《科学技术普及（科普）法》为科普下的定义是：科普是指以公众易于理解的内容和易于接受的形式，普及科学技术知识、倡导科学方法、传播科学思想、弘扬科学精神。新定义包含的科普内容不仅包括自然科学和科学技术，还包括社会科学；不仅包括科学知识的普及，也包括科学方法、科学思想、科学精神的普及。近期,国务院的《全民科学素质行动纲要2006—2020年》要求带动公众科学素质的整体提高,鼓励社会各界参与科普作品的创作,重点扶持原创性科普作品。

有鉴于此,本书编写方法是:首先尽可能有系统地对糖尿病各个方面的知识性的问题进行详细而又易懂的阐述,在阐述的过程中,以形象比喻的方式,力争使那些对糖尿病并无多少认识的读者能借助于插图和文字对其有一个基本的了解,不感到难以入门;又根据当前对糖尿病认识的最新进展作一介绍,使已经具备一定糖尿病知识的读者也不觉得内容肤浅,而有新鲜感。要求进一步深入学习的读者也可从方框中的文字内容得到启发,使思考逐渐深化。特别是对科学的方法、科学的思想作了阐述。相信本书即使对基层糖尿病医务工作者也会有所裨益。

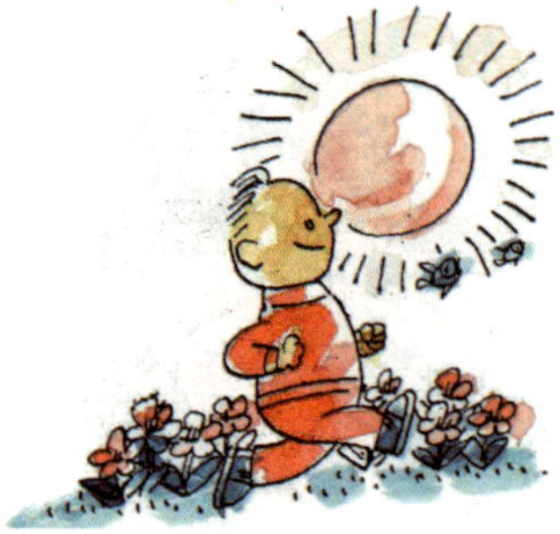

参加本书编写的有上海交通大学医学院附属瑞金医院、上海市内分泌代谢病研究所从事糖尿病医疗、教学、科研、营养、宣教、护理的人员,以及出版社医学编辑,他们对本书的内容反复斟酌,几易其稿,力求科学系统、通俗易懂、图文并茂。上海科学技术文献出版社、张科意编审,以及杜建国、赵文元先生不辞辛苦,在组织、审核,以及绘画、绘色、摄影中,付出大量心血,在此顺表衷心感谢。期盼本书既是糖尿病患者及其家属的良师益友,又是进行糖尿病知识宣传教育的有用教材。

希望本书能成为糖尿病教育的一块引玉之石,铺路之砖。播撒关爱,收获健康,我们将会感到万分欣慰。

编　者

再版前言

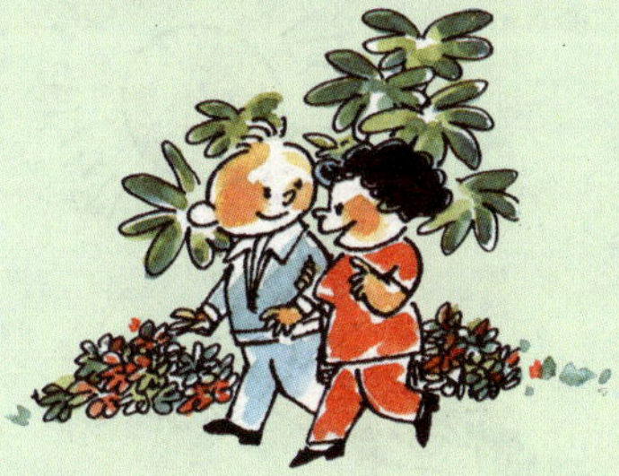

“享受健康人生——糖尿病细说与图解”一书,自第一版问世至今,已有8年。承蒙广大糖尿病患者、家属及从事糖尿病教育的教员的厚爱,本书几经重印,发行量直线上升,但仍供不应求。当看到不少患者随身携带本书,随时参阅,视其为“知己”,我们常常深受感动。更有不少地方糖尿病学会、糖尿病中心将此书作为糖尿病教育的教科书,凡新发糖尿病患者,人手一册,这也使我们越发感到“责任”重大。同时,经过多年来的教育实践,我们认为该书有更新修订之必要。

近年来,糖尿病患病率在世界范围内迅速上升,中国已成为糖尿病人群的“第二大国”。虽糖尿病学界对该病的发病机制及治疗方面不断地有大量的研究,但并未得到根本性的突破。故本书在新版中的基本知识方面,只能作部分更新。但在应用本书于教育糖尿病患者的过程中,我们临床医师、专职从事糖尿病的教员及相关的护士、营养师等数年来积累了不少的经验,于本书再版与修订之时也提出了许多宝贵的意见和建议。为此我们在新版中从以下几个方面作了比较多的修改和补充:

1. 根据我国糖尿病指南和在流行病学与治疗方面的最新进展改写了引言、治疗路线、控制原则等几个部分。

2. 增加和改进了糖尿病饮食、药物和监测的内容,如:增加了血糖仪和胰岛素笔识别图和分类应用的比较,更便于患者直观地进行选择。

3. 增加了一定量糖尿病和并发症治疗的新药识别图和药物治疗的新知识。

4. 在饮食治疗方案中，增添了血糖指数的概念，附上不同血糖指数的食物表以供参考，并全部更新了不同热量的全日食谱。

5. 食物治疗是患者最关心的问题之一。根据“糖尿病厨房”活动中，经患者及名厨师的推荐和专家的意见，重点推出了十余种糖尿病适宜的美味佳肴，详细介绍其营养素构成和烹调方法，以期引起糖尿病患者及其家属的兴趣，提高他们在饮食方面以至家庭的生活质量。

本书第1版、第2版的科普原创工作受到上海市科学技术协会、上海科普作家协会的支持鼓励，上海科学技术文献出版社的支持帮助，在此深表感谢。

最后，虽然我们在两年余的修订过程中，几经讨论，反复斟酌，但仍可能有许多不足之处。我们衷心希望从事糖尿病教育的专业人员和有切身深切体会的糖尿病患者，在阅读我们这本书时能有新的启发，同时也请毫无保留地提出您们的任何方面的意见，包括材料、文字、图画、照片等各个侧面，以便再版时改进。

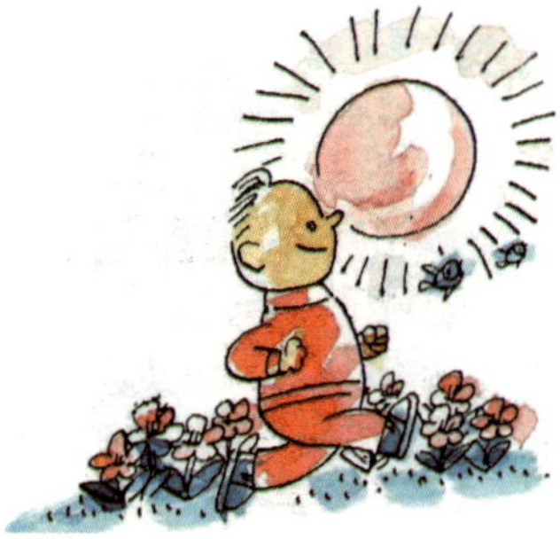

主　编　许曼音

目录

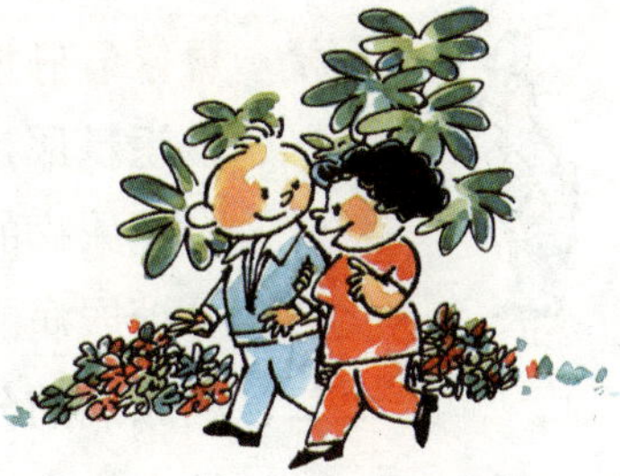

序

第一版前言

再版前言

引言

第一部分 糖尿病概述

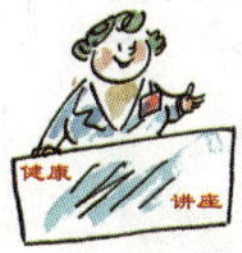

第一章 糖尿病健康教育

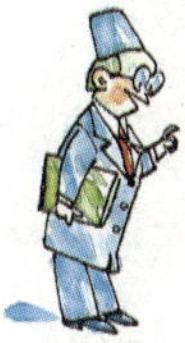

一、糖尿病与健康教育 …… 4

（一）健康教育是糖尿病现代综合疗法的基础 …… 4

（二）糖尿病——昂贵的疾病 …… 4

（三）许多人对自己的病无所认识 …… 5

（四）尽早接受健康教育，早期控制糖尿病 …… 6

（五）糖尿病健康教育目标 …… 6

（六）糖尿病控制越好，并发症越少 …… 6

二、糖尿病中心 …… 7

（一）糖尿病健康教育的评估 …… 7

（二）糖尿病健康教育的内容 …… 8

（三）糖尿病健康教育的步骤 …… 8

（四）糖尿病健康教育的方法 …… 9

（五）健康教育最终达到的目标评估 …… 9

三、健康生活方式是对糖尿病的良好“护理” …… 11

（一）糖尿病现状和发展趋势 …… 11

（二）什么人易患糖尿病 …… 12

（三）何谓文明健康生活方式的良好“护理”作用 ……………… 14
（四）如何拥有健康的生活 …………………………………… 15

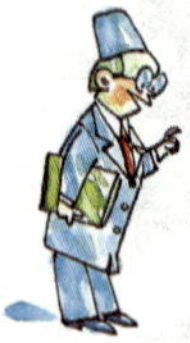

第二章 糖尿病的诊断和分类

一、认识糖尿病 ……………………………………………… 16
（一）糖尿病的发病原因 …………………………………… 16
（二）糖尿病的症状 ………………………………………… 18
二、糖尿病的分类与特征 …………………………………… 21
（一）1型糖尿病 …………………………………………… 21
（二）2型糖尿病 …………………………………………… 22
（三）妊娠糖尿病 …………………………………………… 22
三、糖尿病的诊断和筛查 …………………………………… 25
（一）糖尿病诊断的要领 …………………………………… 25
（二）有尿糖不一定就是糖尿病 …………………………… 25
（三）血糖检查是最重要的方法 …………………………… 26
（四）空腹血糖异常和糖耐量减退状态 …………………… 26
（五）糖尿病诊断中的正确化验 …………………………… 26
四、直击“糖尿病前期” …………………………………… 27
（一）高危人群定期检查 …………………………………… 27
（二）高危人群干预治疗 …………………………………… 29

第二部分 糖尿病的治疗

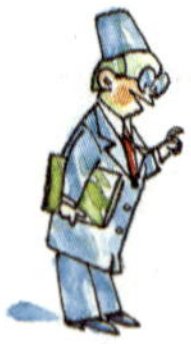

第三章 糖尿病治疗原则

一、各种类型糖尿病的治疗特点 ……………………………… 33
（一）1型糖尿病 …………………………………………… 33
（二）2型糖尿病 …………………………………………… 33
（三）妊娠糖尿病 …………………………………………… 34
二、糖尿病治疗目标 ………………………………………… 35
（一）饮食治疗 ……………………………………………… 36
（二）运动治疗 ……………………………………………… 36

（三）口服降糖药物治疗 ……36
（四）胰岛素治疗 ……36
第四章 饮食治疗
一、饮食治疗的一般原则 ……38
二、饮食控制中的科学方法 ……38
（一）饮食分配和餐次安排 ……38
（二）食物的多样化 ……39
（三）烹调方法 ……39
（四）讲究用餐方式 ……39
（五）合理使用调料品 ……39
（六）酒 ……40
（七）食用油 ……40
（八）豆制品 ……41
（九）足量饮水，合理选择饮料 ……41
（十）冷冻食品、加工食品 ……41
（十一）外出饮食 ……41
三、一份健康饮食的食谱应该包括些什么 ……42
（一）营养的均衡性——多种营养的合理搭配 ……43
（二）必需脂肪酸、反式脂肪酸、植物纤维食物 ……47
（三）血糖高不都是因为食用糖类引起 ……48
四、健康饮食设计方法 ……49
（一）食物交换份法的概念 ……50
（二）按照六大类营养素均衡搭配原则 ……50
五、如何来设计适合于自己的食谱 ……61
（一）轻体力工作者饮食设计举例 ……61
（二）中体力工作者饮食设计举例 ……65
（三）儿童1型糖尿病饮食设计举例 ……67
（四）女性妊娠糖尿病饮食设计举例 ……69
六、糖尿病肾病，肥胖患者的饮食设计 ……70
（一）糖尿病肾病患者的饮食 ……70

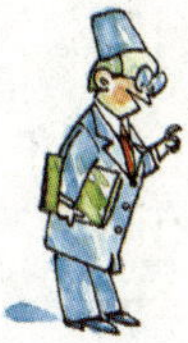

（二）糖尿病肾病透析患者的饮食 ……72
（三）肥胖者的饮食控制尤为重要 ……73
七、日常若干饮食问题处理技巧 ……73
（一）糖尿病患者如何应对饥饿 ……73
（二）餐次时间分配 ……74
（三）估算食物交换份的举例 ……75
（四）血糖生成指数 ……76
八、不同热量食谱介绍 ……78
（一）4 185千焦（1 000千卡）食谱举例 ……79
（二）5 021千焦（1 200千卡）食谱举例 ……81
（三）5 858千焦（1 400千卡）食谱举例 ……83
（四）6 694千焦（1 600千卡）食谱举例 ……85
（五）7 531千焦（1 800千卡）食谱举例 ……87
（六）8 368千焦（2 000千卡）食谱举例 ……89
（七）9 205千焦（2 200千卡）食谱举例 ……91
（八）10 042千焦（2 400千卡）食谱举例 ……93
九、不同热量菜谱制作 ……95
第五章 运动治疗
一、运动对糖尿病治疗的影响 …… 102
二、如何做运动 …… 103
（一）有氧运动与无氧运动 …… 103
（二）衡量运动强度 …… 104
（三）运动项目的选择 …… 105
（四）运动过程三步曲 …… 108
（五）运动的时间、频率、环境和天气 …… 109
三、介绍几种针对性运动方法 …… 110
（一）布格（Buerger）锻炼法 …… 111
（二）肥胖症患者的运动锻炼 …… 112
（三）徒步是一种非常好的锻炼方法 …… 113
（四）中年人更要加强锻炼 …… 113

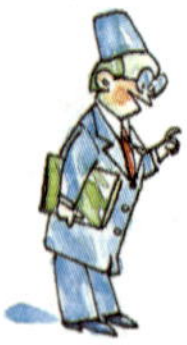

四、运动计划和坚持运动的方法 …… 114
（一）运动计划 …… 114
（二）坚持运动的方法 …… 114
五、运动中的注意事项 …… 115
（一）暂时不宜运动的对象 …… 115
（二）选择运动形式有讲究 …… 116
六、防止运动导致的不良反应 …… 117
（一）运动不当引起的不良反应 …… 117
（二）防止不良反应的发生 …… 117
第六章　糖尿病的药物治疗
一、口服降糖药 …… 118
（一）治疗原则 …… 118
（二）口服降糖药的种类及特点 …… 119
二、胰岛素治疗 …… 121
（一）治疗原则 …… 121
（二）胰岛素的分类和特性 …… 121
（三）胰岛素的注射时间及特点举例 …… 122
（四）如何正确注射胰岛素 …… 123
（五）胰岛素的保存方法 …… 126
（六）胰岛素注射工具 …… 126
（七）胰岛素笔的识别和使用 …… 128
三、糖尿病患者联合用药治疗 …… 132
四、中药及其他疗法 …… 132
（一）中医中药 …… 132
（二）针灸、推拿 …… 133
五、糖尿病药物识别图 …… 133
（一）促胰岛素分泌剂类药物 …… 133
（二）胰岛素增敏剂类药物 …… 135
（三）α－糖苷酶抑制剂类药物 …… 137
（四）胰岛素类药物 …… 137

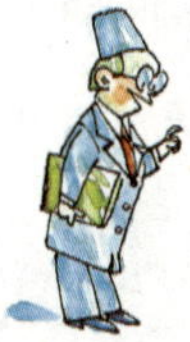

（五）中药类药物 …… 141
六、糖尿病并发症用药的药物识别图 …… 142
（一）治疗高血压的药物 …… 142
（二）治疗血脂异常、脂肪肝的药物 …… 146
（三）改善血管、血液、细胞药物 …… 147
（四）改善糖尿病肾病的药物 …… 149
（五）治疗神经病变的药物 …… 149
（六）治疗眼底病变的药物 …… 149
（七）治疗勃起功能障碍的药物 …… 150
（八）肠道营养 …… 150

第三部分　糖尿病的并发症和伴随情况

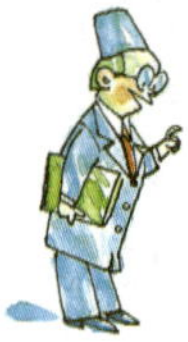

第七章　糖尿病急性并发症

一、低血糖 …… 152
（一）发生原因 …… 152
（二）低血糖的先兆 …… 153
（三）如何处理低血糖 …… 154
（四）预防低血糖 …… 155
二、糖尿病酮症酸中毒 …… 155
（一）诱因 …… 156
（二）症状 …… 156
（三）酮症酸中毒的判断与措施 …… 156
（四）酮症酸中毒的治疗 …… 157
（五）预防酮症酸中毒 …… 157
三、高渗性非酮症高血糖性昏迷综合征 …… 158
（一）诱因 …… 158
（二）症状 …… 158
（三）判断和措施 …… 159
四、糖尿病乳酸性酸中毒 …… 159

五、感染 …… 160
第八章 糖尿病慢性并发症和伴随情况
一、大血管病变 …… 162
（一）糖尿病心脏病变 …… 162
（二）糖尿病与脑卒中 …… 163
（三）糖尿病下肢血管病变 …… 164
二、微血管病变 …… 165
（一）糖尿病性眼病 …… 165
（二）糖尿病肾病 …… 171
三、糖尿病神经病变 …… 173
（一）外周神经病变 …… 173
（二）常见症状 …… 174
四、糖尿病伴随情况 …… 175
（一）糖尿病与高血压 …… 175
（二）糖尿病与血脂异常 …… 176
（三）糖尿病与肥胖 …… 176
（四）糖尿病足 …… 178
（五）糖尿病与皮肤病 …… 179
（六）糖尿病与骨关节病 …… 181
（七）糖尿病勃起功能障碍 …… 181
五、并发症的总体预防原则 …… 183

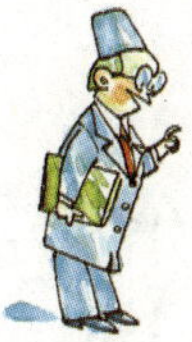

第四部分 糖尿病自我监测和管理

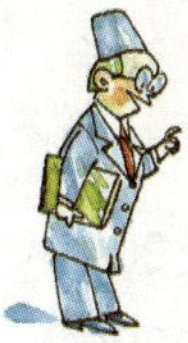

第九章 糖尿病自我监测
一、为什么要做自我监测 …… 186
二、监测的内容 …… 187
（一）临床表现 …… 187
（二）化验指标 …… 187
三、自我血糖监测 …… 189

（一）血糖监测注意点 …… 190
（二）血糖仪的购置和使用 …… 191
（三）国内主要血糖仪识别图举例 …… 192
（四）如何使用血糖仪 …… 193
四、血脂监测 …… 196
（一）血脂测定项目 …… 196
（二）准备事项及取血方式 …… 196
（三）控制标准 …… 196
五、自我体重监测 …… 196
（一）体质指数法 …… 196
（二）腰围法 …… 197

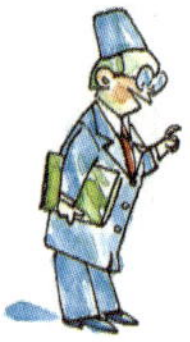

第十章　糖尿病自我管理

一、一般管理 …… 198
（一）足部护理 …… 198
（二）妊娠 …… 200
（三）性与糖尿病 …… 200
（四）皮肤护理 …… 201
（五）牙齿护理 …… 201
（六）压力与应变 …… 202
（七）糖尿病与抑郁 …… 203
（八）糖尿病与吸烟 …… 204
（九）择业 …… 204
（十）婚姻与遗传 …… 204
（十一）外出饮食管理 …… 205
（十二）旅行 …… 205
二、生病期间的管理 …… 206
（一）生病与应激 …… 206
（二）手术与应激 …… 206
（三）紧急情况 …… 206
（四）生病时的饮食营养 …… 207

（五）专业医疗营养配方产品识别图 …… 207

第五部分　糖尿病的心理与家庭治疗

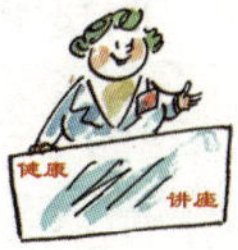

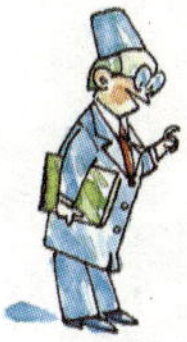

第十一章　糖尿病的心理治疗

一、糖尿病患者的心理社会问题 …… 210
（一）心理社会因素 …… 210
（二）患病之后的感觉 …… 211
（三）糖尿病患者生活中的困惑 …… 211
二、处理心理问题的关键是什么 …… 214
（一）医务人员能否取得患者的“健康信任感” …… 214
（二）愉快的情绪助你抗病 …… 214
（三）依靠团队、互帮互爱 …… 214
（四）促进心理健康的糖尿病教育 …… 215
三、培养自我管理疾病的能力 …… 216

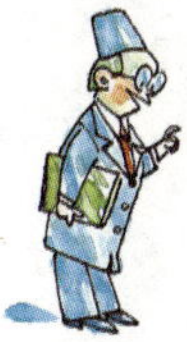

第十二章　糖尿病的家庭治疗

一、家庭支持的作用 …… 217
二、参与治疗过程 …… 217
三、营造轻松、和睦的家庭氛围 …… 218
四、从“顾问”到“倾听者” …… 218

第六部分　糖尿病的预防和其他

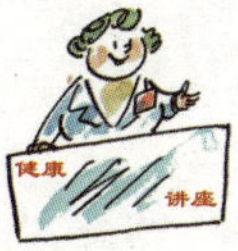

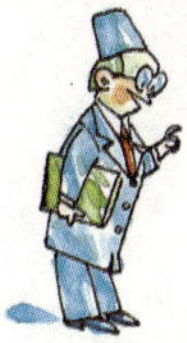

第十三章　糖尿病的预防

一、三级预防体系 …… 220
二、糖尿病的防治要点 …… 221

第十四章　世界范围内的糖尿病防治概况

一、糖尿病的防治机构和网址 …… 222
二、从“世界糖尿病日”改为“联合国糖尿病日” …… 225
三、上海瑞金医院糖尿病中心简介 …… 226

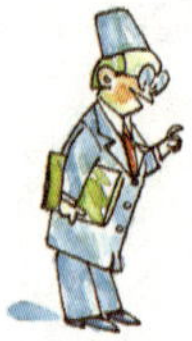

附　录

附录1　糖尿病教育第一阶段内容 …… 228
附录2　糖尿病教育第二阶段内容 …… 229
附录3　常用口服降糖药物一览 …… 230
附录4　胰岛素注射部位记忆图 …… 231
附录5　糖尿病患者联合用药示意图 …… 233
附录6　勃起功能障碍（ED）指数问卷 …… 234
附录7　糖尿病患者应做的检查项目及复查周期 …… 235
附录8　血糖和糖化血红蛋白的控制目标 …… 236
附录9　糖尿病患者的生活和治疗记录表 …… 236
附录10　抑郁自评量表（SDS） …… 237
附录11　糖化血红蛋白水平与平均血糖水平的相互关系 …… 238
附录12　2型糖尿病治疗程序图（根据患者体重选择治疗方案） 238
附录13　中国2型糖尿病控制目标 …… 239
附录14　部分食物每100克的含糖量百分比 …… 240
附录15　部分食物中膳食纤维含量表（克/100克可食部分） … 241
附录16　参考文献 …… 242

引言

糖尿病肆虐全球，并发症耗费巨资

近年来，糖尿病的患病率正迅速增长，据国际糖尿病联盟2007年统计，2003年全球糖尿病的患者为1.94亿，估计至2025年将增至3.33亿。主要增长的糖尿病人群将在亚洲、非洲、拉丁美洲和中东地区。其中世界上糖尿病人群最多的国家依次为印度、中国和美国。中国糖尿病患者在大、中城市和乡镇20岁从上人群中占9.7%，总数超过4 000万。除糖尿病外，糖调节异常（空腹和/或餐后血糖高于正常、但未达到糖尿病诊断的标准）人群同步增长，占上述人口的15.5%，男性比例略高于女性，成为糖尿病的“后备军”。从年龄段来看，60岁以上人群发病率高达20.4%，相当于每5个老人中就有一个患者。

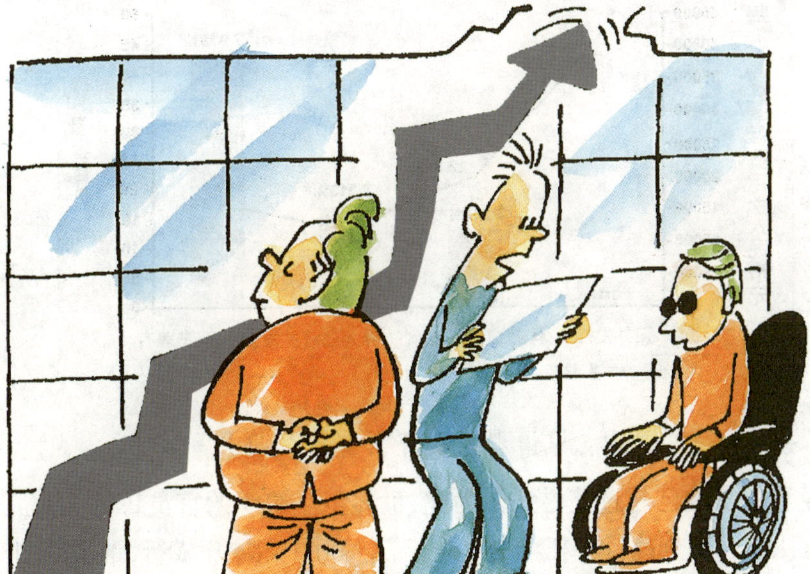

糖尿病横行，谁来踩刹车！引起全社会各阶层重视

糖尿病的危害主要在于并发症，根据美国糖尿病协会主席2006年估计，在未来的30年中，糖尿病将导致3 500万人心肌梗死、1 300万人卒中、600万人肾功能衰竭、800万人失明或做眼科手术、6 200万人丧生，是人类死亡第四大病因。

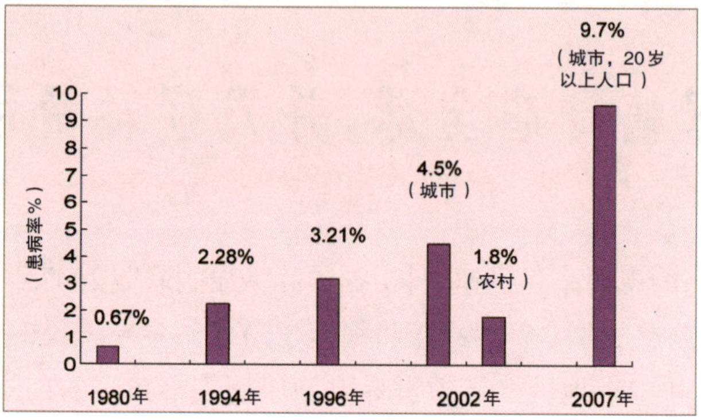

中国糖尿病患病率

糖尿病及其并发症给每个国家、社会、患者个人及其家庭均带来巨额的经济负担。据估计全球每年医疗卫生经费的15%是用于糖尿病的相关疾病。至2025年，全球用于糖尿病直接医疗开支将达2 000~4 000亿美元。在某些糖尿病发病率较高的国家，糖尿

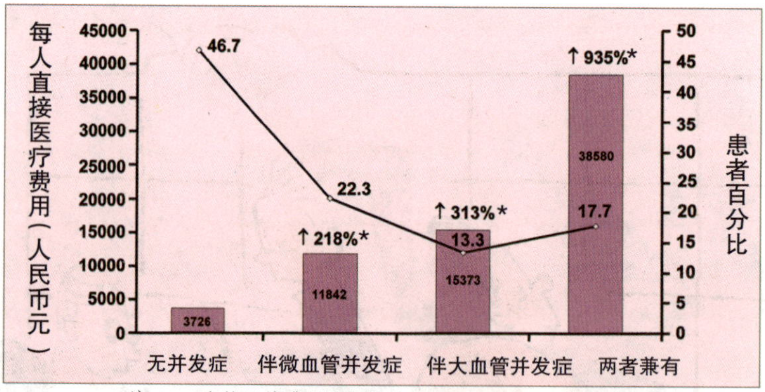

注：直接医疗费用（人民币元） 占患者百分比(%)

* 与无并发症患者相比耗费增加的百分比

中国糖尿病并发症的代价

病对国民经济的影响已超过艾滋病。为此，世界卫生组织的官员Paul Zimmet教授将糖尿病的流行比作一辆全速行驶狂奔的“赛车”，惊呼“糖尿病横行，谁来踩刹车！”

自2007年起联合国世界卫生组织已将“世界糖尿病日”更名“联合国糖尿病日”，以引起世界各国政府的重视。

糖尿病防治刻不容缓

从目前对糖尿病的研究来看，个体的遗传易感性虽然在发病中起到作用，但饮食不当、运动少等生活方式的环境因素，影响更大。2型糖尿病是可防可控的，关键是在临床前的"可逆"阶段（糖尿病发病前期）进行有效干预。事实证明，经过科学合理的治疗后，大多数人可以不进展为糖尿病。早期轻症糖尿病患者调整、控制好，不出现并发症，即使是病期长的患者坚持规范治疗，血糖完全可以控制好，还可以长寿呢！

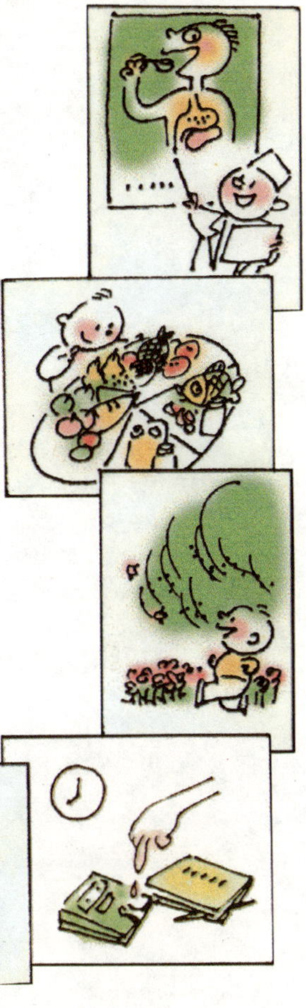

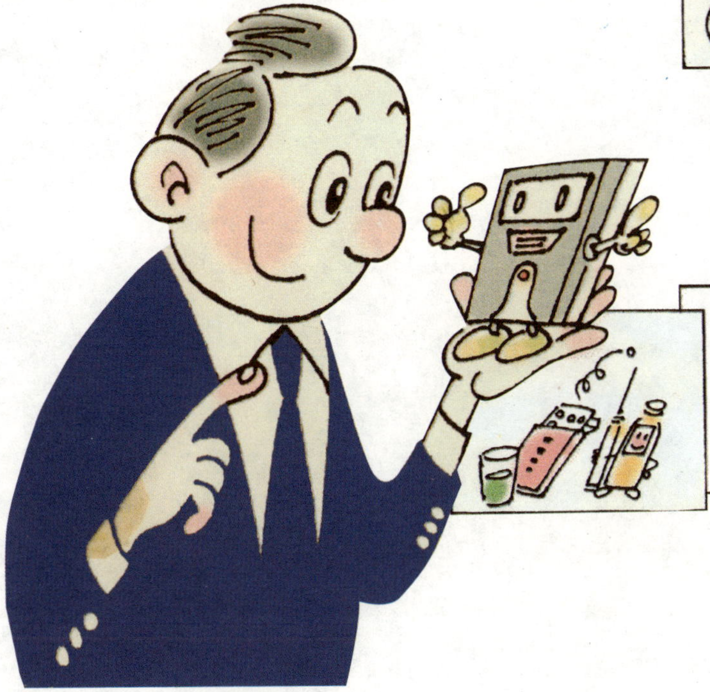

糖尿病防治要采取五面的综合措施，缺一不可：糖尿病教育和心理疗法、饮食疗法、运动疗法、药物疗法、病情监测五方面

第一部分

糖尿病概述

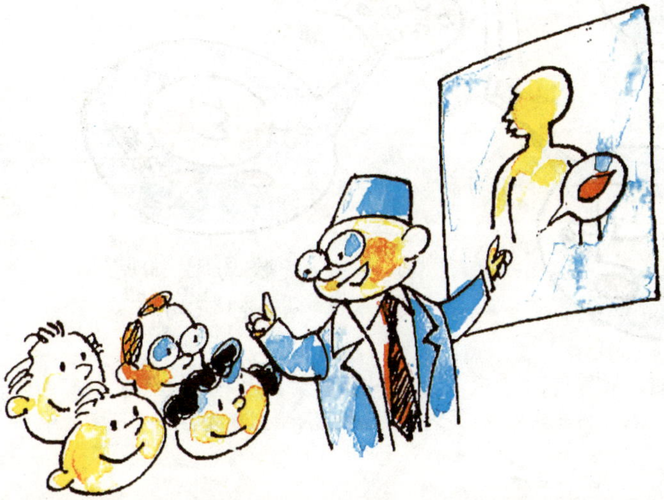

糖尿病是一组以血葡萄糖水平增高为特征的代谢性疾病群。对付糖尿病的最好武器是知识，也就是对糖尿病的全面了解。

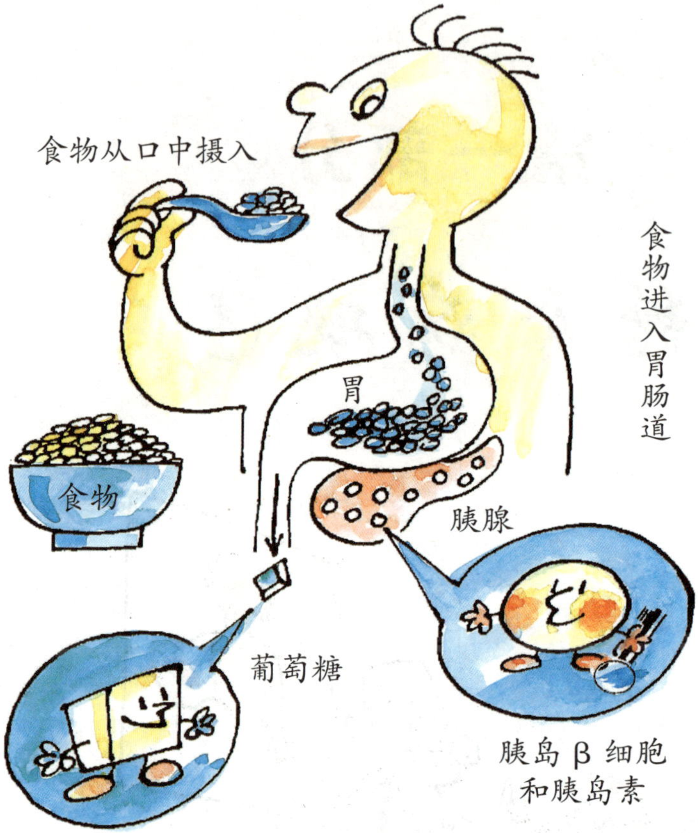

食物从口中摄入，进入肠胃道，消化吸收，血液中的葡萄糖水平开始升高，胰腺的胰岛β细胞发挥功能，刺激胰岛素分泌，促进葡萄糖利用，则血糖处在一个正常的水平

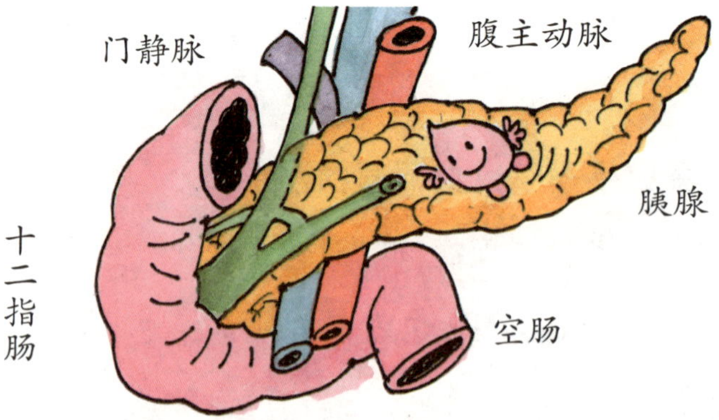

胰腺是人体体内唯一可以生成输送葡萄糖的激素——胰岛素的器官

表示胰岛素，胰岛素可是新陈代谢的“巨星”哦

在人体的胃的后下方有一个长形的器官，称为胰腺，它具有内分泌和外分泌两种功能。外分泌功能主要在人体消化食物时发挥作用，而与糖尿病有关的是胰腺的内分泌功能，它是胰腺的另一项重要功能，是将激素分沁至血液，调节血液中的葡萄糖，也就是血糖。胰岛素的使命是输送葡萄糖进入细胞内部。胰腺中的胰岛可制造出降低血糖的胰岛素，以及可提升血糖值的胰高血糖素。“胰岛”是指位于胰腺中，数以

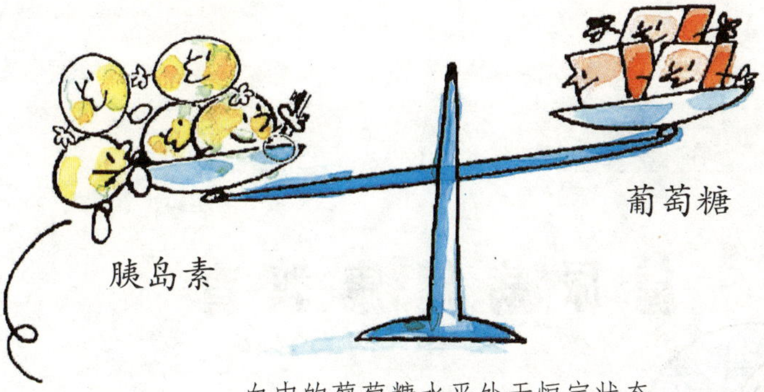

血中的葡萄糖水平处于恒定状态

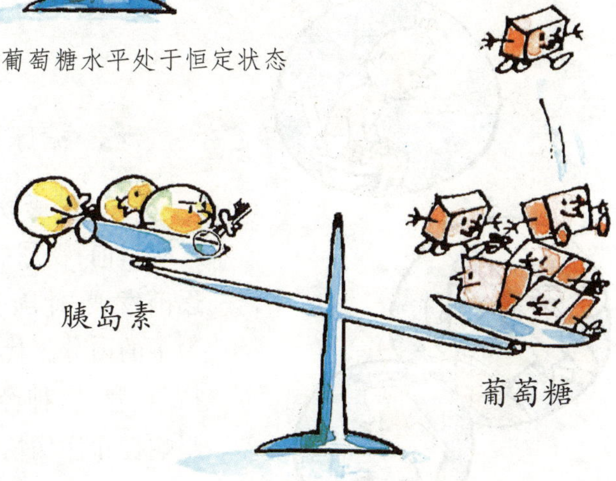

血中的葡萄糖水平处于升高状态

万计的像小岛一样分布的细胞团。

胰岛素是一种蛋白质，由“胰岛”中的“β 细胞”分泌产生，它是人体内唯一的能降低血糖的激素，而能升高血糖的激素人体内有好几种。

在正常情况下，人体血糖升高时，体内 β 细胞的胰岛素分泌量增加；人体血糖下降时，则体内 β 细胞的胰岛素分泌量减少，使血糖始终保持在一种相对恒定的水平上。

但是，当人体受到内、外环境因素的影响，造成胰岛素分泌量的不足、胰岛素的“质量”下降，或胰岛素的效力不足（学术上称“胰岛素抵抗”）时，就会导致人体内血糖的过度增高。

当血糖高过一定范围后，葡萄糖从小便中排出，故该病称为“糖尿病”。

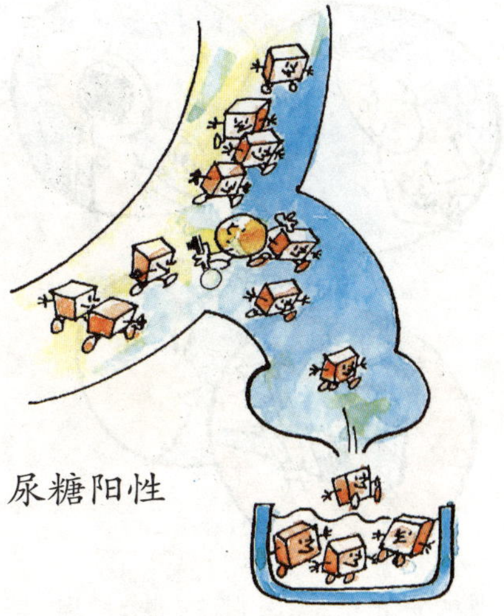

当血中葡萄糖过度增高后，葡萄糖就从小便中排出

第一章

糖尿病健康教育

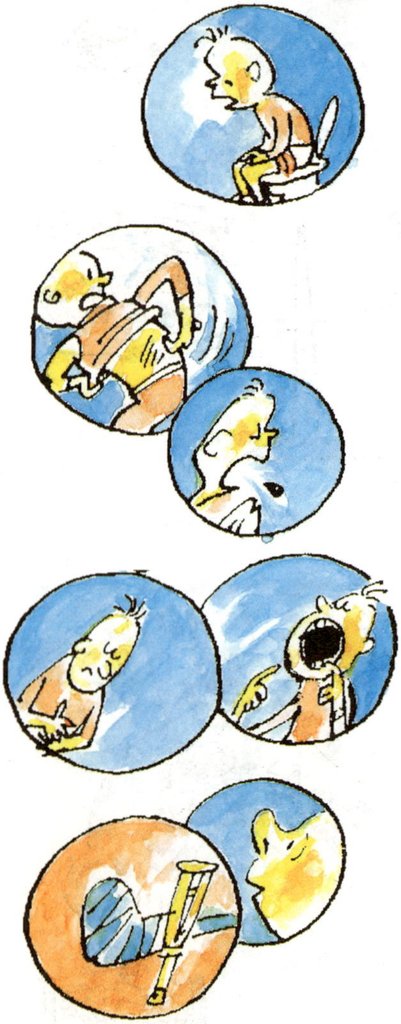

影响消化系统、肾脏、皮肤、肌肉、心血管系统、口腔、眼睛、脚等（从上到下）

一、糖尿病与健康教育

（一）健康教育是糖尿病现代综合疗法的基础

目前，糖尿病可以控制，难以根治，一旦发生，将逐渐发展，伴随一生。糖尿病是一组以糖代谢紊乱为主的内分泌代谢性疾病，可影响全身各个脏器，包括眼、肾脏、神经系统、心血管系统、皮肤、肌肉等。影响糖尿病病情和治疗的因素很多，因此，无论是对医师还是对患者而言，正确合理地治疗是一个长期的、细致和艰苦的过程。开展糖尿病健康教育，使你获得糖尿病防治的基本知识，履行健康的生活方式，是对糖尿病的良好护理，取得患者与医生、护士、保健员等在治疗上的沟通和积极配合，这是一切治疗的基础。

（二）糖尿病——昂贵的疾病

全世界每年用于糖尿病的支出在成百上千亿美元，糖尿病所致的危害不仅在于血糖升高的本身，而是在于血糖增高导致的人体一系列代谢功能紊乱和由此所产生的急性或慢性并发症。以意大利统计数据为例，如能预防一个糖尿病患者免患并发症，每年可节省5200欧元。所以，高额的医疗费用给世界各国带来了沉重的经济负担，糖尿病已成为一个严重的社会问题，引起了全世界的关注。

（三）许多人对自己的病无所认识

近十年来随着经济的发展，生活条件越来越好，一般人日常热量的摄取普遍大幅上升，从1980年到2007年中国糖尿病的患病率增长了近10倍。由于初期症状不太明显、患者对糖尿病知识缺乏，约有50%~60%的人未发现自己已患有糖尿病；已发现、确诊的患者由于不重视或不懂方法，仍有60%者控制状况较差或很差，30%的患者已进入严重的并发症阶段。究其原因，最根本的还在于对糖尿病缺乏正确的认识。作为糖尿病患者，必须在往后漫长的岁月中，随时留意饮食，不能随心所欲，为了健康，必须付出一些受“约束”的代价，胰岛素与各种口服降糖药的相继问世，已使这种束缚程度降低了许多。只要有决心治疗，与各方积极配合，是可以达到糖尿病良好控制的状态的。

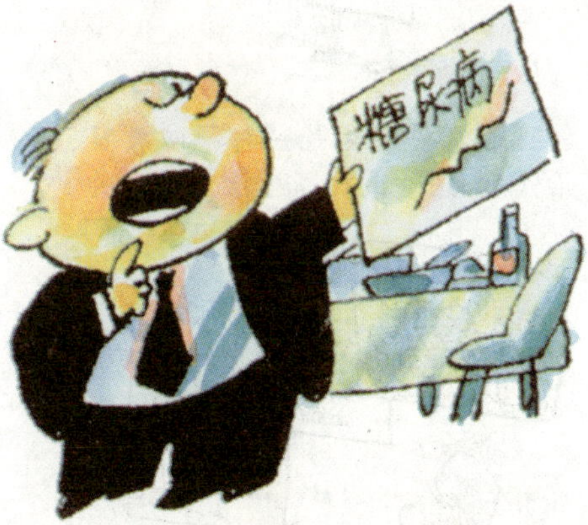

约有一半人没有意识到自己患有2型糖尿病

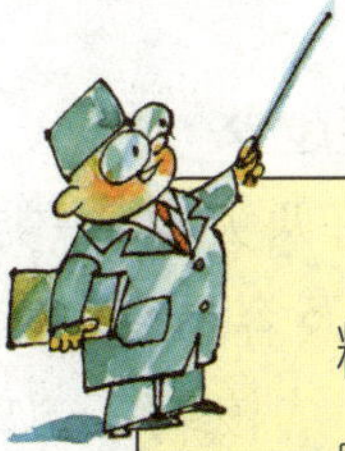

糖尿病医疗的高额花费：以美国为例，1992年700万名确诊为糖尿病患者，虽然只占总人口的 2.8%，但却耗掉保健经费的5.8%，估计一年花在糖尿病的总费用为920亿美元，其中直接医药费支出452亿美元，而间接的费用为466亿美元。目前糖尿病在大部分国家，都排名在死亡原因的前7名内，并且其死亡率增加速度是最快的，可能是仅次于心血管疾病和癌症的第三位死亡原因。近年来由于加强对冠心病的防治，其死亡率已逐步下降，而因糖尿病死亡的患者却居高不下。

（四）尽早接受健康教育，早期控制糖尿病

糖尿病健康教育被喻为是一种“治疗教育”，因为，它除了能帮助你建立良好的心理状态和生活方式外，还能使患者早期发现糖尿病、了解疾病的相关知识、掌握控制糖尿病的基本技能，达到提高生活质量的目的。

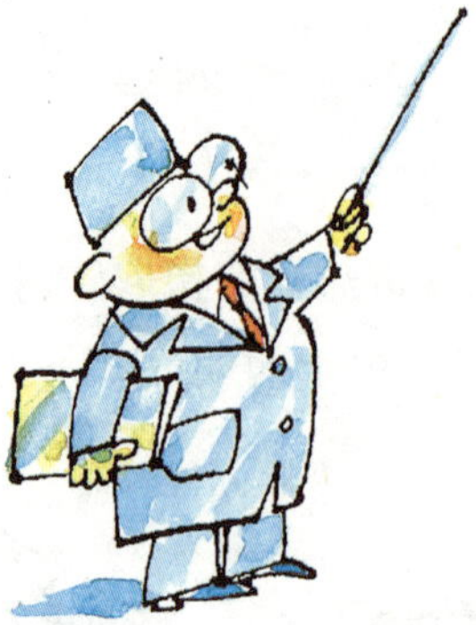

健康教育被喻为是一种预防教育、治疗教育，达到提高生活质量目的

（五）糖尿病健康教育目标

1. 互相谈心，建立信任的医患关系。

2. 医患间，患者之间，相互交流摆脱不良情绪，树立与疾病作斗争的信心。

3. 帮助患者正确对待患病的现实。

4. 有助于在“健康”人群中早期发现糖尿病，提高对糖尿病相关知识和技能的掌握。

5. 促使患者主动参与糖尿病的控制。

6. 因人而异，制订、了解治疗方案，并能切实地付诸实施。

7. 树立治疗疾病的信心，提高效率，改善生活质量。

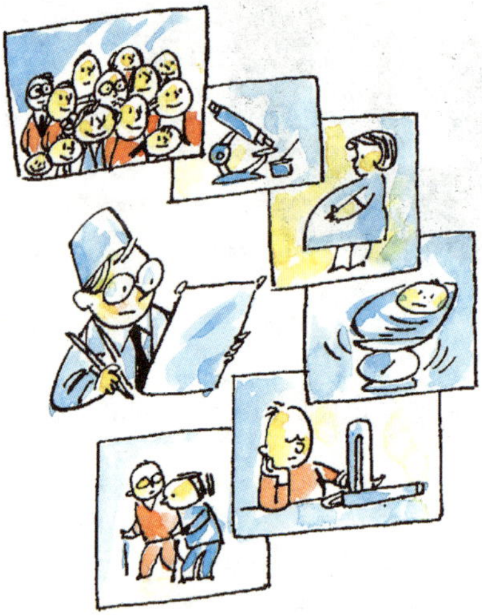

每个人都有自身的特点，所以，每人的治疗方案不一定相同

（六）糖尿病控制越好，并发症越少

糖尿病可能发生的并发症有两大类，一类为急性并发症，包括糖尿病昏迷及容易受细菌侵犯的肺炎、皮肤和尿路感染、结核病等，如果不及时医治，可能危及生命；另一类为慢性并发症（见第三部分“糖尿病的并发症及其他”）。良好的糖尿病控制，可以增强患者对细菌、病毒感染的抵抗力，防止糖尿病昏迷的发生，有确实的效果。对大多数糖尿病患者来说，长期有效地控制血糖血脂、血压等不良因素并戒烟，出现慢性并发症的机会也愈低，已经有并发症者，恶化速度也可延缓。据统计，

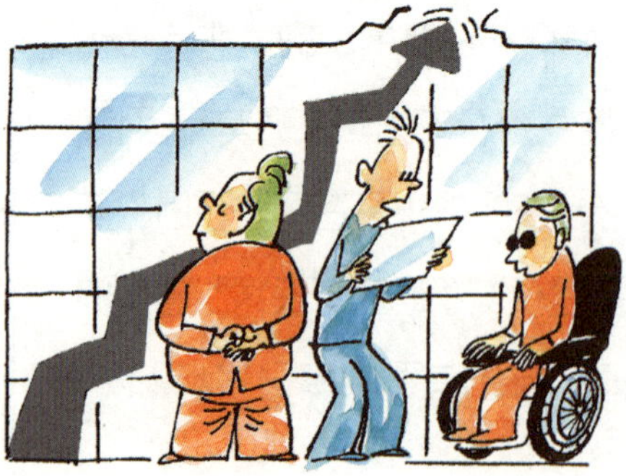

糖尿病控制好了，并发症就不会像这样直线上升了

良好的控制，可以减少或延迟多数慢性并发症的发生。

糖尿病控制中每一种疗法都有其特殊应注意的技巧及要领，积极接受糖尿病健康教育，密切与专科医生及有关人员配合是必不可少的治疗途径。

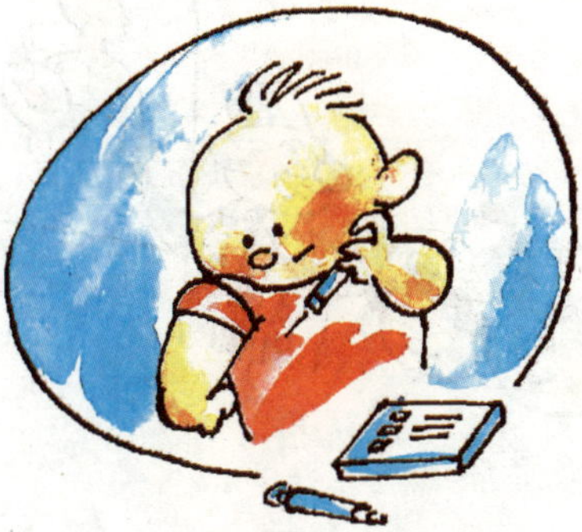

糖尿病控制中每一种疗法都有其特殊应注意的技巧及方法

二、糖尿病中心

糖尿病健康教育工作者涉及各类人员，应包括医师、护士、教员、营养师、临床药师，社区工作人员、心理医师，以及眼科、骨科、康复科、妇产科、肾脏科、心脏科、全科（家庭）、神经科医师等。其中糖尿病专科医师起主导作用。

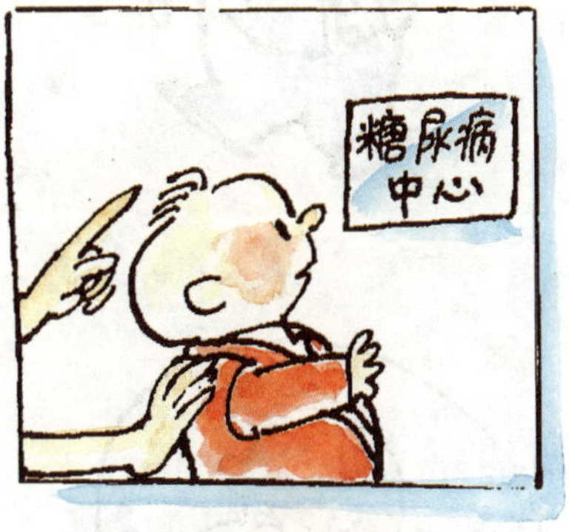

糖尿病中心是研究、教育、预防、治疗糖尿病的专业医疗机构

（一）糖尿病健康教育的评估

需先对学员作整体评估，学员包括患者，高危人群、愿意提高健康素质的人员，再因材施教来设计健康教育内容及步骤，评估如下：

1. 患者资料：年龄、教育、职业、经济及身体状况（如身高、体重、心率、足部卫生等）。

2. 病史：包括发病状况、过去健康状况、治疗经过、接受过教育与否、血压、血脂等水平、有无并发症、用药情况等。

3. 饮食习惯：包括食物摄取量、饮食种类、有无偏食及烹调习惯等。

4. 运动习惯：包括工作活动量、运动的种类、时间及频率等。

5. 生活方式：睡眠、工作、休闲娱乐、烟酒等。

6. 心理状态：心理素质、承受能力等。

7. 影响接受教育的因素：学习动机、阅读能力、文化水平、听力、视力及家属配合和照顾情况等。

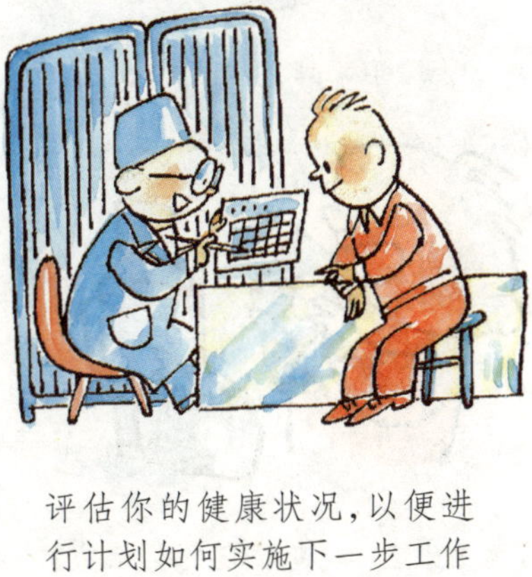

评估你的健康状况，以便进行计划如何实施下一步工作

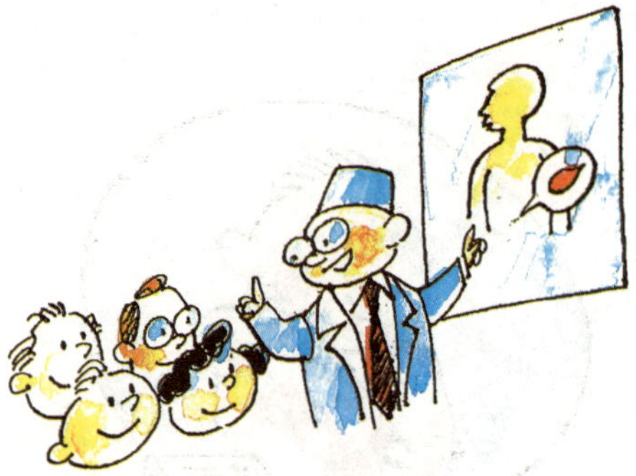

传授糖尿病知识

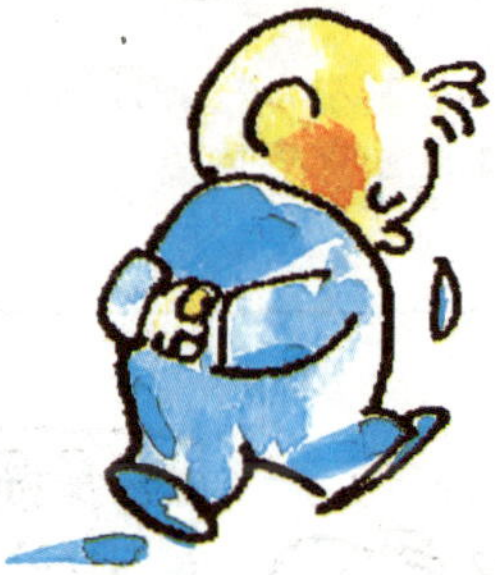

心理教育，树立战胜疾病的信心

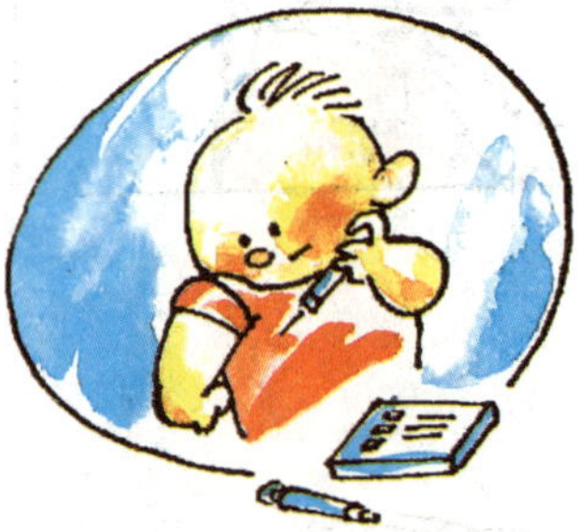

生活技巧学习

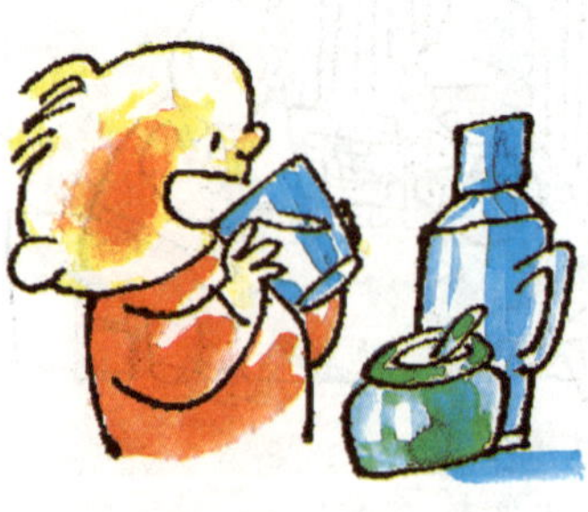

行为的改变，改变不良的生活方式

（二）糖尿病健康教育的内容

1. 糖尿病知识传授：糖尿病的性质、特点、病因、急性并发症和慢性并发症发生原因的简单介绍等。

2. 心理教育：心理情绪因素对血糖及病情变化的不利影响，要树立战胜疾病的信心。变被动为主动。

3. 生活技巧的学习：包括饮食计划、运动计划、自我监测及护理、如何调节药物剂量、胰岛素抽取及注射，以及处理特殊状况，如旅行、宴会等。

4. 行为的改变：只有将学到的知识与技巧付诸行动，改变不良生活行为，才能达到糖尿病的控制目标，包括：①健康的饮食习惯及有规律的运动；②按时服药或打针；③学习如何应付压力；④在测血糖、测血压后，再酌情调整药物剂量；⑤养成每天护理双脚的习惯；⑥定期检查及何种情况需及时就医等等。

5. 观念的改变：据研究，2型糖尿病的蔓延，后天因素，占很大比例，如少动多吃的传统"享受"观念有害健康，要纠正。

（三）糖尿病健康教育的步骤

糖尿病健康教育可依每个人的不同情况来定，一般可分两个阶段进行。第一阶段的教育目标旨在使患者及其家属认识糖尿病，了解和掌握一些基本的自我防治技能；第二阶段的目标是使患者及其家属等对糖尿病的知识及自我防治技能有更深层次的认识，让生活更有弹性，培养乐观的生活态度和正确健康的生活方式。糖尿病的教育内容见书后附录1、附录2。

（四）糖尿病健康教育的方法

1. 一般人群教育

可通过电视、广播、报纸、网络等媒体广泛宣传，也可由某一部门或社会团体组织宣传活动。宣传糖尿病流行病情况、危害性、严重性、防治方法，危险因素，特别是早发现、早治疗和长期治疗的意义。

2. 糖尿病患者的教育

（1）采用专题讲座、小组座谈、面对面示教、热线电话咨询、家庭访问等形式。

（2）成立糖尿病健康俱乐部或联谊会，举行郊游或疾病经验交流会，相互介绍心得体会，进行自我教育，养成健康生活的习惯需要团队的共同努力。

（3）阅读有关通俗易懂的书籍，开小会，对特殊类型糖尿病人群进行教育。

（4）在儿童糖尿病患者的教育中，一定要有一位心理健康专家，以帮助确定儿童的行为、情绪、以及面对外界影响，提供办法。

（五）健康教育最终达到的目标评估

目标：①血糖水平尽可能接近正常；②减轻

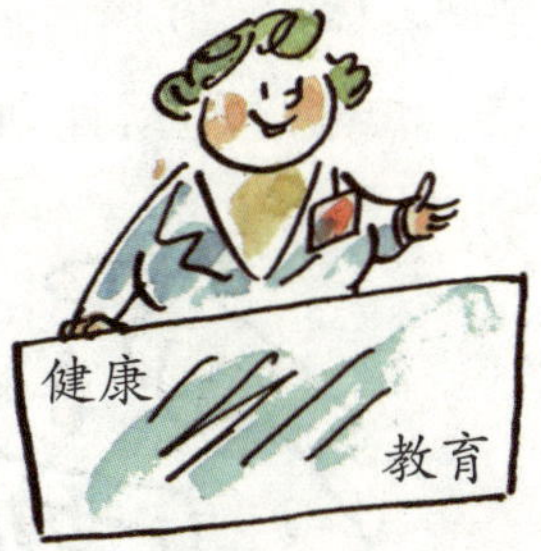

讲解、分析健康教育的步骤及内容

通过电视等媒体，和阅读有关糖尿病书籍进行学习

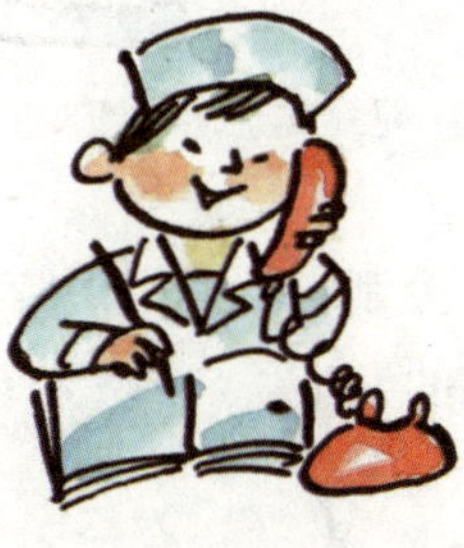
热线电话咨询

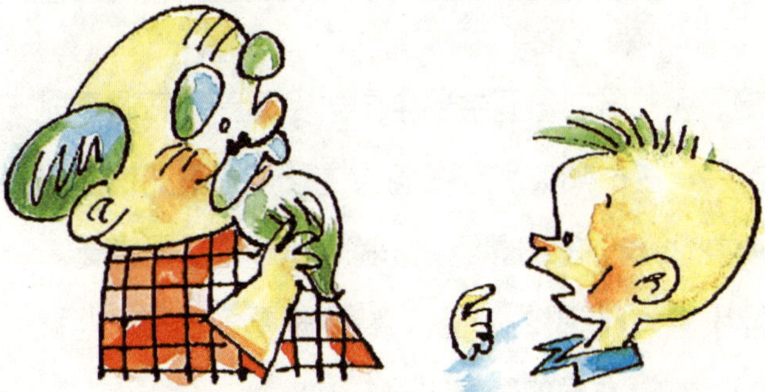
组成团队，定期举行活动、互相交流，特别是对儿童的关心

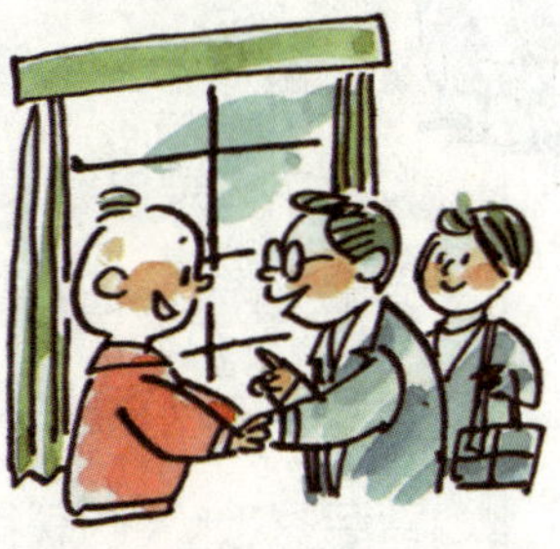
教育与受教育者面对面示教

超重或肥胖者体重；③控制病情，减少药量；④能切实遵守饮食计划的建议，觉得有效；⑤能持之以恒遵守运动计划建议，觉得有效；⑥患者有主动求知的欲望，懂得应当终

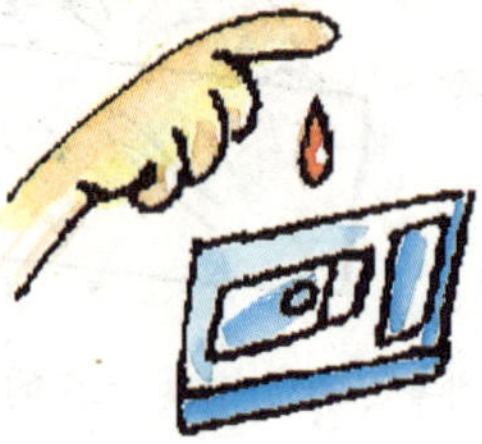

评估目标：血糖水平接近正常

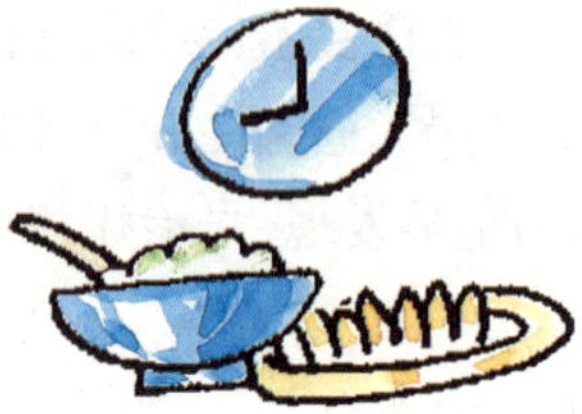

按时就餐，遵守饮食计划的建议

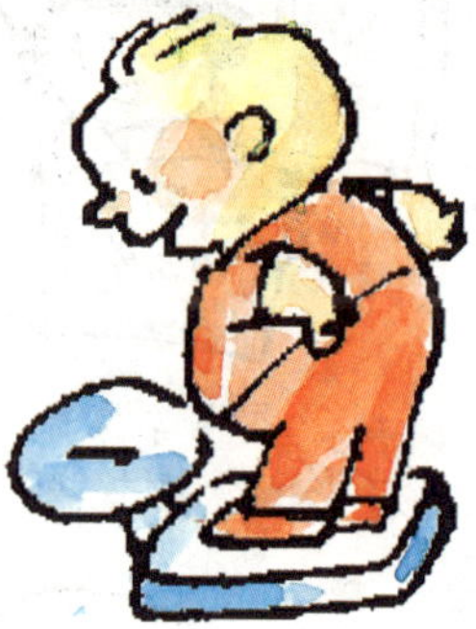

超重或肥胖者体重控制或减轻

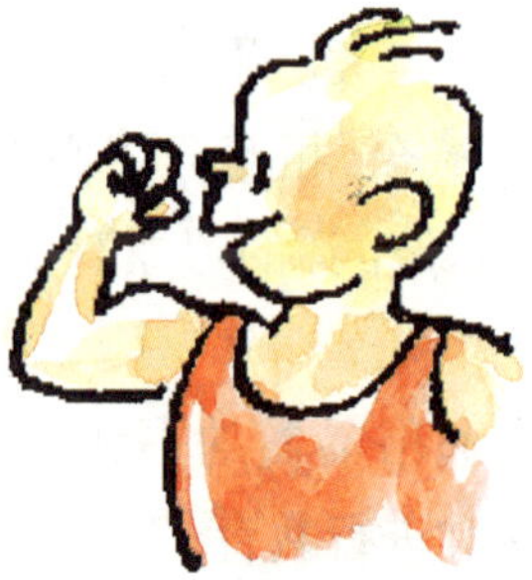

持之以恒地遵守运动计划的建议

身严格控制；⑦减少医疗费用；⑧最终目标，应该是糖尿病病情缓解，预防或推迟慢性并发症的发生。

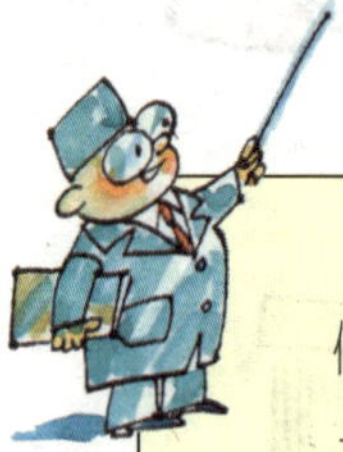

做一个具有健康素养的居民：据中国卫生部全国居民健康素养调查显示：具有健康素养的居民只占6.48%。现在老百姓获得健康知识的渠道越来越多，但是权威的、科学的、准确的的健康知识的获取途径还不通畅。为此卫生部将进一步加强健康教育、健康促进工作，特别是要培养一大批科普专家，让人们获得权威的、科学的、准确的健康知识。

三、健康生活方式是对糖尿病的良好“护理”

(一)糖尿病现状和发展趋势

21世纪,糖尿病患者数增长最快的是发展中国家,特别是亚洲和非洲地区。中华民族也是糖尿病易感人群,中国经济发达地区的糖尿病患病率明显高于农村不发达地区和边远地区。糖尿病已经成为一种新的流行病。

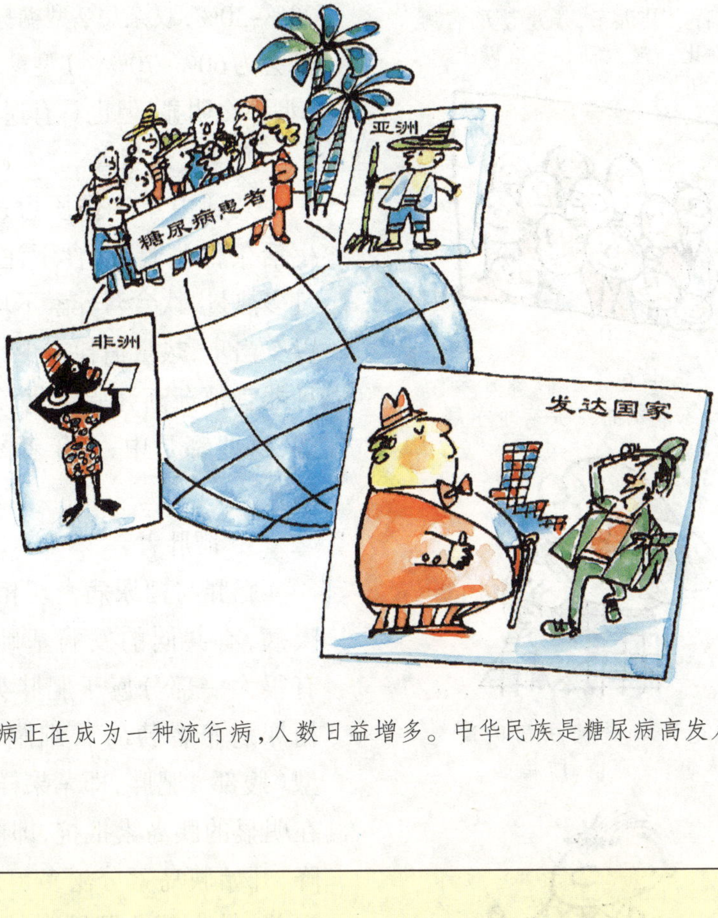

在世界上,糖尿病正在成为一种流行病,人数日益增多。中华民族是糖尿病高发人群

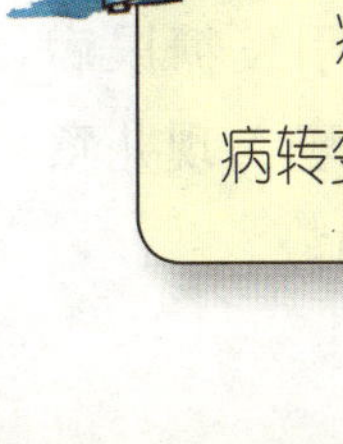

对糖尿病前期的干预,可以使人体血糖代谢正常化,同时还能降低糖尿病和心血管病发生的危险。糖尿病前期是由正常血糖代谢状态向糖尿病转变的自然病程中的一个关键阶段。

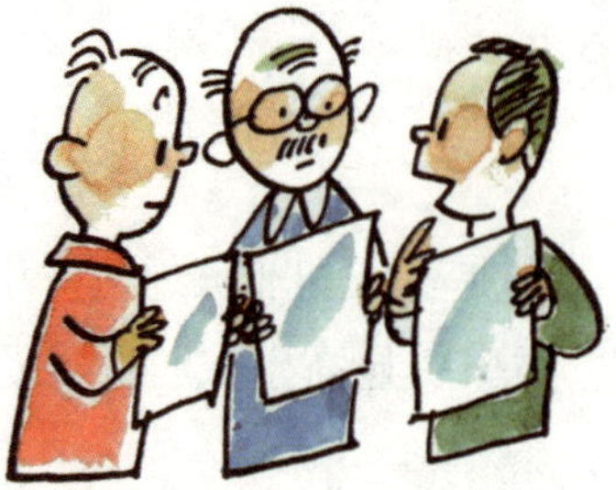

亲属，特别是近亲，罹患糖尿病的可能性比一般人高出5倍以上

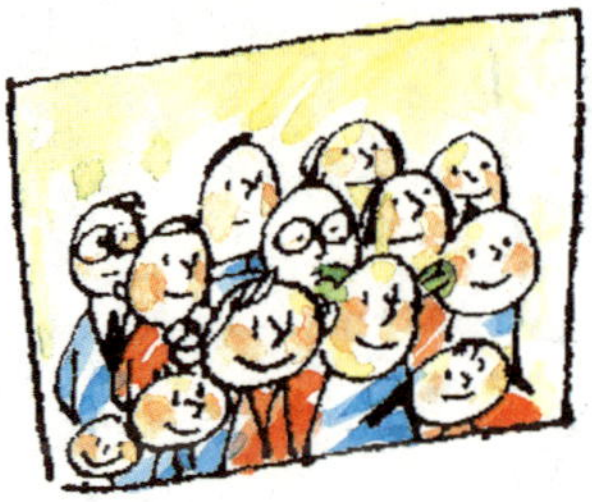

我们家属中有糖尿病患者吗？对自己家属的特点要有个了解

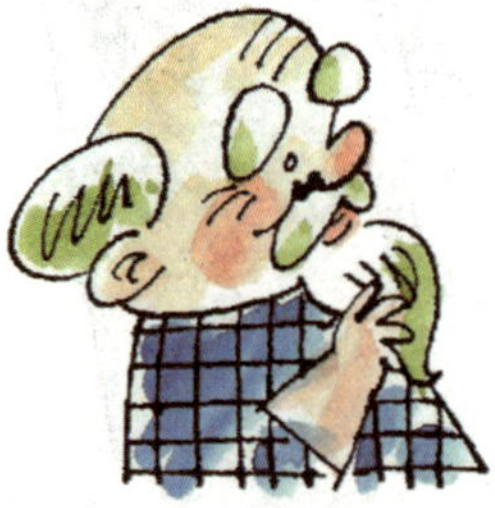

中、老年者是糖尿病的高发人群，要谨慎，防超重

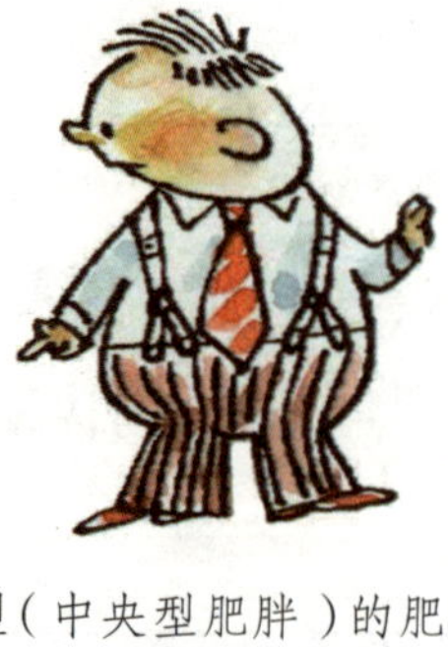

苹果样体型（中央型肥胖）的肥胖症患者

（二）什么人易患糖尿病

1. 有糖尿病家族史者

糖尿病患病情况表明，糖尿病具有遗传性，糖尿病患者的家属，特别是近亲，罹患此病的机会比一般人高出5倍以上，单亲患2型糖尿病者，其子女患糖尿病的机会为20%~30%，双亲患2型糖尿病者，其子女患病机会为60%~70%。1型糖尿病遗传倾向不如2型那么明显，但也具有遗传易感性。

2. 中、老年者

人到中年工作压力过重、精神紧张，而生活条件改善，饮食不注意定量控制，摄入过多热量，饮食营养素不均衡；运动量减少，以车当步，热量消耗减少；人到中年以后，各种器官都渐渐开始老化，细胞功能逐渐衰退等，这些都是中、老年者易患糖尿病的重要因素。

3. 肥胖者

肥胖与糖尿病密切相关，同属于代谢性疾病，有共同的发病基础，在2型糖尿病中有很大一部分属于肥胖类型。肥胖会加重糖尿病患者胰岛β细胞负担，尤其是中央型（腹部）肥胖，即苹果样体型的患者，可存在明显的胰岛素抵抗，即胰岛素降糖作用下降，开始胰岛素分泌多（是一种代偿）但作用差，是大部分肥胖者的早期表现，而且两者相加会产生恶性循环，最终导致胰岛素分泌功能衰退，失去代偿，从而引发糖尿病。以前儿童多患1型糖尿病（消瘦），现儿童肥胖者患2型糖尿病者有增多趋势。

4. 有高血压、血脂异常者

糖尿病常常同时伴有高血压与血脂异常，而有高血压与血脂异常者容易得糖尿病，这已是公认的事实，这些病有共同的体质因素，同属代谢综合征的组成成分。

代谢综合征是指一个人存在有糖尿病或者糖耐量减退，同时还伴有高血压、血脂异常、肥胖、高血黏度、高尿酸血症、蛋白尿等几项中的2项以上“集聚”者。

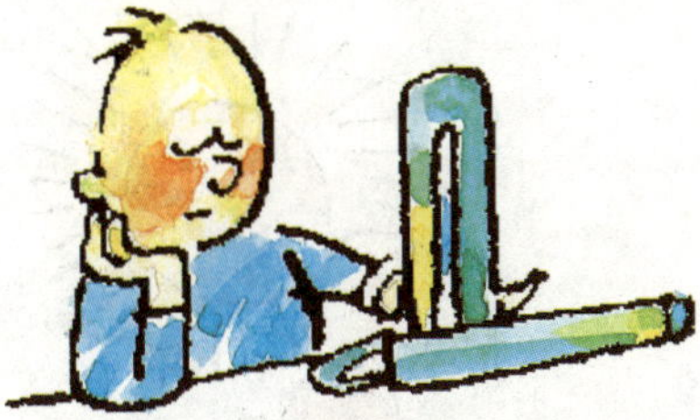

血脂异常、高血压等人需常测血脂、血压，引起注意

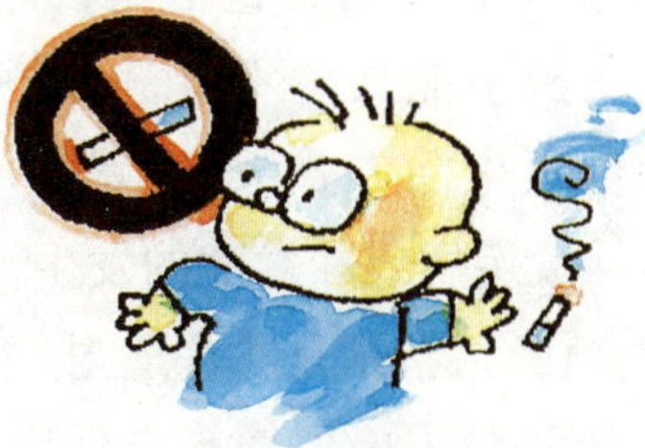

吸烟没好处

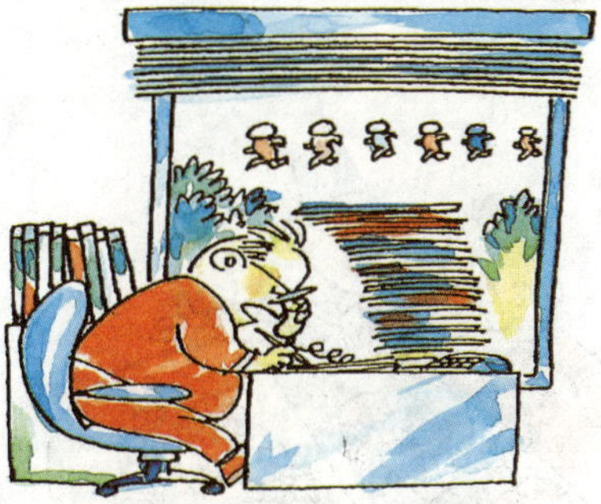

精神压力大、工作紧张而又少运动者

5. 吸烟者

如果能戒烟，一定要戒烟，一时戒不了烟，则控制在每天5支烟以下，并且逐渐戒掉抽烟的习惯。

6. 日常生活缺乏运动者

运动除了可通过热量的消耗，有利于减肥外，运动还可使得胰岛素在体内作用加强。

近期，联合国世界卫生组织对年龄的划分标准重新作了规定：44岁以下为青年；45~59岁为中年人；60~74岁为年轻的老年人；75~89岁为老年人；90岁以上为长寿老人。这五个年龄段的划分，将人类的衰老期推迟了10年，这对人们心理健康和抗衰老意志会产生积极影响。

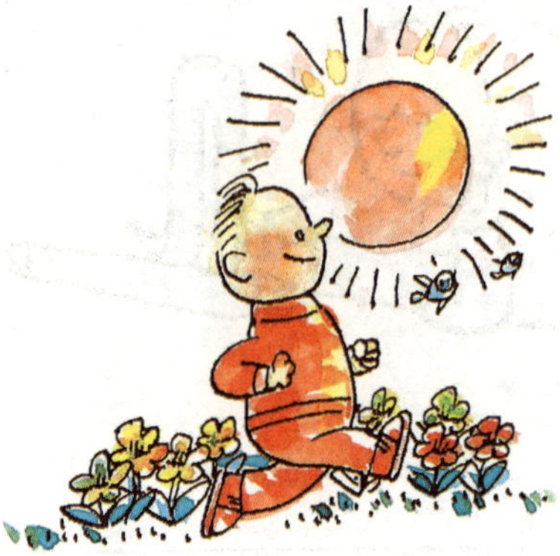

生命在于运动

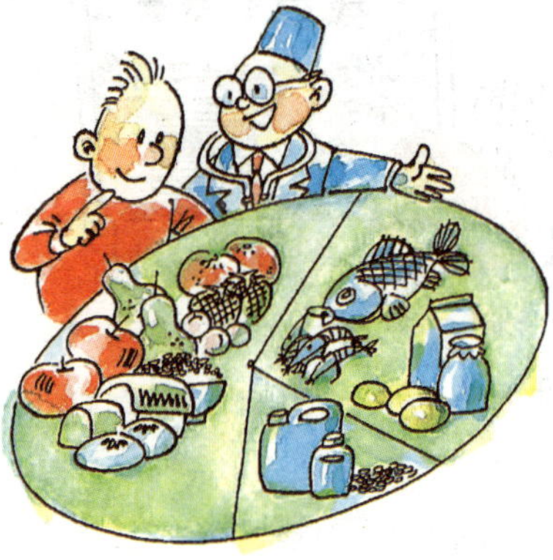

健康从合理饮食开始

（三）何谓文明健康生活方式的良好“护理”作用

根据现代医学的要求，文明健康的生活方式是：合理膳食、适量运动、戒烟限酒、心理平衡。

合理膳食的具体内容见第四章、适量运动见第五章、戒烟限酒本书多处叙述到、心理平衡见第十一章。

健康有规律的生活对长期稳定控制糖尿病和防治并发症有着重要的作用。现代的健康概念是指身、心两个方面的健康，和对环境的良好适应。人虽不能长生不老，但若从小开始保持良好的健康生活方式，那么就有可能推迟人的衰老和延缓疾病或并发症的发生。

衣食住行，特别是饮食适当、生活有规律、脑力与体力活动的协调、对来自外界或内在压力的自我调节等都与健康密切相关。

心理健康往往举足轻重，豁达大度，正确的人生观、健康观、疾病观，正视疾病，积极配合建立健康、科学、文明的生活方式。尽管按这种方式安排自己的生活，并不能治愈糖尿病，但它确能使糖尿病始终处在你的控制之中，并可能使一些易患糖尿病的人不发生或延缓得病。不过，仅靠自己一个人的努力是不够的。成功的糖尿病护理是家庭集体、社会努力的结果。

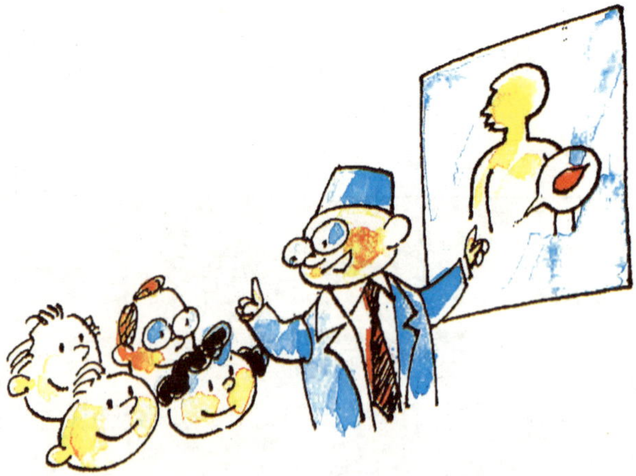

健康的生活方式从小开始培养，研究已证明，健康的生活方式对人体有良好“护理”作用

（四）如何拥有健康的生活

纠正几十年养成的生活习惯不是易事，得了糖尿病而心理一点也没有负担也不是事实，但自我感觉良好不认真对待疾病的患者也不在少数。

现代医学研究证实：文明健康的生活方式从改变不良习惯开始。当你决定改变某些不良生活习惯时，意味着你正逐步走向健康的新生活。同时要做到以下几点：

1. 要接受自己已患糖尿病的事实。树立起能“管理”好糖尿病的信念至关重要。懂得血糖、血脂、血压等控制不好迟早会引起的并发症，尽管你现时可能感觉不到。

2. 组建健康护理队，队里成员包括自己信任的细心周到的医生，营养学家和其他专家。

3. 要了解糖尿病有关知识，参与糖尿病教育计划。了解糖尿病最近的研究成果与有关测量仪器和治疗的药物，以利调整计划，控制病情。

4. 要了解自身状态、特点。调查表明，疲劳、情绪不稳定及其他一些问题都与血糖水平有关。这包括：饮酒、吸烟、家庭和婚姻关系、运动、体重及脂肪分布情况、应激、抑郁等。

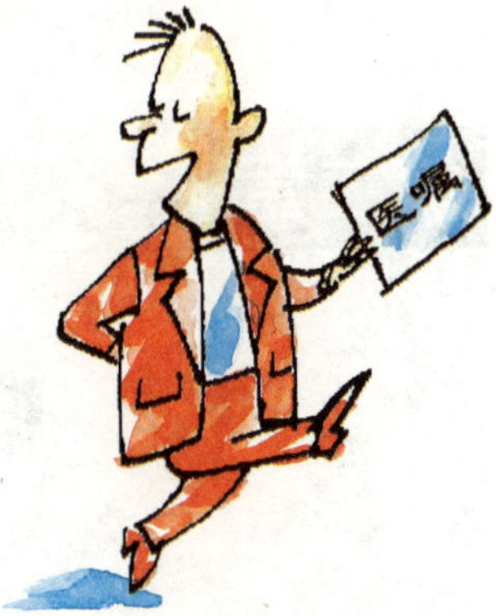

密切与医生配合，遵守医生的医嘱

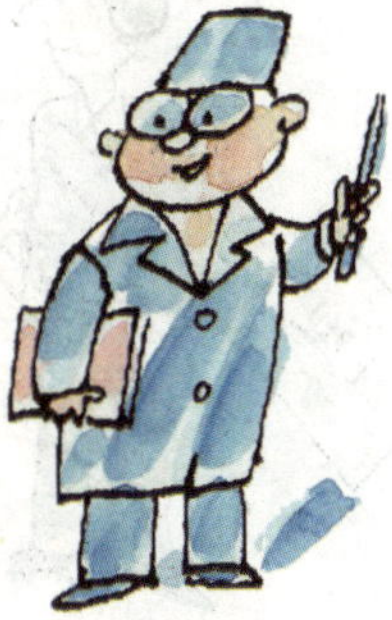

要了解糖尿病有关知识，了解糖尿病最近的研究成果

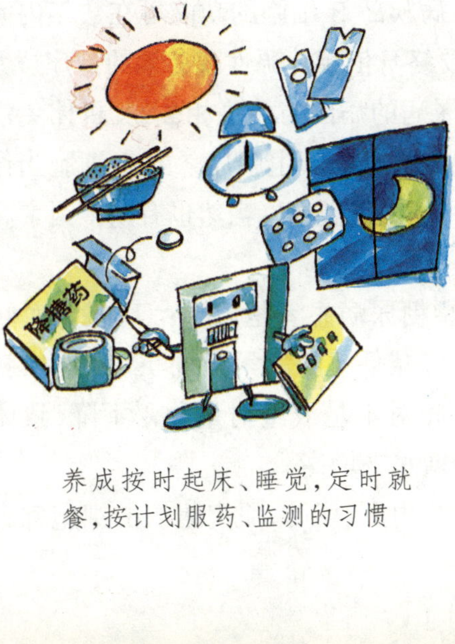

养成按时起床、睡觉，定时就餐，按计划服药、监测的习惯

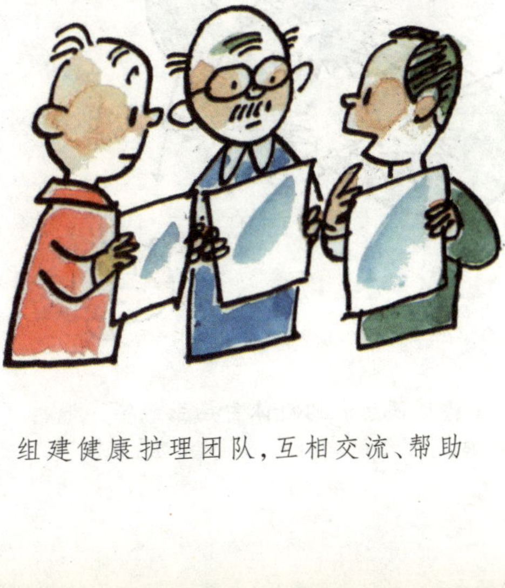

组建健康护理团队，互相交流、帮助

第二章

糖尿病的诊断和分类

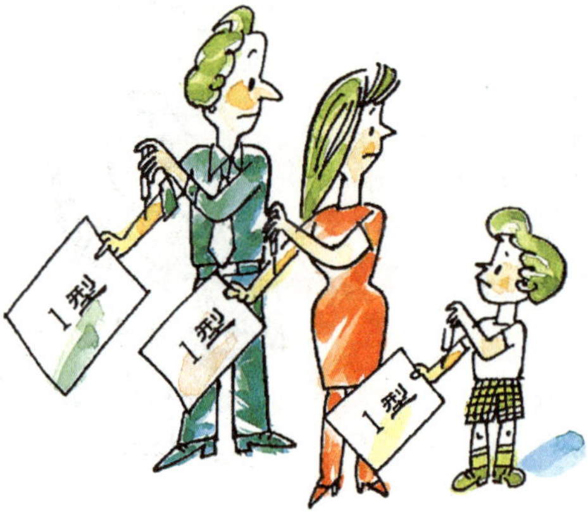

某些人群更易患1型糖尿病，例如芬兰人

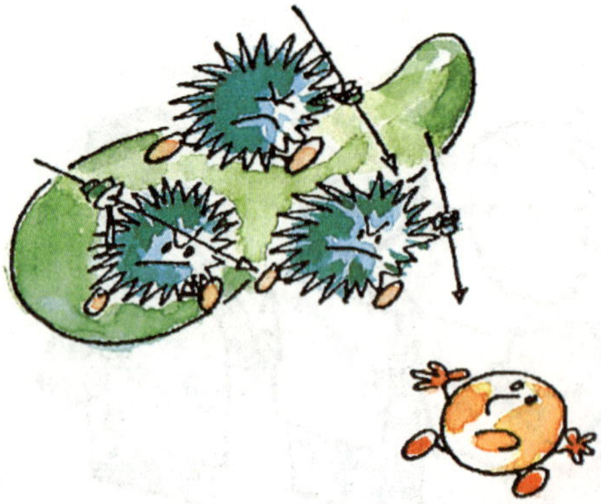

1型糖尿病患者的机体免疫系统错误地把胰岛β细胞当外来入侵者，加以破坏

一、认识糖尿病

糖尿病主要有1型糖尿病、2型糖尿病、妊娠糖尿病，其他类型糖尿病相对来说少见，本书不作介绍。

（一）糖尿病的发病原因

1. 1型糖尿病

1型糖尿病的发生率在不同国家和种族间的差异很大。例如，白种人更易患1型糖尿病，上海1型糖尿病的发病率每年为10万人中不到1人，但芬兰10万人中有35个人以上。一般1型糖尿病胰岛β细胞的功能可在数年内完全丧失，需要终身依赖外源性胰岛素的治疗。大多数1型糖尿病的病因与免疫相关，其机体免疫系统错误地把胰腺中产生胰岛素的β细胞当作外来入侵者，而加以破坏。当然也有遗传因素。

2. 2型糖尿病

2型糖尿病患者是由于：① 机体对胰岛素作用反应减低（胰岛素抵抗）；② 体内胰岛素分泌量相对不足或绝对量分泌下降，致体内血中葡萄糖水平增高。

人体内肝、脂肪、肌肉组织的细胞都含有一

种特殊的蛋白质，称为“胰岛素受体”，它能与胰岛素结合。2型糖尿病患者受体与胰岛素的关系可比喻为锁与钥匙关系。由于体内胰岛素受体，即锁坏了，钥匙（胰岛素）打不开锁，葡萄糖进不了细胞，或细胞的锁（胰岛素受体）不够，门开得不够大，一部分葡萄糖只好呆（丢失）在体外。

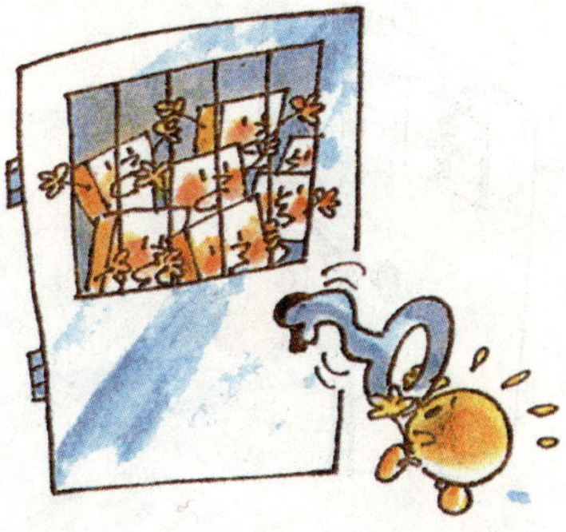

受体与胰岛素的关系可比喻为锁与钥匙

2型糖尿病与遗传的联系比1型糖尿病还要紧密。同卵双胞胎中的一人发生1型糖尿病，另一名同胞发生的概率为25%~50%。但同卵双胞胎中一个患了2型糖尿病，另一个就有60%~95%的概率患2型糖尿病。父母皆为2型糖尿病患者，其子女糖尿病的发生率为60%~70%，一旦外界条件适宜，这些人群更易发生糖尿病。

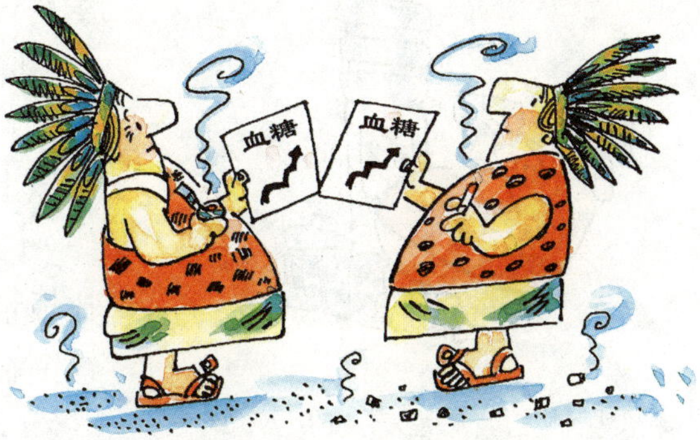

美国Pima印第安人是2型糖尿病的高发人群

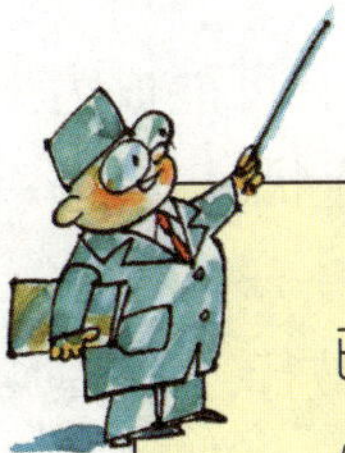

已发现许多因素与1型糖尿病发病有关，这包括遗传、自身抗体、病毒、牛奶和氧自由基。由于外环境如病毒感染等原因，导致胰岛β细胞表面结构的改变，会使体内一些白细胞误认为其是异常物质；牛奶中的某些蛋白结构与胰腺组织类似，它会产生特异性的抗体。上述两种原因都会造成白细胞对胰岛β细胞发起错误攻击，造成β细胞的破坏，从而使胰岛功能逐渐衰退。1型糖尿病的发病具有明显的季节性，在秋冬季节的发病率较高，这与一些病毒感染的流行季节相符。

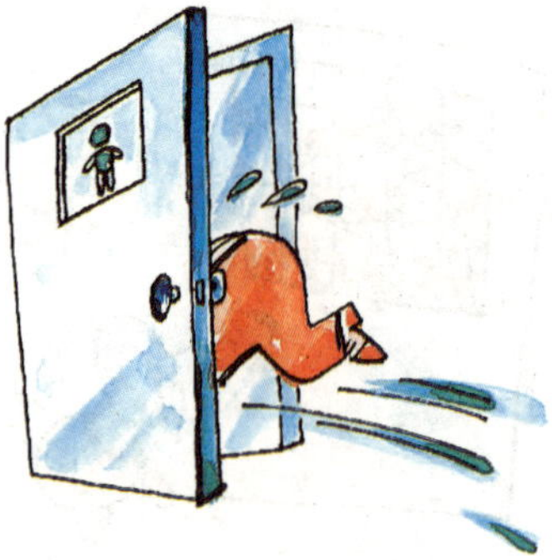

怎样回事？近来小便（尿）特别多

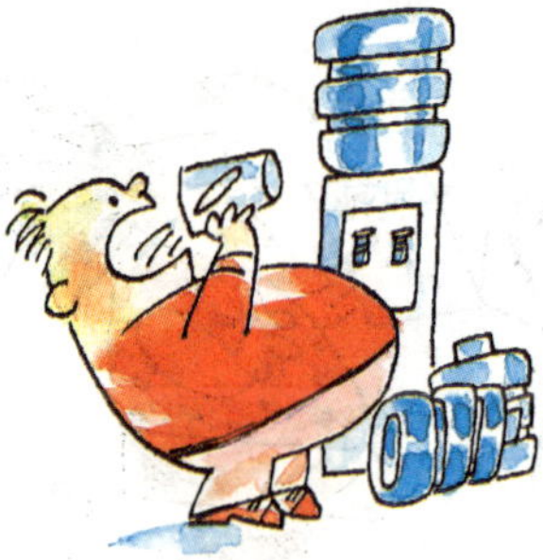

特想喝水，已腹胀难受，还想喝

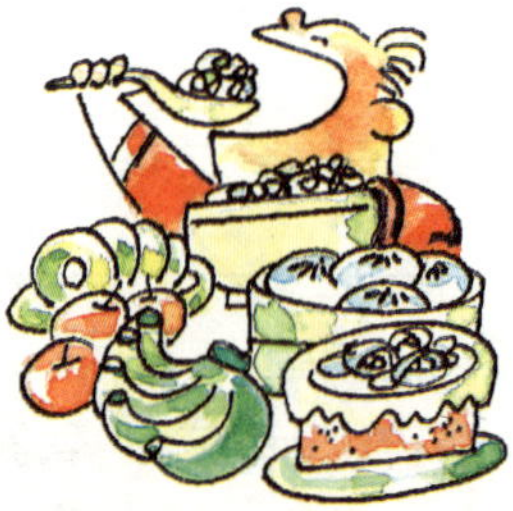

吃得特别多，仍感肚子饿

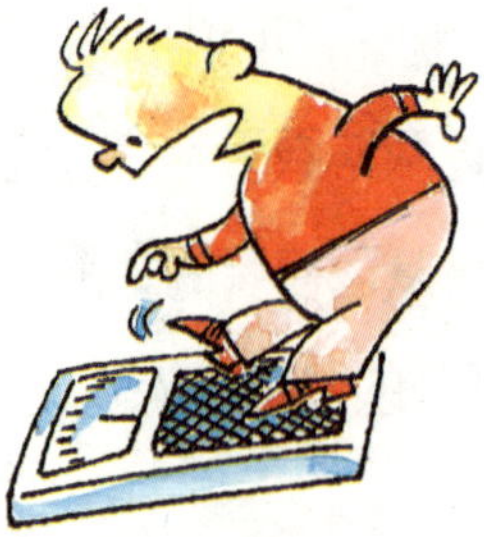

体重反而减轻了

（二）糖尿病的症状

在发病的早期，绝大多数的2型糖尿病患者都没有任何症状，或者只发生一些不引人注意的不舒服，若不加以处理，则慢慢地病情发展了，才会出现一些症状。

1. 糖尿病的典型症状："三多一少"

（1）多尿：尿液中糖分过高带出水分所致。尿量一天可达3~4尿壶，小便次数可达20余次，晚上小便3~4次以上。

（2）多饮：多尿致体内丢失大量水分而口渴。特别是夜间。有的一天甚至要喝2热水瓶水以上，直至腹胀难受。

（3）多食：与同年龄、性别和劳动强度者相比饭量明显增加，但仍感饥饿，没到吃饭时就感饥饿难忍。

（4）体重减少：尽管多饮多食，体重反而下降，同时感到体力不足，容易疲劳。

2. 以并发症为初诊时的症状

各种并发症引起的症状，都有可能成为患者首次就医的原因。如有以下症状时，应进一步检查。

（1）高血压、冠心病、间歇性跛行，尤其是年轻发病者。

（2）皮肤瘙痒，尤其是女性外阴瘙痒。

（3）反复生疖长痈、皮肤损伤或手术后伤口久治难愈。

（4）呼吸系统、泌尿系统、口腔等反复感染。

（5）不明原因的双眼视力减退。

（6）脑卒中患者。

（7）尿中有蛋白（微量或明显蛋白尿）。

（8）男性不明原因的性功能减退、勃起功能障碍（阳痿）者等等。

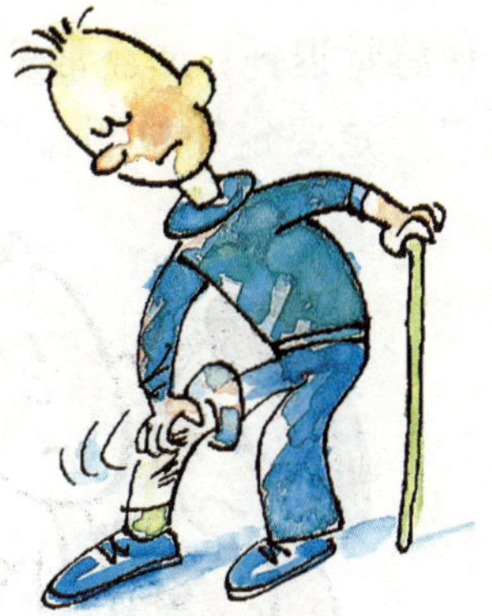

间歇性跛行是糖尿病初诊时的症状之一

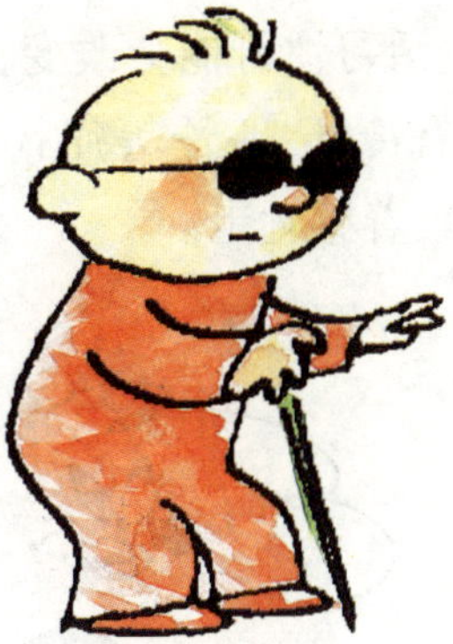

双眼视力减退是糖尿病初诊时症状之一

3. 不能“跟着感觉走”

一位经理在毫无症状的情况下体检，发现血糖达到16毫摩尔/升，远远高于正常水平。另一位患糖尿病的同事，服用药后一直感觉良好，因此一年多没有复查血糖也未调整用药。但今年偶然测个血糖，竟是19毫摩尔/升。

（1）原因：这是因为正常人吃饭后血糖会升高，约2~3小时后降至正常。由于体内有调节血糖的机制，可允许血糖在一定范围内波动，而不会有任何感觉。但当血糖较高（如20毫摩尔/升左右），或用降血糖药物发生低血糖（血糖2. 7毫摩尔/升以下）

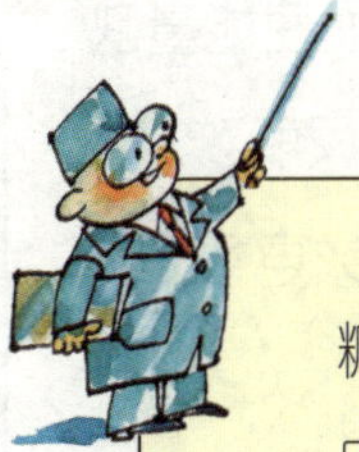

糖尿病患者无明显自觉症状的原因：①血糖稍高于正常，一般没症状，只有当血糖高出肾糖阈时，糖分才会从尿中排出，高尿糖会引起高渗性利尿，排尿增多才会导致烦渴症状；②血糖高到相当程度时才会出现临床症状，这种程度要比糖尿病的诊断标准高得多；③有些人对高血糖不很敏感，尤其是老年人肾糖阈较高者，虽然血糖升高，但糖尿病的“三多一少”症状不典型；④缺乏糖尿病知识，误认为多饮水后多尿是理所当然的。

时才会发生症状。

（2）病程：糖尿病病程长久了，胰岛功能会逐步衰退，导致药效减退；随着年龄增长，生活习惯可能会改变；由于神经病变，可以使感觉迟钝；如经常发生低血糖者可以没有冷汗、心悸等症状而直接进入昏迷。所以一定要定期检测血糖以防不测，而不能跟着感觉走。

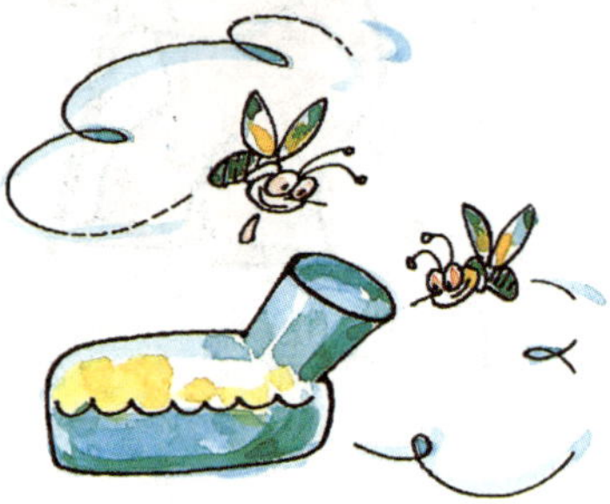

糖尿病初发没感觉，而苍蝇已嗅出尿中有糖分了

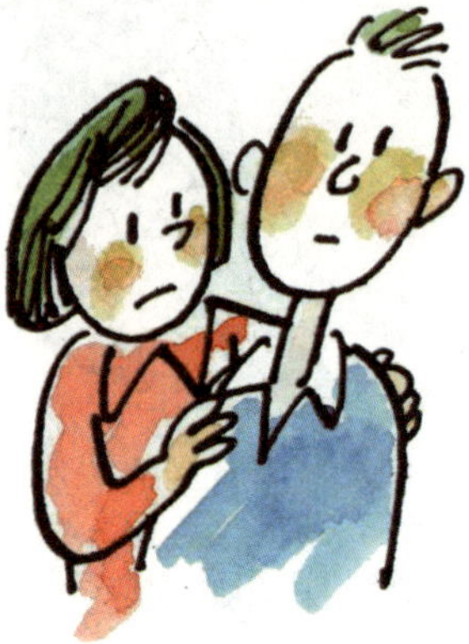

糖尿病病程长了，由于神经病变而感觉迟钝

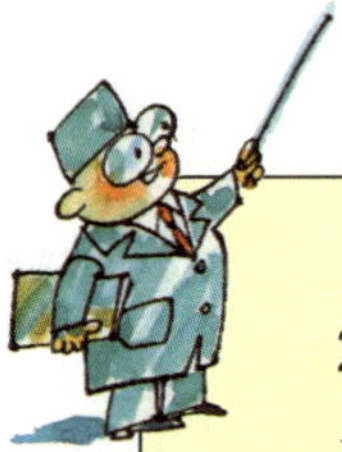

2型糖尿病患者有的症状因为常见而被认为理所当然而忽视：① 疲劳乏力。认为是工作繁忙导致，实则是葡萄糖进不了体细胞而使能量缺乏；② 多尿、多饮。认为平时就能喝水，实则是葡萄糖渗透性利尿所致；③ 饥饿多食。认为能吃，胃口好是好事。实则是机体能量缺乏而渴求更多的食物获取能量。

必须注意的是：多尿不一定就是糖尿病。因为精神性的原因也可出现多饮和多尿；尿崩症患者因下丘脑或垂体后叶的病变，可导致抗利尿激素缺乏而引起肾小管重吸收水的障碍，也表现为多饮多尿；某些肾脏病也会有尿量增多；天气炎热时通常多饮；天气转冷时会有多尿；前列腺肥大者夜间尿也会增多。但上述情况的尿中无糖，血糖不升高，这一点与糖尿病不同。

二、糖尿病的分类与特征

（一）1型糖尿病

以前认为，大多数1型糖尿病患者，起病时都是20岁以下的青少年和儿童，现在发现1型糖尿病患者，发病有高龄化趋势（平均30~35岁），有高龄化趋势的后者多为“迟发型自身免疫型糖尿病”。

“迟发型自身免疫型糖尿病”往往起病急、血糖高、病情起伏波动大，而且不容易控制，治疗难度也大。

若治疗不当，容易发生酮症酸中毒，常常需要终身用胰岛素治疗。

见表2-1。

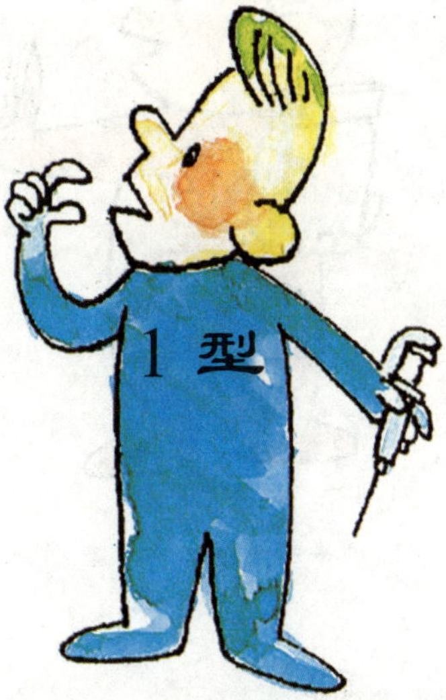

1型糖尿病常必须终身注射胰岛素

表2-1 1型和2型糖尿病的主要特征

项目	1型糖尿病	2型糖尿病
诊断时年龄10~30岁	很可能	可能性小
40岁	可能性小	可能性大
50~70岁	不太像	很可能
诊断时体重偏轻	很可能	可能性小
诊断时体重正常	可能性小	可能性大
诊断时体重偏重	可能性小	很可能
诊断前症状典型	肯定	有可能
尿中持续出现酮体	多见	少见
2型糖尿病家族史	有可能	较多
单用口服降糖药有效	一般不可能，但只可能在开始阶段或“蜜月期”	初期和中期肯定有效

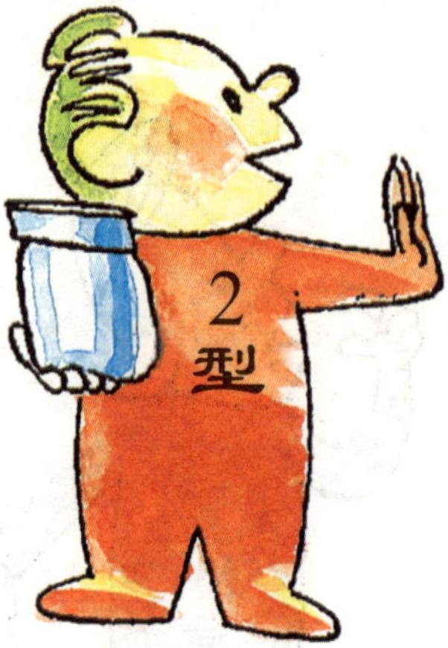

可以通过多种途径治疗2型糖尿病

（二）2型糖尿病

2型糖尿病多发于成年人，尤其以中老年者居多。儿童和青少年中的发病率近年也有升高的趋势。病情一般较缓和，有的患者甚至自觉十分健康，仅在体检中发现。

（三）妊娠糖尿病

1. 妊娠糖尿病和糖尿病患者妊娠

妊娠糖尿病是指在怀孕期间发生的糖尿病，占糖尿病孕妇的80%以上。它多数发生在怀孕后第24~28周，即先怀孕，然后发生糖尿病。这类患者多数在妊娠结束后，糖尿病症状可消失，血糖降至正常。但以后较容易变成糖耐量减退或糖尿病。

糖尿病患者妊娠是指妇女在怀孕前已经发生糖尿病。约占糖尿病孕妇的10%~20%。

糖尿病使得妇女的受孕率下降，不孕者约占2%，约有2/3的妇女出现月经不调。

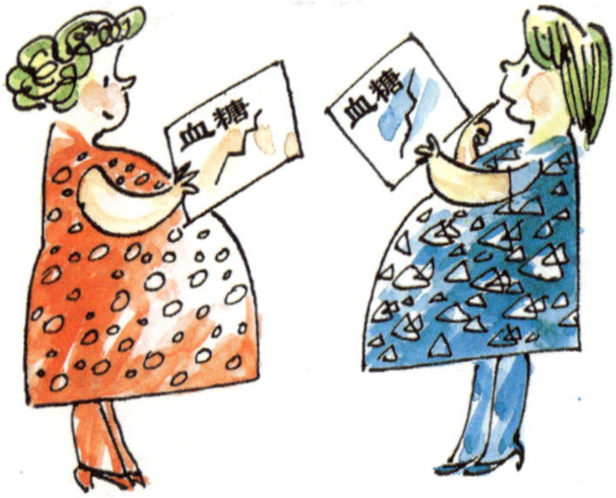

妊娠糖尿病和糖尿病患者妊娠

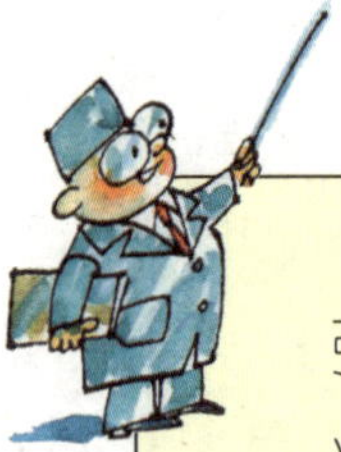

引起妊娠糖尿病的常见原因：孕妇年龄超过30岁，怀孕前体重超过标准体重20%，直系亲属中有患糖尿病者；曾有妊娠糖尿病病史或曾生育过巨大胎儿而原因不明者。妊娠会加重糖尿病，并且较易发生低血糖和酮症酸中毒，特别是分娩前后血糖波动较大，应密切注意监测。

2. 妊娠糖尿病对孕妇的影响

在中国，每100名妊娠妇女中有2~3人会发生妊娠糖尿病。这些妊娠糖尿病患者中，约有2%的人其糖尿病并不随妊娠的终止而消失，有8%会转为糖耐量减退和糖调节受损。糖尿病对妊娠孕妇的影响有：

流产率高；妊娠高血压综合征；羊水过多；尿路感染；滞产和产后出血；孕妇围生（产）期死亡率增高。

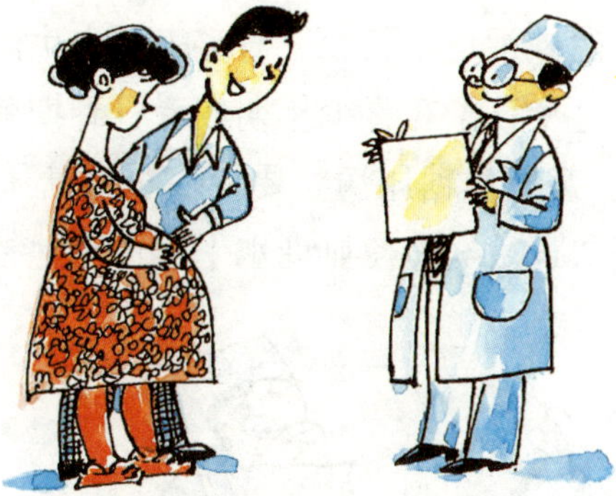
妊娠糖尿病对孕妇的影响

3. 妊娠糖尿病对胎儿的影响

妊娠糖尿病可致胎儿受到多种影响，图示：

流产、早产、死胎发生率升高；

先天性畸形，多数为神经系统、心血管系统和消化系统的畸形；

巨大胎儿：由于孕妇血糖升高引起；

宫内慢性缺氧，胎儿生长发育停滞；

新生儿低血糖：孕妇持续高血糖经胎盘达胎儿体内，刺激胎儿胰岛β细胞增生、肥大、胰岛素分泌增高，导致高胰岛素血症，引起胎儿出生后低血糖；

围生儿异常的发生率增高。

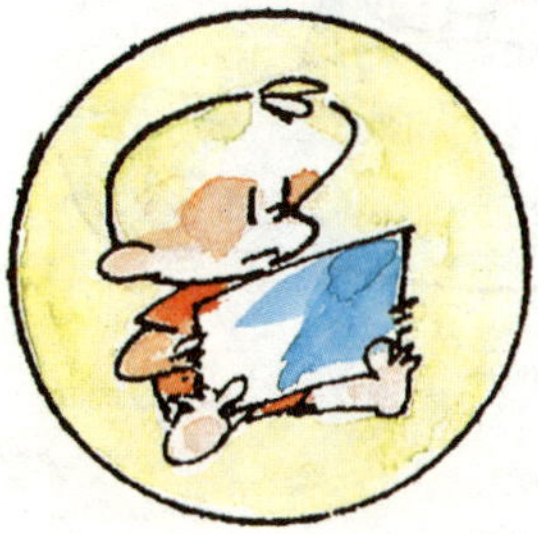
先天性畸形

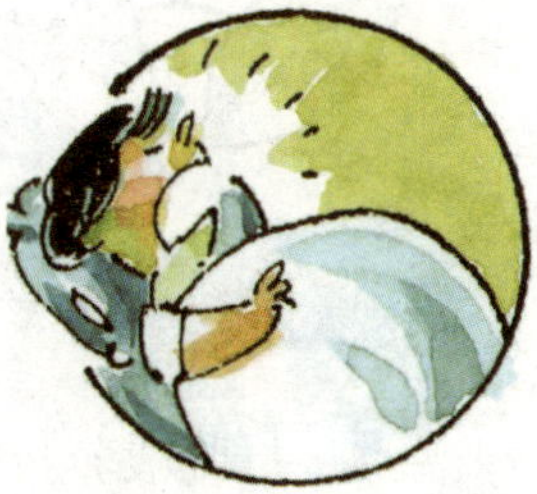
流产、早产、死胎发生率升高

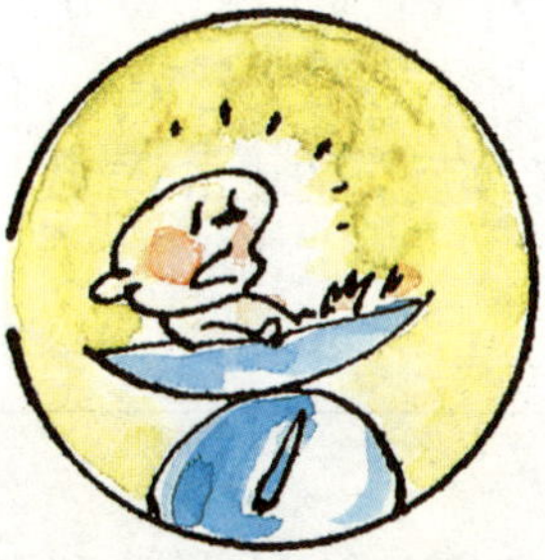
低体重儿

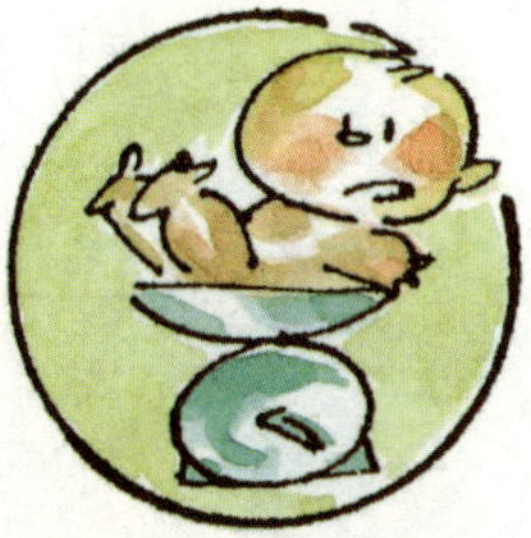
巨大胎儿

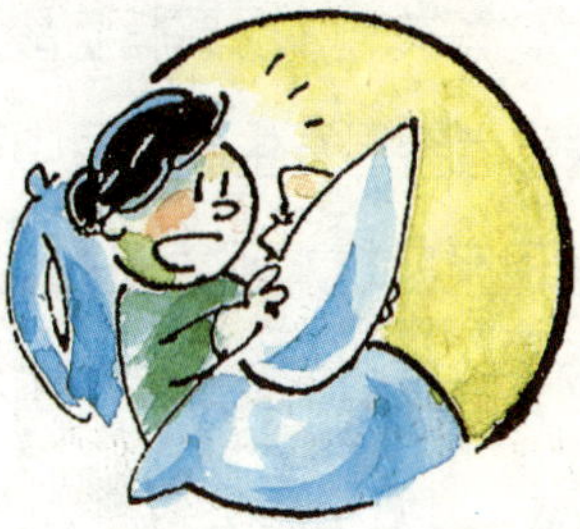
围生儿异常的发生率增高

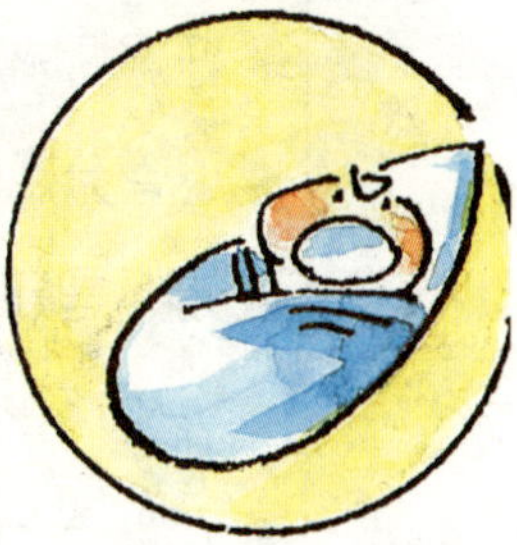
新生儿低血糖

4. 原有糖尿病的妇女妊娠可使糖尿病病情和并发症加重，酮症酸中毒发生率增高。

5. 糖尿病母亲与孩子

母亲患有妊娠糖尿病，她的孩子在某一天得糖尿病的机会与婴儿出生时的体重呈正相关。研究表明出生时婴儿体重越重，以后患糖尿病的机会就越大。如果这个孩子在青少年期或者青春期就患了肥胖症，那么在成年后就可能出现糖耐量减退，甚至患糖尿病。要使孩子患糖尿病的危险降到最小，最好的办法是在母亲患妊娠糖尿病后努力使血糖水平尽可能地接近正常。

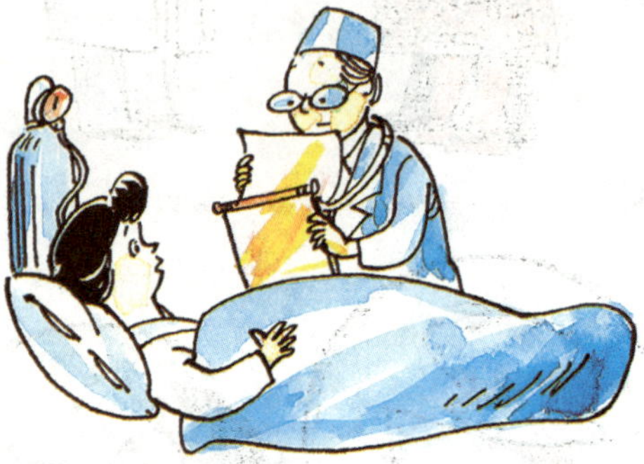

母亲得了妊娠糖尿病，孩子会得糖尿病吗

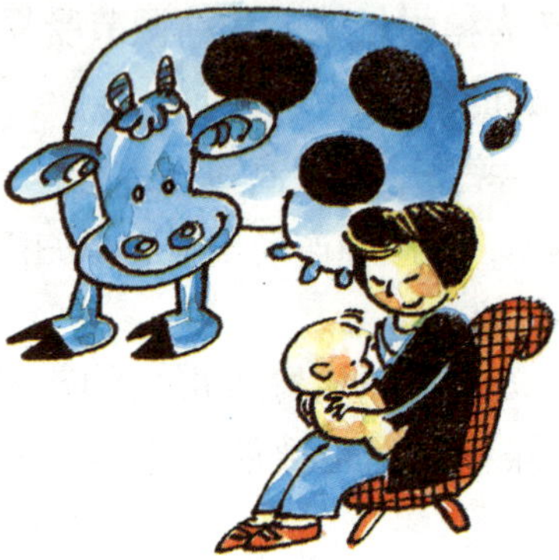

提倡母乳喂养孩子

6. 母乳喂养与糖尿病

母乳中含有多种抗体，可以保护新生儿减少以至避免病毒感染。而非母乳喂养的新生儿（多用牛乳），除了容易受感染外，有的研究还认为牛乳蛋白中也有致糖尿病因子，使患儿易受自身免疫反应的攻击，导致日后发生糖尿病的危险性增加。

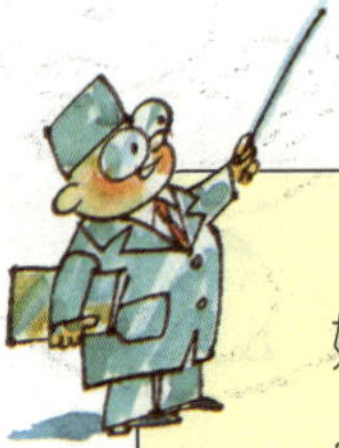

妊娠期糖代谢会发生一系列改变：①相对血糖水平下降，这与胎儿在体内的消耗有关；②游离脂肪酸增高，由于脂肪酸可分解生成酮体，因此，妊娠糖尿病患者容易发生酮症酸中毒；③胰岛素抵抗。

尽管分娩后母亲血糖水平大多数可能会恢复正常，但是，其患糖尿病的危险始终是高的，应该每年做一次体检。据美国统计数据提示，妊娠糖尿病产后5~15年内患2型糖尿病的概率为40%~60%，而正常人群中这一概率仅为15%左右。妊娠糖尿病合并肥胖者，患2型糖尿病的概率更高，为75%。

三、糖尿病的诊断和筛查

（一）糖尿病诊断的要领

有明显的症状，血糖增高，可诊断为糖尿病，但如果从对糖尿病作早期诊断的要领来说，已为时过晚。因为事实上，在已有明显症状时，糖尿病早已潜伏了一段时间。

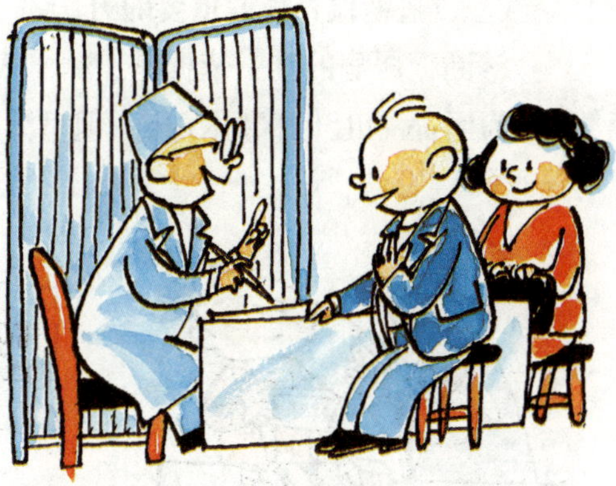

当你感到有明显症状时，糖尿病早已潜伏了一段时间了

（二）有尿糖不一定就是糖尿病

有尿糖不一定就是糖尿病，因为有些人，由于生理变化，尿液中虽然含有葡萄糖，但血中葡萄糖并没升高，或是只有短暂的上升，末达到符合诊断糖尿病的条件，如甲状腺功能亢进者。只有进一步待生理变化趋正常后，做血糖检查来证实。

另一种疾病尿液含葡萄糖但血糖却正常，这类患者为“肾性糖尿”，与“糖尿病”是两回事。

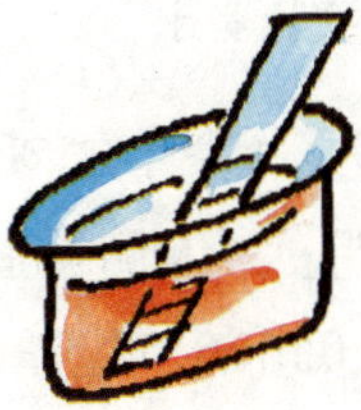

有尿糖测出，就一定是糖尿病吗

表2-2　糖尿病、糖耐量减低和空腹血糖异常诊断标准

项目	静脉血糖	
	空腹（毫摩尔/升）	餐后2小时（毫摩尔/升）
正常人	＜6.1	＜7.8
糖尿病	≥7.0	≥11.1
糖耐量减低（IGT）	＜6.1	＜7.8~11.1
空腹血糖异常（IFG）	6.1~7.0	＜7.8
血糖调节受损（IGR）	6.1~7.0	7.8~11.1

（三）血糖检查是最重要的方法

诊断糖尿病的唯一依据是血糖（表2–2）。血糖浓度单位以往用mg/dl（毫克/分升），现改为用mmol/L（毫摩尔/升），但世界上有些地方仍用毫克/分升，如美国。

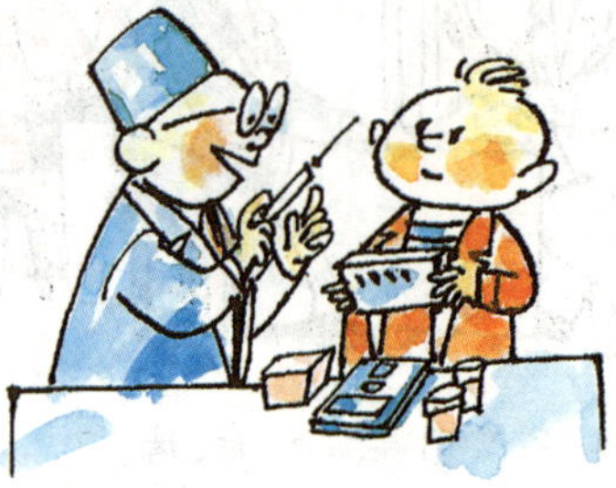

诊断糖尿病的唯一依据是抽静脉血，查血糖水平

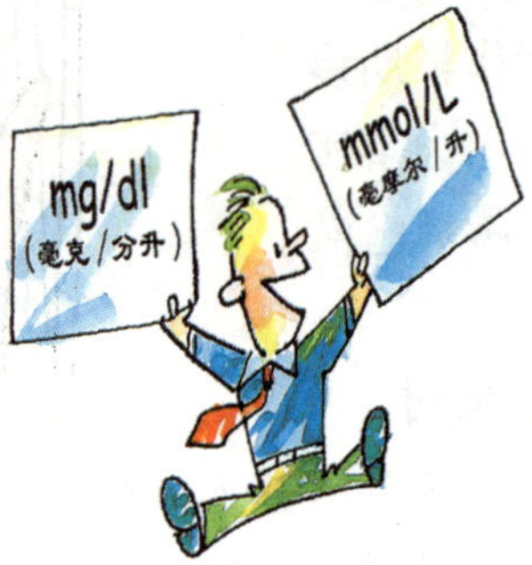

学一学血糖单位毫克与毫摩尔的换算

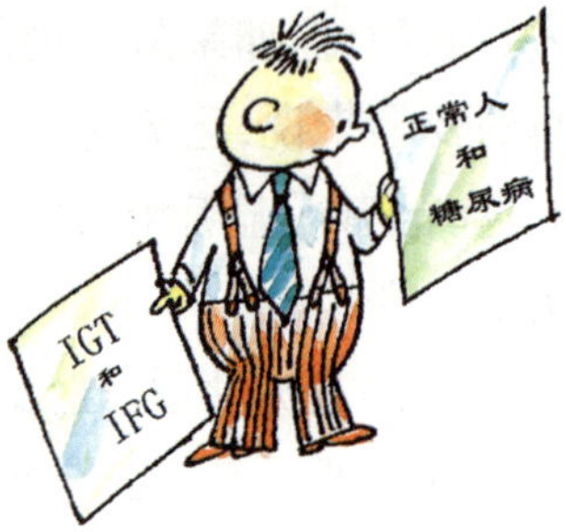

IFG、IGT的阶段是发展至糖尿病的危险阶段，要重视

换算方法：1毫摩尔/升=18毫克/分升，或1毫克/分升=0.05毫摩尔/升。

举例说明：某人测得血糖120毫克/分升，要把它换算成毫摩尔/升，则可以用公式：120×0.056=6.7毫摩尔/升。

（四）空腹血糖异常和糖耐量减低状态

空腹血糖异常（偏高）（IFG）和糖耐量减低（IGT）都是发展至糖尿病的高危人群。它们是介于糖尿病与正常人之间的一个中间状态，其中相当一部分人可以进一步发展为糖尿病，这是防止糖尿病发生的最后关口，应给予干预，以延缓糖尿病的发生（表2–2）。

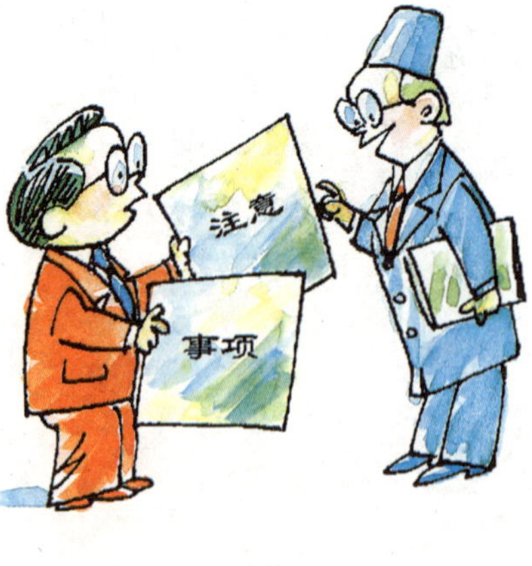

糖尿病诊断中的化验，要注意遵守规则

（五）糖尿病诊断中的正确化验

1. 糖尿病诊断是根据空腹、口服葡萄糖的糖耐量试验（OGTT）2小时的血糖值。空腹：指至少8小时内无任何热量摄入；糖耐量试验：检查血糖的前一夜晚餐后需禁食，可饮水。翌日早饭前抽取空腹血糖，饮用含75克无水葡萄糖溶液300毫升开始计时，2小时后检测血糖。临床上以此来确切诊断。

2. 有明显症状时：空腹，糖耐量2小时血糖值有一个超标即可诊断为糖尿病。若没有症状，需其中2个以上超标才能确诊。若只有一个，血糖超过标准，应再重复测定一次，仍超过标准，才能确诊。空腹血糖较高的糖尿病患者，测定餐后血糖可用标准餐后2小时血糖值作为监测指标，以判断病情。标准餐为100克标准粉制成的馒头。

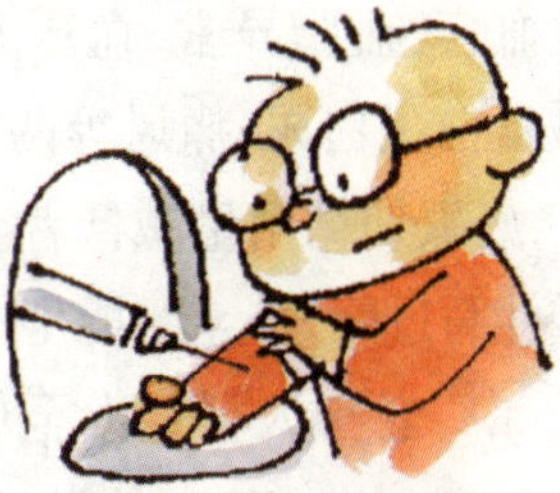

抽血查空腹和餐后2小时血糖，都要验

四、直击“糖尿病前期”

（一）高危人群定期检查

有下列高危因素者，至少每年检查一次。

1. 糖尿病患者的亲属：特别是近亲，如父母、兄弟、姐妹等。

2. 代谢综合征患者：患有糖耐量减低、高

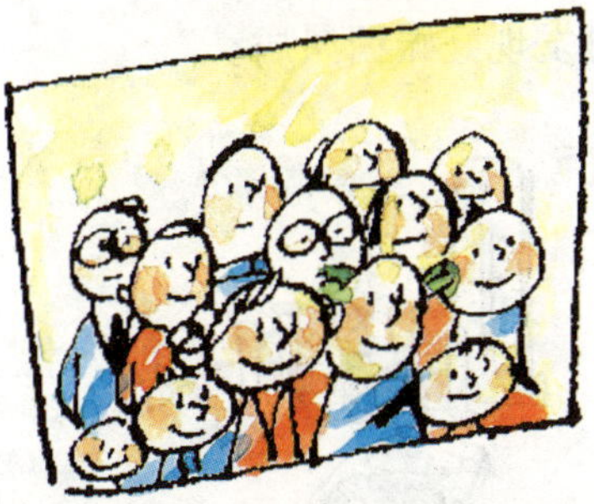

亲属，特别是父母、兄弟、姐妹等近亲有患糖尿病的可能

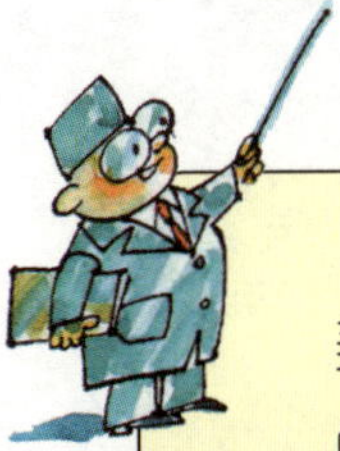

美国糖尿病协会（ADA）将诊断糖尿病空腹血糖标准由7.8（毫摩尔/升）降为7.0（毫摩尔/升）的理由，是根据流行病学的研究。根据糖耐量试验（OGTT），若2小时血糖≥11.1（毫摩尔/升）时，其中30%的患者空腹血糖<7.8（毫摩尔/升）。假如仅仅按空腹血糖7.8为标准诊断糖尿病，则有30%的患者会被漏诊而延误治疗。根据血糖与慢性并发症关系的研究表明，当血糖高于7.0（毫摩尔/升）而低于7.8（毫摩尔/升）时，已经损害了胰岛素的第一时相（快速相）的分泌，发生进行性大血管病变的危险性显著增加。目前我国诊断标准仍用世界卫生组织（WHO）（1999）、ADA（2003）的标准，即正常空腹血糖<6.1毫摩尔/升。

胰岛素血症、血脂异常、血压升高、超重和肥胖（特别是脂肪分布集中在腹部和内脏的人）、微量白蛋白尿、痛风等两项以上者。

3. 妊娠期糖耐量减低者。

4. 生育过巨大儿者：婴儿体重≥4000克。

5. 中、老年人群：人至中年以后，胰脏制造胰岛素的功能随之下降。特别是日常生活久坐不动、工作紧张、繁忙而又发福者。

6. 妊娠妇女的保健：怀孕20~24周时，例行做一个50克葡萄糖耐量试验进行筛查，及时发现妊娠糖尿病。

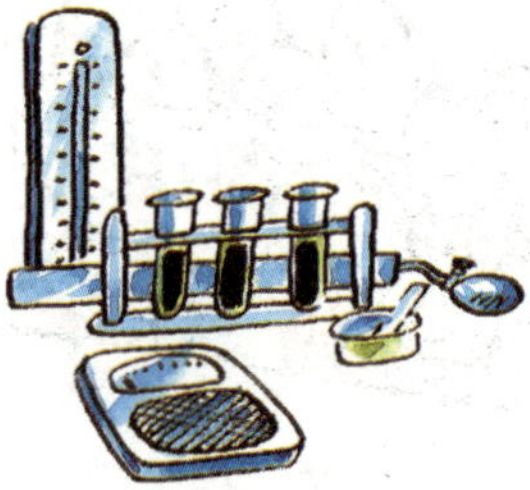

代谢综合征，它需检测多项指标

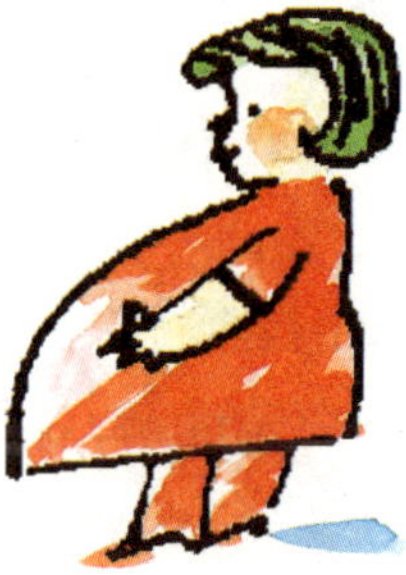

妊娠期糖耐量减低者

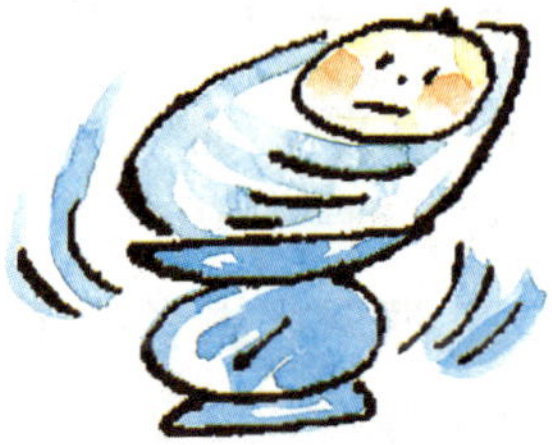

生育巨大儿

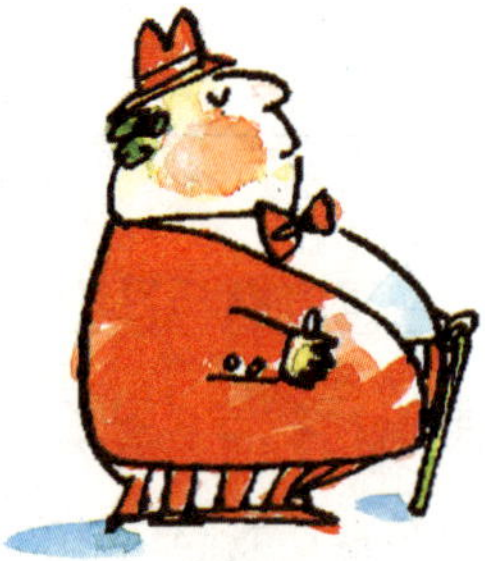

超重和肥胖

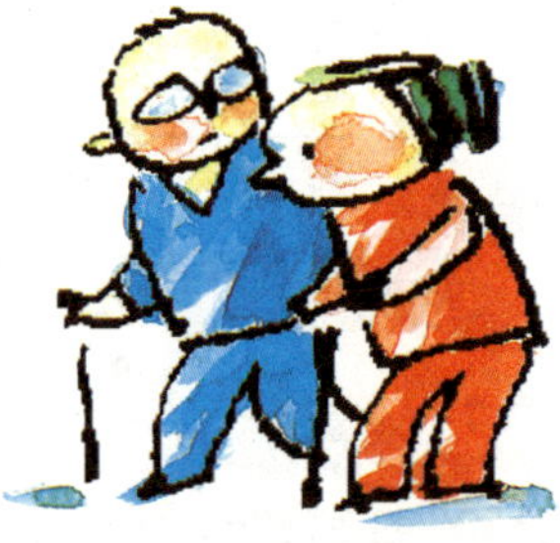

中、老年人群

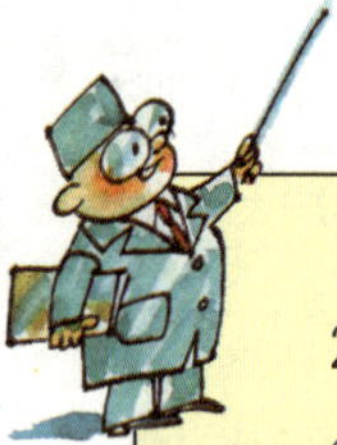

2009年，美国糖尿病协会（ADA）等糖尿病国际组织推荐糖化血红蛋白（HbAlc）作为诊断糖尿病的一个指标，因为HbAlc比较稳定，可在任何时间抽血。即HbAlc > 6.5%可诊断糖尿病。HbAlc在6.0~6.5%为糖尿病高危人群。

（二）高危人群干预治疗

对于糖耐量减低患者，如不予以干预，每年约5%~8%的人转为糖尿病。目前，还有不少大型的干预研究获得效果。主要干预方法有：

1. 生活方式干预治疗

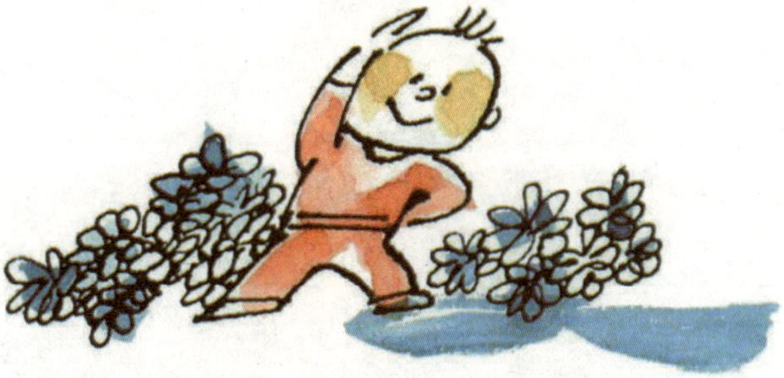

多运动，如：做广播操

医学营养治疗和运动治疗是防治的基本措施。通过这一措施可使糖耐量减低者转为2型糖尿病的相对危险率（与不干预者比较）下降约40%~60%。

2. 药物干预治疗

做家务同样能修身养性

实际生活中，许多老年人很难改变沿袭多年的生活习惯，使临床工作中生活干预的实施遇到困难。从20世纪90年代起开展了药物干预治疗糖耐量减低的研究。通过使用二甲双胍、阿卡波糖、罗格列酮这些药物，可使糖耐量减低者转为2型糖尿病的相对危险率（与不干预者比较）下降30%~80%。2007年发布的《中国2型糖尿病防治指南》中已明确指出双胍类药物用于糖尿病早期患者，防止或延缓糖耐量减低向糖尿病进展。

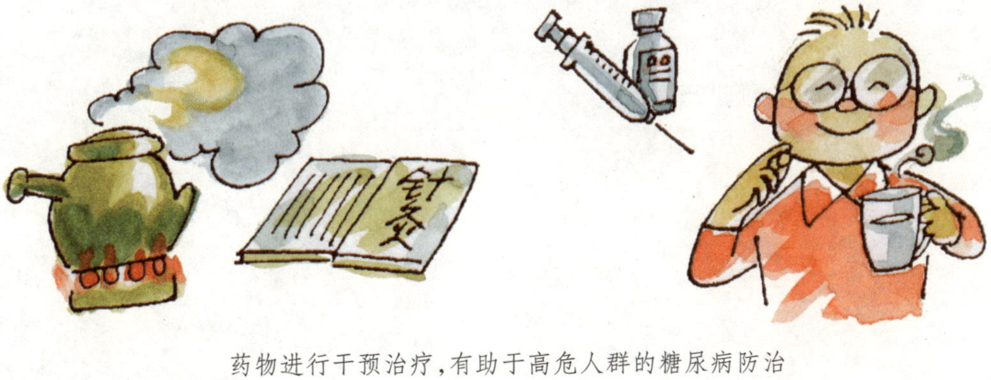

药物进行干预治疗，有助于高危人群的糖尿病防治

第二部分

糖尿病的治疗

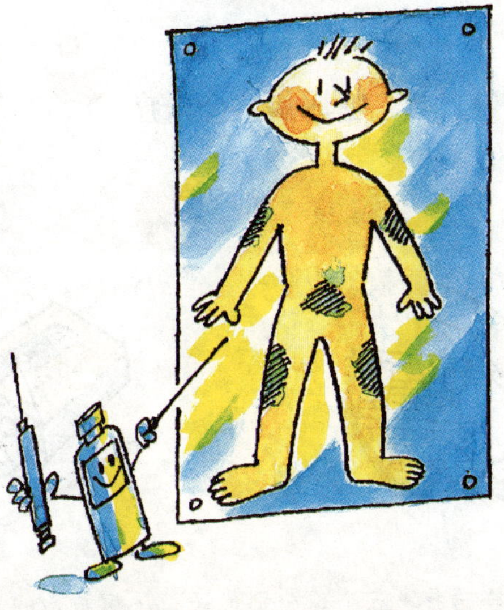

尽管糖尿病治疗方案都包括饮食治疗、运动治疗，使用口服降糖药物或胰岛素。但值得注意的，即使是同类型糖尿病患者，也要制订适合自己的个体化治疗方案，绝不能生搬硬套。

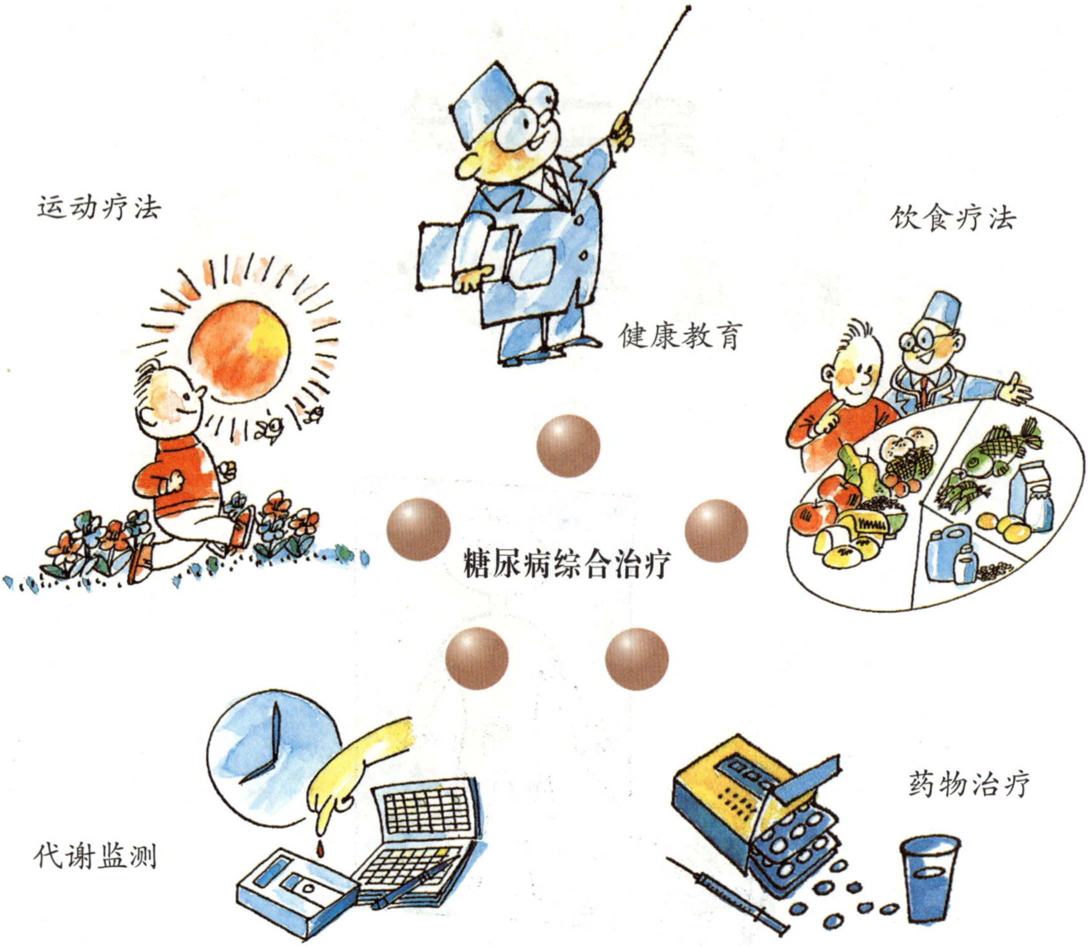

糖尿病综合治疗：五个球分别代表糖尿病防治的五个环节

正常的人体血糖水平是建立在饮食、运动、药物、情绪等因素相互平衡的基础上，归纳起来，糖尿病防治要采取五方面的综合措施，糖尿病治疗是由教育、饮食、运动、药物和疾病监测五大要素构成的综合性治疗过程。这五个治疗环节对糖尿病良好控制缺一不可，见图。

作为糖尿病患者若能协调好以上五个方面，就可以像健康人一样地工作、生活，甚至得到长寿。

医师会结合患者的特点制订一个个体化方案。既要防止血糖过高，也要避免出现低血糖。只有稳定地将血糖控制在要求的范围，才能有效防止糖尿病并发症的发生和发展。

第三章

糖尿病治疗原则

一、各种类型糖尿病的治疗特点

（一）1型糖尿病

1型糖尿病，是糖尿病患者体内产生的胰岛素的量绝对不足，所以胰岛素注射是1型糖尿病治疗方案中的主要手段。患者在治疗过程中学会监测全天的血糖水平，来调整胰岛素使用剂量。患者在胰岛素治疗基础上，可联合使用一些口服药物。饮食治疗是重要角色，运动治疗能降低血糖水平，减少胰岛素需求量。

在1型糖尿病治疗方案中尤其应重视对青少年患者身心健康成长的监测和照料。

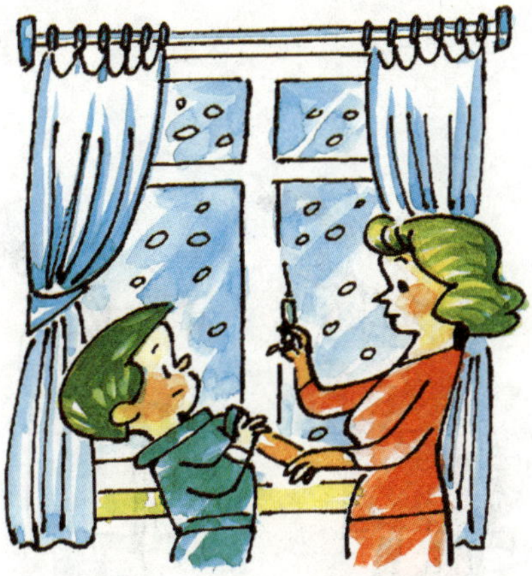

1型糖尿病患者多为儿童，要重视对患儿身心健康成长的照料

（二）2型糖尿病

2型糖尿病治疗的难点之一，在于2型糖尿病患者多为中老年人。

2型糖尿病病程进展的缓慢和隐匿，往往容易被人们忽视。

因此，2型糖尿病除了要强调综合性治疗之外，更重要的是要加强高危人群，以及患者的教育，并建立自信心和主观能动性，并鼓励家属共同参与。根据病情轻重有多种治疗途径。

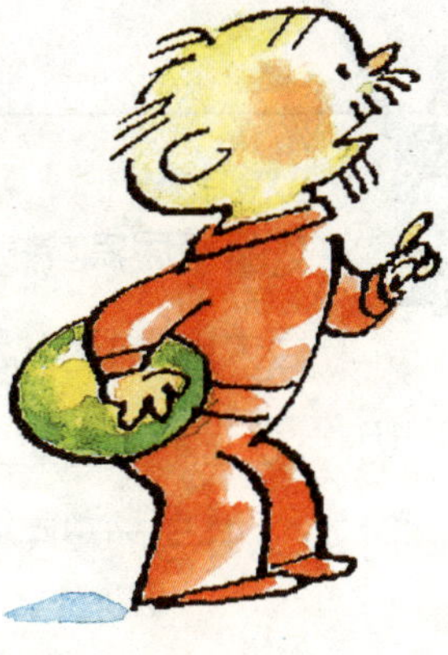

2型糖尿病患者多为中老年人

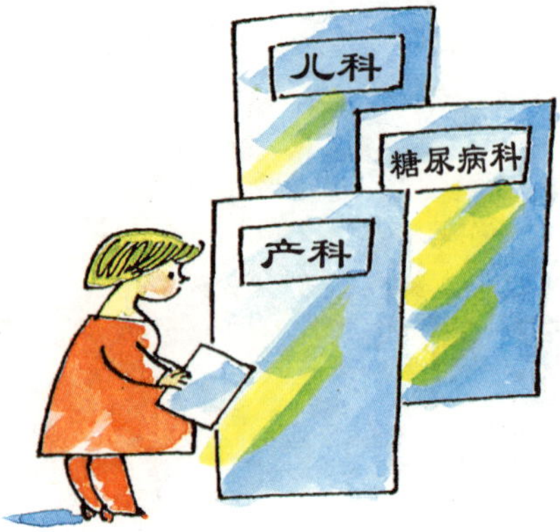

妊娠期间发现异常，及时就诊很重要

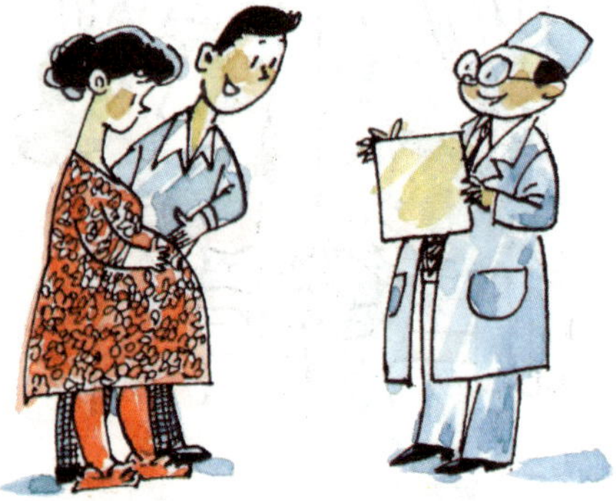

妊娠糖尿病妇女应严格控制血糖

（三）妊娠糖尿病

1. 妊娠糖尿病的治疗目标

妊娠糖尿病患者的治疗目标是，将血糖降到正常范围，确保妊娠平安，将妊娠糖尿病对胎儿和孕妇的影响降到最小程度。在治疗中，可以通过医学营养治疗辅以适量运动；若血糖未能稳定控制，则应该加用胰岛素治疗。

一般认为，孕妇不宜使用口服降糖药，因为口服降糖药有可能通过胎盘影响胎儿胰腺的发育。

2. 控制目标

根据每个人情况可做相应调整。

（1）空腹血糖水平：小于5.6毫摩尔/升（100毫克/分升）；

（2）饭前血浆血糖水平：小于5.83毫摩尔/升（105毫克/分升）；

（3）饭后1小时血糖水平：小于7.2毫摩尔/升（130毫克/分升）；

（4）饭后2小时血糖水平：小于6.67毫摩尔/升（120毫克/分升）。

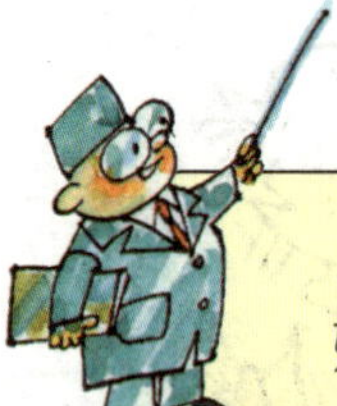

妊娠糖尿病或糖尿病患者妊娠会给孕妇和胎儿带来较大的危险，如出现巨大胎儿，胎儿畸形、妊娠期高血压病、早产、合并羊水过多和感染等。因此，患者本身应对此症有所了解，学会妊娠期间的自我监护，发现异常，及时就诊，并与产科医师、内分泌医师、儿科医师密切配合，确保妊娠期间母婴平安。

二、糖尿病治疗目标

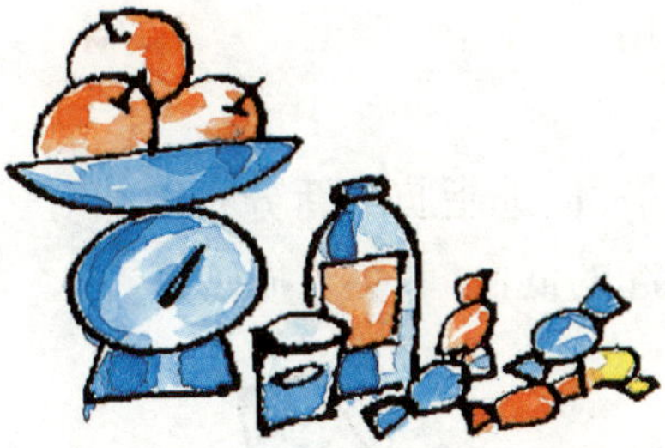

饮食治疗是基础

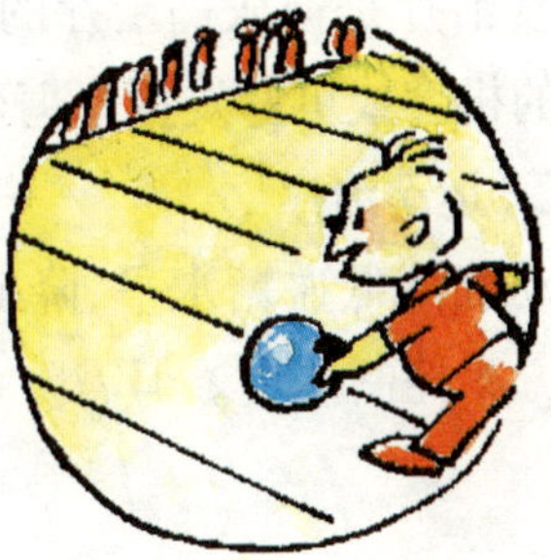

运动治疗不可少

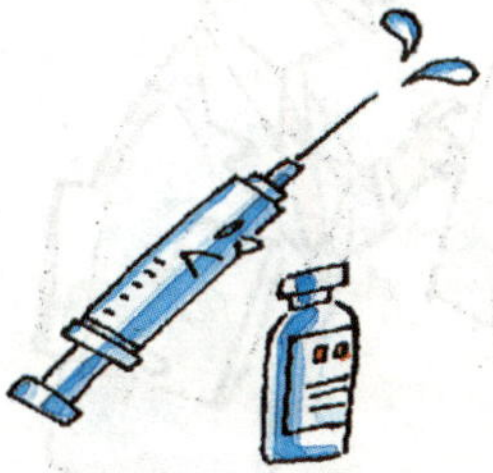

用胰岛素注射液治疗要达到治疗目标

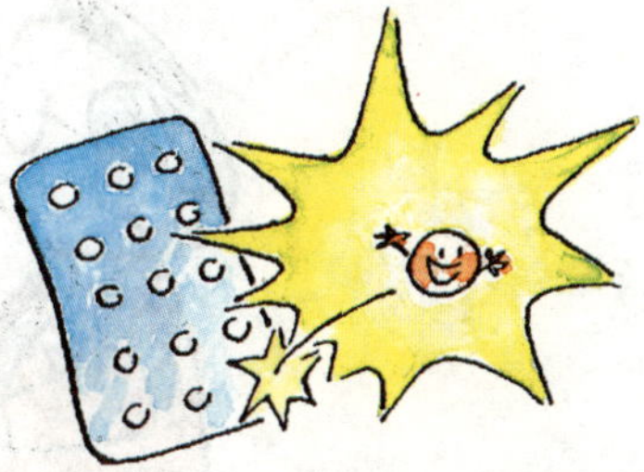

口服降糖药物治疗要达到治疗目标

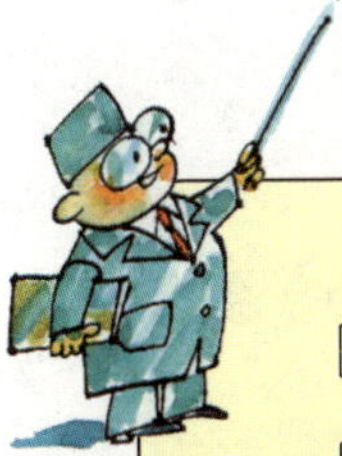

医学营养治疗和运动治疗是糖尿病治疗的前提和根本，应贯彻终身。同时应根据不同情况加用口服药物治疗，或胰岛素注射治疗。研究表明，新诊断2型糖尿病患者的胰岛β细胞功能比正常人下降50%以上，单靠饮食和运动治疗，仅有极少数严格执行的患者，血糖可达到理想水平，随着病程延长，大多数患者需加用口服降血糖药或注射胰岛素。甚至早期应用多种药物治疗。研究表明多种药物联合治疗起效快，不良反应少，使血糖控制达标的速度快。有些患者发病早期就可用胰岛素强化治疗一个阶段，达标后根据情况可再调为其他治疗方案。一般而言，糖尿病越早干预治疗，其效果越好。随着医学的进步，糖尿病治疗方法将越来越丰富多样。

（一）饮食治疗

饮食治疗是糖尿病治疗的基础。控制体重、控制血糖水平、控制血脂水平、减少另外用药的机会或更好发挥降糖药物的作用。

（二）运动治疗

运动能降低血糖水平、降低血脂水平，促进脂肪重新分布增加对药物的敏感性，协助饮食方案控制体重。但需防止运动引起的低血糖、关节损伤等。

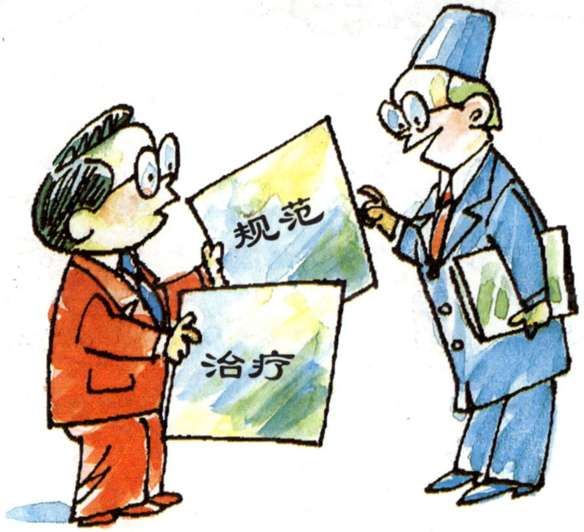

糖尿病规范治疗：饮食治疗、运动治疗、口服降糖药物治疗、胰岛素治疗达标

（三）口服降糖药物治疗

增加胰岛素释放、减缓葡萄糖吸收、增加葡萄糖利用和（或）降低胰岛素抵抗，从而降低血糖水平。

（四）胰岛素治疗

弥补体内分泌胰岛素能力的不足，提高胰岛素的作用并克服胰岛素抵抗，从而降低血糖水平。

第四章

饮食治疗

饮食治疗是糖尿病最基本、最重要的治疗方法之一。合理的饮食可有效地控制糖尿病。

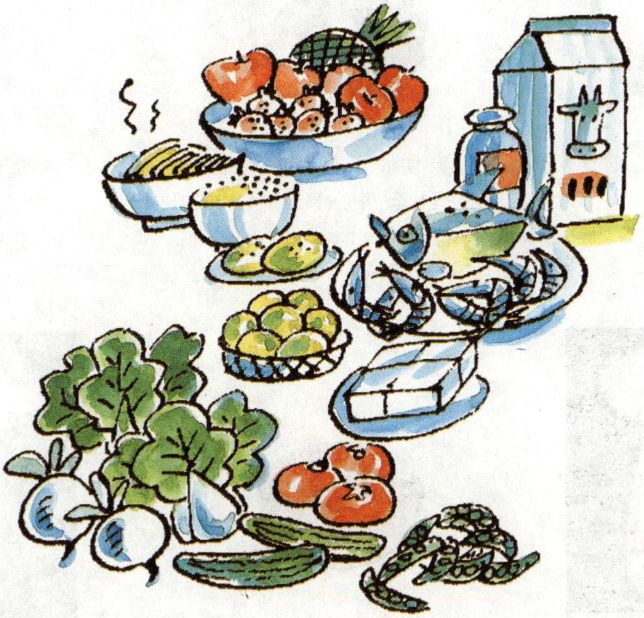

图中列出的是健康食品的一部分，如优质蛋白：鱼、虾，牛奶、酸奶、豆及豆制品，米面、全麦面包、新鲜菜、水果等。健康饮食，同时控制吃入食品的数量，可以保持较好的血糖水平

正确的观念是应当将健康饮食食谱当成一种新的生活方式，由糖尿病医师、营养师与患者共同制订，适合患者的口味，定时定量，使之既能坚持不懈地实施，又能使血糖稳定、恒定。在治疗糖尿病的过程中，健康饮食和运动习惯一直是治疗2型糖尿病的重要部分，会给你带来无穷的帮助与益处。

一、饮食治疗的一般原则

控制总热量，建立合理的饮食结构，将体重控制在理想范围，改善血糖、血脂，保持体力是糖尿病饮食治疗的原则。每日摄入的总热量应依据糖尿病患者的性别、年龄、体重和活动强度等因素计算，并且应定期修正。

自备一套称量食物的磅秤与量杯：5 000克磅秤一个，240毫升标准量杯一个，量勺一套（见图）。

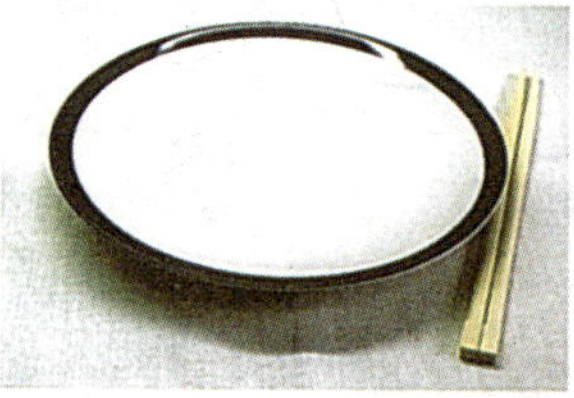

盘子（直径20厘米）

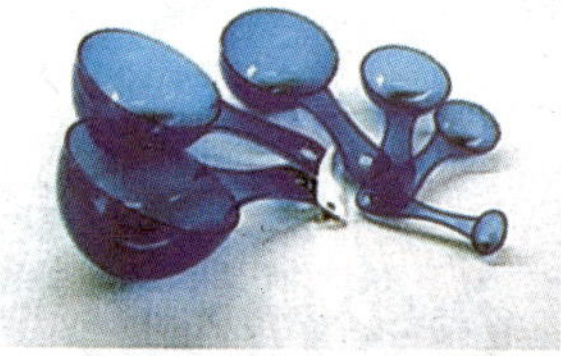

量勺（由大到小，分别是125毫升、100毫升、50毫升、15毫升、5毫升、1毫升）

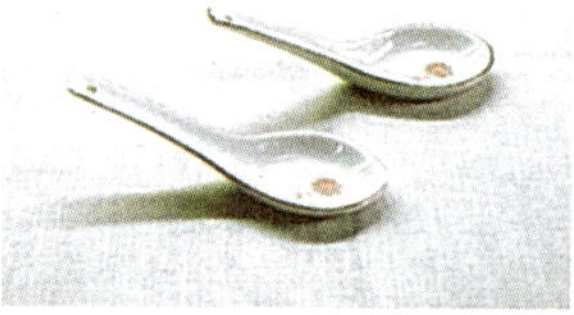

调羹（约15毫升）

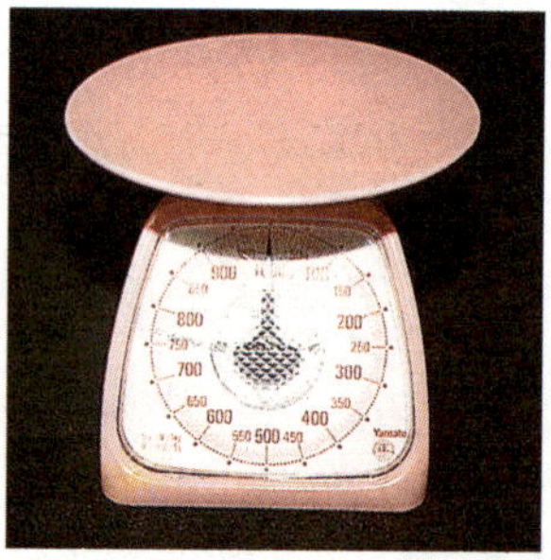

磅秤（5 000克）

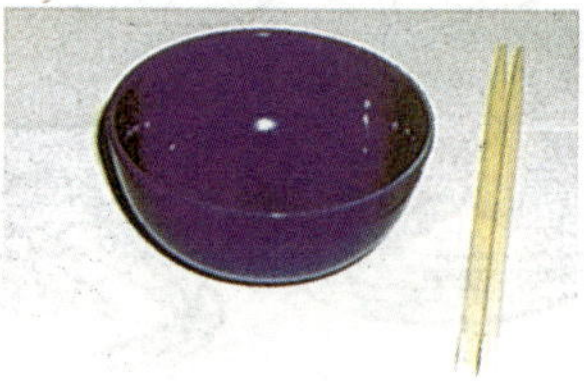

瓷碗（约350毫升）

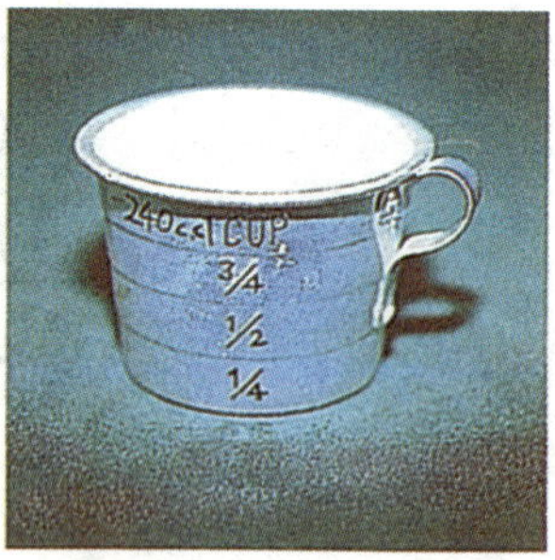

量杯（240毫升）

二、饮食控制中的科学方法

（一）饮食分配和餐次安排

一日至少保证三餐，早、中、晚餐热量分别按1/3、1/3、1/3或1/5、2/5、2/5的比例分配。在体力活动量稳定的情况下，饮食要做到定时、定量。每餐要主副食搭配，餐餐有碳水化合物、蛋白质和脂肪。注射胰岛素或易发生低血糖者,要求在三餐之间加餐,加餐量应从正餐的总量中扣除,做到加餐不加总量。不用胰岛素治疗的患者也可酌情用少食多餐、分散饮食的方法,以减轻单次餐后对胰腺的负担(见本章“七”)。

(二)食物多样化

食物品种要多样化。任何一种天然食物都不能提供人体所需的全部营养素,而食物品种一多,就可取长补短,满足人体的需要。日本的“健康饮食生活指南”提出每天进食食物品种目标是30种。

没有不好的食物,只有不合理的膳食,关键在于平衡。

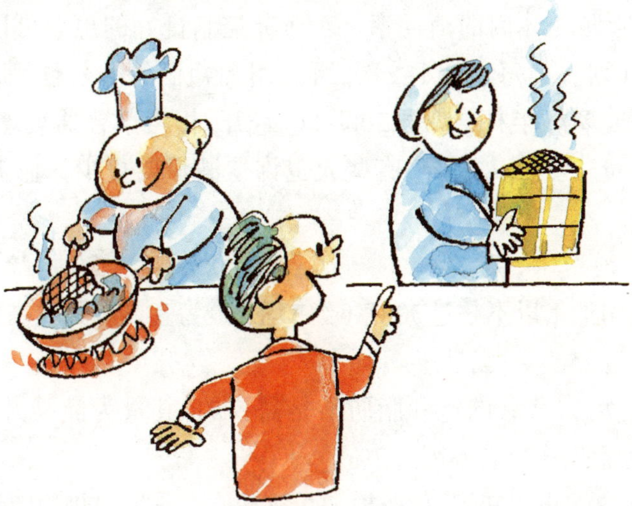

每餐要主副食搭配,餐餐有碳水化合物、蛋白质和脂肪

(三)烹调方法

多采用蒸、煮、烧、炖、焖、烩、凉拌的烹调方法,避免油炸的食物。如,降低脂肪的烹调方法:用一汤匙或更少的烹调油来煸炒食物;在烹调前和烹调后,都可以从肉上切去脂肪部分;扒去禽类的皮等。

(四)讲究用餐方式

进食速度要慢,细嚼慢咽不但可以减肥,还可以增强消化功能。

用餐时要专心,清楚自己所吃的每种食物,若进餐时心不在焉或边吃边聊,常常在不知不觉中吃下过多的食物,而使饮食计划失效。

(五)合理使用调料品

1. 糖:限制含糖(加糖)食物,若与家属食物共同烹煮,可在加油加糖之前盛出。

2. 酱：少放酱汁。

3. 盐：少吃盐是健康的饮食之道，每天摄入的盐量应控制在6克；糖尿病患者5克；高血压患者4克，糖尿病合并高血压、肾病患者2克。对口味较重的患者建议选用低钠盐。

有些食物往往含有较多的盐或钠离子，如腌肉、腊肉、奶酪、色拉酱和快餐食品等，应少吃或不吃。

（六）酒

饮酒不利于糖尿病的控制：如空腹饮酒易导致低血糖，长期饮酒会引起肝功能受损，酒精还会降低脂肪在体内的消耗率。对血糖控制良好的患者可以适量饮酒，但应设计严格的饮食计划。如每星期1~2次，可选用葡萄酒等非烈性酒，每次葡萄酒100毫升，相当于普通玻璃杯半杯；啤酒200~375毫升，相当于普通玻璃杯1杯或易拉罐装的1罐。饮酒适量也要因人而异，有些人也许饮酒量要更少。血糖水平不稳定时，不能饮酒。

（七）食用油

健康人每天食用油量以不超过30克（约3汤匙）为宜，糖尿病、高脂血症、肥胖患者每天食用油量不超过25克（2汤匙半）。

1. 适量的来自动物食品的饱和脂肪酸是需要的，其量为健康人不超过总热量的10%，糖尿病和心血管疾病患者不超过7%。

2. 要掌握植物油的实用知识，如橄榄油最宜冷吃；花生油热稳定性较好，适于高温

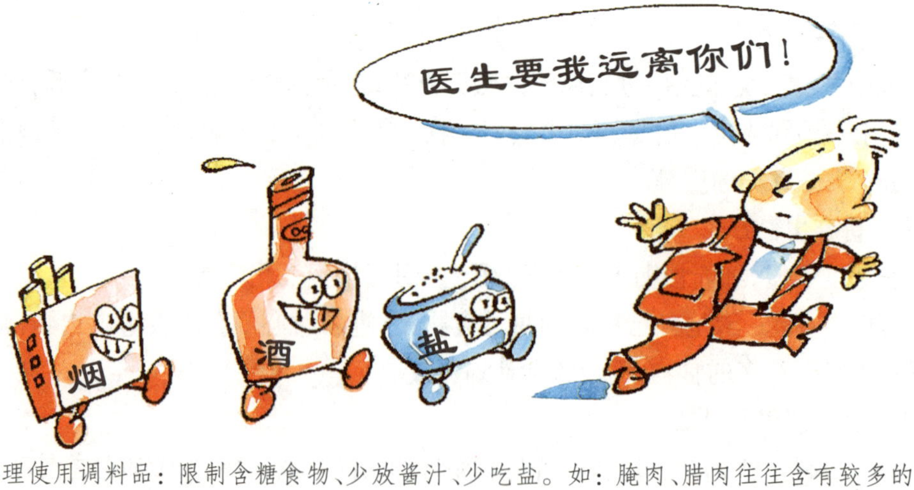

合理使用调料品：限制含糖食物、少放酱汁、少吃盐。如：腌肉、腊肉往往含有较多的盐

烹调。没有一种油脂的脂肪酸结构是完美的，因此特别提倡多种油脂交替使用。

（八）豆制品

豆制品包括豆浆、豆腐脑、豆腐、豆腐干、百叶、豆腐乳等，其营养价值较高，可鼓励食用。但豆类食品不能替代米、面等主食，豆制品吃得过量同样会引起血糖升高。且与米、面相比，较难消化，胃病患者并不合适，特别是有痛风、肾功能损害的患者，应少吃或不吃豆制品，可吃一定量的优质动物蛋白质。

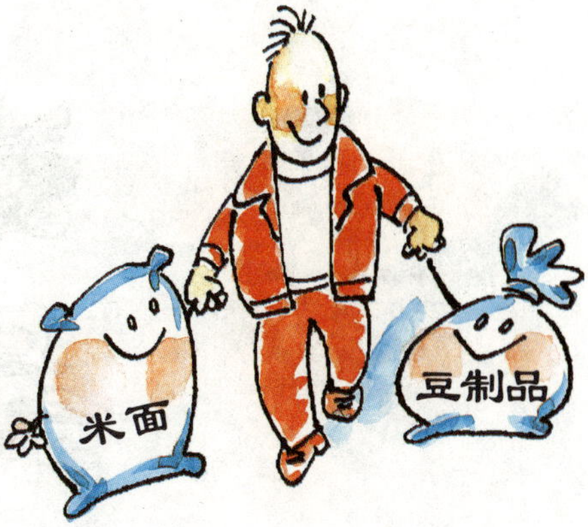

大豆含蛋白质较高，可适量食用，粮豆之比约是10：1

（九）足量饮水，合理选择饮料

水是膳食的重要组成部分，在生命活动中发挥着重要功能。

1. 成人每天除了食物中含水量及体内代谢产生的水外，一般饮水量为1 200毫升（约6杯）。饮水应少量多次，不要感到口渴时才喝水。

2. 饮料不能代替水，且很多饮料含有较高的糖分，如一个标准罐装的可乐大约含836千焦（200千卡）热能。如果每天喝一罐，相当于每天至少吃20克蔗糖。所以应该选择喝热量较少的、无蔗糖饮料。

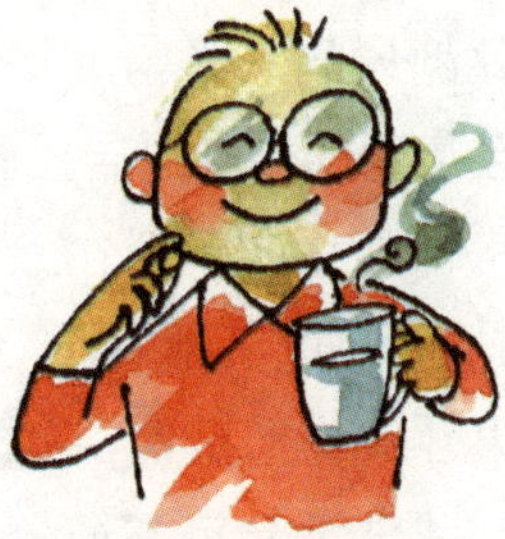

提倡多喝水，一般每天6~8杯

（十）冷冻食品、加工食品

这些食品往往是高热量、高脂肪的，选购时应看清食物标签，挑选低脂肪的食品。

（十一）外出饮食

糖尿病患者不应经常在外饮食，若要外食需注意：

1. 告诉服务员，菜里不要放糖、少放盐和油；

2. 不清楚菜量时，不妨询问服务员，以便进行食物量的换算；

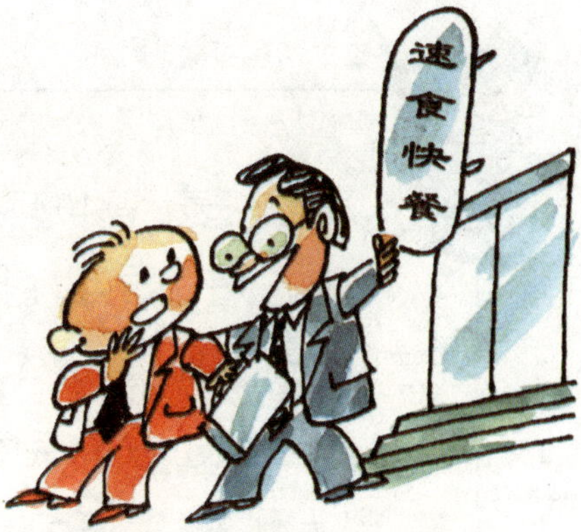

糖尿病患者忌经常在外饮食，若要外面进餐有些事项要注意

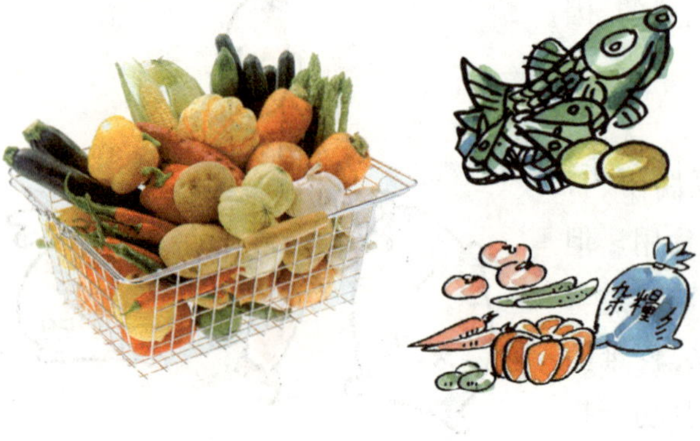

多选用绿叶类蔬菜、低糖水果，鱼等

3. 菜、饭要分开装，避免油、酱汁浸入饭中，而无形中摄入过多的油、糖、盐；

4. 多选用绿叶类蔬菜，以水代汤，或以开水洗去油分或只吃菜，不喝菜卤；

5. 注射胰岛素或口服降糖药的患者要注意进餐时间，以避免发生低血糖。

三、一份健康饮食的食谱应该包括些什么

就糖尿病患者与非糖尿病患者的健康饮食而言，没有本质上的差别。根据中国营养学会最新的《中国居民膳食指南》提出的食物定量指导方案：

平衡膳食应包括：①谷类。多种谷类混合摄入比只摄入一种好。以玉米或高粱为主食时，要搭配其他谷类、豆类。加工的面包、切面等应折合成相当的面粉计算；②蔬菜和水果。应分别摄入，不能互相替代。一般说深色的蔬菜和深黄色的水果较好；③禽鱼肉蛋。④乳类和豆类或制品。乳类及制品主要包含鲜牛奶和奶粉。⑤少量多次饮水，首选白开水。⑥减少烹调油用量，吃清淡少盐膳食。⑦养成天天运动的好习惯。如慢

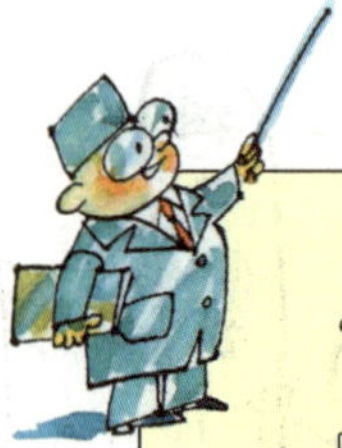

“低脂”表示每100克食物中的脂肪要少于3克，或每200毫升的液体中脂肪少于1.5克。例如低脂牛奶每100毫升液体中脂肪应少于1.5克，普通牛奶每100毫升液体含脂肪4克。

“无脂”表示每100克食物中的脂肪少于0.15克。

“无胆固醇”不完全像字面所表述的那样。标明“无胆固醇”的食物每100克中的胆固醇不得多于3毫克，并且一定是含低脂肪或者低饱和脂肪的。

跑、快走、做操、骑自行车等。

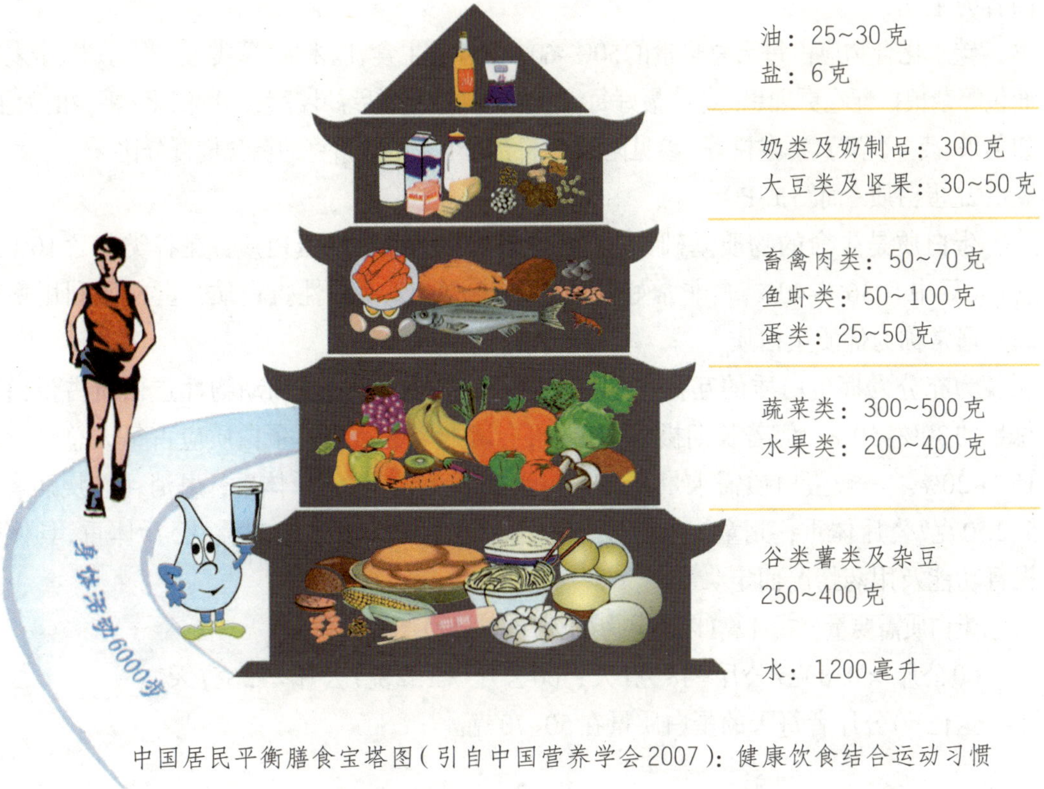

中国居民平衡膳食宝塔图（引自中国营养学会2007）：健康饮食结合运动习惯

这份饮食原则突出了“食物多样，谷类为主，粗细搭配”，建议“每天吃奶类、大豆或其制品”，和“常吃适量的鱼、禽、蛋和瘦肉”，倡导“每天足量喝水，合理选择饮料”，等等。以平衡各种营养成分，有利于控制慢性病，包括肥胖在中国的发展。

（一）营养的均衡性——多种营养素的合理搭配

1. 碳水化合物又称糖类（简写成CHO）

是人体能量的主要来源。一般将其分为4类：单糖、双糖、寡糖和多糖。①单糖，如葡萄糖、果糖和半乳糖；②双糖，如蔗糖、麦芽糖和牛奶中含的乳糖，需分解后才被人体吸收；③寡糖又称低聚糖，如棉籽糖、水苏糖（大豆低聚糖）等，许多寡糖也是膳食纤维的一种，如洋葱、大蒜、香蕉。其特性是不能被人体分泌的消化酶分解，而是被大肠双歧杆菌利用，是双歧杆菌增殖因子；④多糖，如糖原、淀粉和膳食纤维，其中膳食纤维特性可理解为不消化的碳水化合物。

谷类、小麦、面食、糕点、水果、蔬菜、豆类和奶制品中都含有碳水化合物，主要以前四者为主。

碳水化合物应占每天总热量的50%~60%。谷类主食，以米面、薯类、玉米、小米、全麦粗面包等杂粮搭配吃更理想：蔬菜最好每天有3~4种，要包括绿叶蔬菜；水果以含糖少的为主，如苹果、菠萝、草莓、猕猴桃等（参见附录13《部分食物每100克的糖含量百分比》）。

2. 蛋白质（简写成P）

蛋白质是生命的物质基础，有两大类来源：①植物性蛋白质：在谷类中含10%左右，大豆中含36%~40%，是非常好的蛋白质来源；②动物性蛋白质：蛋白质利用率较高。通常称为优质蛋白质。

为充分发挥蛋白质的互补作用，一般要求植物性蛋白质和动物性蛋白质占蛋白质总量的30%~50%。但若长期摄入高蛋白，会增加肾脏负担。蛋白质应占每天总热量的15%~20%。一般蛋白质需求量是每人每天0. 8~1. 2克/公斤体重；患消耗性疾病者1. 5~2. 0克/公斤体重；儿童2~4克/公斤体重；患肾病者0. 6~0. 8克/公斤体重，具体应视肾功能及用药情况而定。

蛋白质需要量公式计算(以体重为60公斤者举例)：

60公斤 ×0. 8克/公斤=48克/天、60公斤 ×1. 2克/公斤=72克/天

这位60公斤者每天的蛋白质量在50~70克。

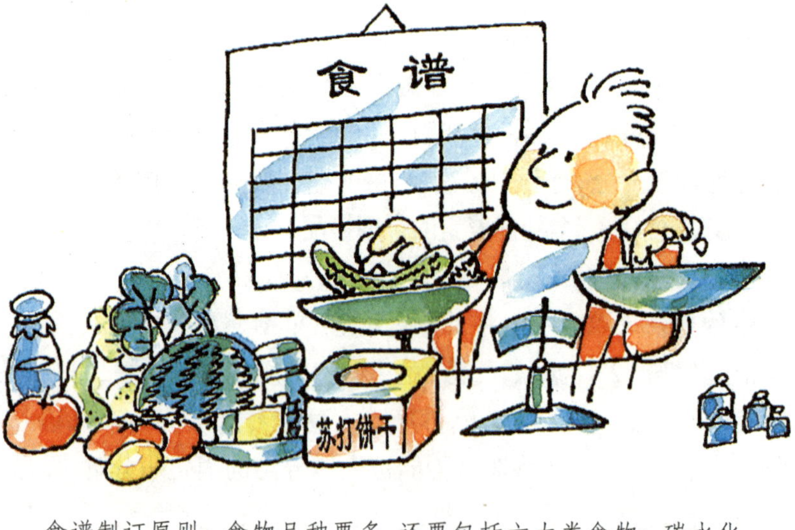

食谱制订原则：食物品种要多，还要包括六大类食物：碳水化合物、蛋白质、脂肪、维生素、微量之素和矿物质，以均衡营养

3. 脂类（简写成F）

脂类包括脂肪和类脂两类。①脂肪，如甘油三酯。②类脂，包括磷脂、糖脂、固醇类（胆固醇是主要的类固醇化合物）、脂蛋白等。

脂肪酸包括：饱和脂肪酸（SFA）、单不饱和脂肪酸（MUFA）和多不饱和脂肪酸（PUFA），它们的生物作用不同，对人体健康的影响也不同。

（1）血中脂肪和胆固醇的关系：人体脂类和糖尿病、心血管等疾病相关的主要是胆固醇和甘油三酯。胆固醇分“好”胆固醇和“坏”胆固醇两种，甘油三酯升高，可使“坏”胆固醇升高。

胆固醇每天的摄入量应小于300毫克，若食用一个鸡蛋，其蛋黄约含200毫克胆固醇，基本满足一般人的需求。

（2）脂肪应占每天总热量的20%~30%，儿童为25%~30%。脂肪的需求量为每人每天0. 6~1. 0克/公斤体重。

主要来自动物脂肪、植物的种子和烹调用油。健康人每天食用油量不超过30克（约3汤匙），糖尿病、高脂血症、肥胖患者每天食用油量不超过25克（2汤匙半）。

（3）提倡多食用单不饱和脂肪酸。

（4）补充足够的ω-3脂肪酸。

4. 维生素

每人都需要摄入一定量的维生素来维持正常机体代谢需要。如食物种类多样、饮食均衡，一般不会缺乏维生素。

B族维生素、维生素C、维生素A与糖尿病关系密切：①B族维生素多的食物，如谷类、豆类、蛋类和内脏等，缺乏B族维生素易并发糖尿病周围神经病变；②维生素C富含于新鲜蔬菜、水果中，尤其是黄绿色系

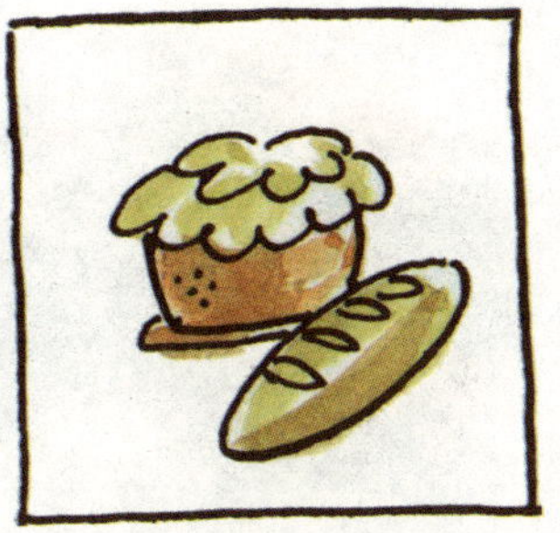

碳水化合物——米饭、面包

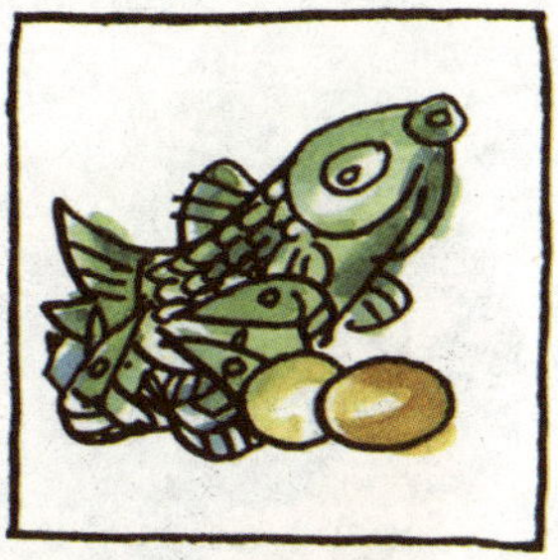

蛋白质——鱼虾蛋

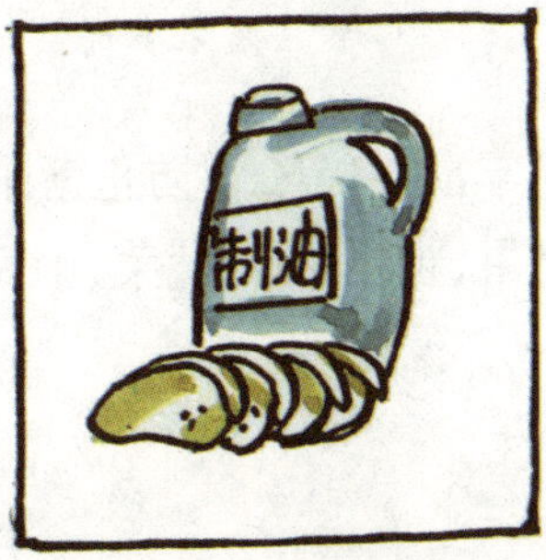

脂肪——奶酪、烹调油

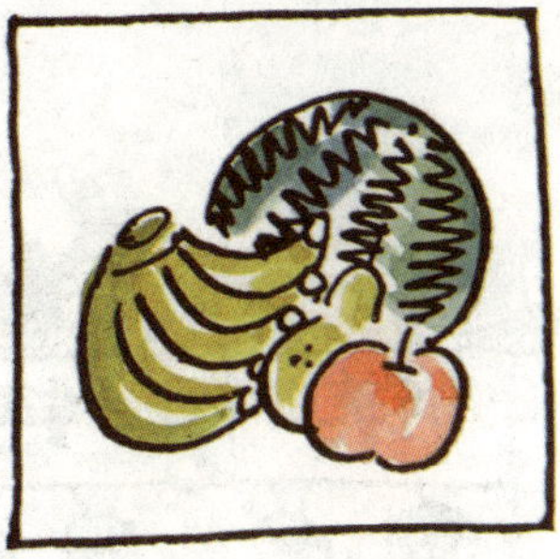

水果、蔬菜中也包含碳水化合物，维生素等成分

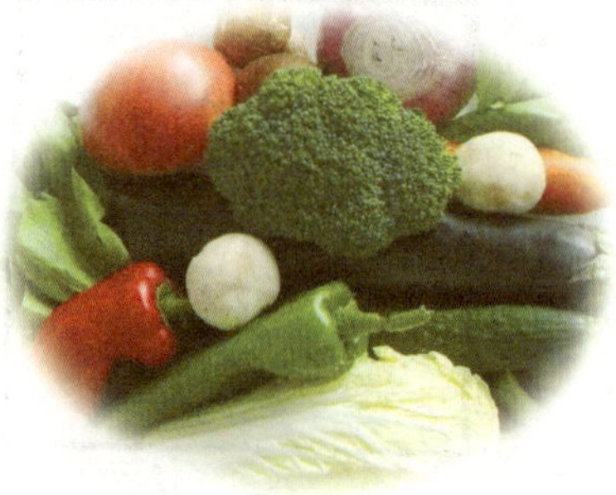

维生素A存在深色蔬菜中

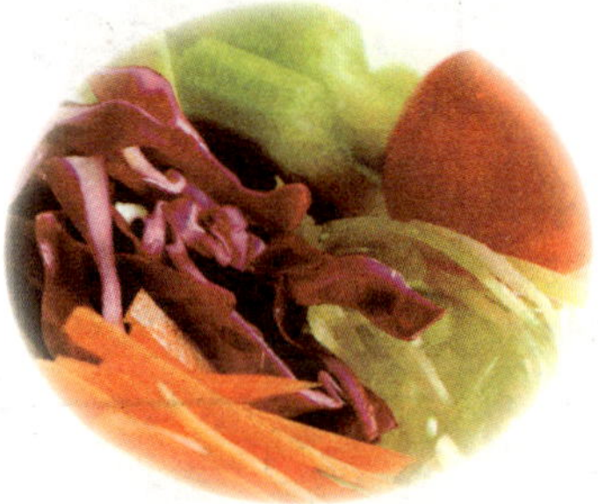

食用蔬果多样性

蔬菜，缺乏维生素C时易加重糖尿病微小血管病变；③维生素A存在于动物肝脏、蛋黄、深色蔬菜中，缺乏维生素A时易加重糖尿病眼部并发症；④维生素E为脂溶性的抗氧化营养素，木瓜、大白菜、莴苣、芝麻、油菜均富含有，对防止并发症有辅助作用。

5. 微量元素和矿物质

与糖尿病关系密切的微量元素和矿物质有铬、锌、钙、磷、镁等。这些物质对相对缺乏的糖尿病患者来说适量食用是有利的：①三价铬：是胰岛素的活性成分，一旦缺乏或者不足就会引起糖尿病，被喻为葡萄糖耐量因子（GTF），在牛肉、猪肝、海产品等中含量丰富；②锌：可参与胰岛素的合成，与胰岛素所发挥的作用有关。在肉类、海产品、家禽、麦麸等中含量丰富；③钙和磷：缺乏时易引起骨质疏松。牛奶、虾皮、鱼、海带、硬果类等含量丰富；④镁：对防止糖尿病视网膜病变、高血脂、高血压和动脉粥样硬化有一定作用。坚果、粗粮、绿叶蔬菜、干豆、肉类、海产品含量丰富。

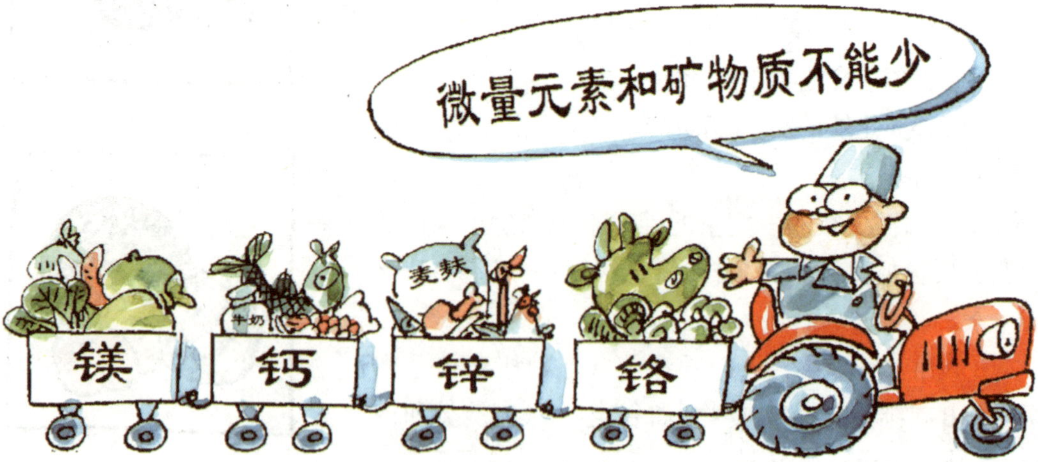

与糖尿病关系密切的微量元素和矿物质不能少

（二）必需脂肪酸、反式脂肪酸、植物纤维食物

1. 必需脂肪酸

是指人体内不能合成或合成不足的多不饱和脂肪酸，必须由食物来补充。主要是指 ω–6系的亚油酸和 ω–3系的 α–亚麻酸。

必需脂肪酸在深海鱼中多含有，如金枪鱼、鲑鱼、鳟鱼等。

必需脂肪酸对细胞膜、人体正常的生长发育、维持都起到了不可估量的作用。建议：每星期至少吃一次鱼和一次植物来源的 ω–3脂肪酸，如芥末籽油、绿色蔬菜等。

2. 反式脂肪酸

它在天然食物中存在很少，可以说，反式脂肪酸是一种人造产物。研究发现，它和饱和脂肪一样，甚至比其危害更大，能引起动脉硬化，还可引起腹部肥胖和胰岛素抵抗。

3. 植物纤维食物

植物纤维食物可以理解为“不可消化”的碳水化合物，在人体中起着很大的作用，如可以帮助降低胆固醇、减缓食物的消化和葡萄糖的吸收过程、增加排便

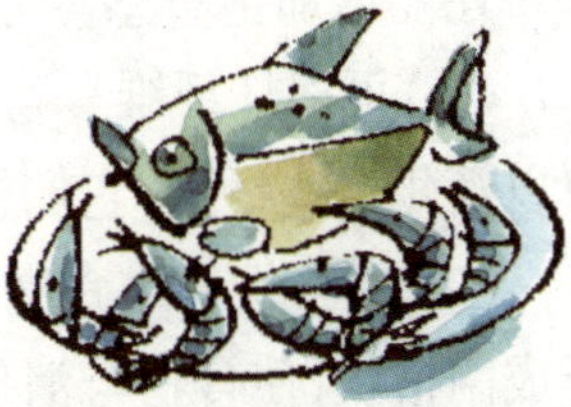

鱼中，特别是深海的鱼中，含有必须脂肪酸

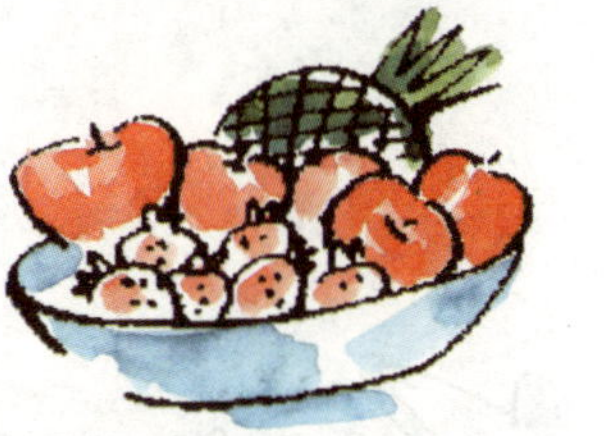

可溶性纤维食物在水果、豆类、海带、紫菜等中含量较多

不溶性纤维食物在谷类、豆类等外皮中含量较多

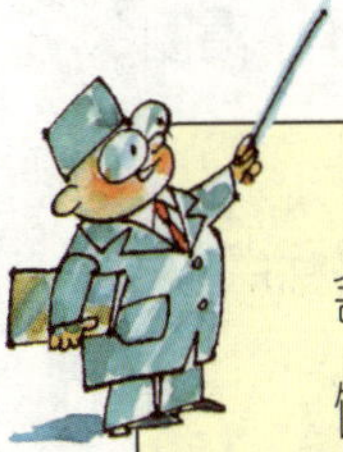

含不同脂肪食物的选择：明智地消费脂肪热量，选择不饱和脂肪，避免饱和脂肪。饱和脂肪（尽量少用）：猪油、肥肉、黄油、奶油干酪、椰子油、腌肉油脂。多不饱和脂肪（可用）：大豆油、玉米油、葵花子油、红花油、沙拉酱。单不饱和脂肪（最适宜食用）：橄榄油、菜子油、果仁（核桃、花生、杏仁、腰果、开心果、榛子、芝麻）。

量。还能增加饱腹感。分成两大类：可溶性纤维食物，不溶性纤维食物。

（1）可溶性纤维食物：包括果胶、树胶、植物黏液和几种半纤维素，人体内的大肠菌可以消化这些纤维，它们被分解为凝胶体。

（2）不溶性纤维食物：包括纤维素、半纤维素和木质素，它可以保留肠道内的水分，形成网格状，使食物与消化液不能充分接触。

纤维食物也不能过量，因为太多食用纤维，可能影响钙、铁、锌等元素的吸收、降低蛋白质的消化吸收率，影响胃肠功能。中国营养学会提出每天膳食纤维为20~30克。（见附录14常见食物中每100克含膳食纤维量表）

适当选用蛋白糖、纽特健康糖等甜味剂

（三）血糖高不都是因为食用糖类引起

由于对于糖尿病的治疗一般都严格控制糖分的食用，所以许多人误以为糖可能会引发糖尿病，现在研究已经达成共识：糖是不会引发糖尿病的。但是高血糖生成指数［参见本章（四）］的食物会大大提高得糖尿病和心脏病的风险。

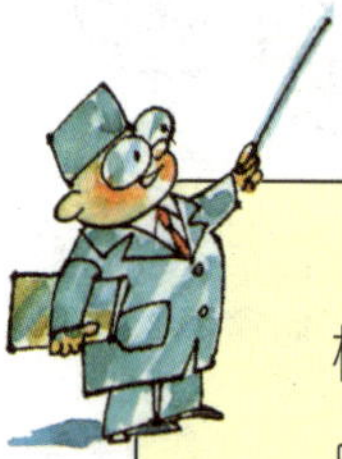

标有“人造脂肪”、“人工黄油”、“人造奶油”、“人造植物黄油”、“食用氢化油”、“起酥油”、“植物脂末”的，均为反式脂肪酸。标有“精制”、“精练”字样的油脂，也大多为反式脂肪酸。

糖尿病患者应尽量少用或不用奶油糕点、巧克力派、咖啡伴侣、起酥点心、方便食品等，以最大限度地减少反式脂肪酸的摄入。

反式脂肪酸常见于人造奶油、奶油蛋糕之类的西式糕点、烘烤食物，如饼干、薄脆饼、油酥饼、油炸干吃面、炸面包圈、巧克力、色拉酱、大薄煎饼、马铃薯片，以及油炸快餐食品，如炸薯条、油炸土豆片、炸鸡块等食物中。

在血糖控制良好的前提下，糖尿病患者可以吃点甜食或水果，但摄入的这些食物要计入一天总热量之中。控制好食物的总热量和碳水化合物的量，以血糖水平不会波动太大为妥。

＊介绍甜味剂举例——芭尔糖

“芭尔糖”是零能量产品，其甜度是普通蔗糖的3倍，可用于炒、烹等多种用途，芭尔糖在唾液中不分解，不会引发龋齿。“芭尔糖”基本成分是赤藓糖醇，是应用一种特殊的菌种利用氨基酸，经过复杂的生物过程制成一种纯天然的甜味物质。其口感同蔗糖，由于是零能量，对血糖、脂肪代谢不产生影响（产品通过联合国粮农组织JECFA、美国FDA、日本厚生劳动省、中国政府相关部门的食品安全认证）。

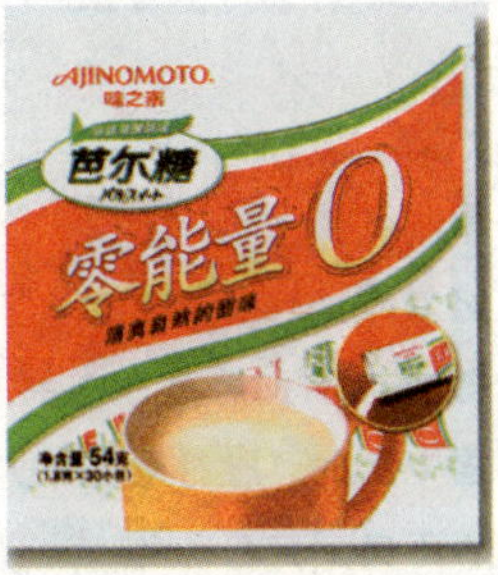

“芭尔糖”1.8克×30小包

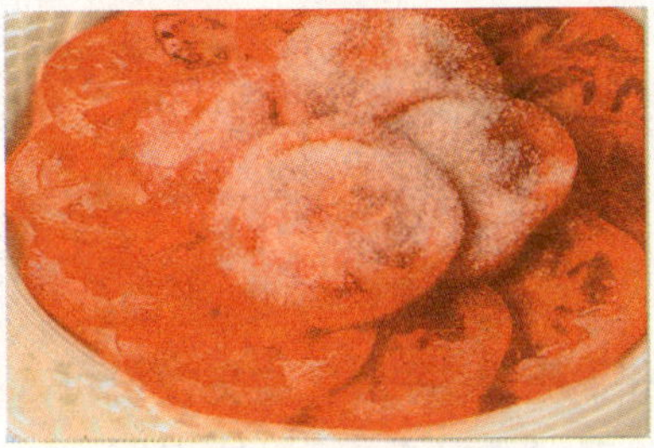

用“芭尔糖”做的甜番茄

（本组文字和图片由芭尔糖中国代理：正华（北京）国际商务咨询有限公司提供）

四、健康饮食设计方法

在医生、营养师帮助下建立一份自己乐意接受的健康食谱，根据患者的不同情况，先计算总热能、蛋白质、脂肪和碳水化合物的需求量，再将其换算成食物的用量进行配膳。饮食计划是一个长期的过程，它将伴随你的一生。

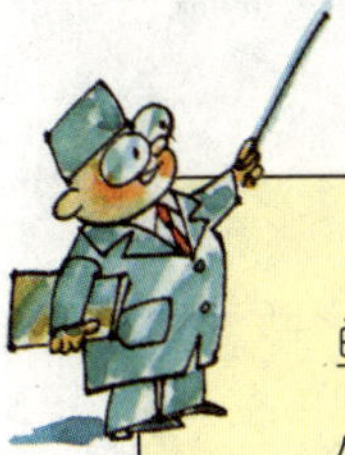

单糖和双糖，如白糖、蜂蜜、麦芽糖等，应尽量减少摄入；可适当选用芭尔糖、木糖醇、阿斯巴甜等低热量的甜味剂。

人工甜味剂对一般人来讲都是适用的（也要讲究适量，不宜过度），不会影响血糖，但要注意，有苯丙酮尿症患者不宜食用天冬氨酸类甜味剂。

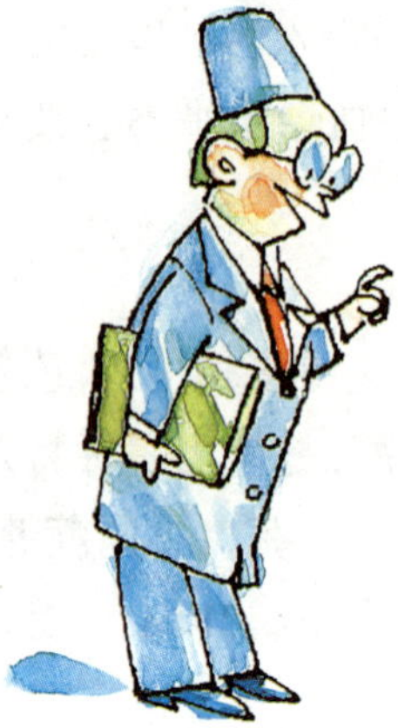

要熟悉食物交换份法的概念和用法

（一）食物交换份法的概念

糖尿病饮食是一种需要计算能量和称重量的饮食。按“食品交换份”的方法，可以快速、简便地制订食谱，已为国内、外广泛使用。

“食品交换份”是将日常食物按照来源、性质分成六大类，同类食物在一定重量内所含的蛋白质、脂肪、碳水化合物和热量相近，不同类食物间所提供的热量也是相同的。以便进行食谱选择时，可以等值互换，从而达到既营养平衡又食物多样化的目标。所有食物均指可食部分，即去除皮、籽、核、骨头等后的净重。

（二）按照六大类营养素均衡搭配原则

“食物交换份”法按食品的营养素分成六大类，按需均衡搭配：主食类（或称谷类、米面类）、蔬菜类、水果类、鱼肉类（含豆制品类）、乳类（含豆奶）和油脂类，每个食物交换份可产生334. 4~376. 2千焦（80~90千卡）热量。所列出各类食物的单位数，可以按规定在每一类营养素食物中随意组成食谱。

下面是从4 185~8 368千焦（1 000~2 000千卡）的不同热量需求饮食的交换份（单位）举例（表4-1），具体不同食物举例会在表4-2至表4-7中展开讲到。

1. 六大类食物每1个交换份的食物举例见表4-2~4-7。

表4-1　不同热量饮食内容的交换份（单位）举例

热量		主食类		蔬菜类		鱼肉类		乳类		油脂类	
千焦（千卡）	交换份	份	约重	份	约重	份	约重	份	约重	份	植物油
4 185(1000)	12	6	150g	1	500g	2	100g	2	220ml	1	1汤匙
5 021(1200)	14.5	8	200g	1	500g	2	100g	2	220ml	1.5	1.5汤匙
5 858(1400)	16.5	9	225g	1	500g	3	150g	2	220ml	1.5	1.5汤匙
6 694(1600)	18.5	10	250g	1	500g	4	200g	2	220ml	1.5	1.5汤匙
7 531(1800)	21	12	300g	1	500g	4	200g	2	220ml	2	2汤匙
8 368(2000)	23.5	14	350g	1	500g	4.5	225g	2	220ml	2	2汤匙

表4-2 食物交换份表——主食类（谷类、米面类）

重量	食物举例
25克	大米、籼米、小米、卷面、干玉米、绿豆、赤豆、芸豆、银耳、苏打饼干、面粉、通心粉、荞麦面、干粉条、藕粉
30克	切面
35克	淡馒头
37.5克	咸面包
75克	茨菰（慈姑）
125克	山药、土豆、藕、芋艿
150克	荸荠
300克	凉粉

注：1个主食类食物交换份可产生376.2千焦（90千卡）热量，其中含有碳水化合物19克、蛋白质2克、脂肪0.5克。

表4-3 食物交换份表——蔬菜类

重量	食物举例
500克	白菜、青菜、鸡毛菜、菠菜、芹菜、韭菜、莴笋、西葫芦、冬瓜、黄瓜、苦瓜、茄子、番茄、绿豆芽、花菜、鲜蘑菇、金瓜、菜瓜、竹笋、鲜海带
350克	马兰头、油菜、南瓜、甜椒、萝卜、茭白、豆苗、丝瓜
250克	荷兰豆、扁豆、豇豆、四季豆、西兰花
200克	蒜苗、胡萝卜、洋葱
100克	豌豆

注：1个蔬菜类食物交换份可产生334.4千焦（80千卡）热量，其中含有碳水化合物15克、蛋白质5克。

表4-4 食物交换份表——水果类

重量	食物举例
750克	西瓜
300克	草莓、杨桃
250克	鸭梨、杏、柠檬
225克	柚、枇杷
200克	橙、橘子、苹果、猕猴桃、菠萝、李子、香梨、桃子、樱桃
125克	柿子、鲜荔枝
100克	鲜枣

注：1个水果类食物交换份可产生376.2千焦（90千卡）热量，其中含有碳水化合物21克、蛋白质1克。

表4-5　食物交换份表——鱼肉类(含豆制品)

重　　量	食　　物　　举　　例
15克	猪肋条肉
20克	太仓肉松、瘦香肠
25克	瘦猪肉、猪大排、猪肝、猪小排
50克	鸡肉、鸭肉、瘦牛肉、瘦羊肉、猪舌、鸽子、鲳鱼、鲢鱼、豆腐干、香干
55克	鸡蛋、鸭蛋(中等大小)
70克	猪肚、猪心
75克	黄鱼、带鱼、鲫鱼、青鱼、青蟹
100克	鹌鹑、河虾仁、牡蛎、蛤蜊肉、兔肉、淡菜、目鱼、鱿鱼、老豆腐
200克	河蚌、蚬子、豆腐、豆腐脑

注：1个鱼肉类食物交换份可产生334.4千焦(80千卡)热量，其中含有蛋白质9克、脂肪5克。

表4-6　食物交换份表——乳类(含豆奶)

重　　量	食　　物　　举　　例
15克	全脂奶粉
20克	豆浆粉、干黄豆
25克	脱脂奶粉
110毫升	酸牛奶、淡全脂牛奶(半瓶)
200毫升	淡豆浆

注：1个豆乳类食物交换份可产生376.2千焦(90千卡)热量，其中含有碳水化合物6克、蛋白质4克、脂肪5克。

表4-7　食物交换份表——油脂类

重　　量	食　　物　　举　　例
9克	豆油、菜油、麻油、花生油
12.5克	核桃仁
15克	花生米、杏仁、芝麻酱、松子
30克	葵花子、南瓜子

注：1个油脂类食物交换份可产生334.4千焦(80千卡)热量，其中含有脂肪9克。

2. 六大类食物每1个交换份重量显示

（1）主食类（谷类、米面类）：每1个交换份含有碳水化合物19克、蛋白质2克、脂肪0.5克，可产生376.2千焦（90千卡）热量。

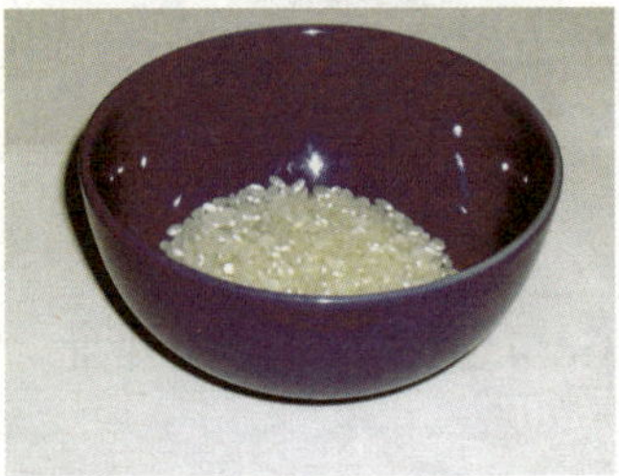

25克 大米

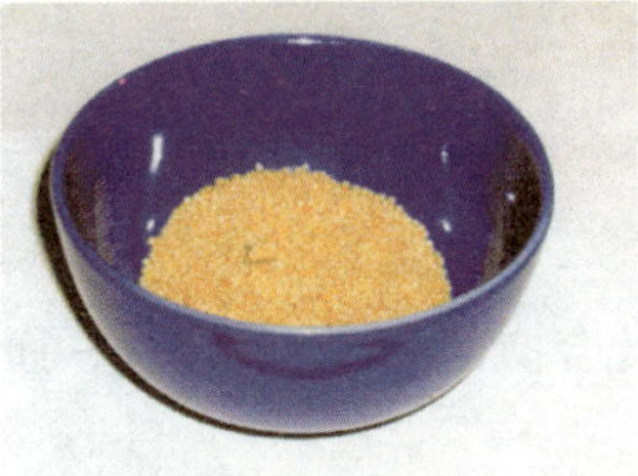

25克 小米

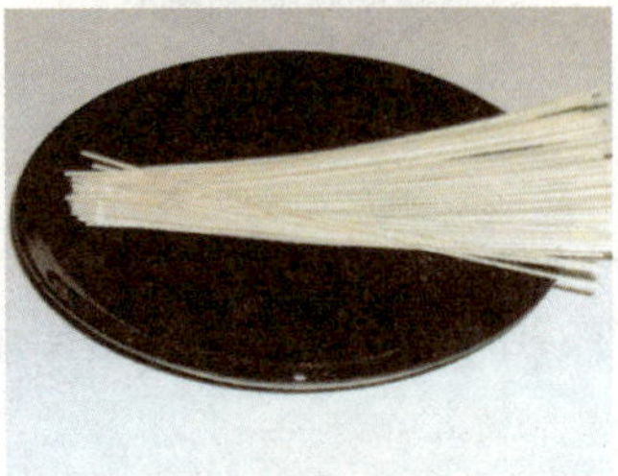

25克 卷面

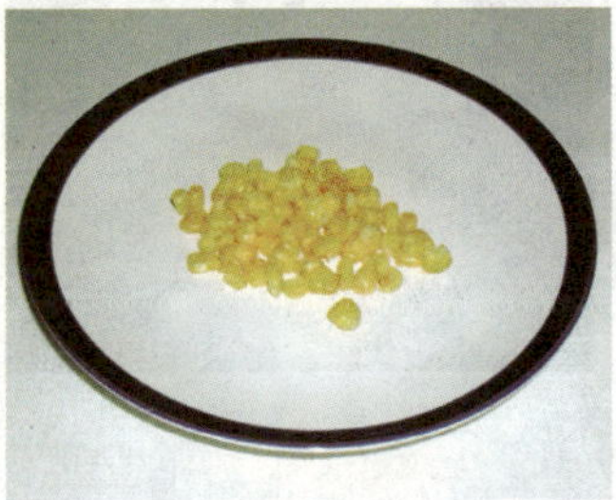

25克 玉米

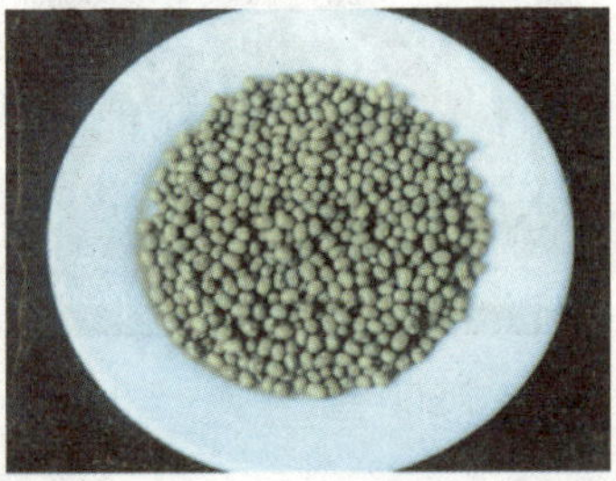

25克 绿豆

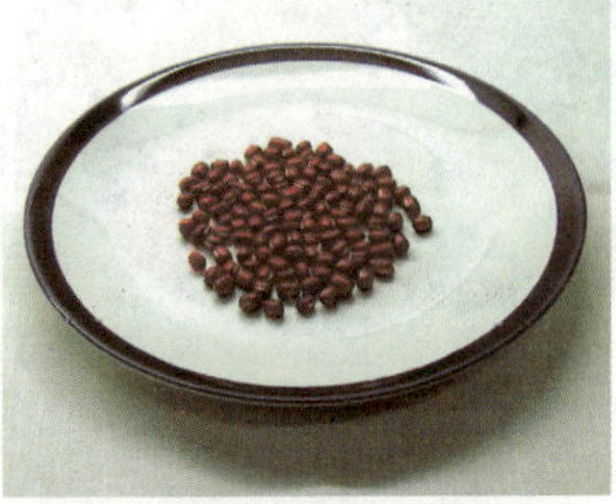

25克 赤豆

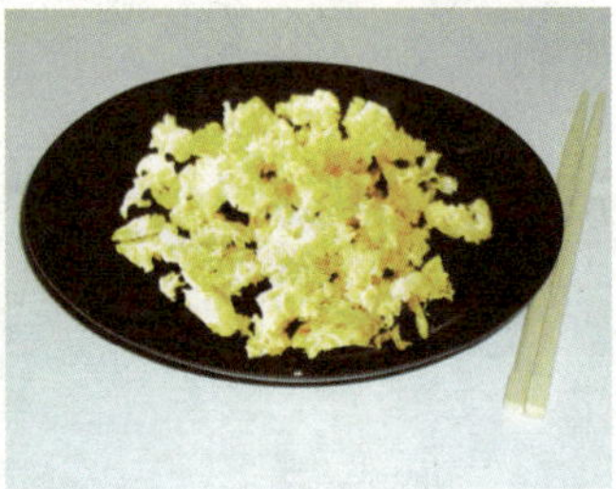

25克 银耳

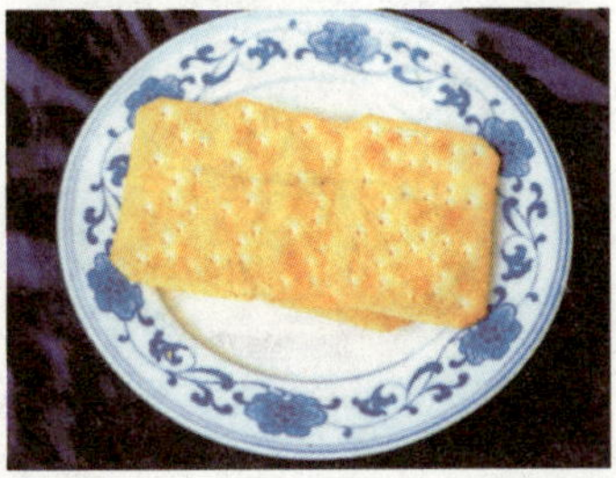

25克 苏打饼干

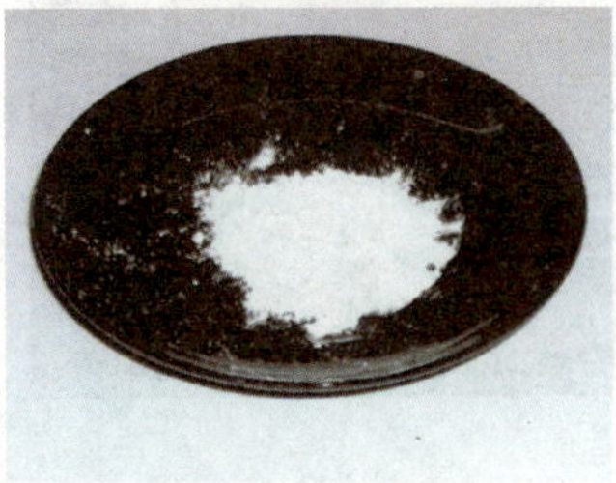

25克 面粉

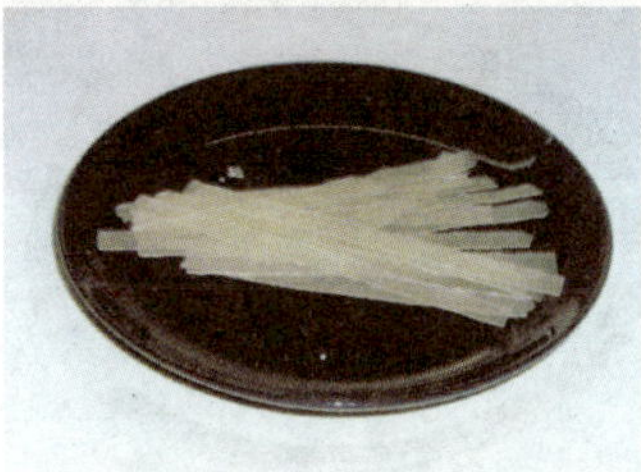

25克 干粉条

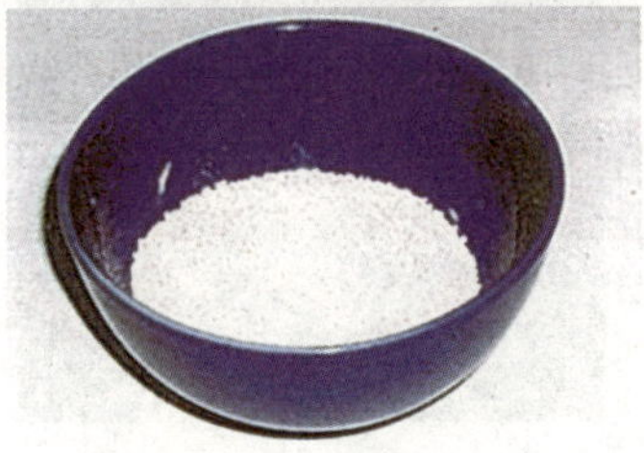

25克 藕粉

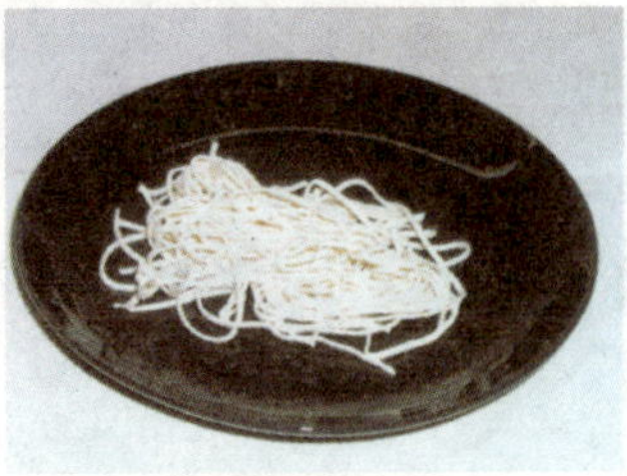

25克 切面

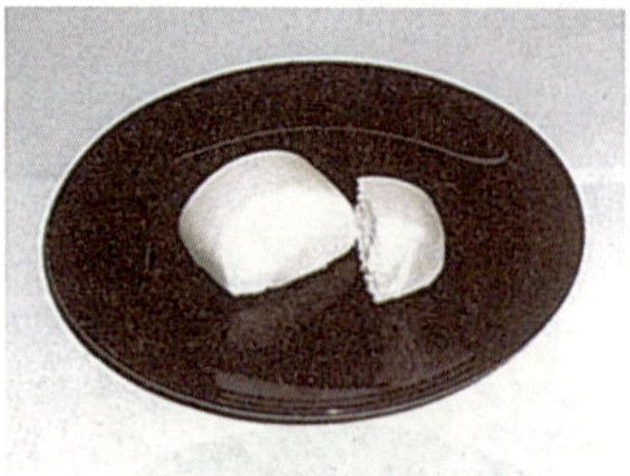

35克 淡馒头

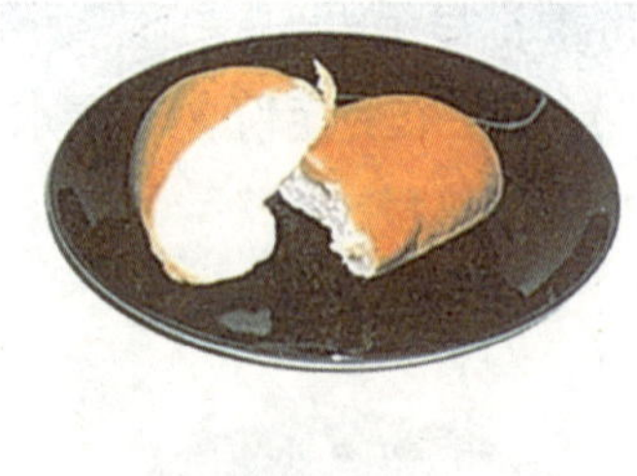

37.5克 咸面包

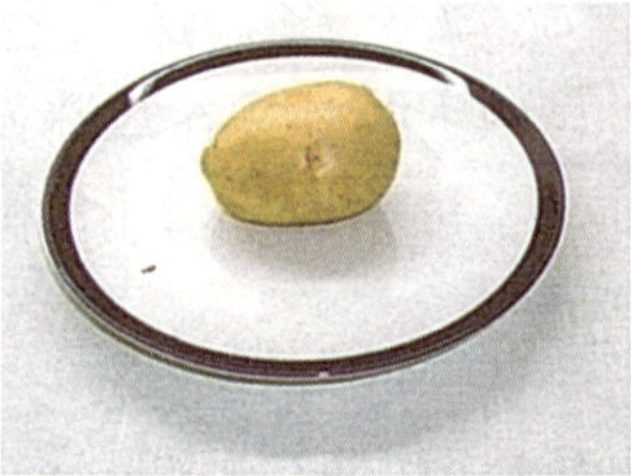

125克 土豆

（2）蔬菜类：每份含有碳水化合物15克、蛋白质5克，可产生334.4千焦（80千卡）热量。

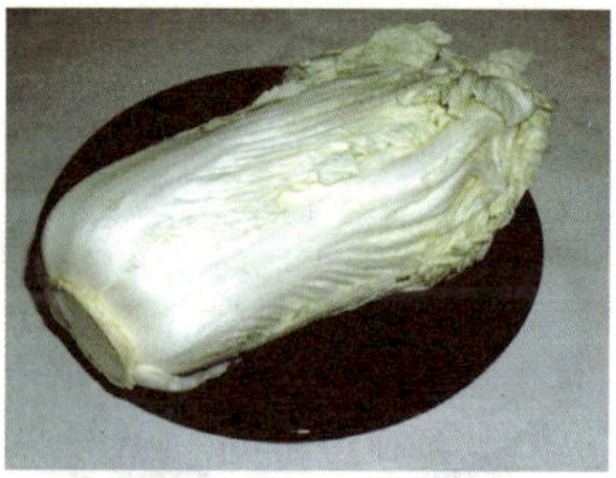

500克 大白菜

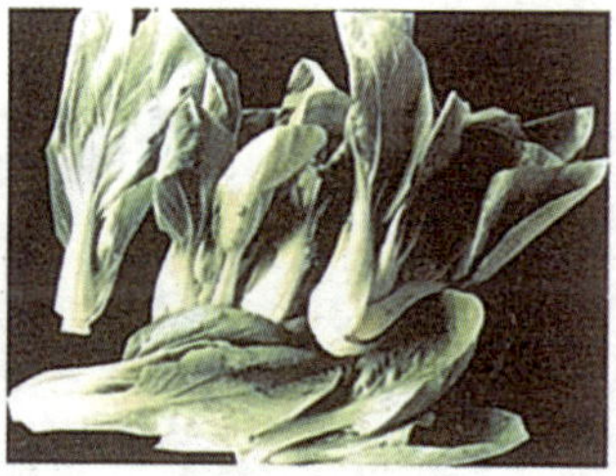

500克 青菜

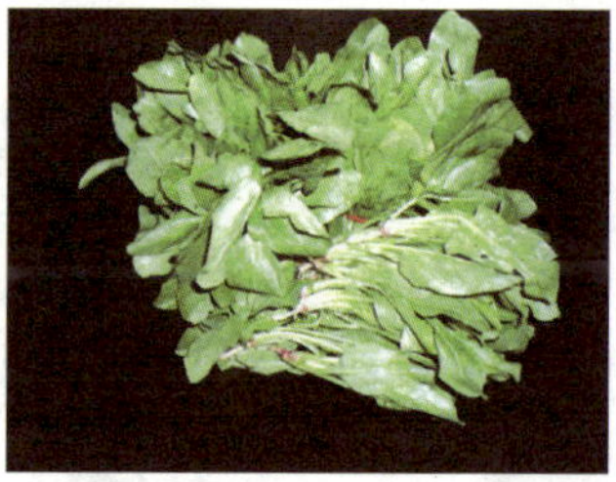

500克 菠菜

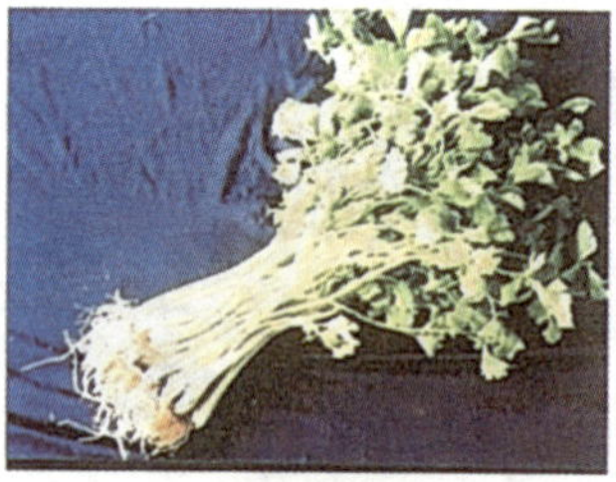

25克 芹菜

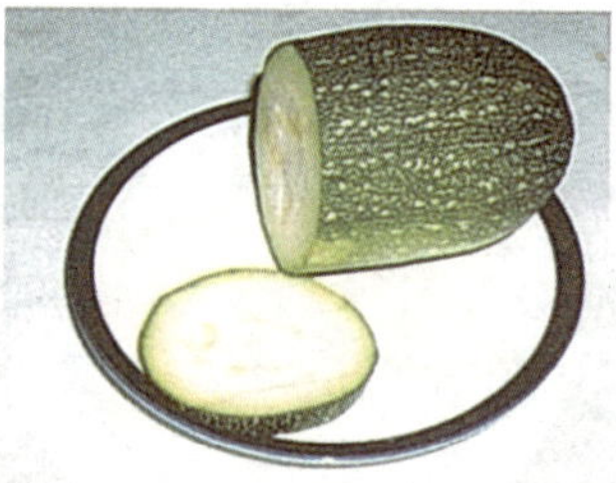

25克 西葫芦

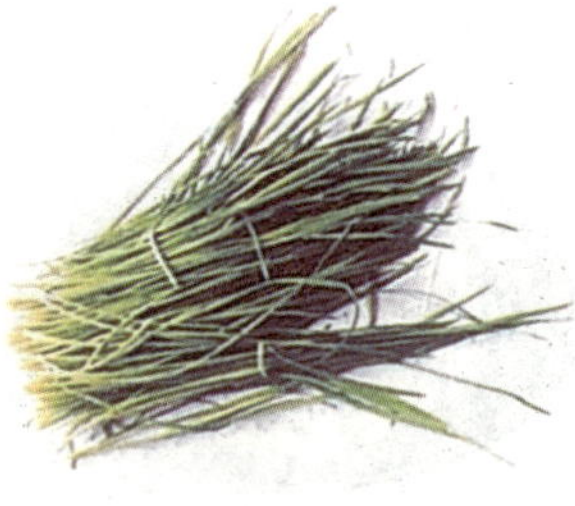

25克 韭菜

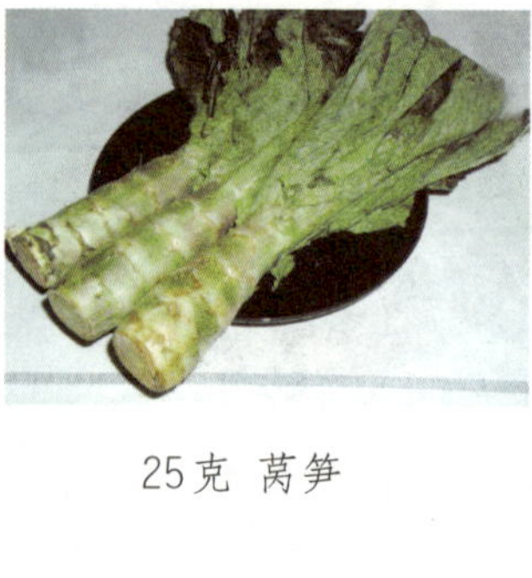

25克 莴笋

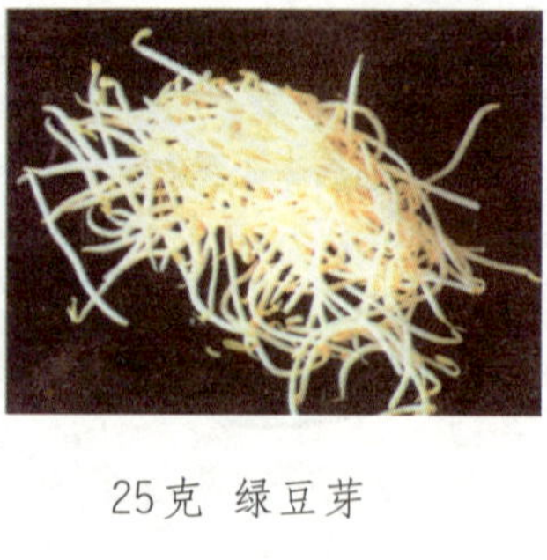

25克 绿豆芽

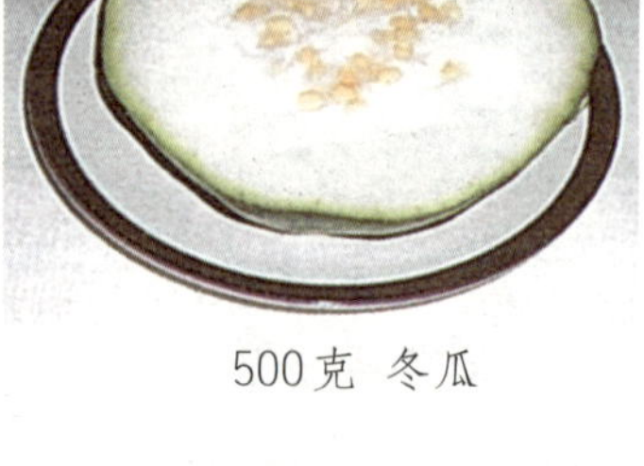

500克 冬瓜

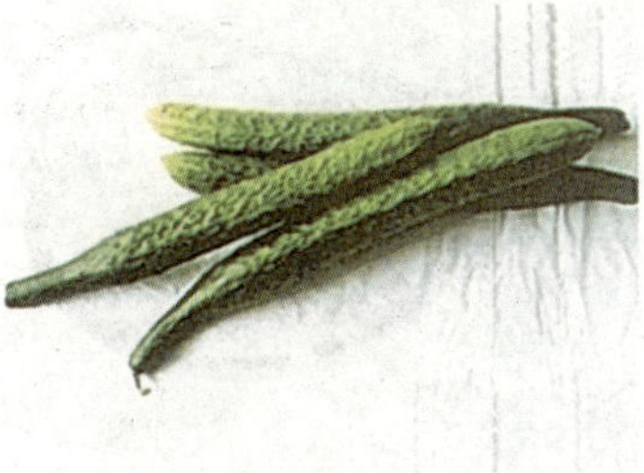

500克 黄瓜

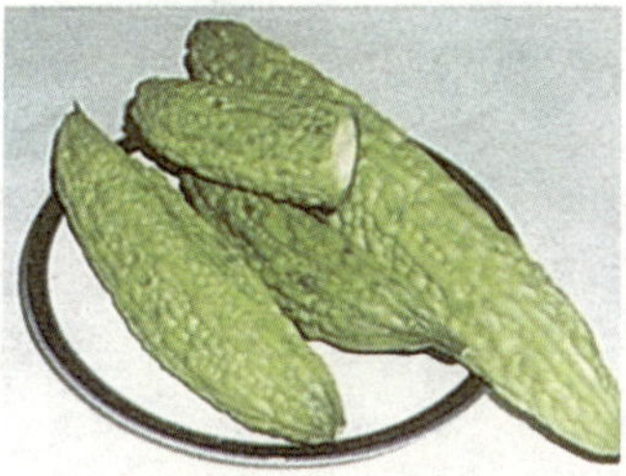

500克 苦瓜

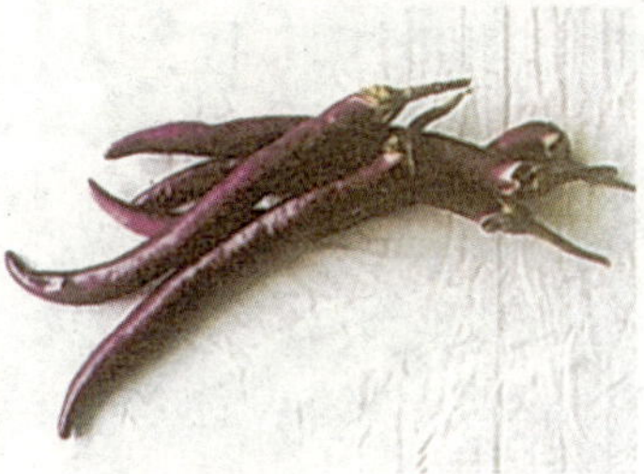

500克 茄子

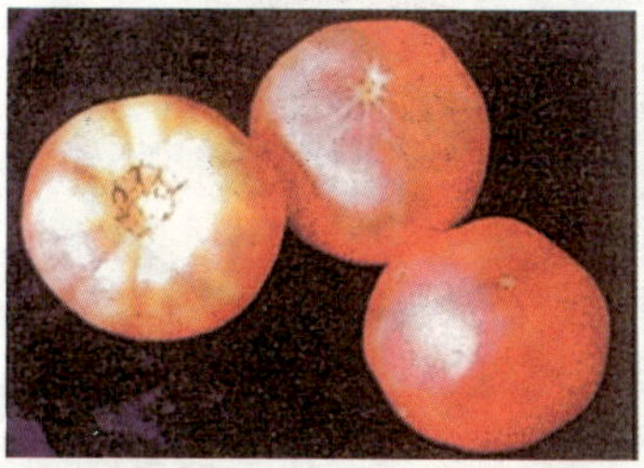

500克 番茄

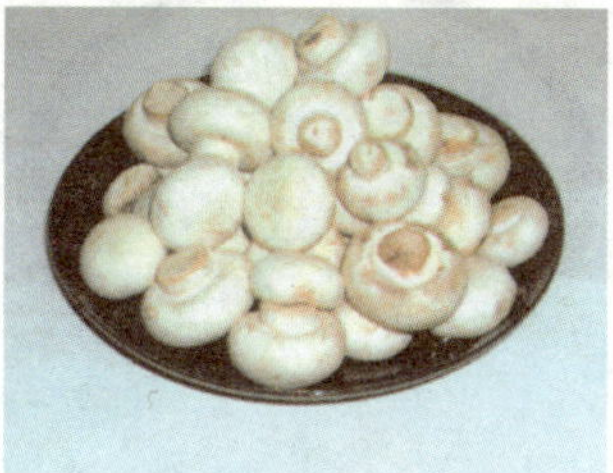

500克 鲜蘑菇

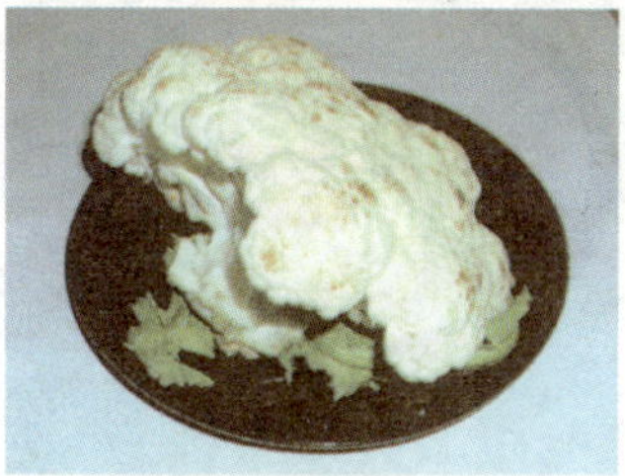

500克 花菜

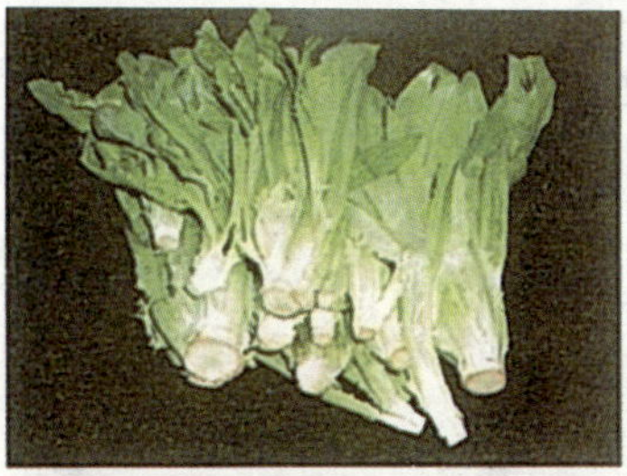

350克 油菜

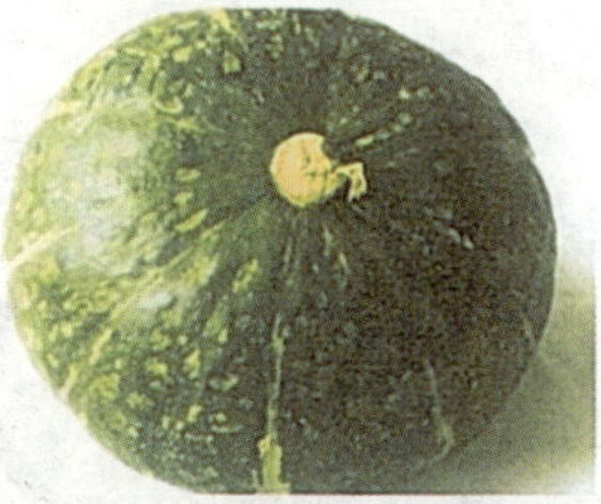

350克 南瓜

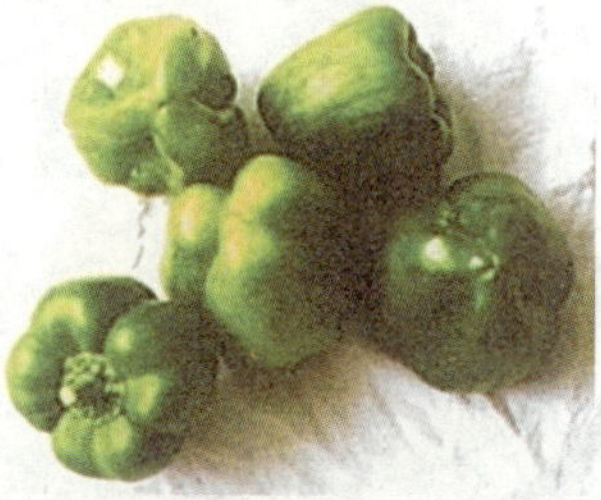

350克 甜椒

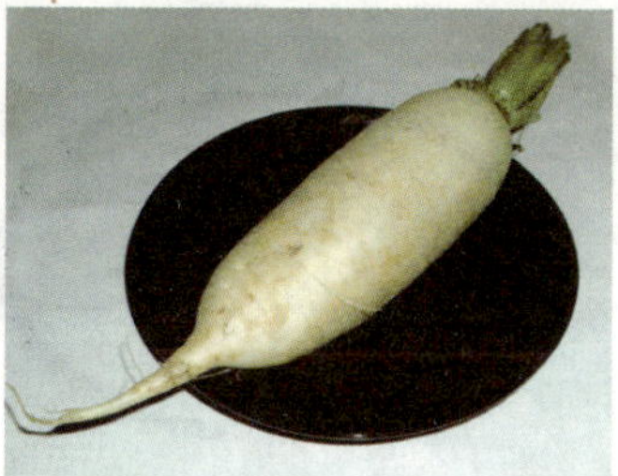

350克 白萝卜

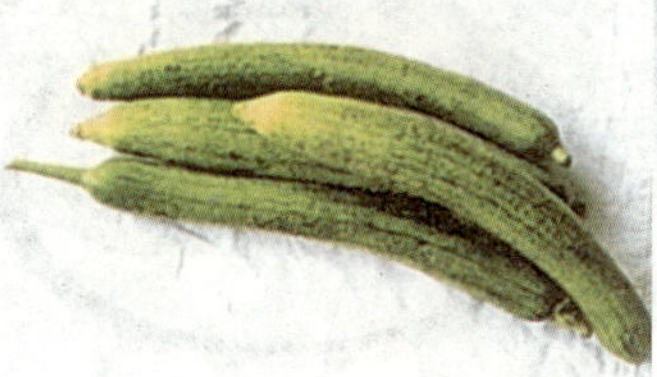

350克 丝瓜

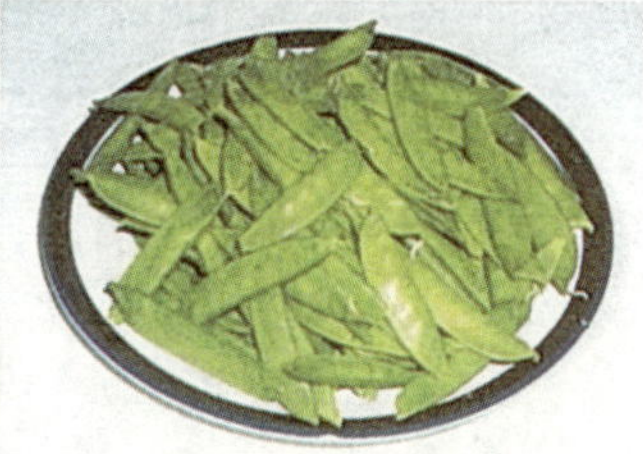

250克 荷兰豆

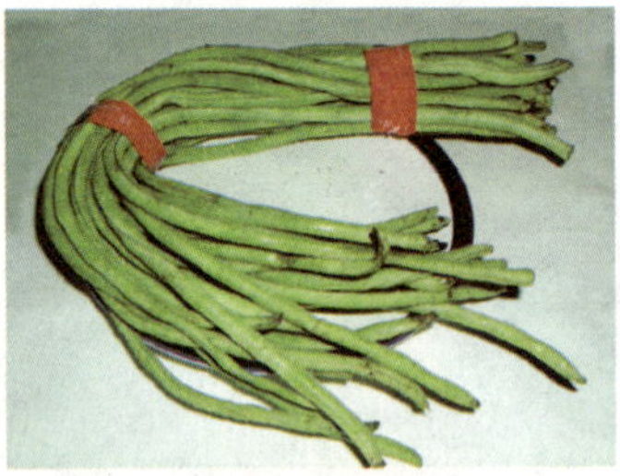

250克 豇豆

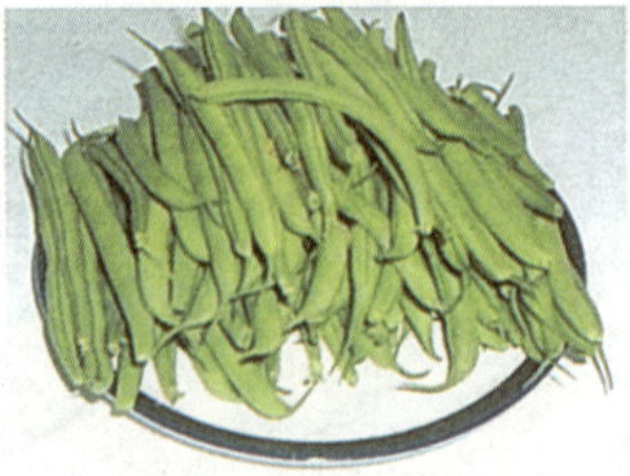

250克 四季豆

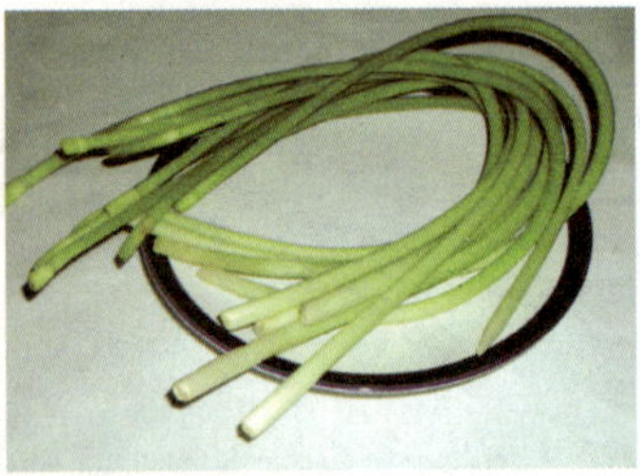

200克 蒜苗

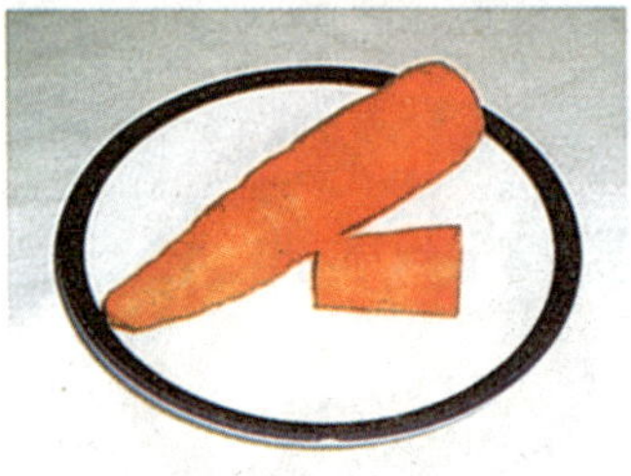

200克 胡萝卜

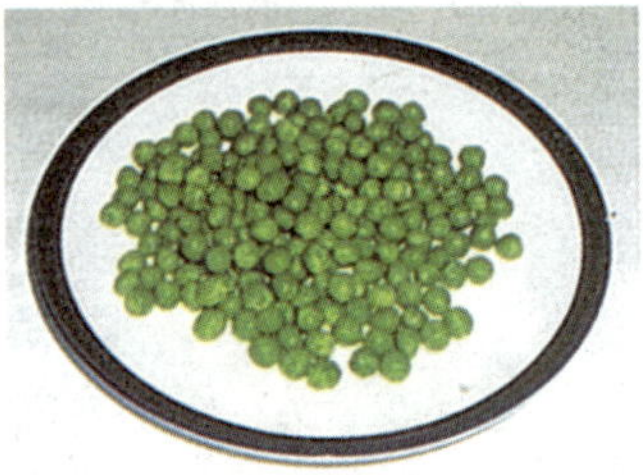

100克 豌豆

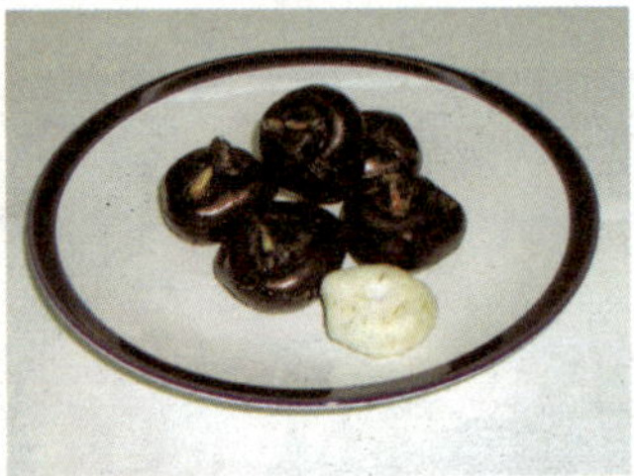

150克 荸荠(主食类)

(3)水果类: 每份含有碳水化合物21克、蛋白质1克,可产生376.2千焦(90千卡)热量。

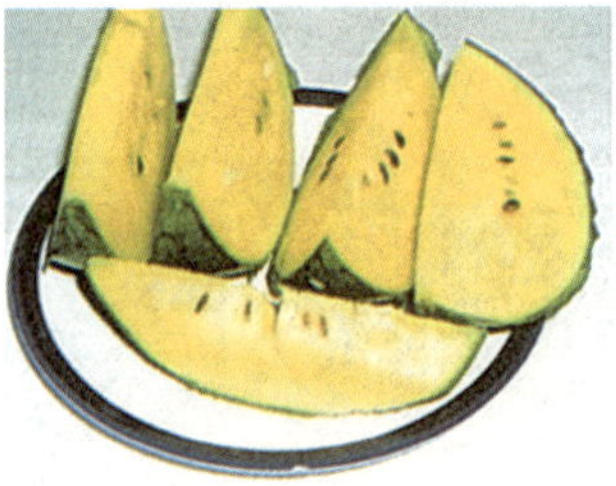

750克 西瓜

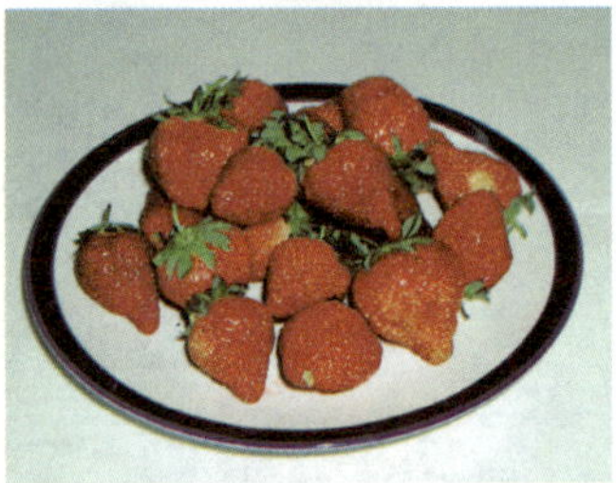

300克 草莓

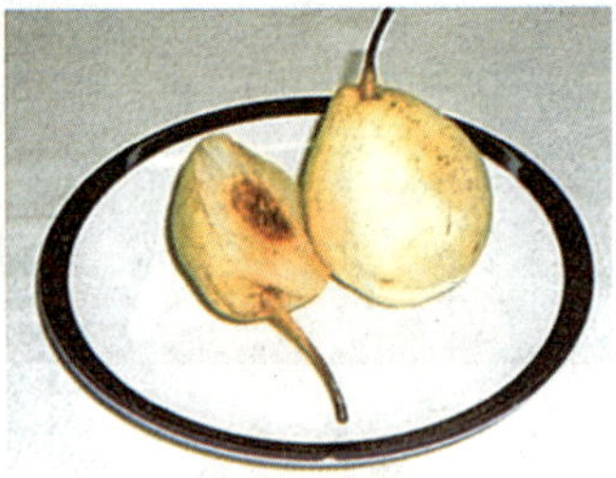

250克 梨

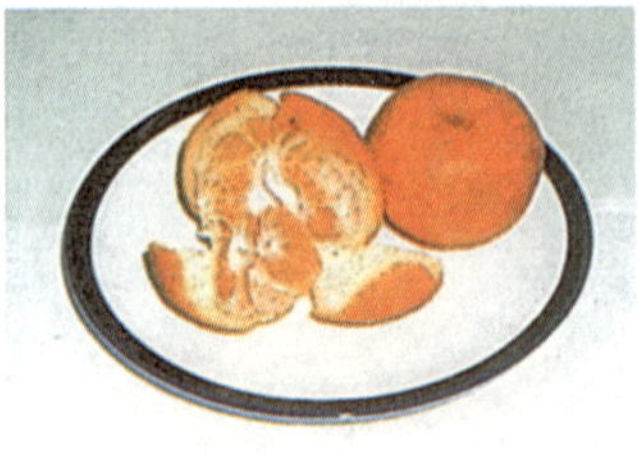

250克 橘子

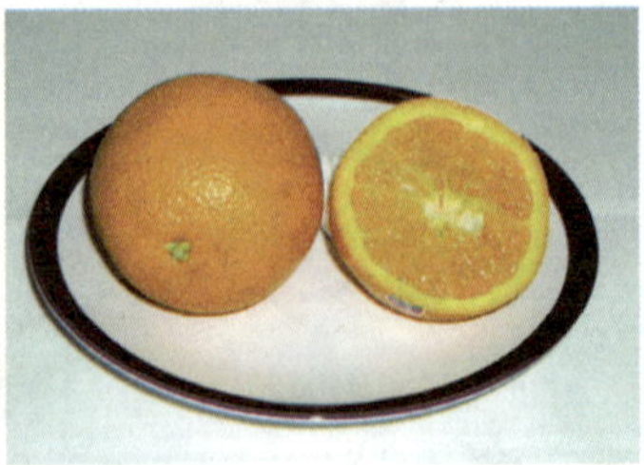

200克 橙子

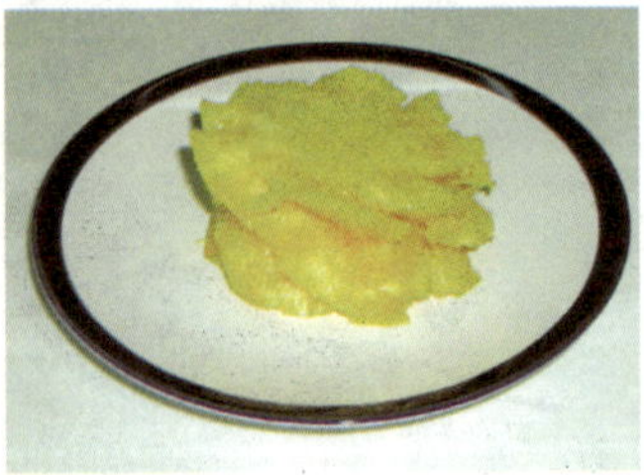

200克 菠萝

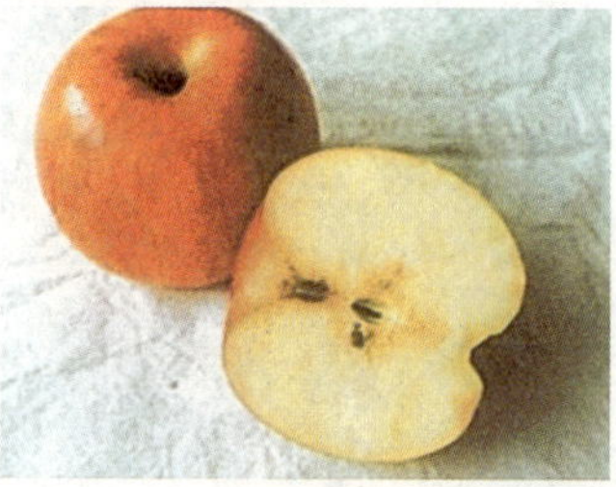

200克 苹果

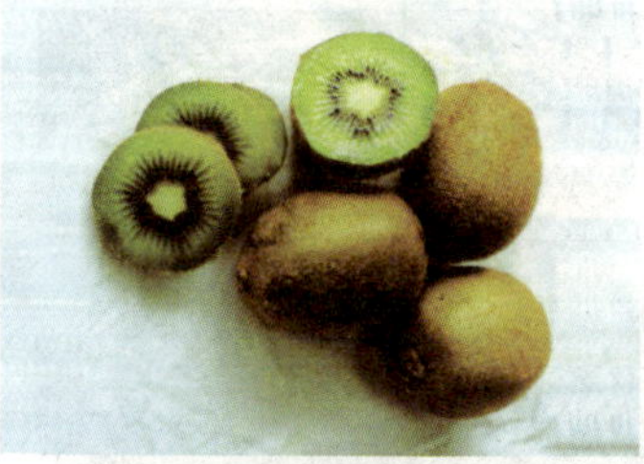

200克 猕猴桃

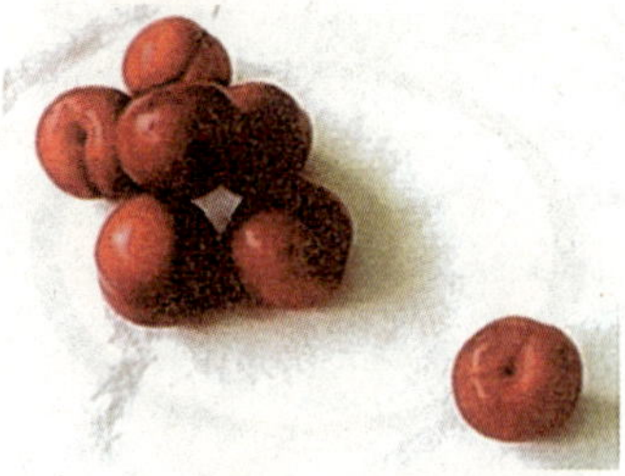

200克 李子

（4）鱼肉类（含豆制品）：每份含有蛋白质9克、脂肪5克，可产生334.4千焦（80千卡）热量。

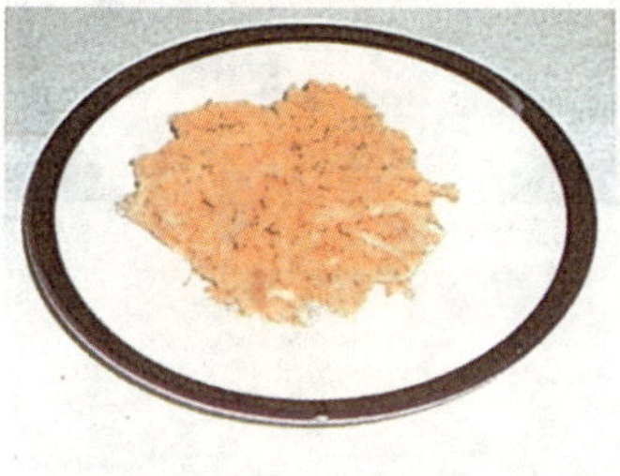

20克 太仓肉松

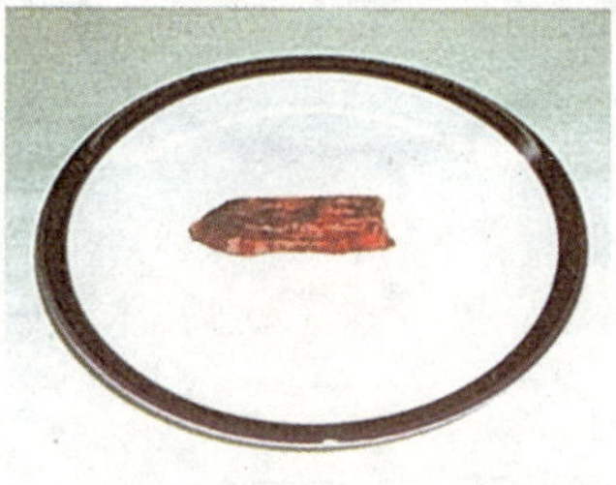

20克 瘦肉香肠

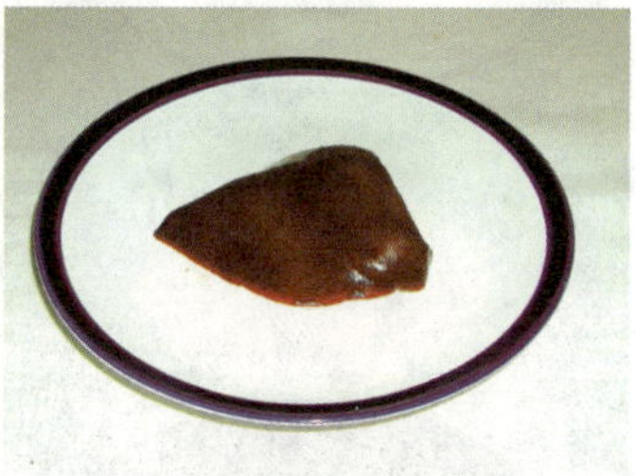

25克 猪肝

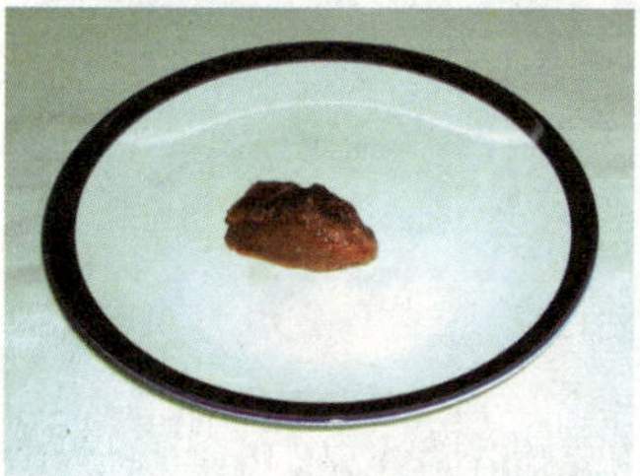

25克 瘦猪肉

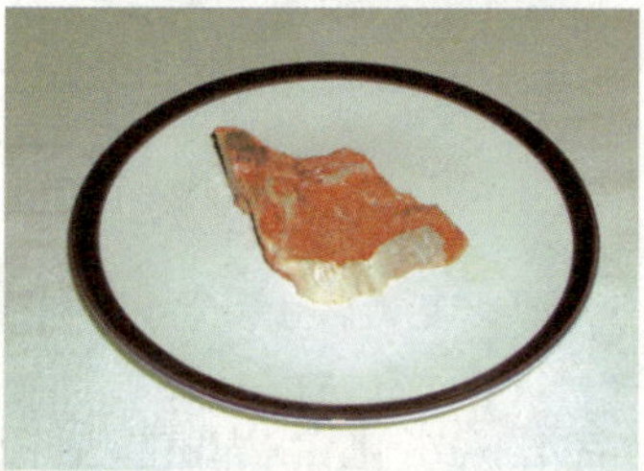

25克 猪大排

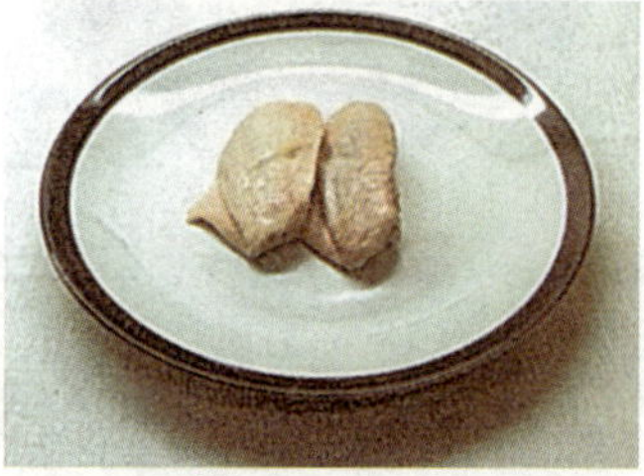

50克 鸡翅

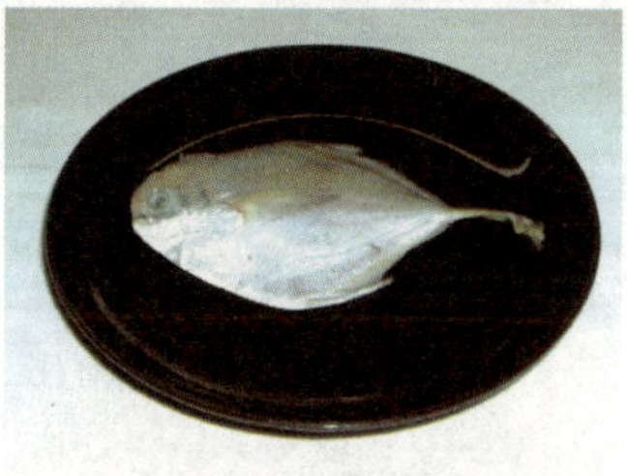

50克 鲳鱼

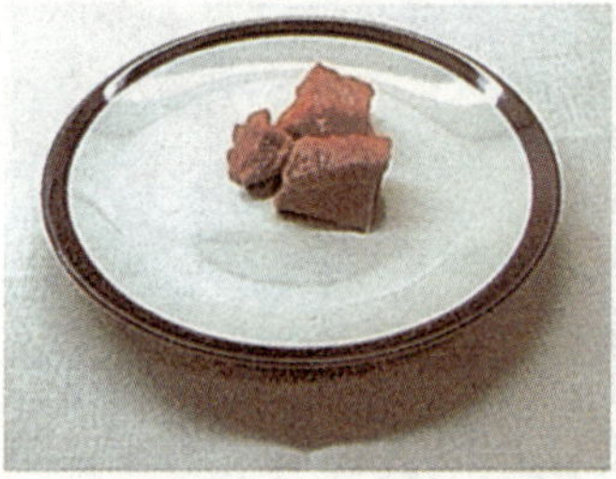

50克 瘦牛肉

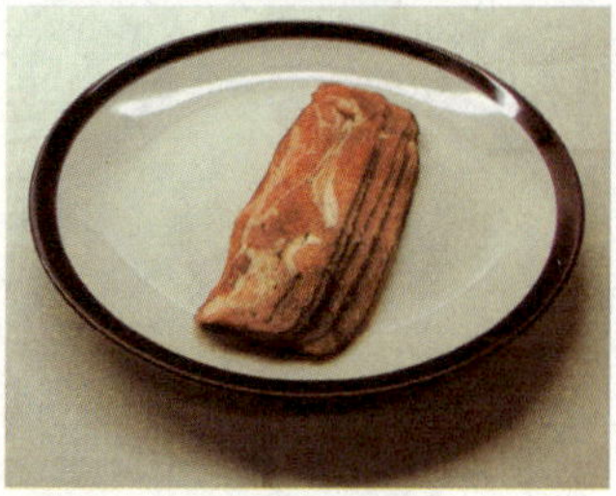

50克 瘦羊肉

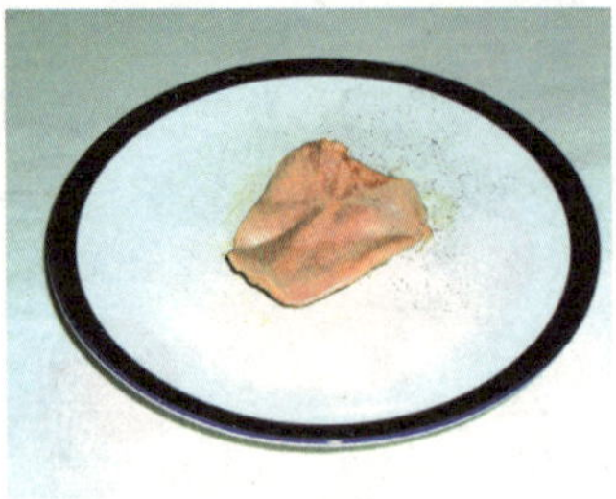

50克 猪舌

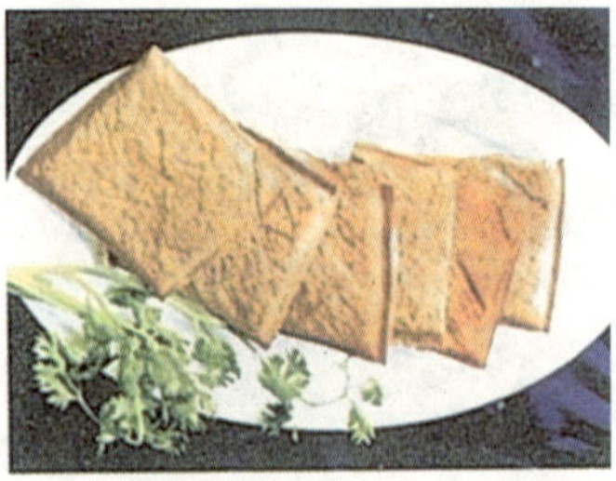

50克 香干

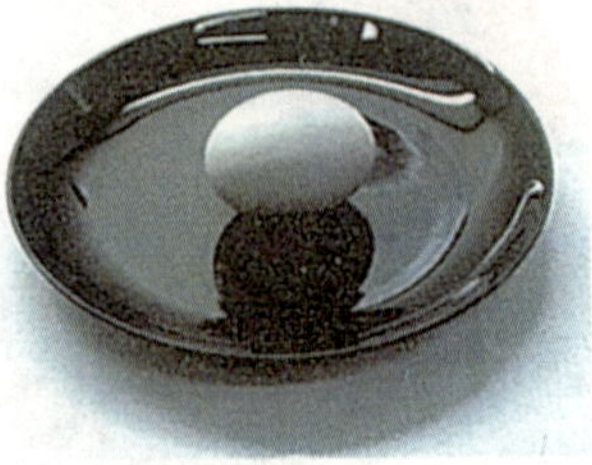

55克 鸭蛋

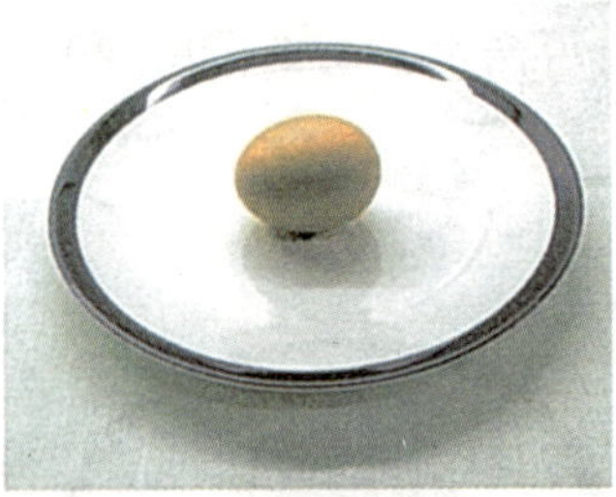

55克 鸡蛋

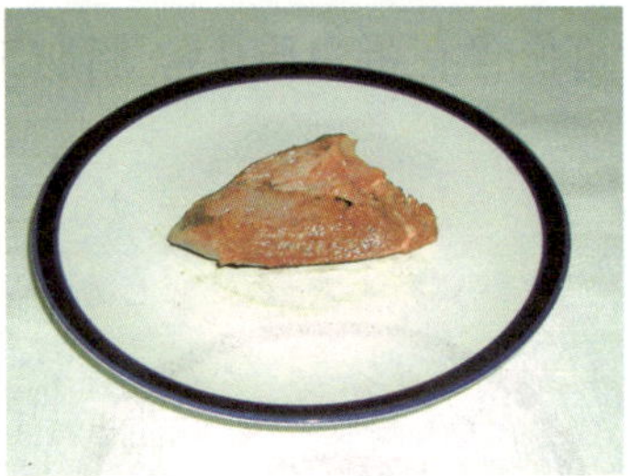

70克 猪心

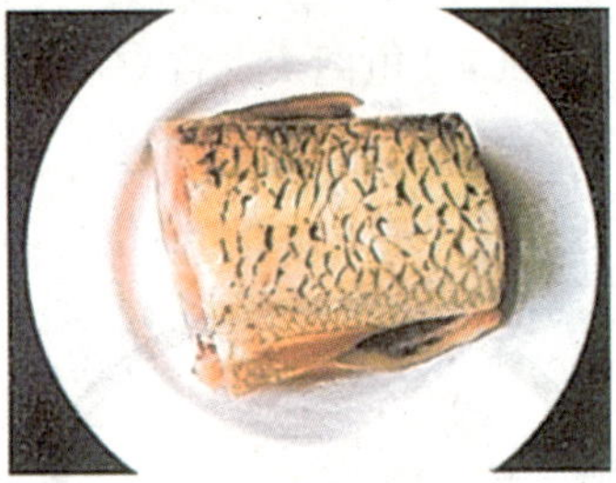

75克 青鱼

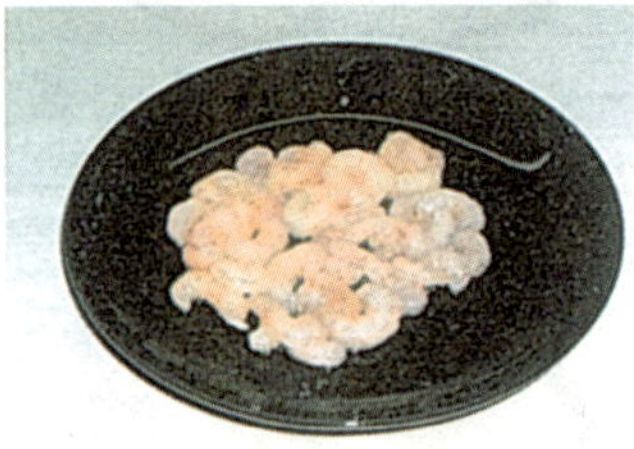

100克 虾仁

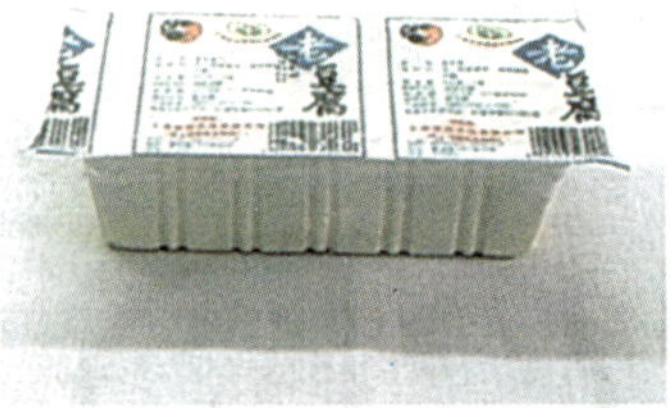

100克 老豆腐(图示为400克)

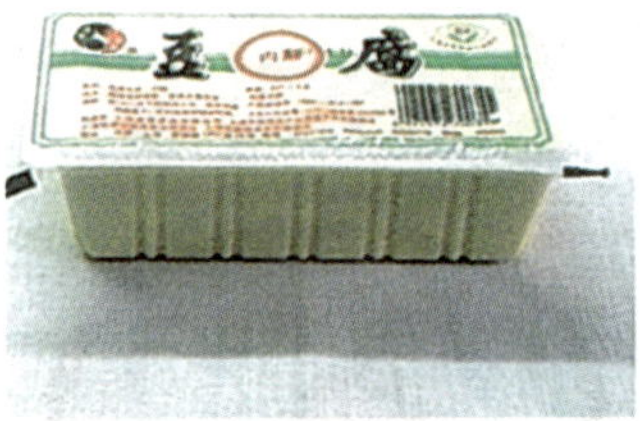

200克 豆腐(图示为400克)

(5)乳类(含豆奶):每份含有碳水化合物6克、蛋白质4克、脂肪5克,可产生376.2千焦(80千卡)热量。

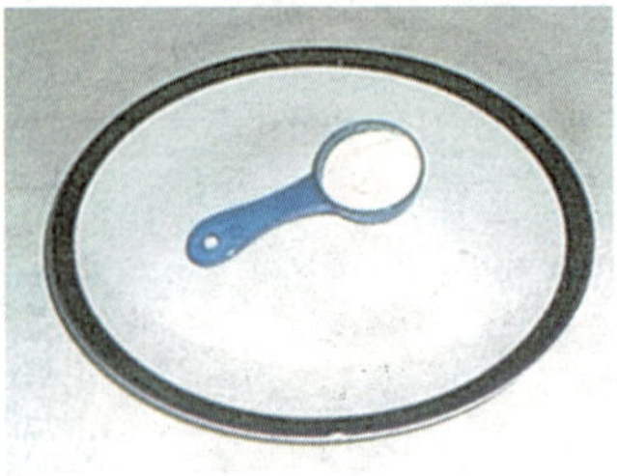

15克 全脂奶粉

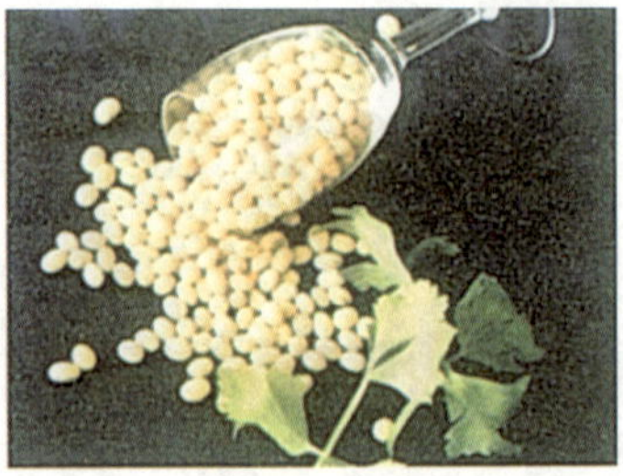

20克 干黄豆

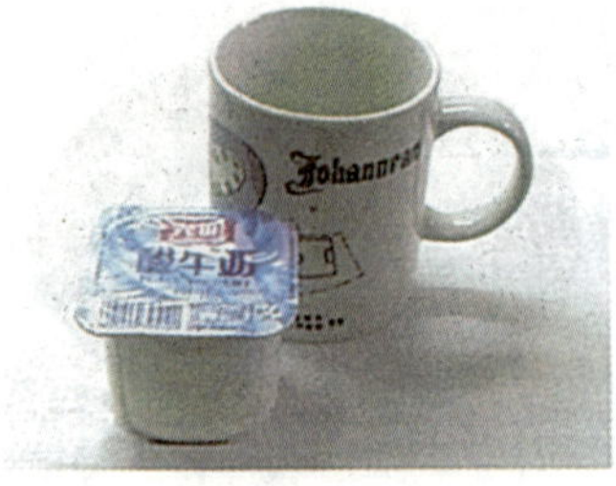

110毫升 酸牛奶(图示为125毫升)

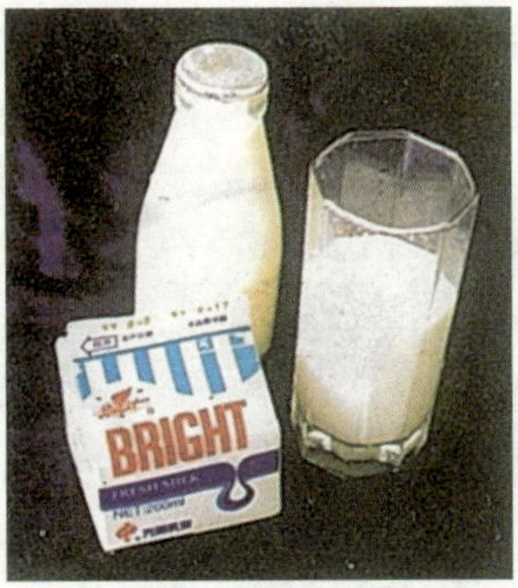

110毫升 淡全脂牛奶

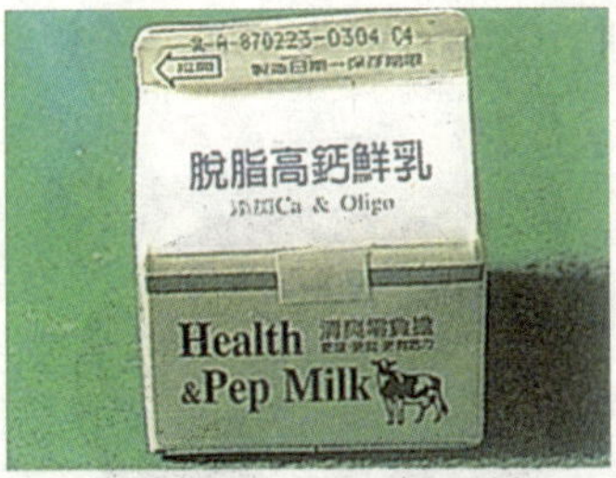

220毫升 脱脂奶

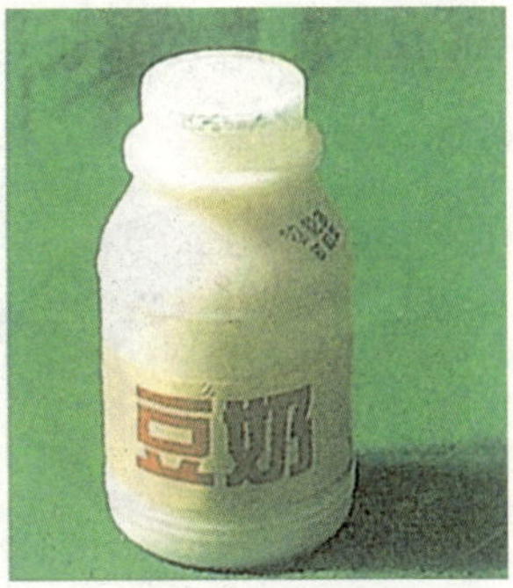

240毫升 豆奶

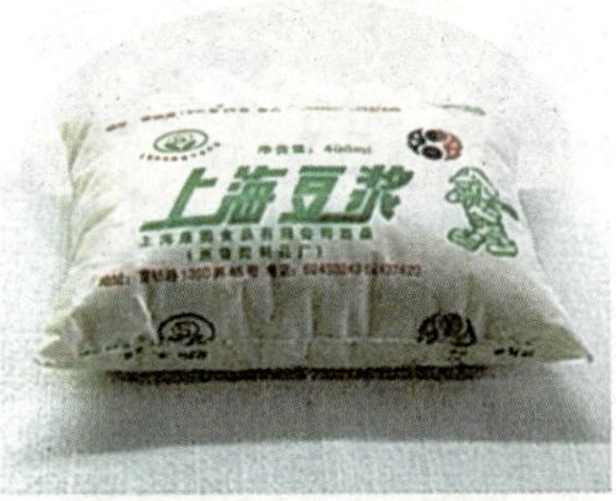

200毫升 淡豆浆(图示为220毫升)

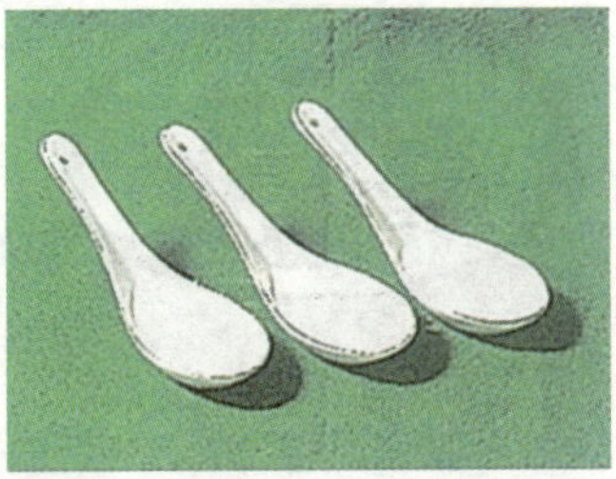

3匙低脂或脱脂奶粉

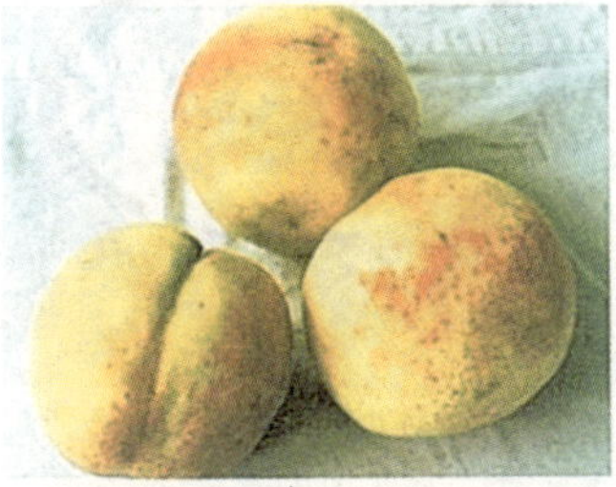

200克 桃子(水果类)

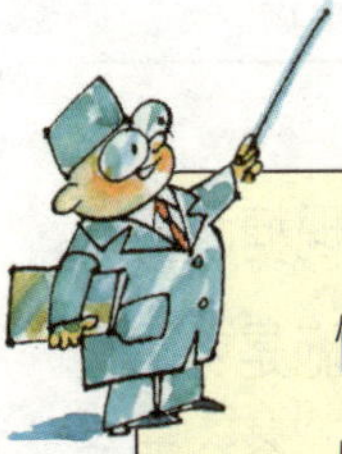

饮食控制新方案:按食物血糖生成指数安排饮食,糖尿病患者不但要关心吃什么,吃多少,还应关心吃后血糖反应如何。

导致影响碳水化合物消化吸收的原因有:一是,一餐中碳水化合物量的多少;二是,食物中除碳水化合物外还含有哪些成分;三是,食物的烹饪方法。

如果食物中含有较多的脂肪,那么食物中碳水化合物的消化吸收速度就会大大减慢。因此,这是在低血糖的时候,为什么最好不要用冰淇淋或奶糖来提升血糖的原因所在。

（6）油脂类：每份含有脂肪9克，可产生376.2千焦（80千卡）热量。

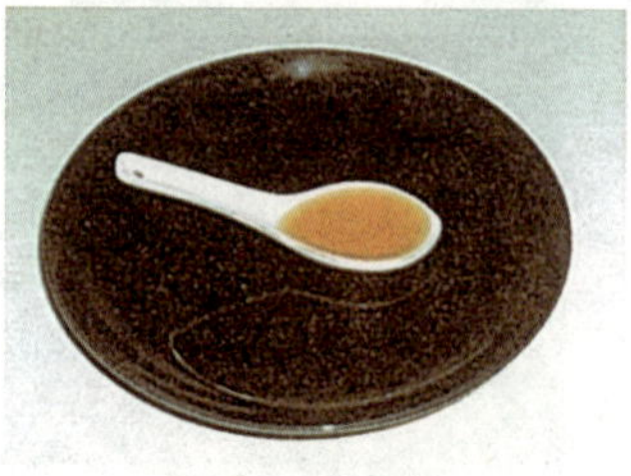

9克 豆油

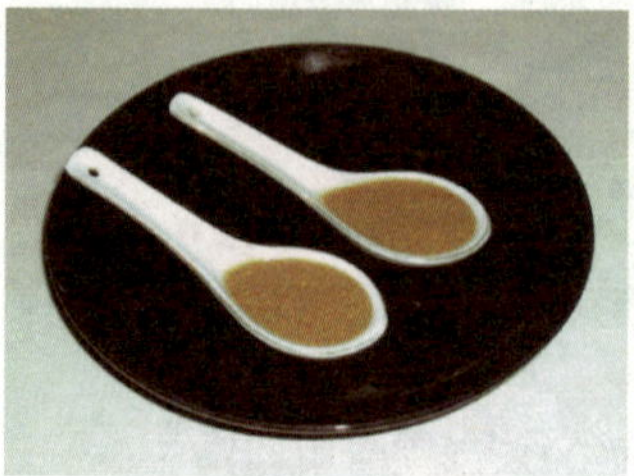

15克 芝麻酱

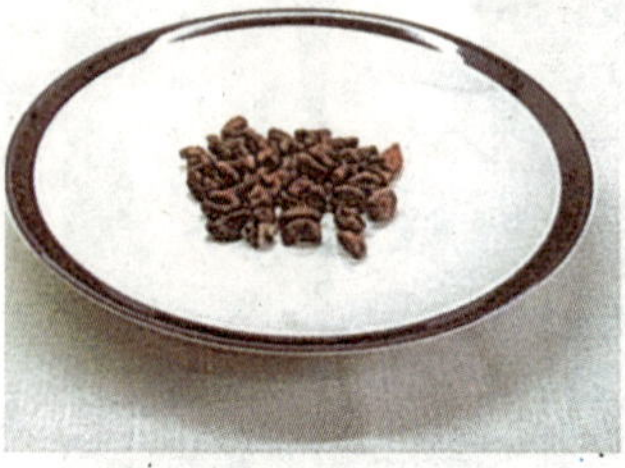

12.5克 核桃仁

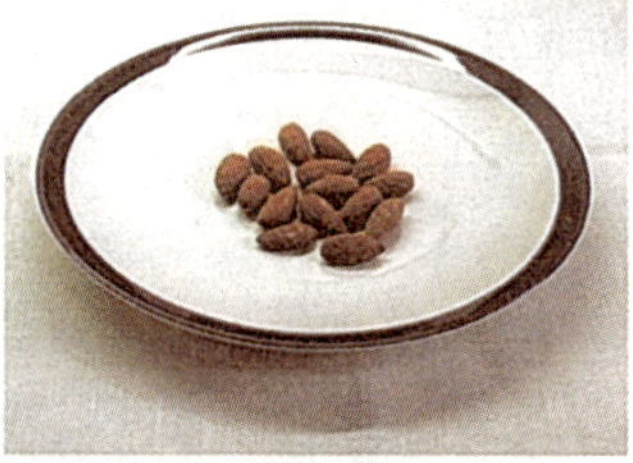

15克 杏仁

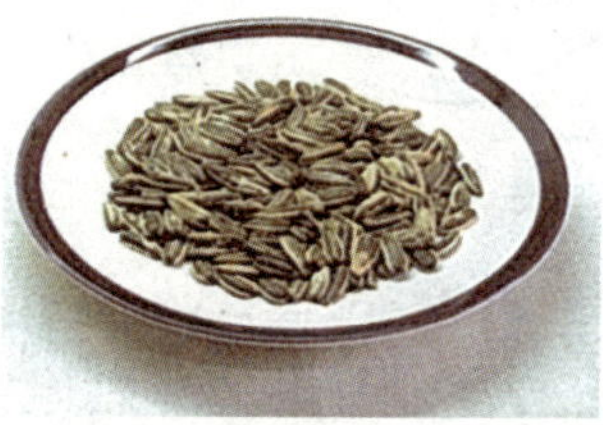

25克 葵花子

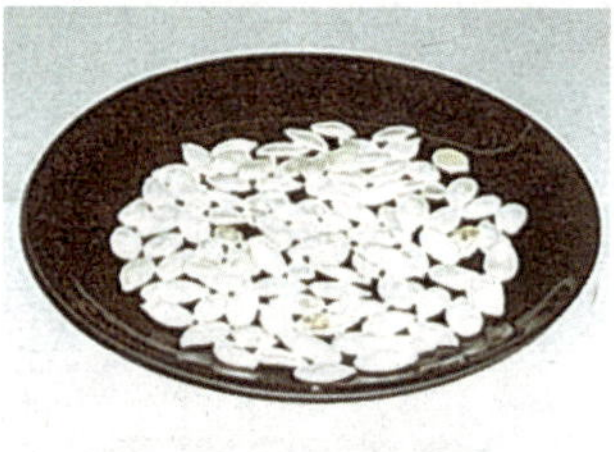

25克 南瓜子

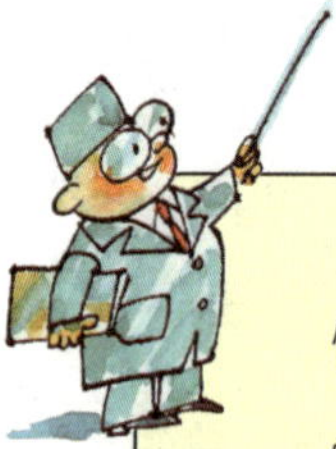

饮食管理是最基本的治疗，如果你得知自己患有糖尿病或出现糖耐量异常，甚至，虽无糖尿病，但明显肥胖，你应该采取的第一个措施是：调整你的饮食。调整饮食并不意味着放弃你所喜爱的食物，而是制订一个合理的膳食计划。

碳水化合物主要包括在：面包、谷类（米面等）、土豆（马铃薯）、干豆类、低脂奶、蔬菜等食品中。

脂肪主要包括在：烹调油（如大豆油、玉米油、橄榄油）、坚果（如杏仁、核桃、花生）、黄油、人造奶油、腌肉、香肠、肉汁等中。

蛋白质主要包括在：鸡、鸭、猪牛肉、鱼、蛋、干豆类、牛奶等中。

五、如何来设计适合于自己的食谱

糖尿病饮食设计和计算共分六步：

A. * 计算理想体重；
 * 评价目前体重状况；
 * 根据工作强度和体重确定一天所需要的总热量；

B. * 确定六大食物交换份的基本框架；
 * 注意特殊情况，进行适当调整；
 * 根据分配原则，灵活制订食谱。

下面从实例中学会食谱设计。

（一）轻体力工作者饮食设计举例

张先生，54岁，教师，身高170厘米，体重80千克（公斤），新近被确诊为2型糖尿病，空腹血糖为6.0mmol/L，餐后2小时血糖12.00mmol/L，糖化血红蛋白7.0%，平日习惯每天喝一瓶牛奶。

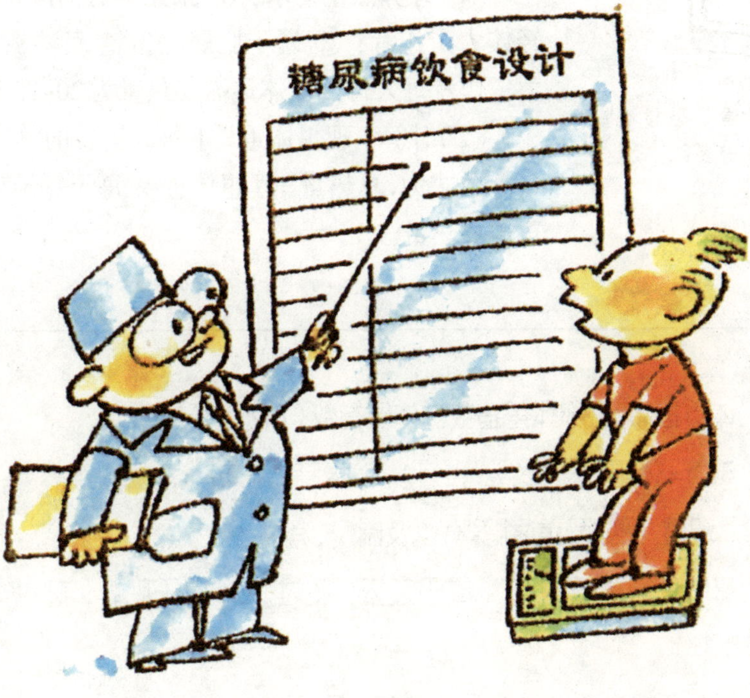

制订每个人的饮食计划，最好请教营养医师，根据自身的不同情况来设计、定量食谱

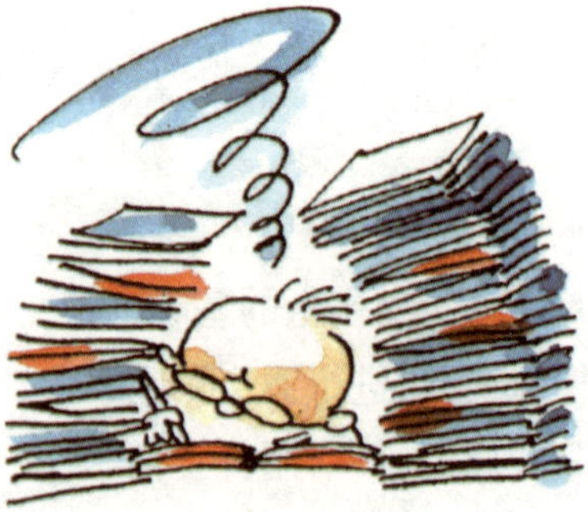

脑力工作者饮食设计

第一步：计算理想体重

公式：体重[千克(公斤)]=实际身高(厘米)-105

张先生的理想体重应该为：170(厘米)-105=65千克(公斤)

第二步：评价体重状况

体重超标与否，根据公式(%)=[(实际体重-理想体重)÷理想体重]×100%

[(80-65)÷65]×100%=23%，超过20%，故属于肥胖。

根据体质指数(BMI)公式：

体重(kg)÷〔身高(m)〕^{2}=80÷(1.70)^2=27.7

张先生的BMI为27.7，接近肥胖，参见方框文字。

体质指数参见第四部分“体重自我监测”。

第三步：根据工作强度和体重确定一天所需要的总热量

(1)计算热量需求：① 张先生的工作为教师，故属于轻体力工作者；② 属于肥胖；③ 查表4-8：肥胖的轻体力工作者每天每公斤体重需要热量为20~25千卡。

(2)计算“理想体重”下每天需要的总热量：

公式为，总热量=理想体重 × 每天每千克(公斤)体重需要热量。

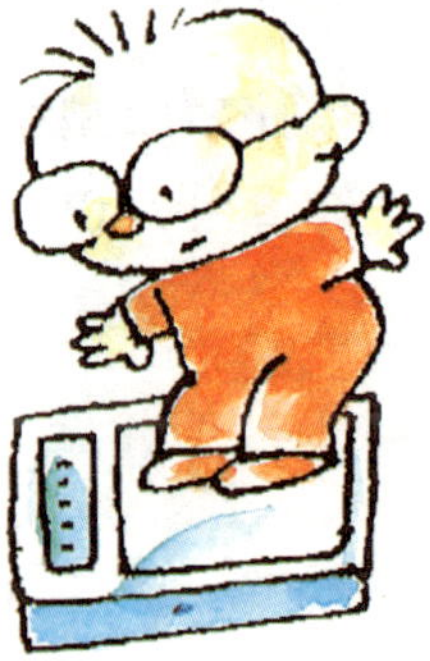

称一下体重，看看是否超重？若超重了，饮食中要注意减少脂肪摄入量

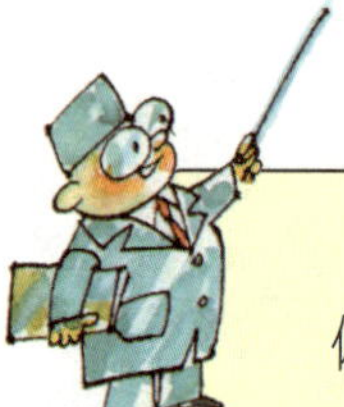

体质指数，又称体重指数。体质指数(BMI)公式：

BMI=体重[千克(公斤)]÷[身高(米)]^2

评价：超重、肥胖和重度肥胖，以及偏瘦、消瘦。

超过理想体重的10%属于超重；超过20%属于肥胖；超过40%属于重度肥胖。

低于理想体重的10%属于偏瘦；低于20%属于消瘦。

根据公式,张先生一天需要的总热量是:

65千克(公斤)×(20~25)(千卡)=1 300~1 625千卡

肥胖者每天摄入热量值,尽量取计算结果中的最小值:1 300千卡。

第四步:确定六大食物交换份的基本框架

查表4-9,得出一天1300千卡热量的总交换份数,以及六大类食物交换的基本份数,不够的部分用主食补充(可在1 200千卡与1 400千卡之间加上或减去1份主食,一份主食产热90千卡,得热量1 290千卡或1 310千卡,均接近1 300千卡)。

张先生食物交换份的总交换份数约为15. 5份。

表4-8 不同体力劳动的热能需要量

劳动强度	举 例	消瘦体重者	正常体重者	肥胖体重者
			(千卡/千克·天)	
卧床休息	/	20~25	15~20	15
轻体力劳动	办公室职员、教师、售货员、钟表修理工	35	30	20~25
中体力劳动	学生、司机、电工、外科医生、体育活动	40	35	30
重体力劳动	农民、建筑工、搬运工、伐木工、冶炼工、舞蹈者	45~50	40	35

注:"千卡/公斤·天"表示每天每公斤体重所需要的热量。

表4-9 不同热量饮食方案的基本框架

总热量	总交换份	主食	蔬菜类	鱼肉类	乳类	水果类	油脂类
千焦(千卡)	(份)	(份)	(份)	(份)	(份)	(份)	(份)
4 185(1 000)	12	6	1	2	2	0	1
5 021(1 200)	14.5	7	1	3	2	0	1.5
5858(1 400)	16.5	9	1	3	2	0	1.5
6694(1 600)	18.5	9	1	4	2	1	1.5
7531(1 800)	21	11	1	4	2	1	2
8 368(2 000)	23.5	13	1	4.5	2	1	2
9 205(2 200)	25.5	15	1	4.5	2	1	2
1 0042(2 400)	28	17	1	5	2	1	2

第五步：注意特殊情况，进行适当调整，确定膳食框架。

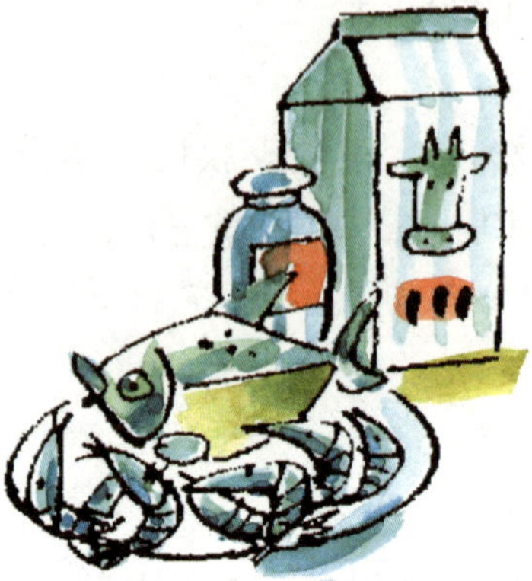

肥胖者应以低热量和高蛋白质为饮食原则，鱼肉和脱脂牛奶较为适宜

（1）由于张先生有每天饮用一瓶牛奶的习惯，故将2份乳类食物用于牛奶的摄入。

（2）肥胖者宜选用脱脂牛奶，饮用脱脂牛奶节省下来的热量，可通过加用1份鱼肉类食品来补充。

（3）张先生餐后血糖偏高，饮食计划暂不设计水果。

（4）张先生一天的膳食框架确定为：

＊主食类8份　　＊蔬菜类1份

＊鱼肉类（豆）4份（3+1）

＊乳类2份（脱脂牛奶节省下的热量，一个食物交换份，加到了鱼肉类中）

＊水果类0份　　＊油脂类1.5份

表4-10　按餐饮分配食物交换份

食谱内容	食物交换份	早　餐（份）	午　餐（份）	晚　餐（份）
主食类	8	2	3	3
蔬菜类	1	0	0.5	0.5
水果类	0	0	0	0
鱼肉类（豆）	4	0	2	2
乳类	2	2	0	0
油脂类	1.5	0	1	0.5

表4-11　轻体力工作者食谱举例1（1300千卡）

食谱内容	食物交换份	早　餐	午　餐	晚　餐
主食类	8	咸面包75克	米饭75克	米饭75克
蔬菜类	1	0	炒青菜250克	芹菜250克
水果类	0	0	0	0
鱼肉类（豆）	4	0	白斩鸡100克	瘦牛肉75克 豆腐干25克
乳类	2	脱脂奶220毫升（1瓶）	0	0
油脂类	1.5	0	烹调油1匙	烹调油半匙

第六步：根据分配原则，灵活制定食谱

（1）一日三餐最常见的分配方案是早上1/5、中午2/5、晚上2/5。全天食物量分配参见表4-10。

（2）轻体力工作者食谱参见表4-11、4-12。

（二）中体力工作者饮食设计举例

李师傅，45岁，汽车司机，患有2型糖尿病4年，口服降糖药，最近一次糖化血红蛋白化验值为6%，身高165厘米，体重64千克。

第一步：计算理想体重

李师傅的理想体重应该是：165（厘米）-105=60（千克）

表4-12　轻体力工作者食谱举例2（1300千卡）

食谱内容	食物交换份	早　餐	午　餐	晚　餐
主食类	8	麦片粥50克	米饭75克	面条75克
蔬菜类	1	0	炒黄瓜250克	番茄250克
水果类	0	0	0	0
鱼肉类（豆）	4	0	清蒸鲳鱼100克	鸡蛋110克
乳类	2	脱脂奶220毫升（1瓶）	0	0
油脂类	1.5	0	烹调油1匙	烹调油半匙

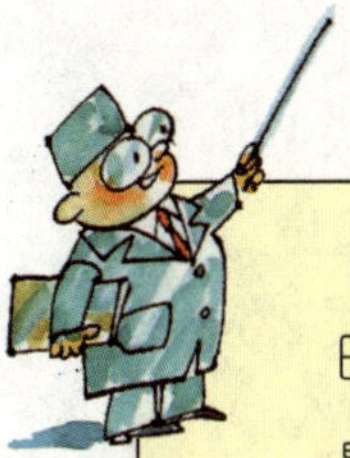

由于每克碳水化合物可产生4千卡热量；每克蛋白质可产生4千卡热量；每克脂肪产生9千卡热量，1份全脂牛奶含有5克脂肪，2份脱脂牛奶可节省下10克脂肪，可产热90千卡，考虑到营养价值的关系，这部分热量可用1份鱼肉类食物来补充。

因为健康的饮食需要蛋白质、脂肪和碳水化合物的均衡。

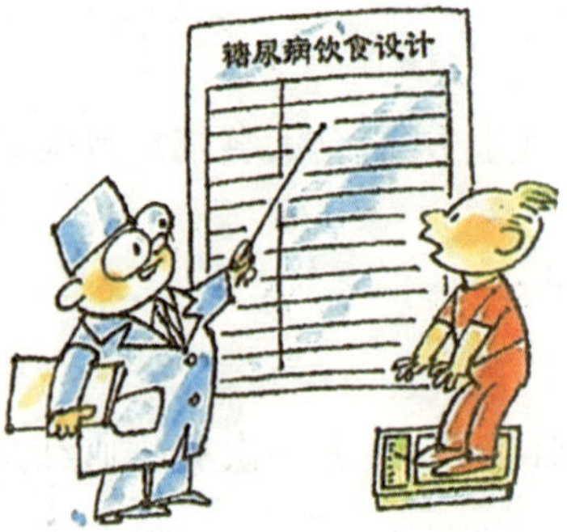

按照食物交换份法，李师傅的每天总膳食基本份数为24.5份

第二步：评价体重状况

体重超标与否，根据公式（%）=［（实际体重－理想体重）÷理想体重］×100%

［(64−60)÷60］×100%=6.7%

李师傅的体重没有超过理想体重的10%，故属于正常范围的标准体重。

第三步：根据工作强度和体重确定一天所需要的总热量

（1）计算热量需求：① 李师傅的工作为司机，故属于中等体力活动；② 属于标准体重；③ 查表4–8：标准体重的中等体力工作者每天每公斤体重需要热量为35千卡。

（2）计算理想体重下每天需要的总热量：60千克（公斤）×35（千卡）=2 100千卡

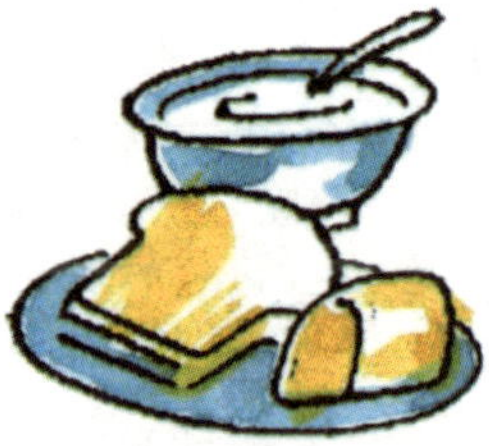

中体力工作者，可增加些摄入量

第四步：确定六大食物交换份的基本框架

查表4–9，得出2 100千卡热量的总交换份数，以及六大类食物交换份数。表显示：可在2 000千卡或2 200千卡之间加上或减去1份主食（因1份主食可产热90千卡）。确定了食物交换份的总份数为24.5份。

第五步：注意特殊情况，进行适当调整，确定膳食框架

李师傅没有什么特殊习惯和要求，最终确定李师傅一天的膳食框架为：

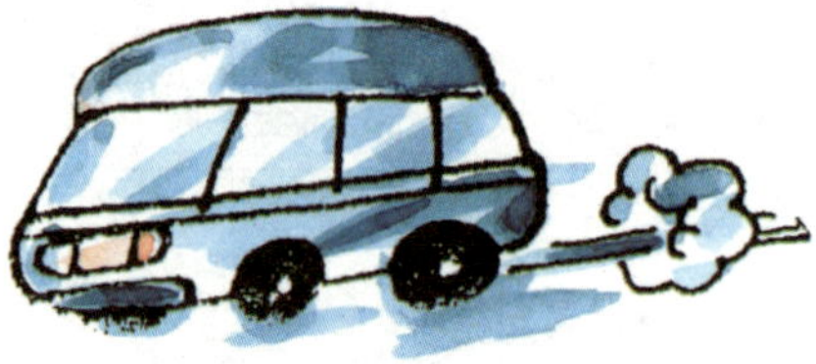

开车不要太快，避免应激情况的发生

＊主食类14份	＊蔬菜类1份
＊鱼肉类（豆）4.5份	＊乳类2份
＊水果类1份	＊油脂类2份

第六步：根据分配原则，灵活制定食谱

中体力工作者食谱如表4–13、表4–14。

（1）李师傅血糖控制较好，故可适当吃一些水果作为加餐，见表4–14中体力工作者食谱举例2。

（2）作为一名司机，三餐时间不易准时，故应准备一些食物，如苏打饼干、几块豆腐干或苹果等，以备不能按时进食时作为加餐，防止发生低血糖。加餐量应从正餐中扣除。

（三）儿童1型糖尿病饮食设计举例

11岁的聪聪患1型糖尿病，使用胰岛素治疗，身高、体重属正常范围。

第一步：计算一天所需要的总热量

儿童的总热量计算方法（与成人有所不同）如下：

总热量=1 000千卡+100×（年龄-1）千卡

聪聪的总热量为：1 000千卡+100×（11-1）千卡=2 000千卡

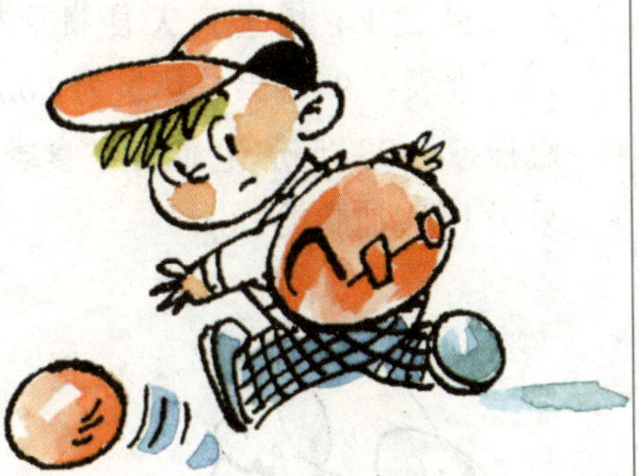

儿童1型糖尿病饮食设计

表4-13　中体力工作者食谱举例1（2100千卡）

食谱内容	食物交换份	早　餐	午　餐	晚　餐
主食类	14	小米粥100克	米饭125克	米饭125克
蔬菜类	10	0	炒鸡毛菜250克	炒黄瓜250克
水果类	1	0	0	草莓300克（晚餐后加餐）
鱼肉类（豆）	4.5	0	鸡125克	河虾200克
乳类	2	牛奶220毫升（1瓶）	0	0
油脂类	2	0	烹调油1匙	烹调油1匙

表4-14　中体力工作者食谱举例2（2100千卡）

食谱内容	食物交换份	早　餐	午　餐	晚　餐
主食类	14	花卷馒头70克粥50克	米饭125克	挂面125克
蔬菜类	10	0	炒菠菜250克	炒茄子250克
水果类	1	0	苹果200克（午餐后加餐）	0
鱼肉类（豆）	4.5	0	盐水鸭125克	青鱼150克
乳类	2	豆浆400毫升	0	0
油脂类	2	0	烹调油1匙	烹调油1匙

第二步：确定六大食物交换份的基本框架

查表4-9，得出总热量为2 000千卡的交换份数，以及六大类食物交换的基本份数：总份数为23. 5份，它们是主食类13份，蔬菜类1份，鱼肉类（豆）4. 5份，乳类2份，水果类1份，油脂类2份。

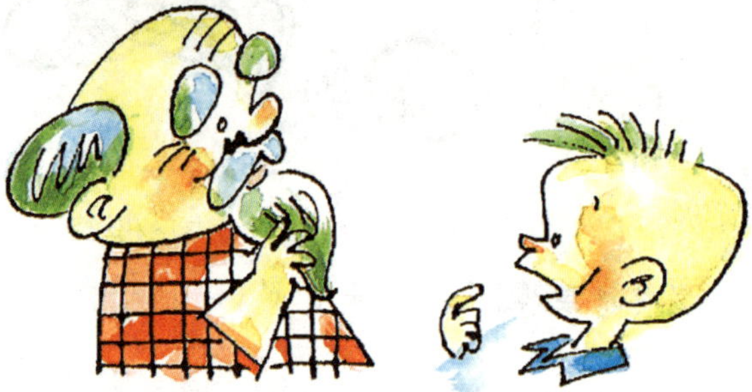

作为儿童糖尿病患儿，大人要给予更多的关心

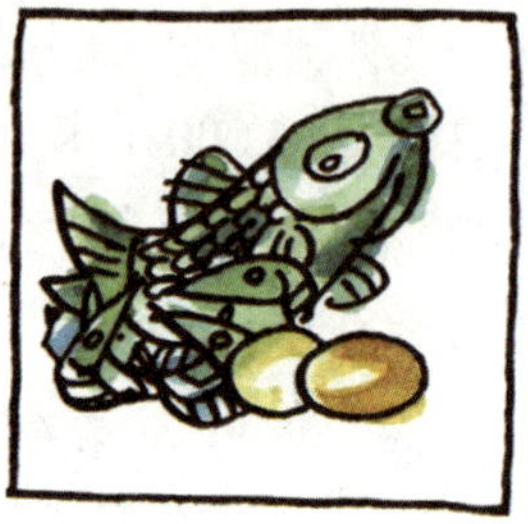

儿童应多吃蛋白质丰富的食物

第三步：注意特殊情况，进行适当调整，确定膳食框架

儿童应多摄入蛋白质丰富的食品，在此减少1份主食类，增加1份鱼肉类。还需根据活动量大小适当增加饮食。确定聪聪一天的膳食框架为：

* 主食类12份（13–1）　＊蔬菜类1份　＊乳类2份
* 鱼肉类（豆）5. 5份（4. 5+1）　＊水果类1份　＊油脂类2份

第四步：根据分配原则，灵活制定食谱

小儿一日食谱如表4-15。

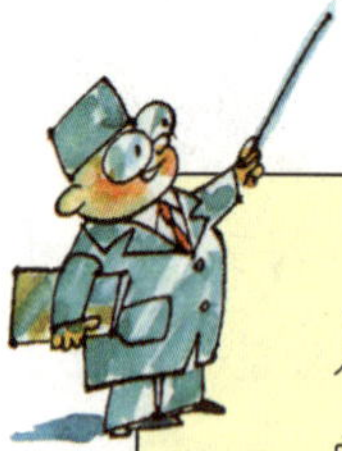

儿童糖尿病的营养治疗原则是：营养素和热量供给必需充足，以维持正常生长发育和生活活动能力的需要；蛋白质、脂肪、碳水化合物占能量的比值分别为20%、30%、50%；强调定时定量，可适当增加餐次，一日5~6次。

（四）女性妊娠糖尿病饮食设计举例

何女士为32岁，身高165厘米，怀孕前体重62公斤，职业是售货员。被诊断为妊娠糖尿病，目前已经怀孕有5个月了。

第一步：计算理想体重

公式：理想体重[千克（公斤）]=实际身高（厘米）-105。

何女士理想体重为：165-105=60公斤

第二步：评价体重状况

体重超标与否，公式（%）=[（实际体重-理想体重）÷理想体重]×100%；[(62-60)÷60]×100%=3.3%

何女士的体重没有超过理想体重的10%，故属于正常范围的理想体重。

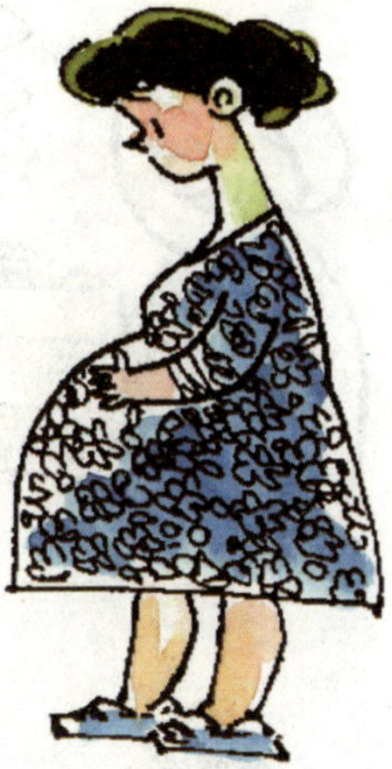

选择健康的合理的饮食在治疗妊娠糖尿病中非常关键

第三步：根据工作强度和体重确定一天所需要的总热量

（1）计算热量需求：① 何女士的工作为食品售货员，故属于轻体力活动；② 属于理想体重；③ 查表4-8：理想体重的中等体力活动者每天每公斤体重需要热量为30千卡。

（2）计算怀孕女士每天需要的总热量。

＊怀孕前期：怀孕的前4个月同平时采用一样的热量计算方法：

表4-15　小儿一日食谱举例（2000千卡）

食谱内容	食物交换份	早餐	午餐	晚餐
主食类	12	咸面包75克粥25克	米饭125克	米饭100克
蔬菜类	1	0	蘑菇炒青菜（蘑菇100克、青菜150克）	绿豆芽250克
水果类	1	0	猕猴桃1只（约200克，作午餐后加餐）	0
鱼肉类（豆）	5.5	鸡蛋1只（55克，作早餐后加餐）	炒猪肝140克	大排50克 香干25克
乳类	2	牛奶220毫升	0	0
油脂类	2	0	烹调油1匙	烹调油1匙

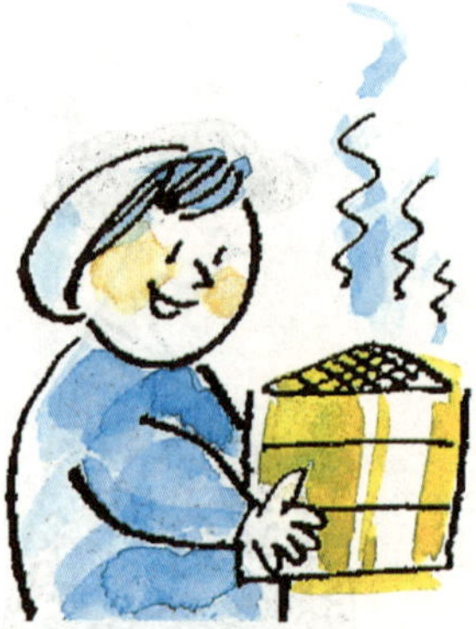

妊娠糖尿病患者饮食设计

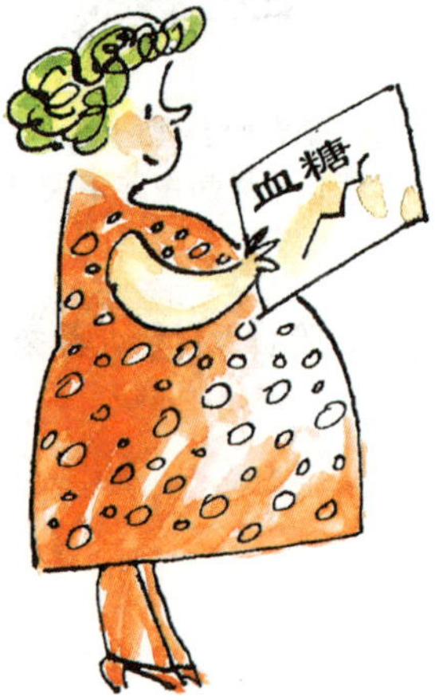

妊娠后半程是婴儿长大的时期，饮食调配、适量很重要

60（公斤）×30（千卡）=1800千卡

1800千卡膳食的基本框架为主食类11份，蔬菜类1份，鱼肉类（豆）4份，乳类2份，水果类1份，油脂类2份（食谱参见表4-16）。

＊怀孕后期：怀孕的后5个月热量需要为每天2000~2100千卡。初步制订的膳食框架为：主食类14份，蔬菜类1份，鱼肉类（豆）4.5份，乳类2份，水果类1份，油脂类2份。

＊孕妇的特殊生理需要：要保证蛋白质的充足供应，故可减少1份主食，增加1份鱼肉类来调整。最后确定：主食类13份（14-1），蔬菜类1份，鱼肉类（豆）5.5份（4.5+1），乳类2份，水果类1份，油脂类2份（食谱参见表4-17）。

六、糖尿病肾病、肥胖患者的饮食设计

（一）糖尿病肾病患者的饮食

糖尿病肾病分五期，在不同时期里的饮食治疗需要区别对待。糖尿病肾病第一、二期应以低蛋白、低胆固醇和不饱和脂肪酸饮食为主。下面细说第三、四、五期。

表4-16 孕前期的4个月一日食谱举例（1800千卡）

食谱内容	食物交换份	早　餐	午　餐	晚　餐
主食类	11	馒头70克 赤豆汤25克（作为早餐后加餐）	米饭100克	米饭100克
蔬菜类	1	0	番茄250克	胡萝卜炒白菜（胡萝卜50克，白菜125克）
水果类	1	0	0	鸭梨250克（作为晚餐后加餐）
鱼肉类（豆）	4	0	炒猪肝140克	鲫鱼150克
乳类	2	酸奶220毫升	0	0
油脂类	2	0	烹调油1匙	烹调油1匙

1. 糖尿病肾病第三期饮食特点

碳水化合物占总量的50%；蛋白质每日每千克（公斤）理想体重0. 8~1. 0克，约占总热量的20%，如鸡蛋、牛奶、瘦肉、鱼等，避免食用动物内脏、蛋黄等；用脂肪补足其余30%的热量，选择如菜油、玉米油、花生油、芝麻油、橄榄油等。

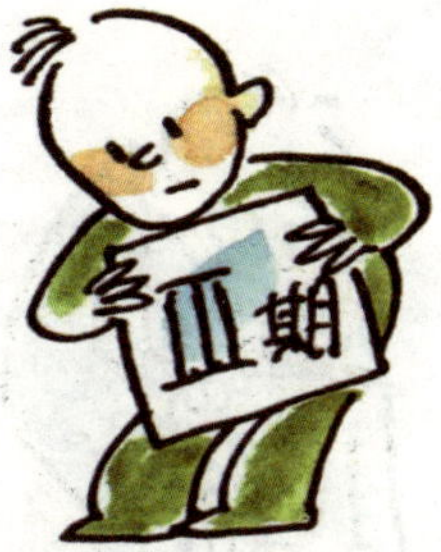

糖尿病肾病患者第三期

表4-17　孕后期的5个月一日食谱举例（2100千卡）

食谱内容	食物交换份	早　餐	加　餐	午　餐	加餐	晚　餐	加　餐
主食类	13	馒头70克	面50克	米饭100克	0	米饭100克	苏打饼干25克
蔬菜类	1	0	鸡毛菜100克	四季豆125克	0	冬瓜虾皮（冬瓜250克，虾皮少许）	0
水果类	1	0	0	0	橘子250克	0	0
鱼肉类（豆）	5.5	豆腐脑100克	肉丝25克	虾150克	0	鸡100克	0
乳类	2	牛奶220毫升	0	0	0	0	0
油脂类	2	0	烹调油半匙	烹调油半匙	0	烹调油1匙	0

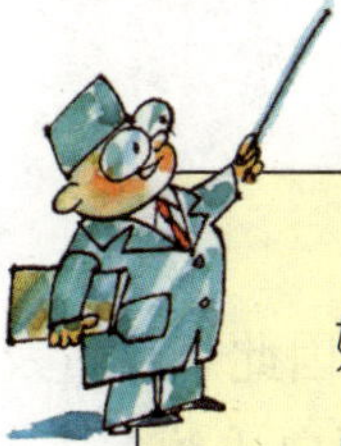

妊娠糖尿病的营养治疗原则：营养素和热量供给必需充足、合理，以满足母体和胎儿生长发育的需要，并严格监测血糖和孕妇体重，一般要求妊娠期全过程增长10~12千克（公斤）。妊娠前4个月的营养素供应与正常人相似，后5个月应适当增加热量和补充蛋白质，并注意钙、铁、锌、碘和多种维生素的补充。对有浮肿倾向和高血压者都要限制钠盐，给予低盐饮食。蛋白质、脂肪、碳水化合物占热量的比值分别为15%~20%、30%、50%~60%；要安排一日进食4~6次。对肥胖者不宜采用低热量饮食，以免影响胎儿发育。

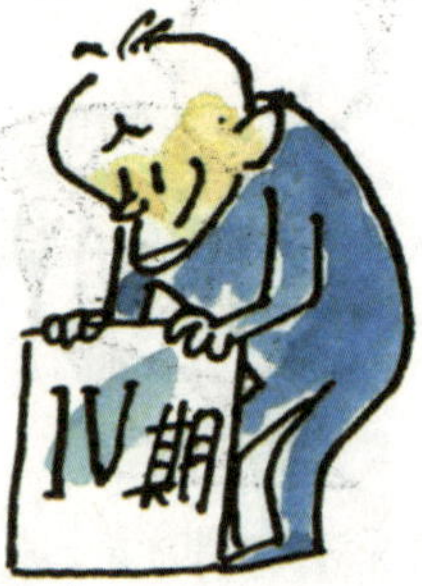

糖尿病肾病患者第四期

2. 糖尿病肾病第四期饮食特点

碳水化合物、脂肪供应同第三期；蛋白质每日每千克（公斤）理想体重0. 8克，选择含优质蛋白质的食物，及海参、海蜇皮、酸牛奶、脱脂奶粉、牛奶等。

有高血压和（或）伴明显浮肿者，限制钠盐（每日2~3克），当每日尿量＜500毫升时，应严格控制钠盐和限制水分摄入，每日摄水量≤1 000毫升。

3. 糖尿病肾病第五期饮食特点

（1）建议一星期内连续6天低蛋白饮食（每日每公斤理想体重0. 6~0. 7克），第7天自由选择饮食，这样来减少氮质潴留，纠正低蛋白血症；饮食要清淡易消化。

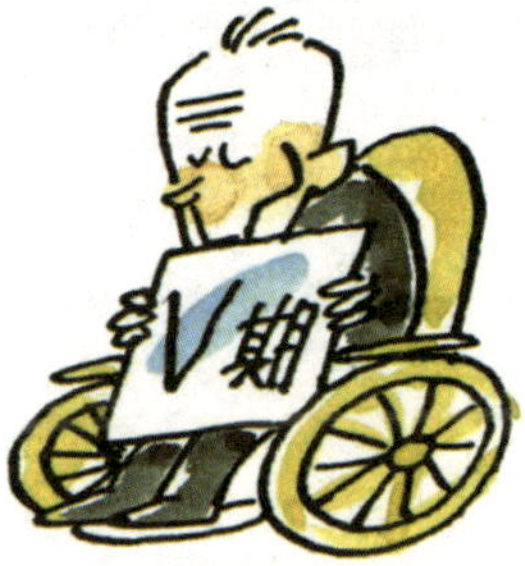

糖尿病肾病患者第五期

（2）有高血压或水肿者宜少食盐并限制水分摄入。可选用如瘦肉、鸡肉、牛肉、大白菜、花菜、莴笋、冬瓜、西红柿、芋艿等食物，而不用如豆腐、蘑菇、紫菜、芝麻酱、雪里蕻、虾米等食物。

（3）有高血钾症或每日尿量＜1 000毫升者，应选用如蛋类、猪血、面筋、藕粉、凉粉、粉皮、菱角等含钾量低的，而不用如内脏、肉类、鸡、鱼、海带、虾、蟹、鳝鱼、花生、豆类、土豆、菠菜、水芹、蘑菇等含钾量较高的食物。

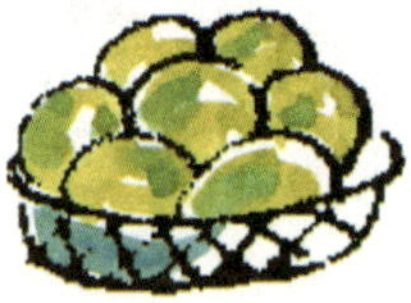

饮食中补充富含铁质、维生素C、维生素B的食物

（二）糖尿病肾病透析患者的饮食

1. 血液透析者饮食特点

（1）适当增加热量：透析后病情改善，因此总热量及蛋白质量可比透析前略高。透析可丢失蛋白质约2~3. 5克每公斤体重/千克，可适当增加蛋白质（每日每公斤理想体重1. 0克），如鸡蛋2个和牛奶500毫升，及鱼、肉等动物蛋白。

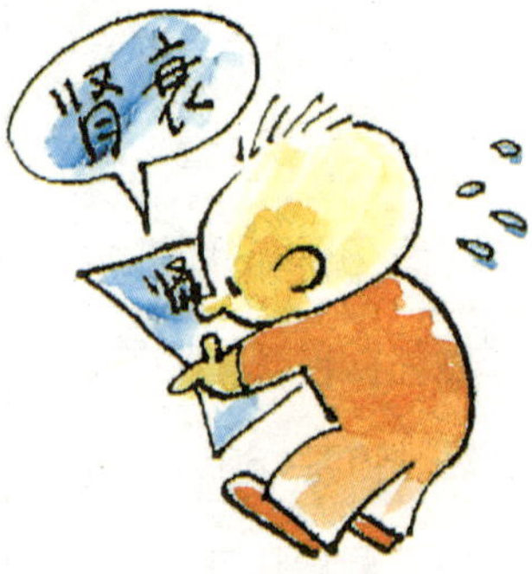

糖尿病肾病透析患者

（2）饮食中补充富含铁质、维生素C、维生素B的食物；软食、低磷食物，必要时加用氢氧化铝，限制饮水。

2. 腹膜透析者饮食特点

一般原则与血液透析时相同；每日每公斤理想体重补

蛋白质1.2~1.4克，因为该类患者每日丢失蛋白质较多，其中主要是白蛋白、免疫球蛋白及氨基酸，所以需加大补充量。

（三）肥胖者的饮食控制尤为重要

肌肉是消耗能量的器官，而脂肪则是贮存能量的场所，所以如果一个人吃的食物超过机体能量需要，而运动又较少，则脂肪会增多。

一个减轻体重的饮食计划和一个正常的健康饮食计划并没有太大的本质区别。目前普遍认为，引起肥胖的原因是膳食脂肪，包括动物性食品和烹调油的过量摄入，因此，只需比平时少摄入脂肪量。参见方框文字“减肥饮食举例”。

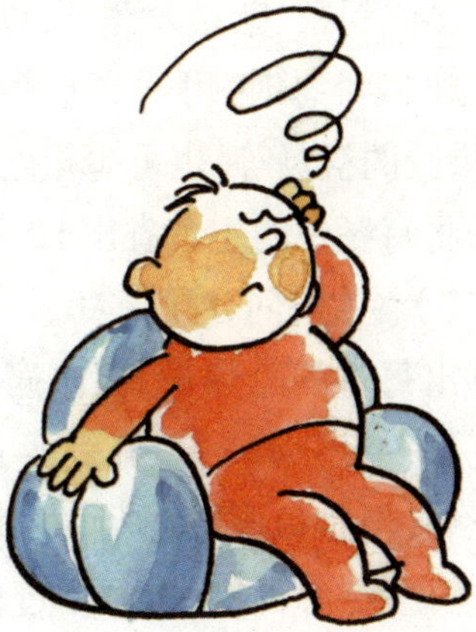

约10%~20%的2型糖尿病患者发病15年后可能会出现肾脏病变

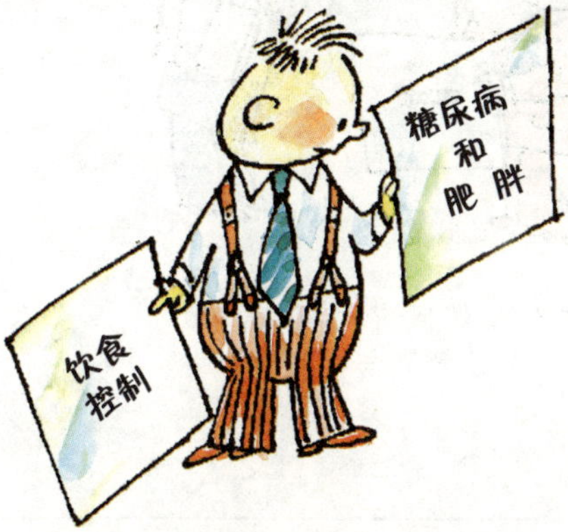

肥胖者的饮食控制尤为重要

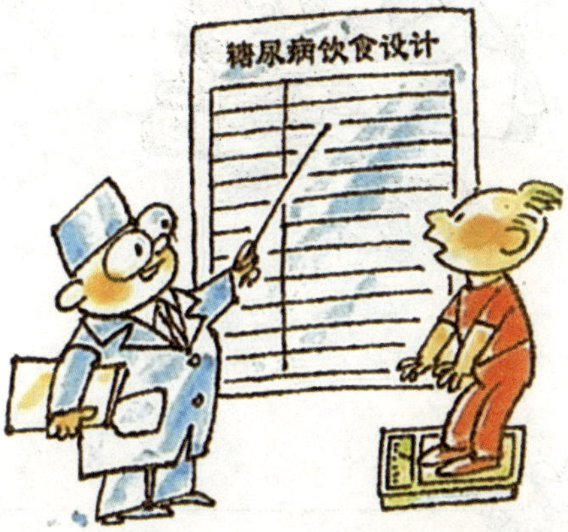

引起肥胖的原因之一是膳食过量摄入

七、日常若干饮食问题处理技巧

（一）糖尿病患者如何应对饥饿

开始实施饮食控制时，都会有不同程度的饥饿感，甚至不能坚持下去。但经过数星期的适应，饥饿感会自然而然地消失。但过度饥饿有时会造成低血糖或反跳性血糖升高。可以采取如下一些方法应对。

1. 重新研究饮食治疗方案和调整饮食计划，以逐步过渡。

2. 多吃粗粮、杂粮及蔬菜，可以增加对饥饿的耐受性。

3. 饥饿难忍时，可适当吃些低碳水化合物、高纤维素的食品，如西红柿、黄瓜、麦麸饼、含果胶的糕点等，也可少量吃些苦瓜、南瓜、山药、魔芋等食品。

4. 将每餐中的主食省出1/5左右作为饥饿时的加餐。

（二）餐次时间分配

算出每日的总热量，糖尿病患者一般安排每日三餐，但根据每人不同情况，糖尿病患者也可每天分4~6餐，见表4–18。因工作或环境关系而无法在两餐之间吃点心，可以只吃三餐，但是口服降糖药，尤其是胰岛素注射者，一般在下午3~4点左右，以及临睡前必须吃一些点心，以预防血糖过低。对病情不稳定、早晚饭前必须各注射一次中效胰岛素的患者，睡前的宵夜不能忘记，以防不测。

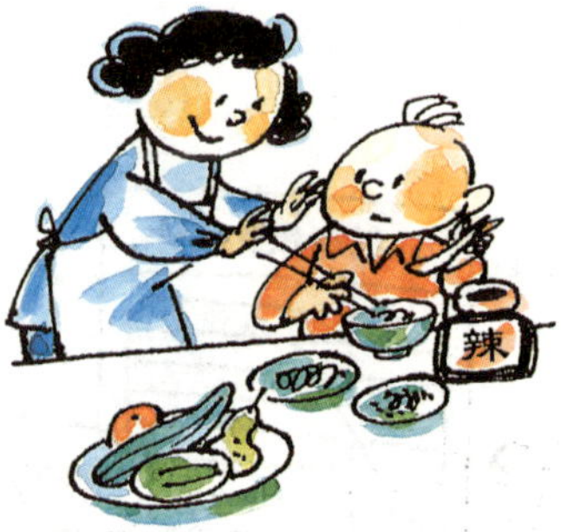

根据每人不同情况，糖尿病患者也可以分4～6餐进食

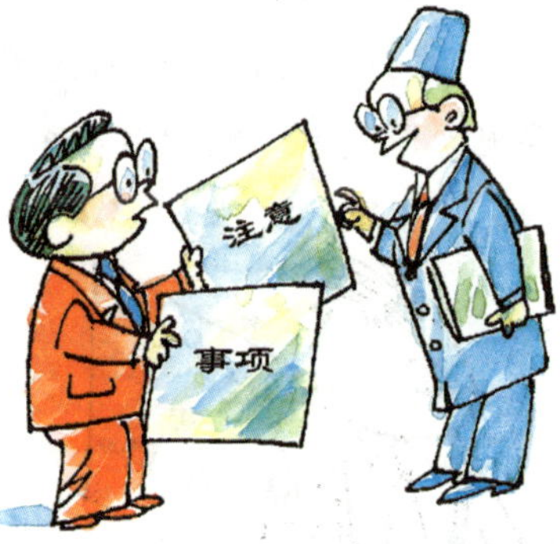

糖尿病患者如何应对饥饿，其他还有一些注意点与处理技巧

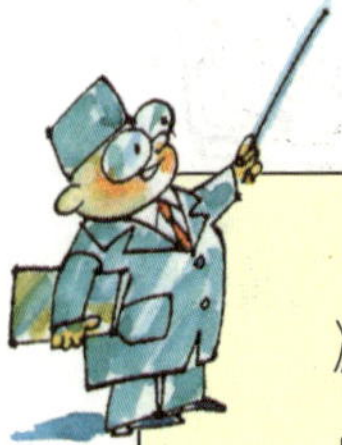

减肥饮食举例。面包：全麦面包是减肥中的最好食物，它抗饿，低脂并且营养丰富；面食：面食品种繁多且营养丰富，抗饿；大米、小麦、粟米、麦片等都是可以选用的主食；豆类：豆类含有较多的纤维素且低脂肪；土豆：含有大量纤维素和维生素，不含脂肪，但食用时，应减少相应量的主食；深色蔬菜：球茎甘蓝、卷心菜、菜花、花椰菜含有较高维生素，并含有抗氧化物质；水果：大多数水果中维生素C的含量较高，但血糖控制不佳者不宜食。

（三）估算食物交换份的实例

在日常生活中，糖尿病患者往往很难确定100克米饭、25克大排、200克苹果究竟是怎样一个概念。那么，不妨在平时做个有心人，以下介绍一些小经验供参考（一份食品均相当于一个食物交换份）。

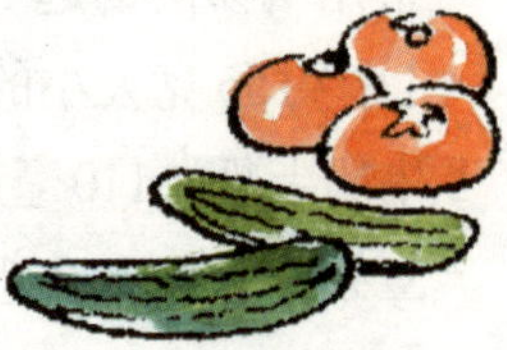

饥饿难忍时，可适当吃些西红柿、黄瓜等

表4-18 每天4~6餐食物热量分配表举例

进食时间餐数	早 餐	早 点	午 餐	午 点	晚 餐	宵 夜
四次	3/10		3/10	1/10	3/10	
五次	2/10		3/10	1/10	3/10	1/10
六次	2/10	1/10	2.5/10	1/10	2.5/10	1/10

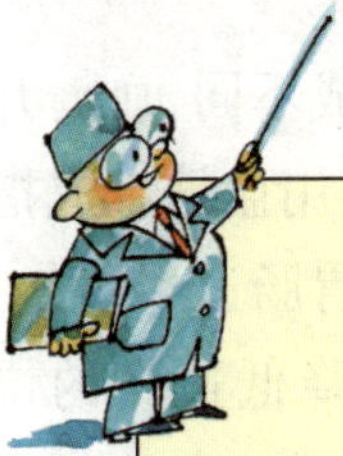

进食3次与进食4~6次的血糖波动图

每天进食分4~6次的好处是：血糖波动在24小时间不会起伏太大。

一日三餐引起的血糖变化幅度比较大，往往血糖超过比较理想的界限，见左图血糖变化曲线。

将食物平均分为六餐，其引起的血糖波动幅度比较小，同时血糖过低情形也较少发生，见右图血糖变化曲线。

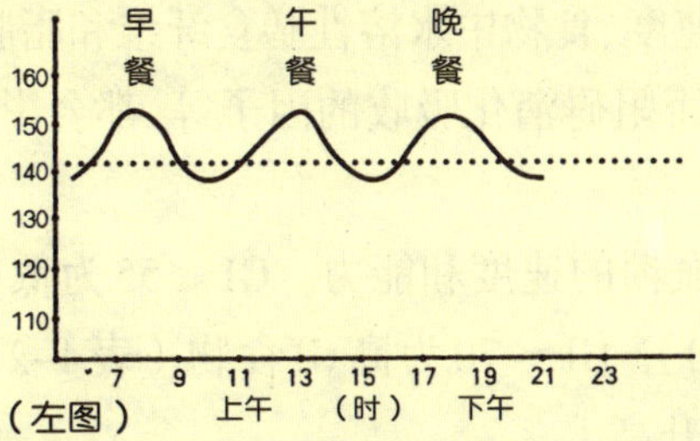

（左图）

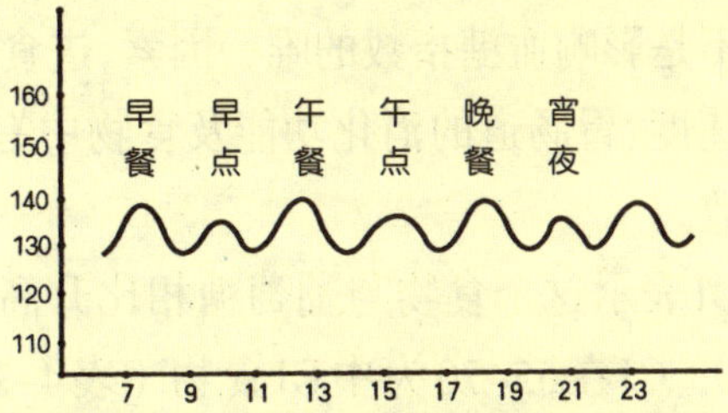

（右图）

* 常用喝汤的汤匙1汤匙的油量约重9克
* 1个约55克大小的鸡蛋，500克（半公斤）约有9个
* 牛奶半瓶为110毫升，1份脱脂牛奶比全脂奶少5克脂肪，少产热167.2千焦（40千卡）
* 豆浆半包为200毫升 * 4块苏打饼干重约25克

在饮食治疗中，要学会如何估算一份食品相当于一个食物交换份

另外，若要确定1碗米饭具体的量，可先称500克（半公斤）或1 000克（1公斤）米，煮熟后再盛入碗内，看可盛的碗数，便可确定1碗米饭的量，如1 000克（1公斤）米可烧10碗米饭，那么你家1碗米饭的量为100克（即2两），以此类推，其他食品也可用这个方法估算。

（四）血糖生成指数

1. 血糖生成指数（GI）

食物中碳水化合物的组成不同，血糖升高幅度也不同，其影响程度可用血糖生成指数来衡量。它表示食物进入胃肠道后消化、吸收的快慢，葡萄糖升高和降低速度的快慢。比较理想的状态：是比较稳定的血糖水平、没有大的波动。

$$\text{血糖生成指数(GI)}=\frac{\text{食物餐后2小时血浆葡萄糖曲线下总面积}}{\text{等量葡萄糖餐后2小时血浆葡萄糖曲线下总面积}}\times 100$$

一般而言，血糖升成指数越低的食物对血糖的升高反应越小，但是食物中糖类的含量并不是影响血糖指数的唯一因素，进食速度、食物中水溶性膳食纤维和脂肪的含量、胃排空速度、胃肠道的消化功能及食物中有否阻碍消化吸收的因子等，都会影响食物的血糖指数。

GI表示这个食物与葡萄糖相比升高血糖的速度和能力。GI＜55为低GI食物（表4-19）；GI在55~70为中GI食物（表4-20）；GI＞70为高GI食物（表4-21）；低GI食物引起血糖变化小，高GI食物则引起血糖升高。

2. 影响血糖生成指数的因素

* 即使是同样的食物,由于烹调加工方法不同,血糖生成指数会不同。

* 食物的物理状态对影响血糖生成指数起重要作用：如有完整纤维外衣的谷类或豆类植物,能减慢消化的过程,降低食物的血糖生成指数。

* 淀粉的类型影响血糖生成指数：如豆类,直链淀粉含量高,血糖生成指数低；面

表4-19 低GI食物

食物类别	食　物　的　名　称
谷类	煮过的整粒小麦、大麦和黑麦,稻麸,硬质小麦面条,通心面,黑米,荞麦,强化蛋白质的面条,玉米面粥、玉米面糁等
干豆类及其制品	绿豆、绿豆挂面、蚕豆、豌豆、扁豆、红小豆、绿小豆、四季豆、黑豆汤
乳类及其制品	牛奶、全脂牛奶、脱脂牛奶、奶粉、酸奶(加糖)、酸乳酪、牛奶蛋糊(牛奶、蛋加淀粉和糖)等
蔬菜类	青豆仁
薯类	马铃薯粉条、藕粉、苕粉、魔芋、芋头等
水果类	苹果、桃、杏干、李子、樱桃、猕猴桃、柑、柚、葡萄、梨。苹果汁、水蜜桃汁、菠萝汁(未加糖)、柚子汁(未加糖)等
即食食品	全麦型或者高纤维产品,如含50%~80%大麦粒面包、黑麦粒面包、45%~50%燕麦麸面包、混合谷物面包等
混合膳食	混合膳食依赖食物的种类和比例,如馒头加芹菜炒鸡蛋、烙饼加鸡蛋炒木耳、饺子、包子、馄饨、米饭加鱼、猪肉炖粉条等。
其他	果糖、乳糖,花生主要是因为蛋白质和脂肪含量多

表4-20 中GI食物

食物类别	食　物　的　名　称
谷类	粗麦粉、大麦粉、甜玉米、玉米面粗粉、小米粥、荞麦面条、荞麦面馒头、燕麦面馒头、燕麦麸、二面窝头(玉米面加面粉)、黑五类粉等
薯类	水分少的薯类,如微烤的马铃薯、甘薯、山药等
蔬菜类	根、果类蔬菜,如甜菜
水果类	菠萝、芒果、香蕉、桔子汁、葡萄干等
即食食品	全麦粉面包、黑麦粉面包、高纤维面包、燕麦粗粉饼干、油酥脆饼干、汉堡包、即食羹、匹萨饼(含乳酪)、炸马铃薯片、酥皮糕点、冰淇淋等
混合膳食	蔬菜少的膳食,如馒头加入少量黄油、米饭加蒜苗炒鸡蛋、米饭加猪肉等

表4-21 高GI食物

食物类别	食物的名称
谷类	谷类精制食物，如小麦粉面条、富强粉馒头、烙饼、油条、好大米饭等含直链淀粉低的米饭、糙米、糯米粥、米饼等
薯类	水分多、糊化好的薯类，如马铃薯泥、煮甘薯等
蔬菜类	根、果蔬菜类，如南瓜、胡萝卜
水果类	西瓜等
即食食品	精白面包、棍子面包、小麦饼干、苏打饼干、华夫饼干、膨化薄脆饼干、蜂蜜、麦芽糖等

粉，直链淀粉含量高，血糖生成指数比豆类高。

* 纤维素含量的高低，能影响消化的过程，降低食物的GI。

3. 如何利用GI选择食物

* 同类食物中可选择硬质的、粗加工的食物，不要忘记精细加工的食物是高GI的食物。

* 多选择豆类及其制品，以及乳类食物。

* 注意选择蔬菜类和薯类：膳食纤维高的食物，无论单吃还是与粮谷类合吃，都能有效地延迟消化吸收速率，对控制、稳定血糖有好处。

* 糊化就像煮粥一样，淀粉膨胀与水融化在一起，升血糖快、高。要注意不吃长时间、高温煮好的稠粥，松软的发酵面包和点心等。

八、不同热量食谱介绍

以下所有菜谱适合普通糖尿病患者，若合并并发症者可酌情调整原料适用量。

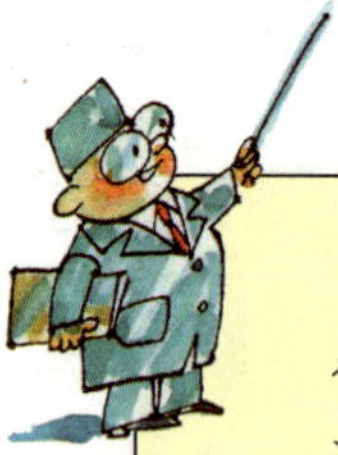

人体消化碳水化合物的快慢取决于食物中的成分和食物的加工过程：快速消化食物，或者高热量食物（糯米、煮过头的面条、巧克力蛋糕、佳得力饮料等），将导致血糖的快速上升。这会使你感到饥饿疲劳。消化缓慢的食物，或者能量缓释食物（意大利面、全麦包、没加工燕麦等），可以保持血糖水平的平稳，你会感到精力充沛、不会频频感到饥饿。同时，它还会抵制脂肪的堆积。

（一）4 185千焦（1 000千卡）食谱举例

1. 4 185千焦（1 000千卡）食谱举例一

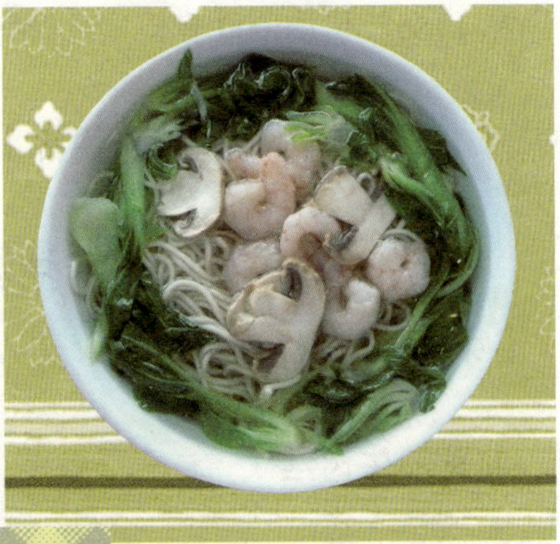

【菜名】

虾仁蘑菇菜汤面

【菜名】

彩椒炒肉片

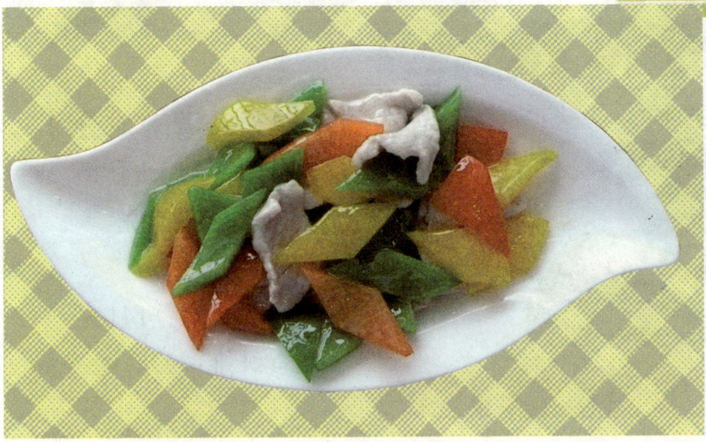

【热量和营养成分】

总热量：1 042千卡

蛋白质：43. 4克

脂肪：32. 1克

碳水化合物：144. 8克

膳食纤维：6. 57克

餐次及内容		配方	热量	营养成分
早餐	花卷馒头 牛奶	花卷馒头1只 牛奶1瓶（220毫升）	热量：294千卡	蛋白质：10.8克 脂肪：10.7克 碳水化合物：38.6克 膳食纤维：0.25克
午餐	彩椒炒肉片 蒜泥油麦菜 杂粮饭	彩椒（青、红、黄） 100克、瘦猪肉30克 油麦菜150克 大米25克、荞麦仁30克 烹调油半汤匙	热量：374千卡	蛋白质：16.3克 脂肪：10.7克 碳水化合物：53.1克 膳食纤维：4.67克
晚餐	虾仁蘑菇菜汤面	虾仁55克、蘑菇50克、 青菜100克、卷面60克 烹调油半汤匙	热量：374千卡	蛋白质：16.3克 脂肪：10.7克 碳水化合物：53.1克 膳食纤维：1.65克

2. 4 185千焦（1 000千卡）食谱举例二

【菜名】

蟹足棒菠菜

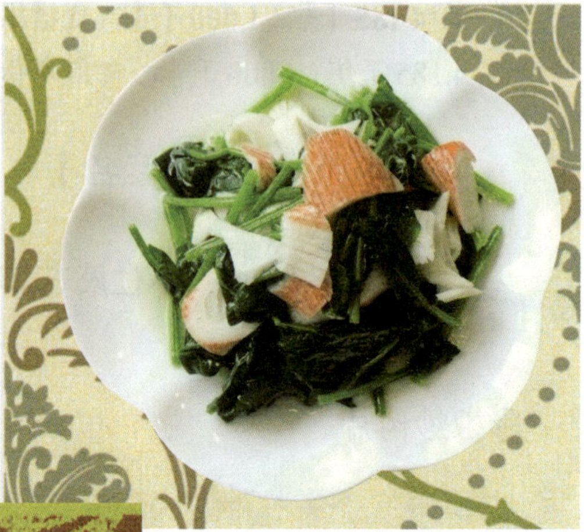

【菜名】

韭黄炒牛肉丝

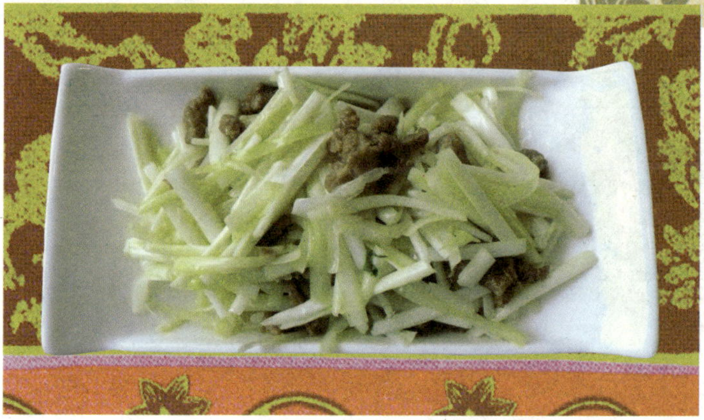

【热量和营养成分】

总热量：1 015千卡

蛋白质：40. 5克

脂肪：32克

碳水化合物：141克

膳食纤维：9.43克

餐次及内容		配方	热量	营养成分
早餐	菜包子 牛奶	菜包子1只 牛奶1瓶（220毫升）	热量：259千卡	蛋白质：10克 脂肪：10.5克 碳水化合物：31克 膳食纤维：0.94克
午餐	韭黄炒牛肉丝 冬瓜烩虾皮 杂粮饭	韭黄100克、瘦牛肉50克 冬瓜150克、虾皮少许 大米25克、燕麦仁30克 烹调油半汤匙	热量：339千卡	蛋白质：15.5克 脂肪：10.5克 碳水化合物：45.5克 膳食纤维：4.77克
晚餐	清蒸鳕鱼 红烧山药 蟹足棒菠菜汤 杂粮饭	鳕鱼75克 山药50克 蟹足棒少许、菠菜200克 大米25克、燕麦仁25克 烹调油半汤匙	热量：417千卡	蛋白质：15克 脂肪：11克 碳水化合物：64.5克 膳食纤维：3.72克

（二）5 021千焦（1 200千卡）食谱举例

1. 4 185千焦（1 000千卡）食谱举例一

【菜名】

鲜茶树菇炒牛柳

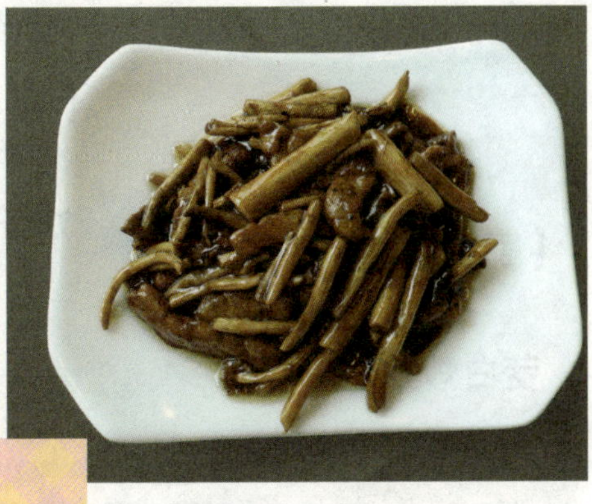

【菜名】

海带豆腐汤

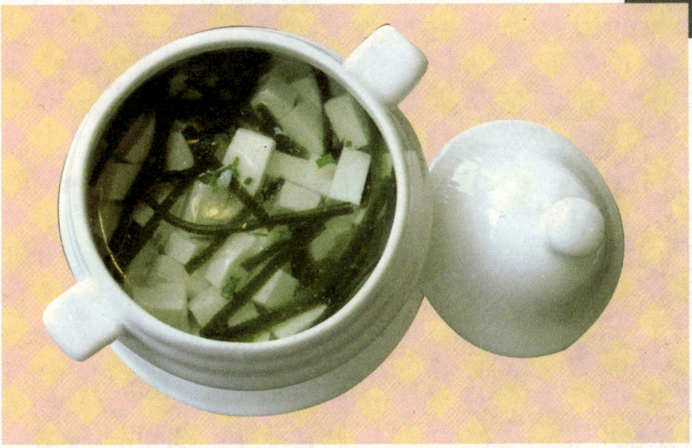

【热量和营养成分】

总热量：1 242千卡

蛋白质：59克

脂肪：43.1克

碳水化合物：154克

膳食纤维：14.8克

餐次及内容		配方	热量	营养成分
早餐	枸杞山药粥 小刀切馒头 煮鸡蛋 凉拌黄瓜	枸杞少许、山药20克、大米20克 小刀切馒头1只 鸡蛋1只（55克） 黄瓜100克、香油1克	热量：283千卡	蛋白质：14克 脂肪：7克 碳水化合物：41克 膳食纤维：2.1克
午餐	鲜茶树菇炒牛柳 生煸豆苗 杂粮饭	鲜茶树菇100克、牛柳70克 豆苗150克 大米30克、薏米35克 烹调油1汤匙	热量：557千卡	蛋白质：25.5克 脂肪：22.8克 碳水化合物：62.5克 膳食纤维：8.75克
点心	豆浆	淡豆浆半袋（200毫升）		
晚餐	莴笋拌鸡丝 海带豆腐汤 杂粮饭	莴笋100克、鸡脯肉50克 水浸海带100克、豆腐100克 大米30克、薏米35克 烹调油半汤匙	热量：402千卡	蛋白质：19.5克 脂肪：13.3克 碳水化合物：50.5克 膳食纤维：3.95克

注：1份乳类换1只鸡蛋；正餐营养成分包括餐后点心。

2. 5 021千焦（1 200千卡）食谱举例二

【菜名】

鸡汁西兰花

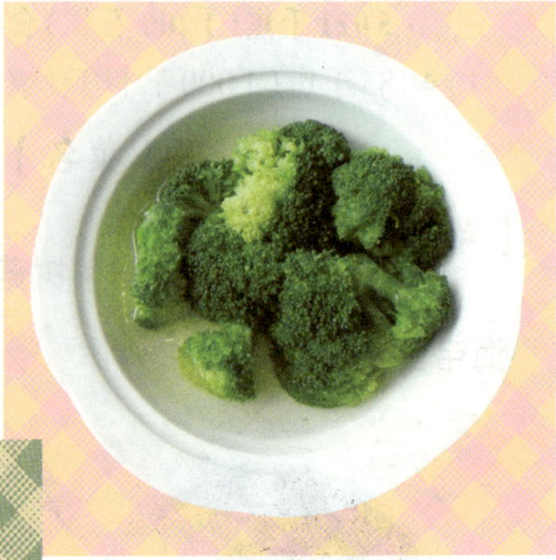

【菜名】

茭白炒鳝丝

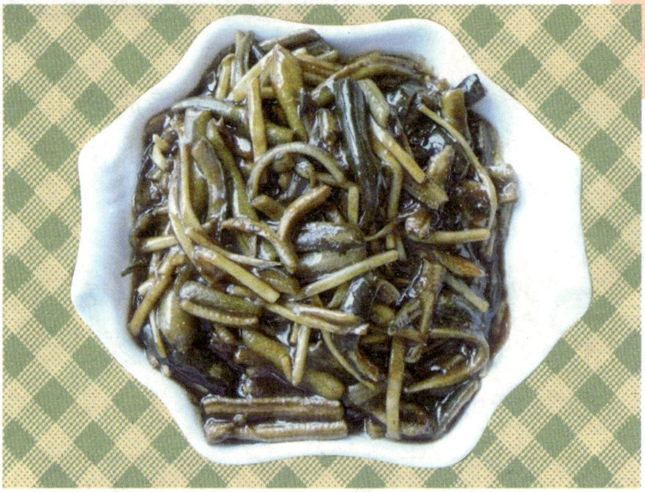

【热量和营养成分】

总热量：1 237千卡

蛋白质：54.1克

脂肪：42.2克

碳水化合物：160克

膳食纤维：13.4克

餐次及内容		配方	热量	营养成分
早餐	菜肉包子 小刀切馒头 牛奶	菜肉包子1只 （菜50克、瘦肉末10克） 小刀切馒头1只 牛奶1瓶（220毫升）	热量： 368千卡	蛋白质：14.3克 脂肪：12.3克 碳水化合物：50克 膳食纤维：2.7克
午餐	橙香鸡排 鸡汁西兰花 鸡毛菜蛋花汤 杂粮饭	鸡脯肉40克 西兰花100克 鸡毛菜50克、鸡蛋半只 大米30克、黑麦仁35克 烹调油半汤匙	热量： 424千卡	蛋白质：21克 脂肪：13.3克 碳水化合物：55克 膳食纤维：5.45克
晚餐	茭白炒鳝丝 蒜泥生菜 杂粮饭	茭白80克、鳝丝70克 生菜150克 大米30克、黑麦仁35克 烹调油1汤匙	热量： 445千卡	蛋白质：18.8克 脂肪：16.6克 碳水化合物：55克 膳食纤维：5.25克

（三）5 858千焦（1 400千卡）食谱举例

1. 5 858千焦（1400千克）食谱举例一

【菜名】

盐水鸭、酒香草头

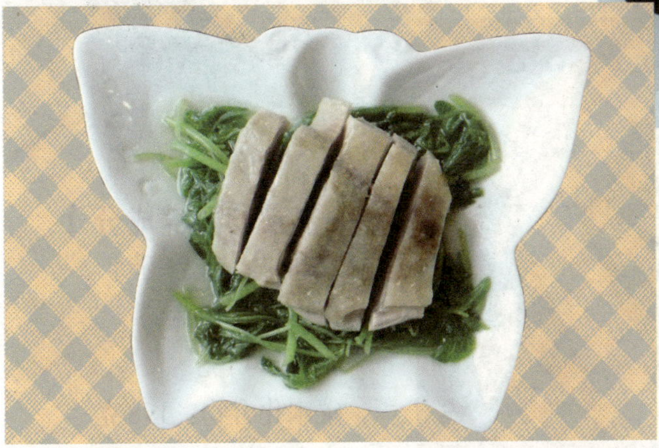

【菜名】

三丝银鱼堡

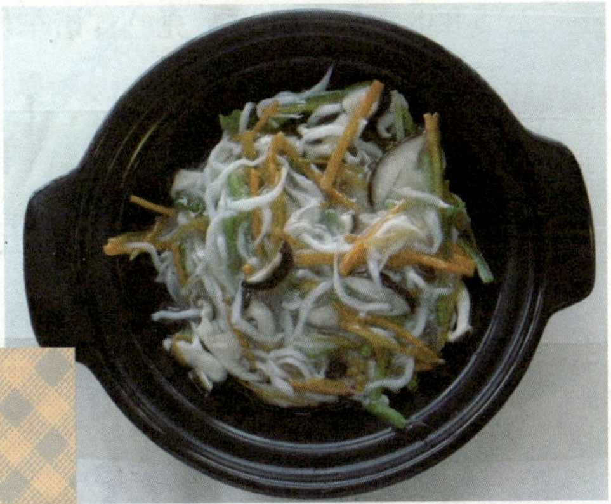

【热量和营养成分】

总热量：1 353千卡

蛋白质：57.5克

脂肪：35.4克

碳水化合物：200.8克

膳食纤维：16.65克

餐次及内容		配方	热量	营养成分
早餐	芹菜猪肉蒸饺 淡豆浆	芹菜猪肉蒸饺8只 （芹菜100克、瘦猪肉25克） 烹调油2克 淡豆浆半袋（200毫升）	热量： 312千卡	蛋白质：12.5克 脂肪：9.5克 碳水化合物：44克 膳食纤维：4.98克
午餐	盐水鸭、酒香草头 扁尖冬瓜汤 杂粮饭	鸭120克；草头150克 扁尖15克、冬瓜100克 大米30克、玉米糁35克 烹调油半汤匙	热量： 573千卡	蛋白质：27.5克 脂肪：10.4克 碳水化合物：92.3克 膳食纤维：6.01克
点心	酸奶 面包	酸奶1杯（100毫升） 面包30克		
晚餐	三丝银鱼煲 酱爆茄子 杂粮饭	银鱼50克、香菇丝20克、青椒丝20克、胡萝卜丝20克 茄子100克 大米30克、玉米糁35克 烹调油1汤匙	热量： 468千卡	蛋白质：17.5克 脂肪：15.5克 碳水化合物：64.5克 膳食纤维：5.66克

注：正餐营养成分包括餐后点心。

2. 5 858千焦（1400千克）食谱举例二

【菜名】

五彩虾仁

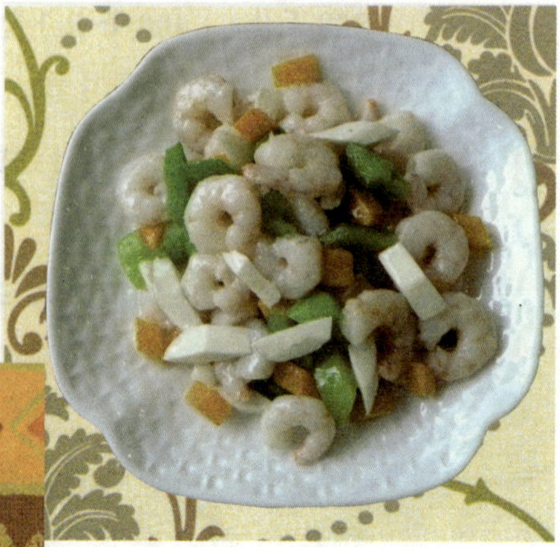

【菜名】

草菇妙芦笋

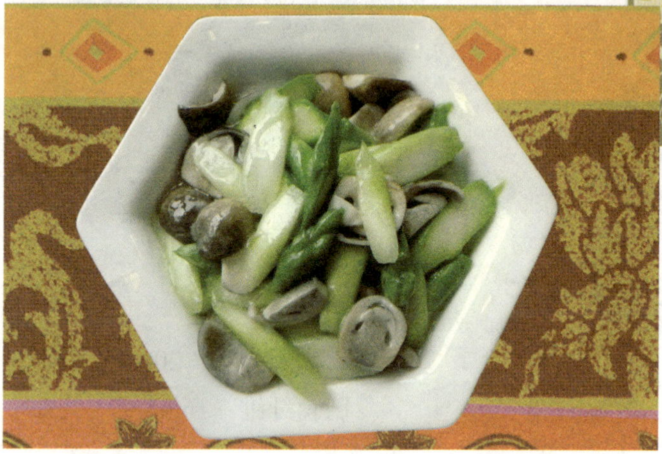

【热量和营养成分】

总热量：1 376千卡

蛋白质：49克

脂肪：43克

碳水化合物：198克

膳食纤维：15.51克

餐次及内容		配方	热量	营养成分
早餐	三明治 牛奶	面包75克、鸡脯肉20克 牛奶1瓶（220毫升）	热量：388千卡	蛋白质：16.5克 脂肪：13.5克 碳水化合物：50克 膳食纤维：0.4克
午餐	荠菜肉丝豆腐羹 草菇炒青芦笋 杂粮饭	荠菜50克、肉丝50克、豆腐100克 草菇50克、青芦笋100克 大米30克、高粱35克 烹调油半汤匙	热量：556千卡	蛋白质：24克 脂肪：14克 碳水化合物：83.5克 膳食纤维：10.37克
点心	枸杞银耳羹	银耳15克、枸杞少许		
晚餐	五彩虾仁 炒蓬蒿菜 杂粮饭	虾仁50克、茭白80克、胡萝卜10克、青椒10克 蓬高菜150克 大米30克、高粱35克 烹调油1汤匙	热量：432千卡	蛋白质：8.5克 脂肪：15.5克 碳水化合物：64.5克 膳食纤维：4.74克

注：正餐营养成分包括餐后点心。

（四）6 694千焦（1 600千卡）食谱举例

1. 6 694千焦（1600千卡）食谱举例一

【菜名】

虾仁烩蹄筋

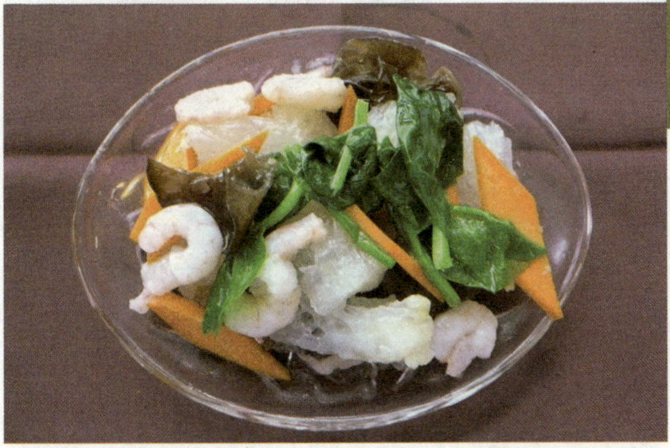

【菜名】

木耳拌银芽

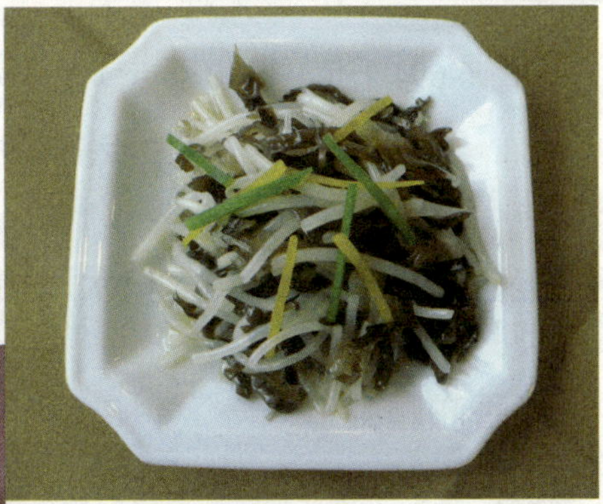

【热量和营养成分】

总热量：1 629千卡

蛋白质：68.5克

脂肪：52.5克

碳水化合物：220.5克

膳食纤维：14.69克

餐次及内容		配　方	热　量	营养成分
早餐	荷包蛋鸡毛菜汤面	鸡蛋1只（55克）、鸡毛菜100克、切面90克 烹调油半汤匙	热量：403千卡	蛋白质：16克 脂肪：11克 碳水化合物：60克 膳食纤维：1.6克
午餐	虾仁烩蹄筋 炒芸豆 杂粮饭	蹄筋50克、虾仁50克、胡萝卜10克、水发木耳10克、豆苗30克 芸豆100克 大米30克、黄小米30克 烹调油1汤匙	热量：548千卡	蛋白质：18克 脂肪：15.5克 碳水化合物：84克 膳食纤维：6.86克
点心	橙	橙1只（200克）		
晚餐	杭椒牛柳 木耳拌银芽 杂粮饭	杭椒100克、牛柳100克 水发木耳10克、绿豆芽100克 大米30克、黄小米30克 烹调油半汤匙	热量：678千卡	蛋白质：34.5克 脂肪：26克 碳水化合物：76.5克 膳食纤维：6.23克
点心	牛奶	牛奶1瓶（220毫升）		

注：正餐营养成分包括餐后点心。

2. 6 694千焦（1600千卡）食谱举例二

【菜名】

【菜名】 枸杞木耳山药鸽子汤

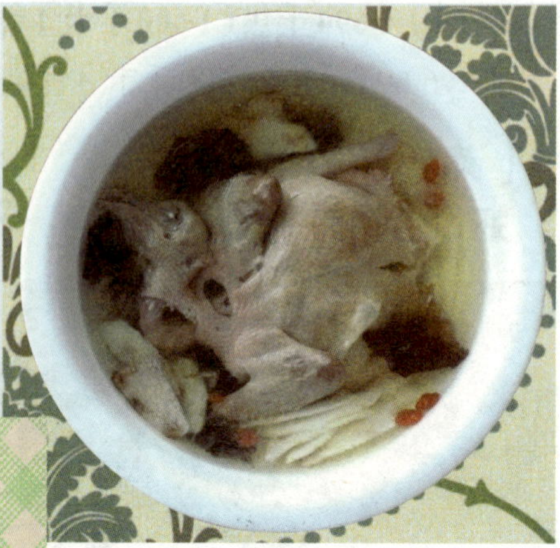

椰香咖喱虾

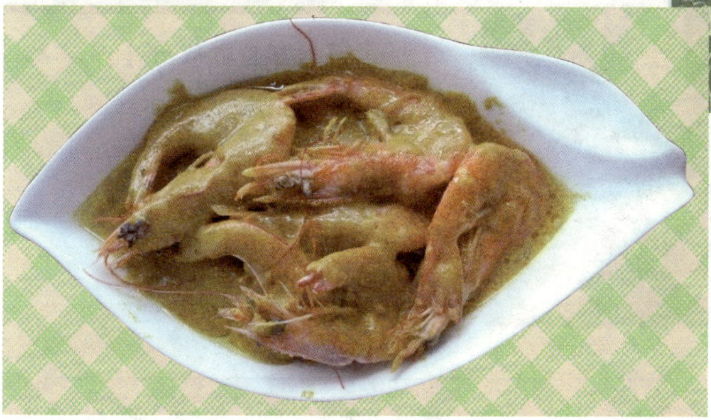

【热量和营养成分】

总热量：1 622千卡

蛋白质：68克

脂肪：52.5克

碳水化合物：219克

膳食纤维：15.54克

餐次及内容		配　　方	热　　量	营养成分
早餐	鸡肉小馄饨 葱花鸡蛋饼	鸡肉小馄饨10只（鸡脯肉25克） 面粉60克、葱花10克、芹菜末20克、鸡蛋1只（55克） 烹调油半汤匙	热量：428千卡	蛋白质：19.5克 脂肪：13.5克 碳水化合物：57克 膳食纤维：0.87克
午餐	枸杞木耳山药鸽子汤 清炒米苋 杂粮饭	枸杞少许、水发木耳10克山药50克、鸽子150克 米苋150克 大米30克、荞麦仁30克 烹调油半汤匙	热量：556千卡	蛋白质：23克 脂肪：13.5克 碳水化合物：85.5克 膳食纤维：11.29克
点心	奇异果	奇异果（猕猴桃）1只（200克）		
晚餐	椰香咖喱虾 炒杭白菜 杂粮饭	洋葱少许、椰奶少许、基围虾100克 杭白菜150克 大米30克、荞麦仁30克 烹调油半汤匙	热量：638千卡	蛋白质：25.5克 脂肪：25.5克 碳水化合物：76.5克 膳食纤维：3.38克
点心	牛奶	牛奶1瓶（220毫升）		

注：正餐营养成分包括餐后点心。

（五）7 531千焦（1 800千卡）食谱举例

1. 7 531千焦（1 800千卡）食谱举例一

【菜名】

蛋皮丝炒菠菜

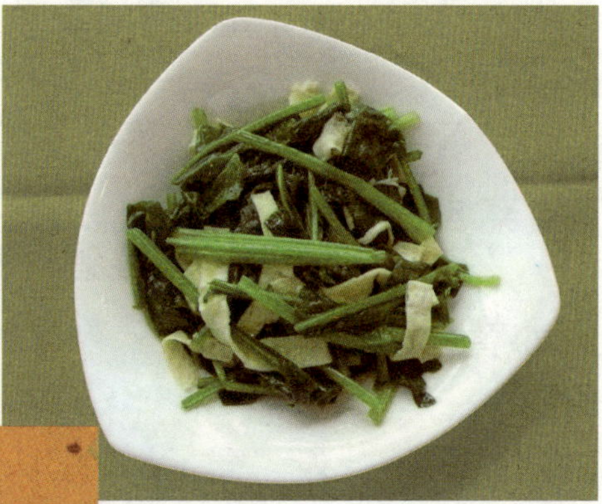

【菜名】

豆豉蒸排骨

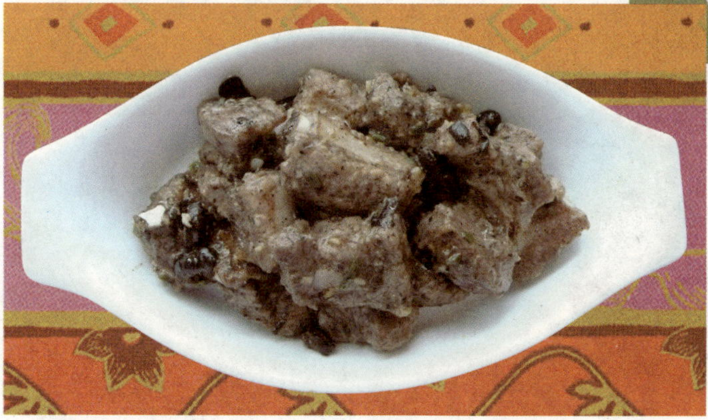

【热量和营养成分】

总热量：1 846千卡

蛋白质：71克

脂肪：63克

碳水化合物：248.5克

膳食纤维：13.15克

餐次及内容		配方	热量	营养成分
早餐	小米粥 肉包子 酸辣菜	小米30克、大米30克 肉包子1只 白菜100克	热量：298千卡	蛋白质：5.5克 脂肪：4克 碳水化合物：60克 膳食纤维：2.99克
午餐	豆豉蒸排骨 香干炒青菜 杂粮饭	排骨100克 香干25克、青菜150克 大米50克、薏米50克 烹调油1汤匙	热量：720千卡	蛋白质：33.5克 脂肪：23.5克 碳水化合物：93.5克 膳食纤维：5.41克
点心	菜瓜	菜瓜250克		
晚餐	茄汁鳊鱼 蛋皮丝炒菠菜 杂粮饭	鳊鱼150克 蛋皮丝少许、菠菜150克 大米50克、薏米50克 烹调油1汤匙	热量：828千卡	蛋白质：32克 脂肪：35.5克 碳水化合物：95克 膳食纤维：4.75克
点心	牛奶	牛奶1瓶（220毫升）		

注：正餐营养成分包括餐后点心。

2. 7 531千焦（1 800千卡）食谱举例二

【菜名】

白菜猪肉水饺

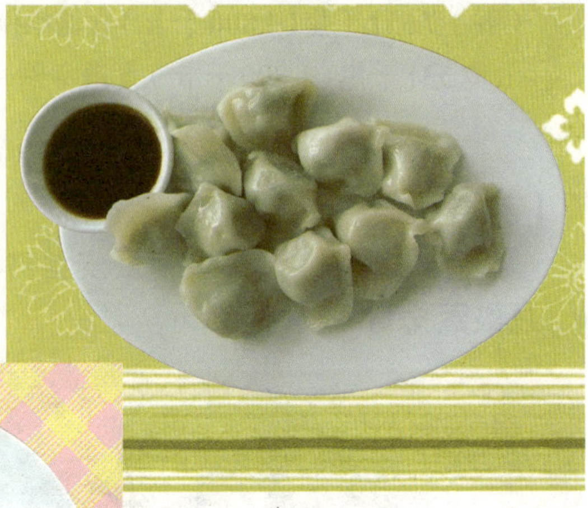

【菜名】

小黄鱼扒豆腐

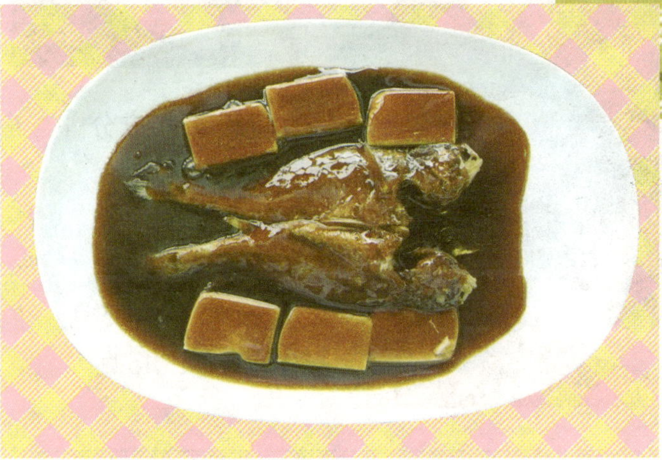

【热量和营养成分】

总热量：1 808千卡

蛋白质：72.5克

脂肪：53.5克

碳水化合物：259克

膳食纤维：15.86克

餐次及内容		配方	热量	营养成分
早餐	杂粮烙饼卷 牛奶	荞麦粉35克、面粉40克黄瓜100克、香菜末20克 牛奶1瓶（220毫升）	热量：452千卡	蛋白质：15克 脂肪：11.5克 碳水化合物：72克 膳食纤维：4.01克
午餐	白菜猪肉水饺	白菜猪肉水饺15只 （白菜250克、瘦猪肉50克、水发木耳10克） 烹调油1汤匙	热量：727千卡	蛋白质：29.5克 脂肪：21克 碳水化合物：105克 膳食纤维：5.9克
点心	菠萝	菠萝200克		
晚餐	小黄鱼扒豆腐 炒紫角叶 杂粮饭	小黄鱼150克、豆腐100克 紫角叶150克 大米50克、燕麦仁50克 烹调油1汤匙	热量：629千卡	蛋白质：28克 脂肪：21克 碳水化合物：82克 膳食纤维：5.95克

注：正餐营养成分包括餐后点心。

（六）8 368千焦（2 000千卡）食谱举例

1. 8 368千焦（2 000千卡）食谱举例一

【菜名】

木耳芦笋炒鸭片

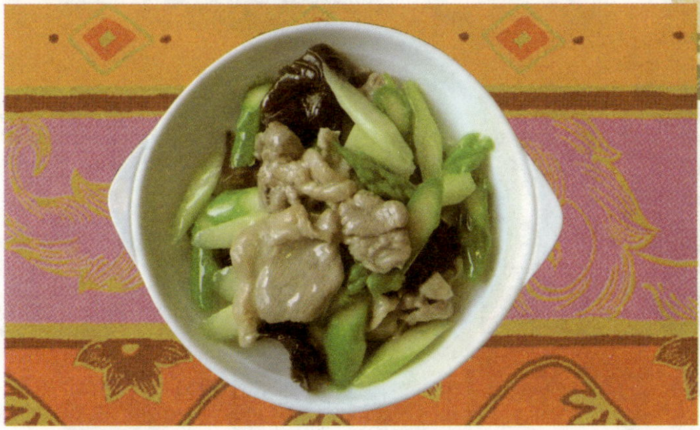

【菜名】

菜肉馄饨

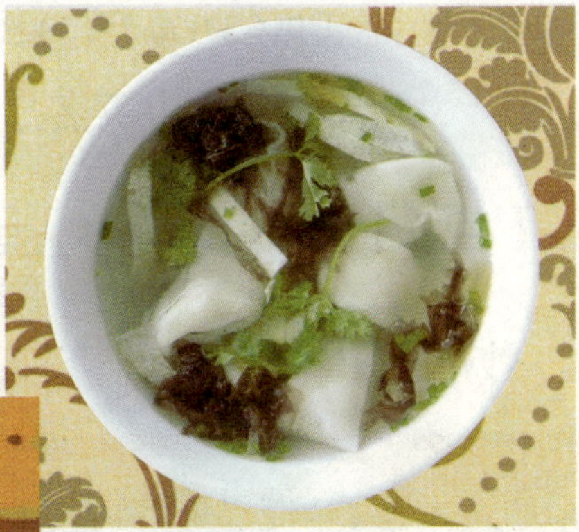

【热量和营养成分】

总热量：1 994千卡

蛋白质：83.5克

脂肪：59.5克

碳水化合物：286克

膳食纤维：20.05克

餐次及内容		配方	热量	营养成分
早餐	全麦面包 火腿片 牛奶咖啡	全麦面包110克 火腿片20克 脱脂牛奶1瓶（220毫升）、咖啡粉10克	热量：517千卡	蛋白质：23克 脂肪：16.5克 碳水化合物：69克 膳食纤维：5.73克
午餐	木耳芦笋炒鸭片 香菇炒卷心菜 杂粮饭	水发木耳20克、青芦笋100克、鸭片70克 香菇20克、卷心菜150克 大米50克、黑麦仁50克 烹调油1汤匙	热量：721千卡	蛋白质：26.5克 脂肪：18.8克 碳水化合物：111.5克 膳食纤维：11.58克
点心	绿豆百合汤	绿豆15克、百合15克		
晚餐	菜肉馄饨	菜肉馄饨15只（青菜200克、瘦肉末50克、香干25克） 烹调油半汤匙	热量：756千卡	蛋白质：34克 脂肪：24.2克 碳水化合物：105.5克 膳食纤维：2.74克
点心	牛奶 全麦面包	牛奶1瓶（220毫升）、 全麦面包20克		

注：正餐营养成分包括餐后点心，水果1份换成牛奶1份。

2. 8 368千焦（2 000千卡）食谱举例二

【菜名】

排骨木耳冬瓜汤

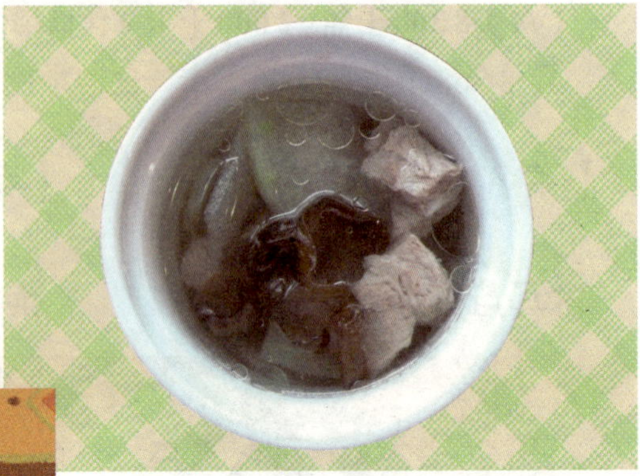

【菜名】

炒荷兰豆

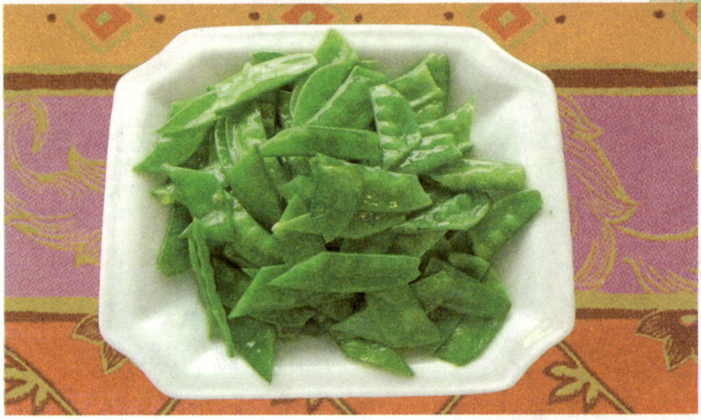

【热量和营养成分】

总热量：2 036千卡

蛋白质：84克

脂肪：55.7克

碳水化合物：310克

膳食纤维：19.09克

餐次及内容		配方	热量	营养成分
早餐	鸡丝银芽拌面 紫菜汤	鸡丝40克、银芽80克、青椒10克、卷面100克、花生酱5克 紫菜5克	热量：486千卡	蛋白质：18克 脂肪：10克 碳水化合物：81克 膳食纤维：4.12克
午餐	排骨木耳冬瓜汤 炒鸡毛菜 杂粮饭	排骨100克、水发木耳20克、冬瓜100克 鸡毛菜100克 大米50克、黄小米50克 烹调油半汤匙	热量：740千卡	蛋白质：32克 脂肪：17.5克 碳水化合物：124克 膳食纤维：9.17克
点心	苹果	苹果1只（200克）		
晚餐	醋熘鲈鱼 炒荷兰豆 杂粮饭	鲈鱼150克 荷兰豆150克 大米50克、黄小米50克 烹调油1汤匙	热量：810千卡	蛋白质：34克 脂肪：28.2克 碳水化合物：105克 膳食纤维：5.8克
点心	牛奶 苏打饼干	牛奶1瓶（220毫升） 苏打饼干2块		

注：正餐营养成分包括餐后点心。

（七）9 205千焦（2 200千卡）食谱举例

1. 9 205千焦（2 000千卡）食谱举例一

【菜名】

苦瓜肉片

【菜名】

红烩牛肉

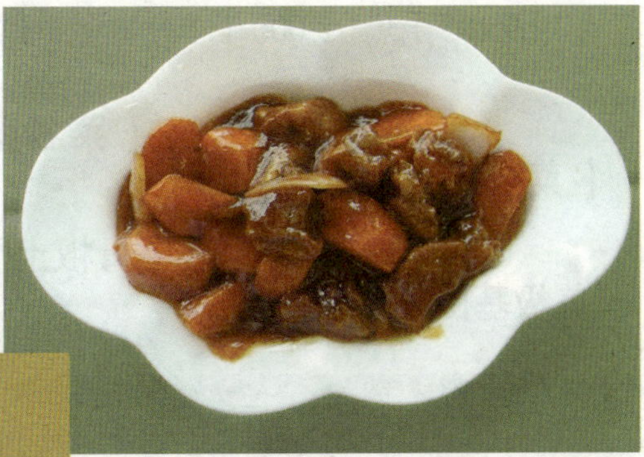

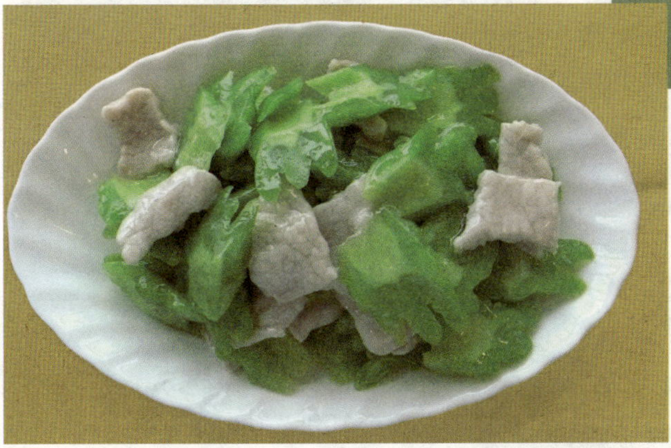

【热量和营养成分】

总热量：2 175千卡

蛋白质：83.5克

脂肪：56.5克

碳水化合物：333克

膳食纤维：20.85克

餐次及内容		配方	热量	营养成分
早餐	鸡肉卷 牛奶红茶	面粉115克、鸡脯肉20克、生菜50克、干酪10克 牛奶1瓶（220毫升）、红茶叶少许	热量：645千卡	蛋白质：21克 脂肪：18.8克 碳水化合物：98克 膳食纤维：2.42克
午餐	红烩牛肉 炒塌菜 杂粮饭	牛肉100克、洋葱50克、胡萝卜20克 塌菜150克 大米60克、玉米糁65克 烹调油1汤匙	热量：812千卡	蛋白质：31.5克 脂肪：21.5克 碳水化合物：123克 膳食纤维：10.01克
点心	杨桃	杨桃300克		
晚餐	苦瓜肉片 拌蓬蒿菜 杂粮饭	苦瓜100克、瘦猪肉50克 蓬蒿菜150克 大米60克、玉米糁65克 烹调油半汤匙	热量：718千卡	蛋白质：31克 脂肪：16.2克 碳水化合物：112克 膳食纤维：8.42克
点心	南瓜汤 小刀切馒头	南瓜30克 小刀切馒头1只		

注：正餐营养成分包括餐后点心。

1. 9 205千焦(2 000千卡)食谱举例二

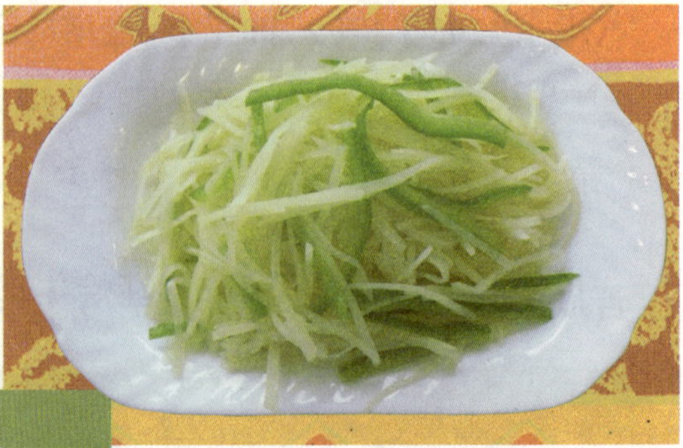

【菜名】

青椒土豆

【菜名】

美极基围虾

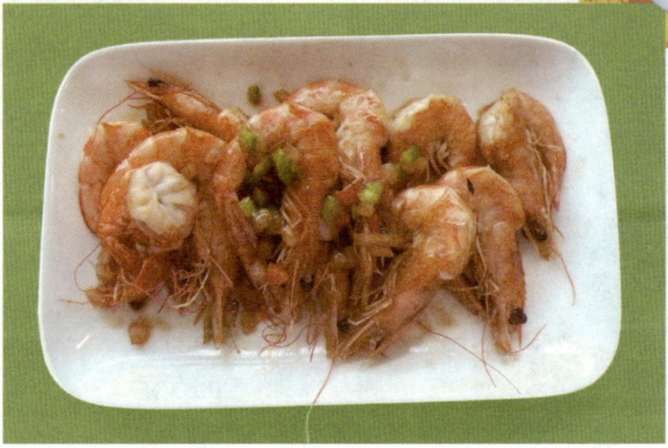

【热量和营养成分】

总热量：2 149千卡

蛋白质：70克

脂肪：62.5克

碳水化合物：329克

膳食纤维：28.67克

餐次及内容		配　方	热　量	营养成分
早餐	玉米粥 花卷馒头 五香豆腐干 酱菜	玉米30克、大米50克 花卷馒头1只 五香豆腐干1块 小包装酱菜1包	热量：409千卡	蛋白质：13克 脂肪：7克 碳水化合物：76克 膳食纤维：3.98克
午餐	水氽菜肉圆 青椒土豆丝 杂粮饭	瘦肉末50克、荠菜30克、白菜30克 青椒50克、土豆100克 大米50克、高粱50克 烹调油1汤匙	热量：842千卡	蛋白质：23克 脂肪：22克 碳水化合物：138克 膳食纤维：16.87克
点心	草莓	草莓300克		
晚餐	美极基围虾 金针菇炒青菜 杂粮饭	基围虾150克 金针菇30克、青菜120克 大米60克、高粱65克 烹调油1汤匙	热量：898千卡	蛋白质：34克 脂肪：33.5克 碳水化合物：115克 膳食纤维：7.82克
点心	牛奶	牛奶1瓶(220毫升)		

注：正餐营养成分包括餐后点心。

（八）10 042千焦（2 400千卡）食谱举例

1. 10 042千焦（2 400千卡）食谱举例一

【菜名】

木耳西兰花炒肉片

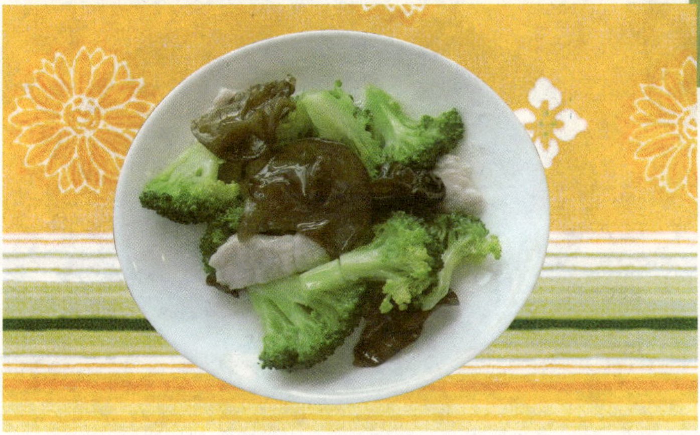

【菜名】

竹荪烧草鱼

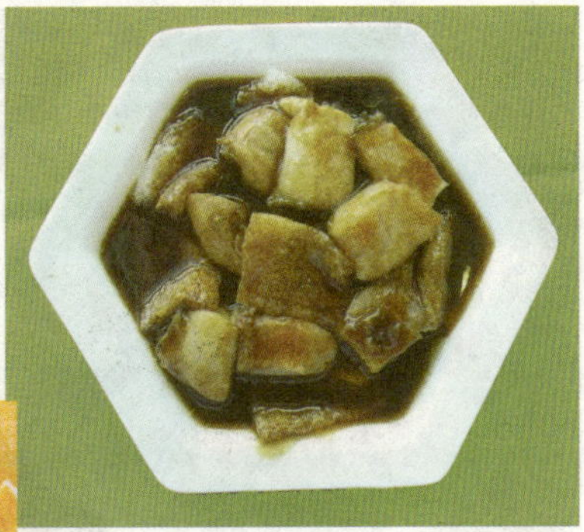

【热量和营养成分】

总热量：2 420千卡

蛋白质：89克

脂肪：62.6克

碳水化合物：375克

膳食纤维：32.21克

餐次及内容		配方	热量	营养成分
早餐	杂粮鸡蛋饼 番茄 淡豆浆	荞麦60克、面粉60克、鸡蛋1只（55克）、烹调油半汤匙 番茄100克 淡豆浆半袋（200毫升）	热量：620千卡	蛋白质：21克 脂肪：17.3克 碳水化合物：95克 膳食纤维：6.97克
午餐	木耳西兰花炒肉片 香干炒黄豆芽 杂粮饭	水发木耳20克、西兰花80克、瘦猪肉50克 豆腐干半块、黄豆芽100克 大米75克、黑麦仁75克 烹调油1汤匙	热量：953千卡	蛋白质：39克 脂肪：25克 碳水化合物：143克 膳食纤维：10.35克
点心	葡萄	葡萄200克		
晚餐	竹荪烧草鱼 炒橄榄菜 杂粮饭	竹荪25克、草鱼200克 橄榄菜150克 大米70克、黑麦仁70克 烹调油半汤匙	热量：847千卡	蛋白质：29克 脂肪：20.3克 碳水化合物：137克 膳食纤维：14.89克
点心	淡豆浆 苏打饼干	淡豆浆1袋（200毫升） 苏打饼干2块		

注：正餐营养成分包括餐后点心。

2. 10 042千焦（2 400千卡）食谱举例二

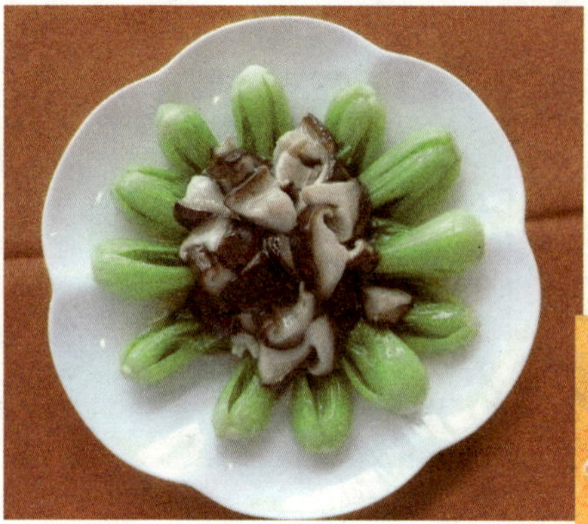

【菜名】

香茹菜心

【菜名】

刀豆鸡丝

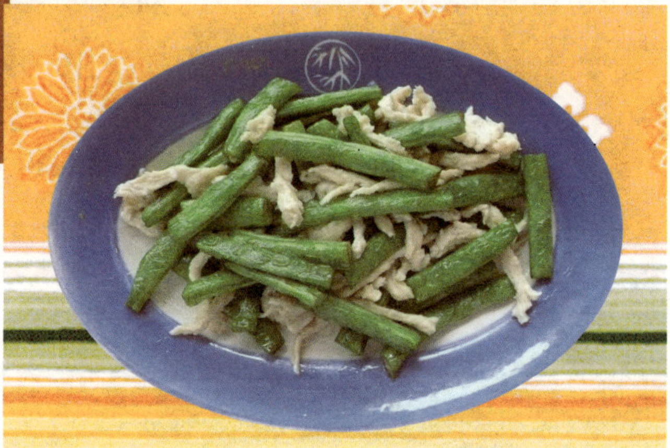

【热量和营养成分】

总热量：2 349千卡

蛋白质：93克

脂肪：52.5克

碳水化合物：374克

膳食纤维：26.9克

餐次及内容		配方	热量	营养成分
早餐	青椒茭白鳝丝面 脱脂牛奶	青椒20克、茭白100克、鳝丝90克、卷面100克 脱脂牛奶1瓶（220毫升）	热量：580千卡	蛋白质：25克 脂肪：12克 碳水化合物：93克 膳食纤维：2.08克
午餐	洋葱炒蛋 香菇菜心 杂粮饭	洋葱50克、鸡蛋2只、鸡蛋清2只 香菇20克、菜心100克 大米75克、黄小米75克 烹调油1汤匙	热量：941千卡	蛋白质：37克 脂肪：25克 碳水化合物：140克 膳食纤维：11.36克
点心	西瓜	西瓜750克		
晚餐	刀豆炒鸡丝 炒紫角叶 杂粮饭	刀豆80克、鸡丝70克 紫角叶100克 大米75克、黄小米75克 烹调油1汤匙	热量：827.5千卡	蛋白质：31克 脂肪：15.5克 碳水化合物：141克 膳食纤维：13.46克
点心	南瓜百合汤 麸皮面包	南瓜30克、百合15克 麸皮面包30克		

注：正餐营养成分包括餐后点心。

九、不同热量菜谱制作

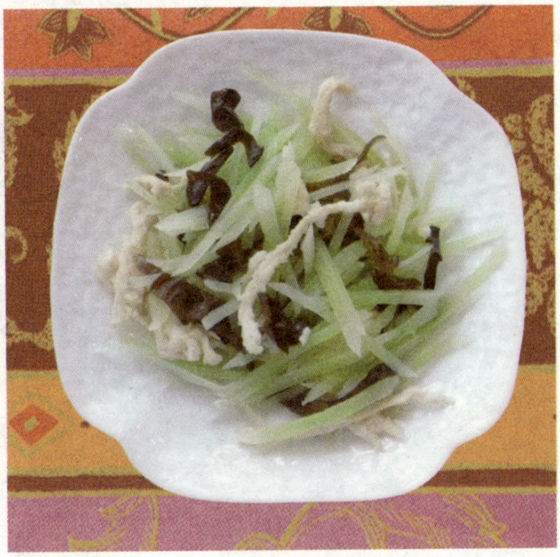

【菜名】

莴笋拌鸡丝（热量：139千卡）

【配料】莴笋150克、鸡脯肉80克、水发木耳20克、盐2克、味精、麻油少许。

【制法】① 莴笋洗净，切成丝，加少许盐，腌制片刻，挤干水分；② 鸡脯肉洗净，腌制入味后，在水中氽熟，撕成丝；③ 木耳洗净，焯水，撕成小朵；④ 放入少许调味品、莴笋、鸡丝、木耳拌匀后装盆。

【特点】莴笋含糖量偏低，烟酸含量丰富，钾离子含量较高，不但是胰岛素激活剂，还可降低血压和预防心律紊乱。鸡肉蛋白质含量较高，氨基酸种类多，消化率高，易被人体吸收利用。两者搭配可以暖胃益气、增强体力，强壮身体。

【营养成分】蛋白质：17.5克；脂肪：5.9克；碳水化合物：4.2克；膳食纤维：1.27克；钠：862.4毫克。

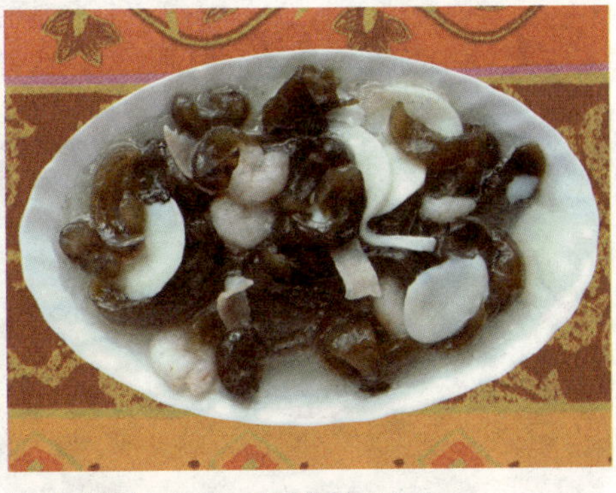

【菜名】

酸辣三鲜烩海参（热量：130千卡）

【配料】水发海参90克、虾仁50克、火腿10克、鸡蛋白1只、水发木耳20克、盐1.5克。

【制法】① 海参、虾仁、火腿、木耳焯水；② 海参、鸡蛋白切成丁、火腿切成末；③ 在锅内加高汤及所有原料，放入调味品；④ 准备一个碗，放入醋和胡椒粉，把烧好的菜倒在碗内，稍搅拌即可。

【特点】海参胆固醇含量几乎为零，蛋白质、氨基酸、维生素、微量元素含量丰富，有增强免疫力、降低胆固醇的作用，对高血压、血管硬化、冠心病等有良好的疗效。

【营养成分】蛋白质：19.6克；脂肪：5.1克；碳水化合物：1.5克；膳食纤维：0.52克；钠：814.9毫克。

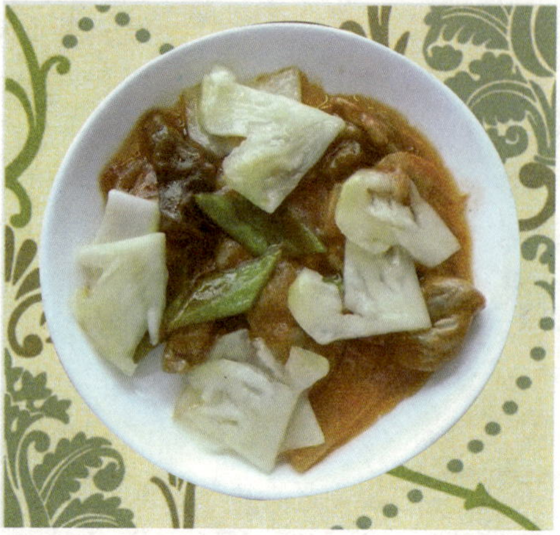

【菜名】

菠萝炒鸭片（热量：210千卡）

【配料】鸭脯肉100克、笋片50克、青椒50克、菠萝25克、水发木耳少许、油10克、盐2克

【制法】① 鸭脯肉洗净，切成片，上浆，滑油；② 锅内放水、番茄酱、山楂酱、辣酱油、盐、糖、味精，加入鸭脯肉、笋片、青椒、木耳，翻炒，勾芡后放入菠萝片拌匀，起锅。

【特点】鸭肉蛋白质含量高，而所含的饱和脂肪酸的量比猪、羊肉少，有滋阴补血、清肺解热、消水肿等功效。菠萝中有“菠萝朊酶”，能帮助消化系统分解和消化蛋白质。菠萝与鸭肉搭配可以起到帮助消化、吸收的作用。

【营养成分】蛋白质：16.9克；脂肪：11.7克；碳水化合物：9.3克；膳食纤维：1.93克；钠：848.8毫克。

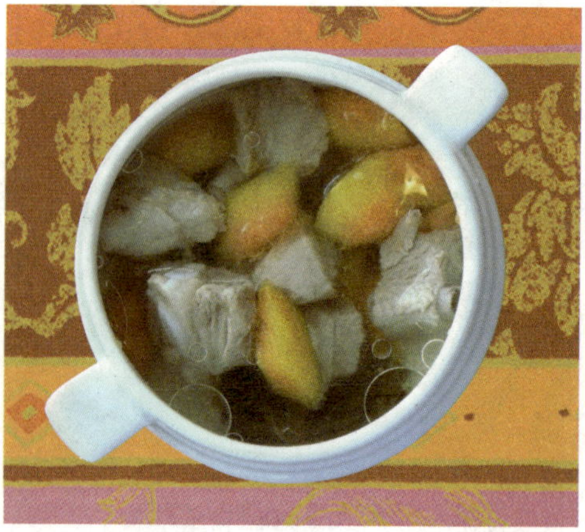

【菜名】

木瓜炖排骨（热量：266千卡）

【配料】木瓜200克、猪排骨150克、木耳少许、盐1克。

【制法】① 木瓜（不能太熟）去皮、籽，洗净，切成块；② 排骨洗净，焯水；③ 木耳洗净，撕成小朵；④ 所有原料放入炖锅内，调味，加盖，炖至排骨酥软，调味即可。

【特点】木瓜不但维生素C含量丰富，还含有17种以上氨基酸及多种营养元素。猪肉中的蛋白质大部分集中在瘦肉中，瘦肉中还含有血红蛋白，可以起到补铁的作用。木耳和排骨搭配可以促进铁的吸收，预防贫血。

【营养成分】蛋白质：16.2克；脂肪：16.8克；碳水化合物：12.4克；膳食纤维：1.6克；钠：886.5毫克。

【菜名】

罗汉上素（热量：200千卡）

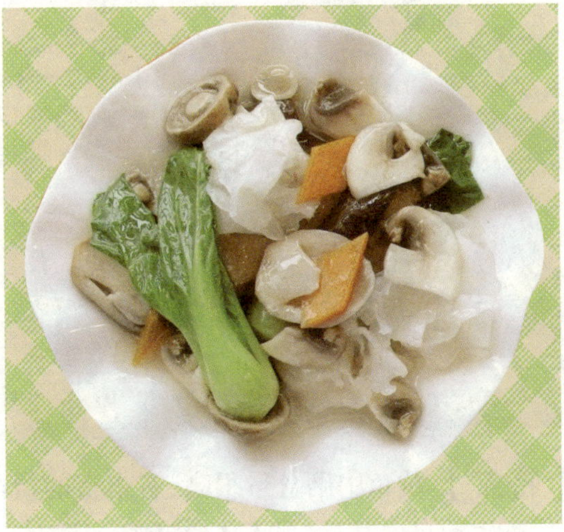

【配料】蘑菇50克、干香菇15克、草菇100克、银耳15克、笋片25克、胡萝卜25克、菜心4棵、油10克、盐2克。

【制法】①香菇、银耳泡软，去蒂，洗净；②蘑菇、草菇洗净，焯水，沥干水分；③笋片、胡萝卜焯水；④锅内放入素油，将所有原料放入锅内炒匀，加水，调味，勾芡，淋少许香油，出锅。

【特点】菌菇类食品含氨基酸、多种维生素和微量元素、植物纤维，有保持正常糖代谢、预防糖尿病、降血脂、降低胆固醇、促进食欲、恢复免疫功能的作用。

【营养成分】蛋白质: 9.9克; 脂肪: 10.9克; 碳水化合物: 15.7克; 膳食纤维: 12.28克; 钠：895.5毫克。

【菜名】

蠔油蘑菇炒鸡块（热量: 266千卡）

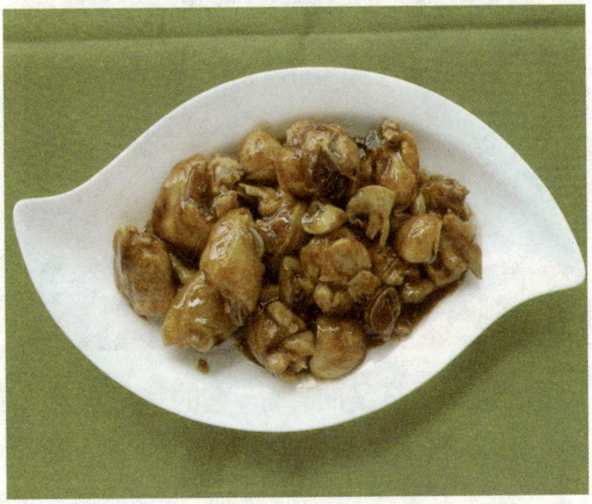

【配料】蘑菇100克、鸡脯肉100克、油10克、盐2克。

【制法】①蘑菇洗净，焯水，待用；②鸡脯肉洗净，切成块，上浆，滑油；③投入葱、姜煸香，放入蘑菇、鸡块，加入蠔油等调味，略炒，勾芡后起锅。

【特点】本菜蛋白质含量较高，氨基酸丰富，可增强免疫力。

【营养成分】蛋白质：23.4克；脂肪：17.3克；碳水化合物：4.2克；膳食纤维：1.3克；钠：815.5毫克。

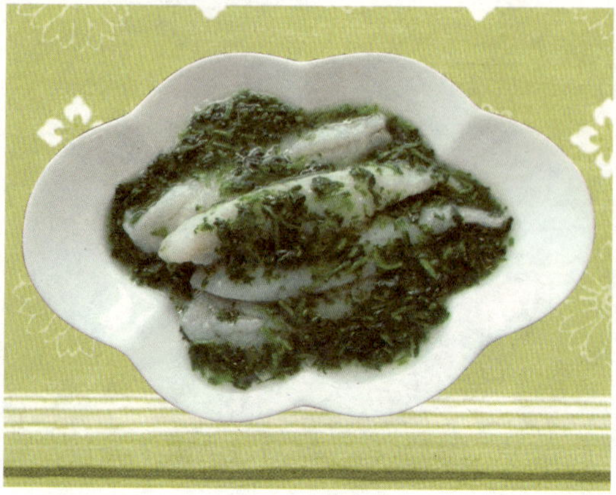

【菜名】

荠菜烩黄鱼（热量：114千卡）

【配料】荠菜50克、黄鱼150克、油5克、盐2克。

【制法】①黄鱼洗净，片成鱼脯，上浆，滑油；②荠菜焯水，挤干水分，剁碎；③锅内放高汤、黄鱼脯，加调味品，胡椒粉少许，而后放荠菜末，烧开勾芡，淋上香油起锅。

【特点】黄鱼中硒含量很高，有丰富的蛋白质、微量元素和维生素，能清除人体代谢产生的自由基，增强人体免疫力。

【营养成分】蛋白质：14.1克；脂肪：6克；碳水化合物：0.8克；膳食纤维：0.7克；钠：880.2毫克。

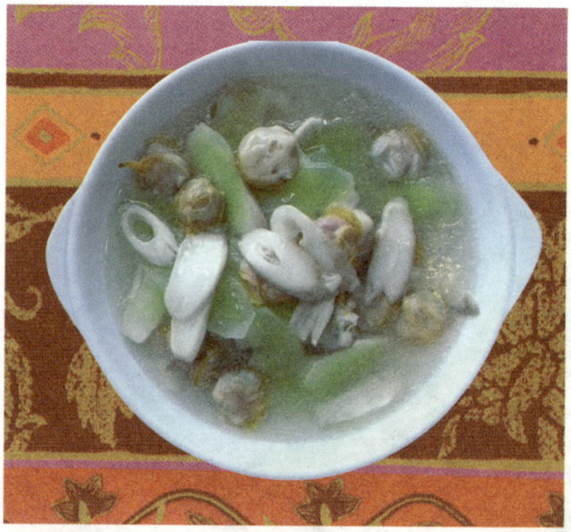

【菜名】

鲍汁蛤蜊烩双片（热量：64千卡）

【配料】蛤蜊肉100克、鸡腿菇100克、莴笋50克、盐1克。

【制法】①蛤蜊烫熟，拆肉，洗净沙子；②鸡腿菇切片，氽水，莴笋切片待用；③锅内放入高汤、鲍汁、鸡腿菇片，加入盐、味精、少许胡椒粉调味，而后放入莴笋、蛤蜊肉，勾芡，淋上香油起锅。

【特点】鸡腿菇是一种典型的高蛋白、低脂肪、低热量的食品，它的赖氨酸和亮氨酸含量十分丰富，并含有多种矿物质、微量元素和维生素。蛤蜊含一种具有降低血清胆固醇作用的物质，可以降低胆固醇含量。本菜可以降低血糖、调节血脂，非常适合糖尿病患者食用。

【营养成分】蛋白质：10.2克；脂肪：0.9克；碳水化合物：3.7克；膳食纤维：4.45克；钠：792.3毫克。

【菜名】

凉拌木耳（热量：98千卡）

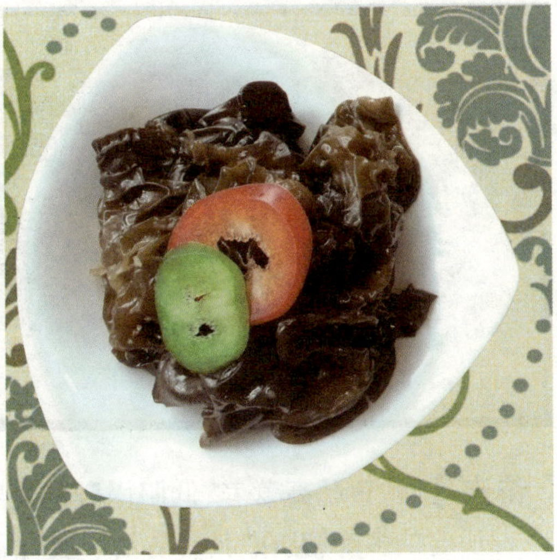

【配料】水发木耳250克、酱油10毫升。

【制法】①木耳洗净、焯水后，沥干水分；②放芥末、蒜茸、鲜酱油、醋、糖、味精，倒入木耳拌匀，淋上香油即可。

【特点】木耳含有多种氨基酸、较多的胶质，有补血、活血、止血的功效，还可清胃涤肠，起到“清道夫”的作用，常吃能保持身体健康。被誉为“素中之荤”。

【营养成分】蛋白质：3.8克；脂肪：5.5克；碳水化合物：8.5克；膳食纤维：6.5克；钠：597毫克。

【菜名】

竹荪烧草鱼（热量：141千卡）

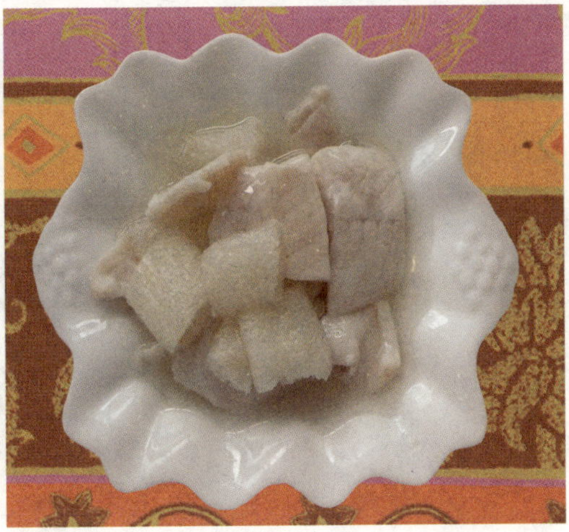

【配料】竹荪20克、草鱼150克、盐2克。

【制法】①竹荪洗净切成段，草鱼洗净切成块；②鱼用油稍煎后，加入竹荪、姜、葱、水、调味品，烧沸后改文火焖；③勾薄芡，出锅。

【特点】竹荪含有19种氨基酸，其中包括8种人体必需的氨基酸，可以增强免疫力。

【营养成分】蛋白质：18.4克；脂肪：4.8克；碳水化合物：6克；膳食纤维：6.32克；钠：861.3毫克。

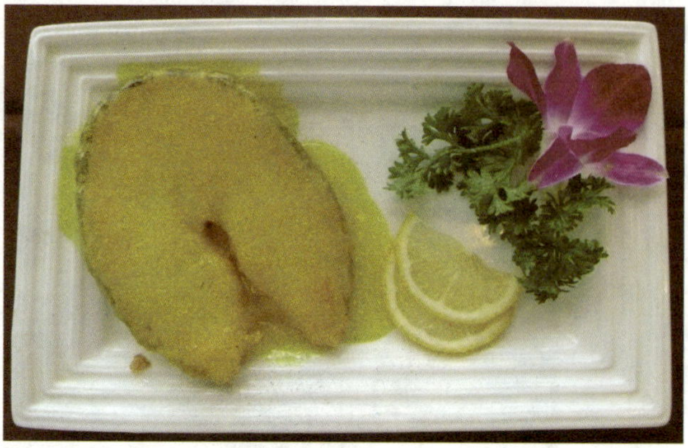

【菜名】

香橙银鳕鱼（热量：124千卡）

【配料】银鳕鱼200克、黄油5克、柠檬半只、盐2克。

【制法】①银鳕鱼加盐、葡萄酒腌制入味；②盘中放入鱼、黄油，用微波炉烤熟；③在鱼块上挤几滴柠檬汁即可。

【特点】鳕鱼是高营养、低胆固醇的食物，易被人体吸收，是老少皆宜的食品。鳕鱼所含的多烯脂肪酸具有防治心血管病的功效，还可增加免疫力。

【营养成分】蛋白质：18.5克；脂肪：5.4克；碳水化合物：0.5克；膳食纤维：—；钠：905.5毫克。

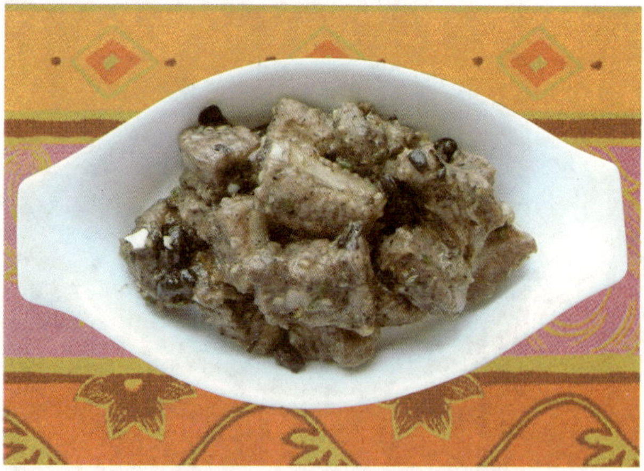

【菜名】

豆豉蒸排骨（热量：211千卡）

【配料】排骨150克、淡豆豉、蒜肉、盐2克。

【制法】①淡豆豉、蒜肉剁成茸，加少许油煸炒，冷却，待用；②排骨洗净，切成块，加盐、料酒及煸炒过的豆豉蒜茸腌制；③将腌制过的排骨装盘，入锅蒸熟，滤掉油水即可。

【特点】本菜有补肾益肝，补中益气的作用。

【营养成分】蛋白质：15.4克；脂肪：16.6克；碳水化合物：—；膳食纤维：—；钠：830.5毫克。

【菜名】

鲜辣牛柳茶树菇煲（热量：272千卡）

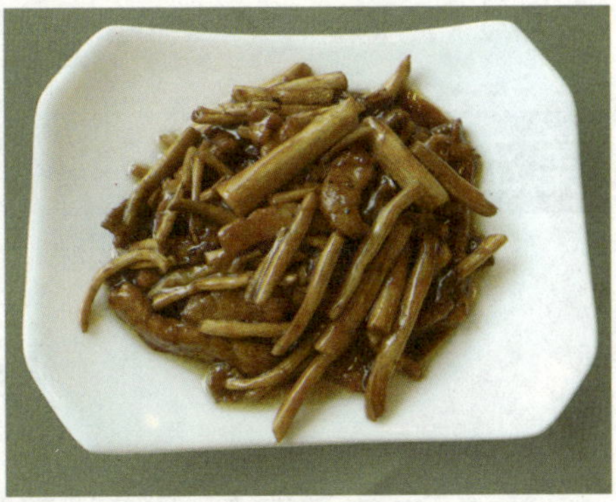

【配料】茶树菇200克、牛柳110克、洋葱50克、油10克、干椒、泡椒各若干、盐2克。

【制法】① 在锅中放油煸炒茶树菇，使茶树菇脱掉水；② 牛柳上浆、滑油；③ 洋葱、干椒、泡椒煸香，倒去锅中的油；④ 将所有原料在锅内炒匀，加入少量高汤，烧开，调味，盛入事先准备好的煲中；⑤ 将煲烧滚即可。

【特点】本菜含锌、硒和多种氨基酸，能刺激食欲、增加免疫力，有补脾胃、养五脏、益气血、强筋骨的功效。

【营养成分】蛋白质：25.2克；脂肪：13.1克；碳水化合物：13.3克；膳食纤维：8.55克；钠：854.3毫克。

【菜名】

蟹肉扒豆苗（热量：165千卡）

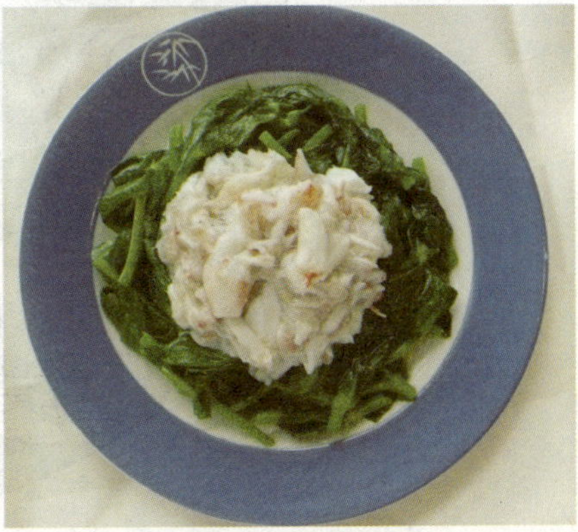

【配料】花蟹或梭子蟹半只、豆苗150克、鸡蛋白1只、油5克、蒜肉2瓣、盐1.5克。

【制法】① 蟹隔水蒸熟拆肉，豆苗洗净，待用；② 在沸水中加少许油，倒入豆苗稍烫片刻，捞起，沥干水分；③ 蒜肉拍扁，爆香，放豆苗急炒数下，盛入碟中；④ 锅中加入水烧开，加入蟹肉，鸡蛋白，调味，勾薄芡，盛起堆放在豆苗上。

【特点】螃蟹肉含有牛磺酸和有抗酸化作用的胡萝卜素，能起到预防动脉硬化、防止机体老化、保持血压正常、强化心肺功能、预防贫血的效果。

【营养成分】蛋白质：19.2克；脂肪：7.1克；碳水化合物：6.2克；膳食纤维：2.5克；钠：919.2克。

第五章

运动治疗

一、运动对糖尿病治疗的影响

任何人都需要运动。运动的过程是机体消耗能量的过程，通过运动，血糖被降低了，胰岛素的效用被提高了，与血糖有关的一些代谢指标（如糖化血红蛋白）被改善了。

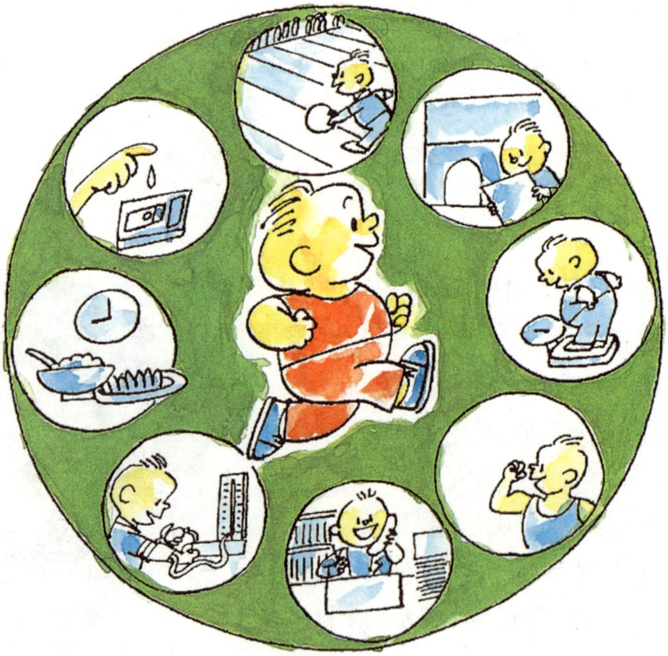

有计划地进行运动，是增进身心健康的法宝之一，要拟定一个适合自己的运动锻炼计划

运动中脂肪也会被不同程度的消耗，肥胖的患者体重会有所下降，相对的肌肉组织成分增加。另外，运动还能促进血液在血管中的流动，增强心脏及呼吸的功能。加强骨骼的坚韧性、放松心情和增加体力。所以运动可以说是增进身心健康的法宝之一。

接受胰岛素注射的糖尿病患者，进行适当的运动，可以协助胰岛素在体内充分地发挥治疗的效果。糖尿病患者并发血脂异常、血管硬化及胆结石症的机会要比一般人高。适当运行可以改善脂代谢，减轻这些并发症的发生率。

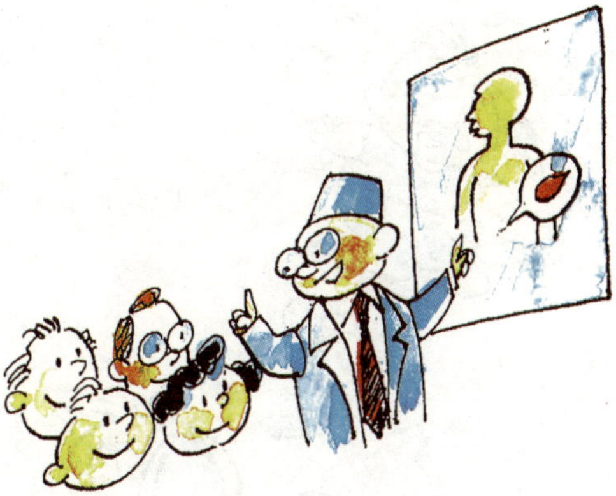

有氧运动与无氧运动对身体的影响

二、如何做运动

（一）有氧运动与无氧运动

体育运动有“有氧运动”和“无氧运动”之分。“有氧”和“无氧”是根据体内氧代谢状况，其区别标志是每分钟的心脏跳动次数和呼吸的频率。糖尿病患者在锻炼时应采用有氧运动。

1. 有氧运动

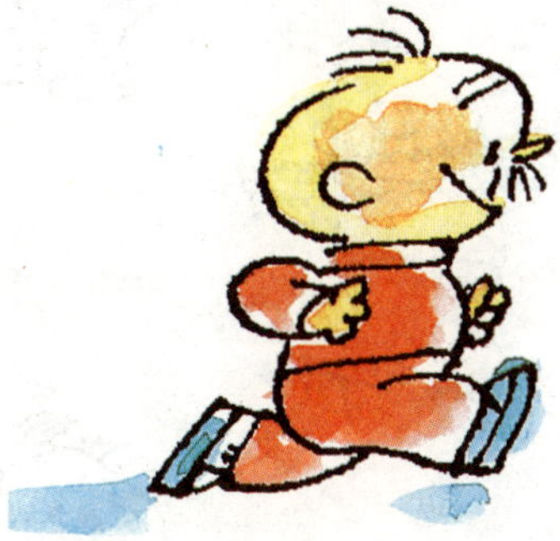

有氧运动是指强度小，节奏慢，运动后心脏跳动不过快，呼吸平缓的一般运动

有氧运动是指强度小，节奏慢，运动后心脏跳动不过快，呼吸平缓的一般运动，如散步、太极拳，自编体操等。有人测试，散步时吸氧量约为静坐时吸氧量的3倍。有氧运动可增加心、脑血液的氧供应，增强大脑的活动量，对缺血性心脏病也十分有利。运动后可使人精力充沛、自我感觉良好。此外，足够的氧供应还可促使脂肪代谢，有利于消耗体内堆积的剩余脂肪。所以，有氧运动对糖尿病患者很合适，尤其是心功能不好的老年人。

有氧运动宜循序渐进，可从散步开始，逐步过渡到自编操等。

2. 无氧运动

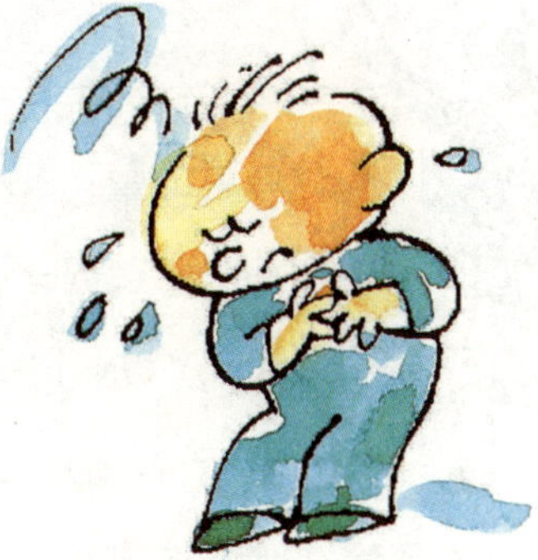

无氧运动是指强度大，节奏快，运动后心脏跳动每分钟可达150次左右，呼吸急促的剧烈运动

无氧运动是指强度大、节奏快，运动后心脏跳动每分钟可达150次左右，呼吸急促的剧烈运动，如拳击、快跑、踢足球等。

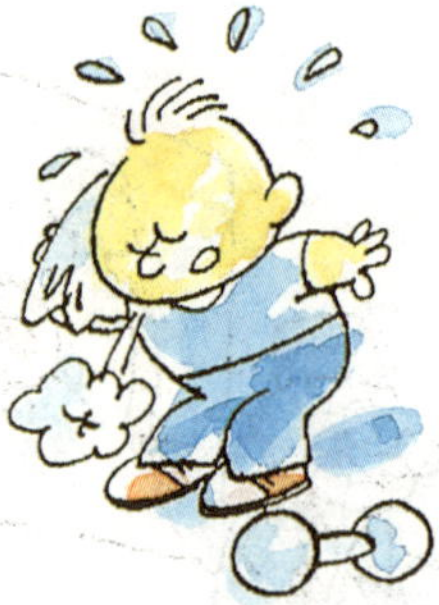

极大强度运动

无氧运动虽然可消耗很多能量，由于没有足够的氧供应，不能起到改善心脑氧供应、消耗堆积的剩余脂肪的良性作用，所以，无氧运动只适于心肺功能良好的年轻人。一般在运动员比赛时，大多处于无氧运动状态。

3. 最大耗氧量

最大耗氧量是评价运动强度的重要指标。100%为最大，依次为80%、60%、40%、20%等。

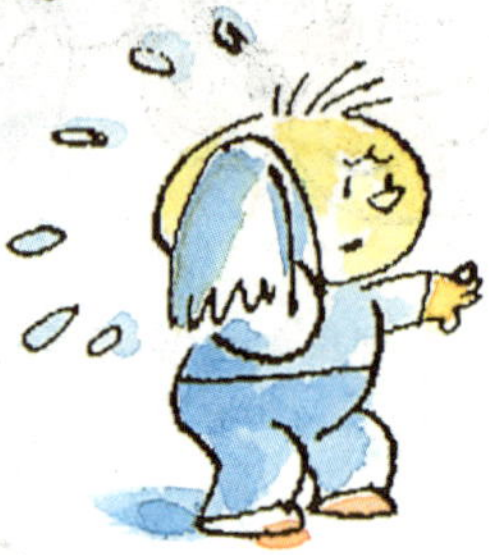

大强度运动

（二）衡量运动强度

1. 用自我感觉来衡量运动量

（1）极大强度运动：为最大耗氧量的100%。非常费力，不能坚持到运动结束。

（2）大强度运动：为最大耗氧量的80%。相当费力，但尚能坚持到运动结束。

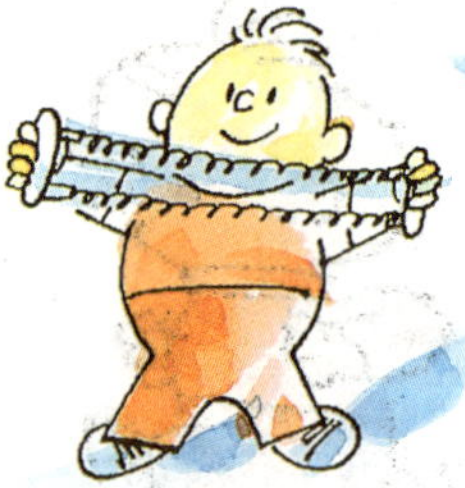

中等强度运动

（3）中等强度运动：为最大耗氧量的40%~60%。有适度出汗，肌肉有略微酸胀的感觉。这是对治疗有效的运动量，应该逐渐达到这个指标。

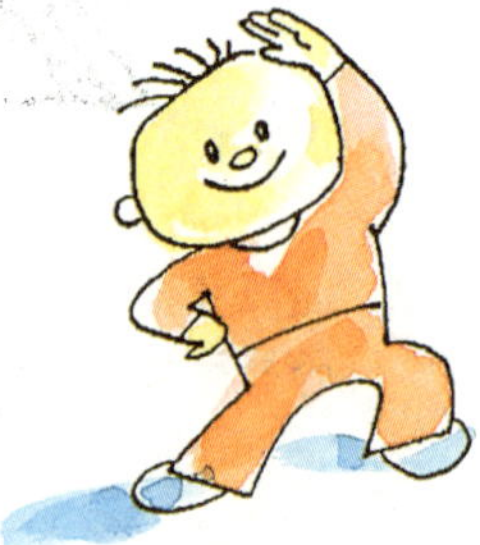

低强度运动

（4）低强度运动：为最大耗氧量的20%。运动后无汗、脉搏也无明显变化，人有较轻松的感觉。

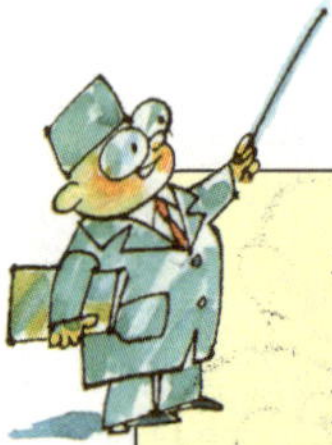

计算运动量：每人的运动量通过公式来计算（每分钟）。

运动时心跳数＝安静时心跳数＋（最大心跳余力×运动强度）

＝安静时心跳数＋[（最大心跳数－安静时心跳数）×运动强度]

注：①安静时心跳数：早上睡醒未下床前的心跳数；②最大心跳数：210－实际年龄；③最大心跳余力：最大心跳数－安静时心跳数；④你允许达到的运动强度：最大心跳余力×百分数（80%、60%、40%、20%等）。

2. 用心跳次数的多少来判断运动量

根据表5-1，结合年龄，查出自己运动时适宜的心跳次数。

举例：一位实际年龄为45岁，平时安静时心跳数为每分钟70次的糖尿病患者，要达到60%的运动强度，运动时心跳数允许达到每分钟127次。算式：70+［（210-45-70）×60%］=127次/分。

以上计算出的数据是你按自己的情况可以达到的有氧运动时的心跳范围（详见方框文字）。运动心率计算与实施需经有关专科医生的确认。

（三）运动项目的选择

1. 最低强度运动：锻炼时间达30分钟，约消耗80千卡热能。

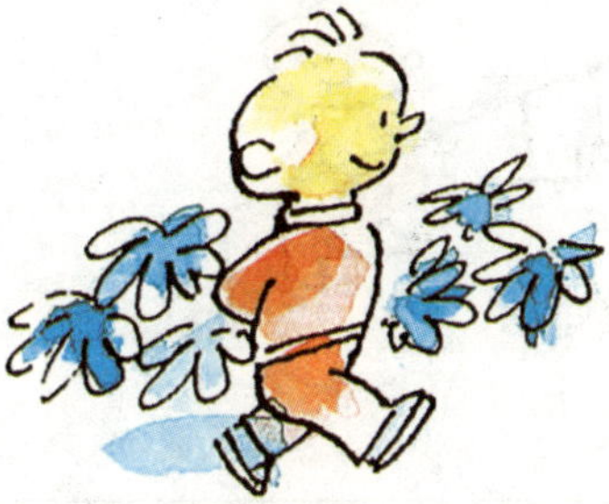

散步

做家务

表5-1 各年龄段不同运动强度的心跳次数（每分钟）

年龄（岁）	心跳次数 运动强度				
	100%	80%	60%	40%	20%
10~19	193	166	140	113	87
20~29	186	161	136	110	85
30~39	179	155	131	108	84
40~49	172	150	127	105	82
50~59	165	144	123	102	81
60~69	158	138	119	99	80
70~	151	133	115	96	78

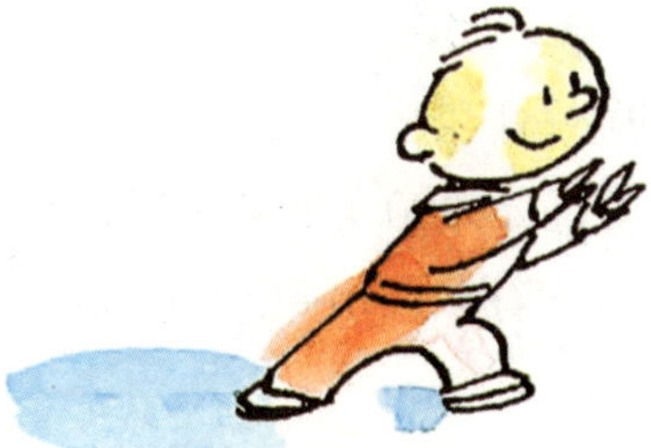

打太极拳

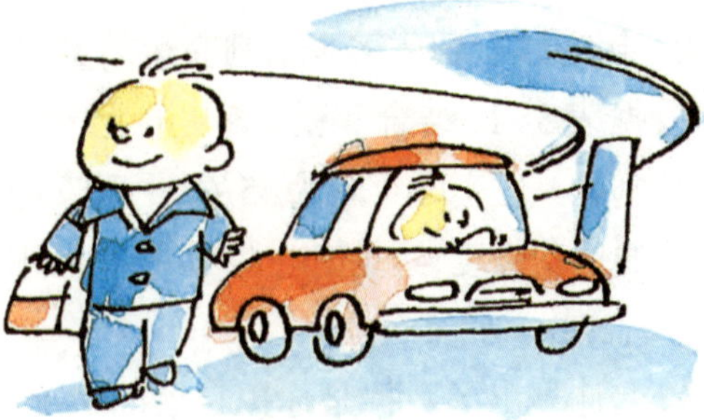

开车、购物

2. 低强度运动：锻炼时间达20分钟，约消耗80千卡热能。

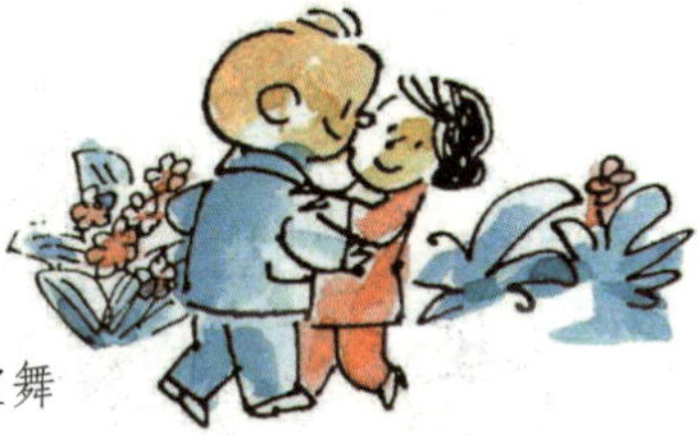

跳交谊舞

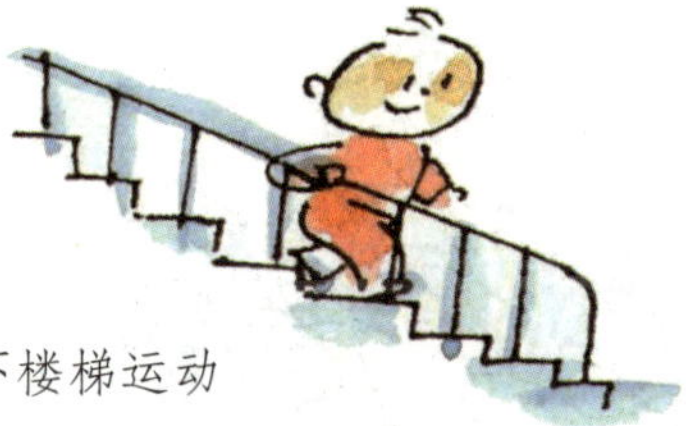

下楼梯运动

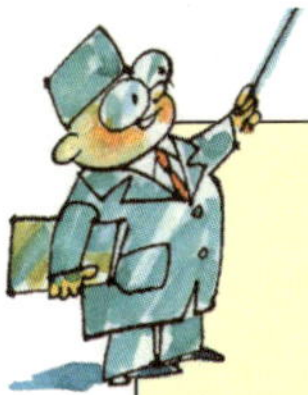

运动可促进肌肉摄取葡萄糖，同时加快肌糖原分解，而肌糖原贮存有限，若继续运动，则能量来源必须依赖于血中的葡萄糖与游离脂肪酸，而游离脂肪酸来自脂肪组织的分解。在正常情况下，氨基酸和酮体仅为次要供能物质。对无严重并发症的2型糖尿病，有氧运动可以增加胰岛素敏感性、改善糖耐量、降低胆固醇和三酰甘油（甘油三酯）、减少肾素活性和儿茶酚胺的增加。1型糖尿病患者在注射胰岛素后，对适量急性运动也有良好的反应。但无氧运动既会使儿茶酚胺分泌增多，从而抑制胰岛素分泌，又会促进肝及肌糖原分解，抑制葡萄糖的利用。无氧运动中脂肪供能作用的增加，也会间接减少肌肉对糖的利用。此外，运动时交感神经兴奋，会使胰高血糖素分泌增加，加上皮质醇和生长激素水平升高，使肝糖输出增加，导致血糖的升高。因此，糖尿病患者应避免剧烈（无氧）运动。

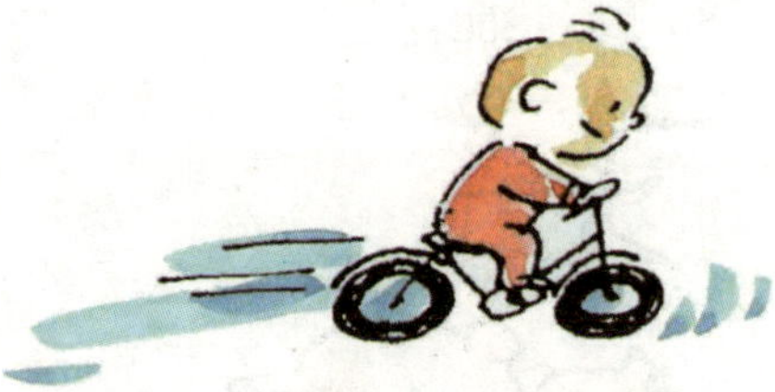

平地骑车

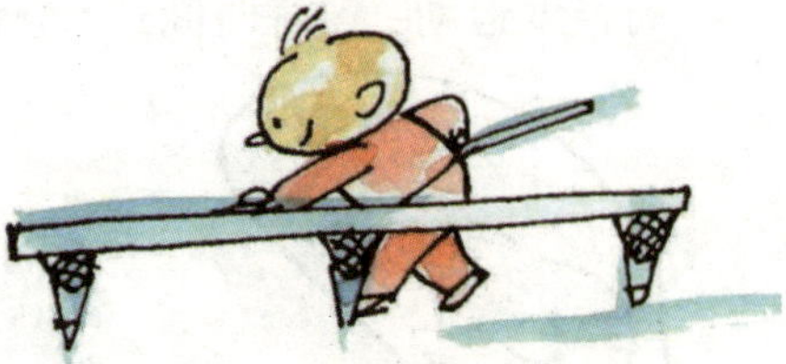

打桌球

3. 中等强度运动：锻炼时间达10分钟，约消耗80千卡热能。

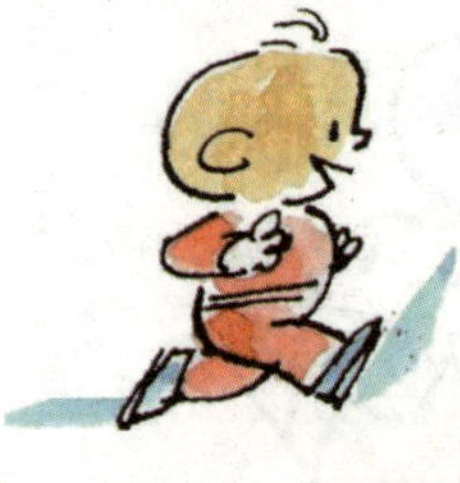

平地慢跑

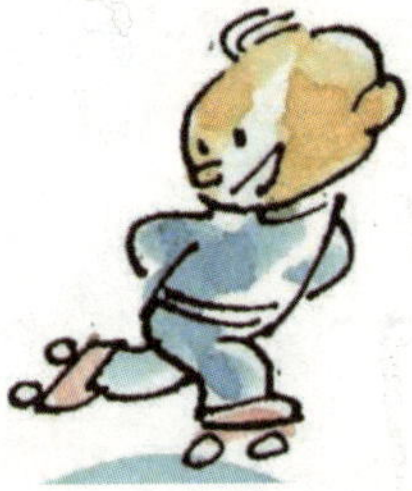

溜冰

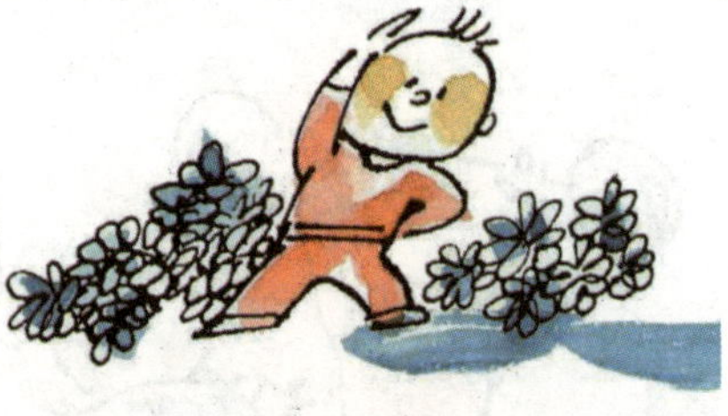

做广播操

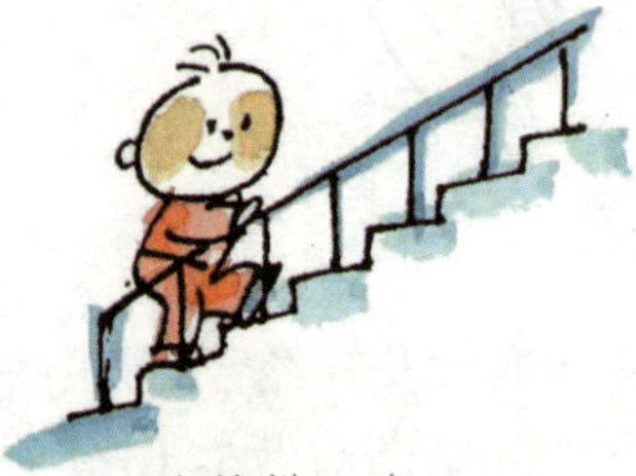

上楼梯运动

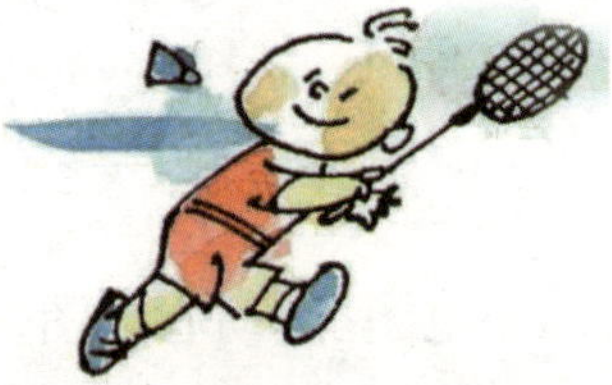

打羽毛球

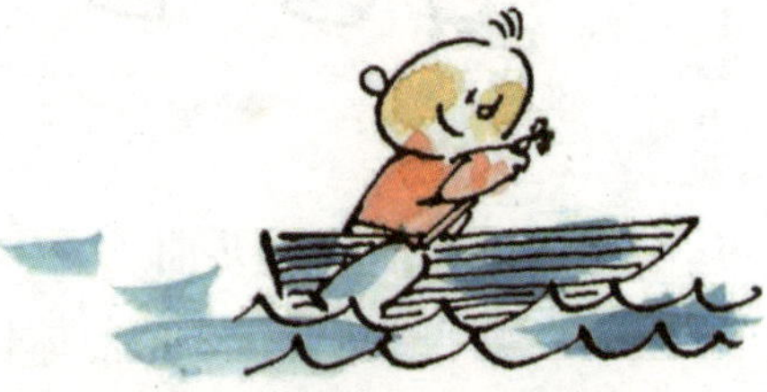

划船

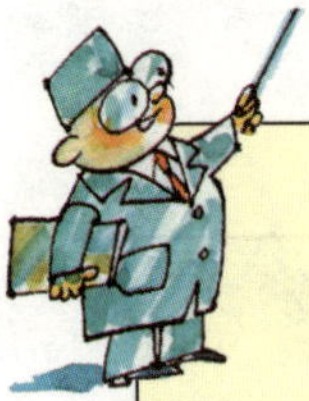

气功是中国古代传统的健身方法，患者在严格遵守医生医嘱的前提下进行适当的气功锻炼，可以有益于血糖控制，但如果一味迷信气功的效果，自行减少或停用医生处方的药物，这不但不能改善病情，反而可能会导致一些急性并发症的发生，甚至危及生命。

4. 高强度运动：锻炼时间达5分钟，约消耗80千卡热能。

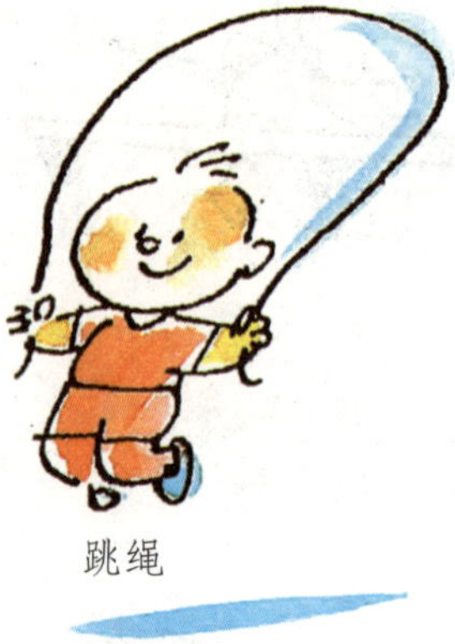

跳绳

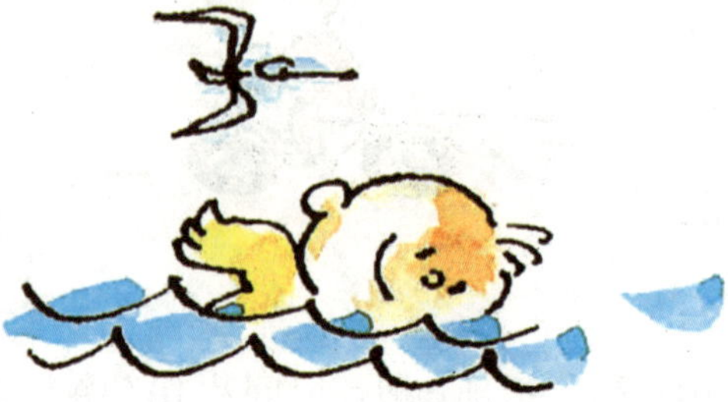

游泳

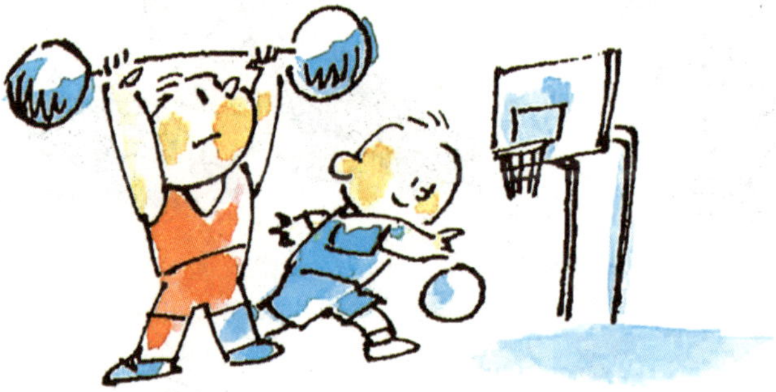

举重

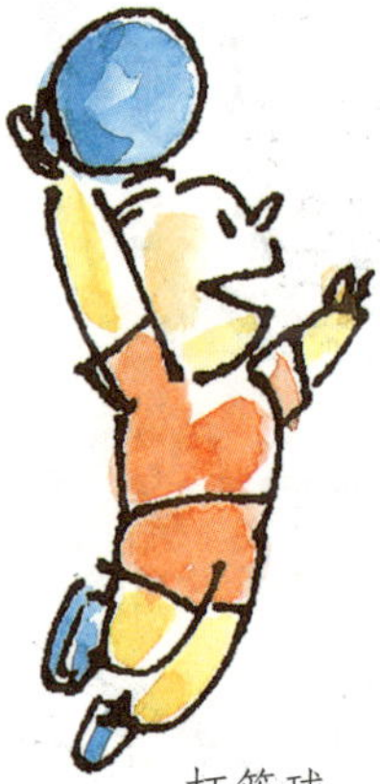

打篮球

（四）运动过程三步曲

1. 运行前准备：运动前体检，如心电图、运动心电图、有无血管及神经合并症、缺血性心脏病，眼底情况、肝肾功能等。若适宜运动者，则：① 正式运动前做5~10分钟的低强度有氧热身运动；② 对肌肉和关节要做伸展活动。

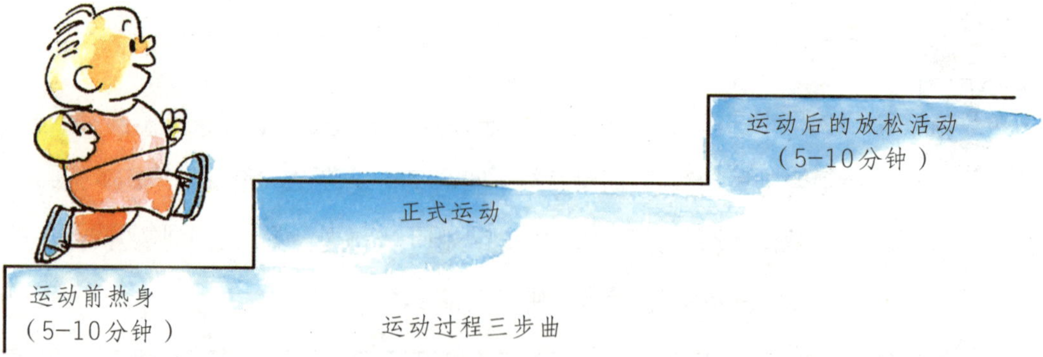

运动过程三步曲

2. 选择运动方式和强度

在自身条件允许的情况下，运动强度一般可控制在40%~60%。

3. 运动结束后需要做5~10分钟的整理、放松运动，使心率恢复到每分钟比静息时高10~15次的水平，再坐下休息，这样可以防止运动后心血管和肌肉、骨骼的损伤。

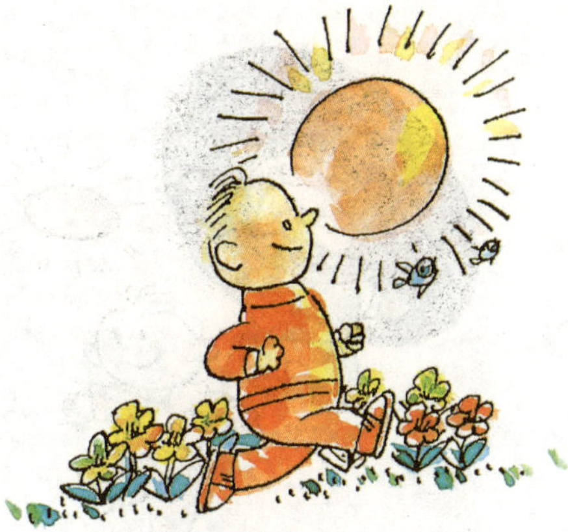

运动的时间

（五）运动的时间、频率、环境和天气

1. 运动的时间

合理的运动时间包括：每次应持续的运动时间和一天中较适宜运动的时间两方面。通常每次运动的时间自10分钟开始，逐步延长至30~60分钟，其中可穿插必要的间歇时间。一天中较适宜运动的时间一般宜在早晨或下班后进行，不宜在饱餐后或饥饿时进行运动，以免出现胃肠系统不适或低血糖反应等。

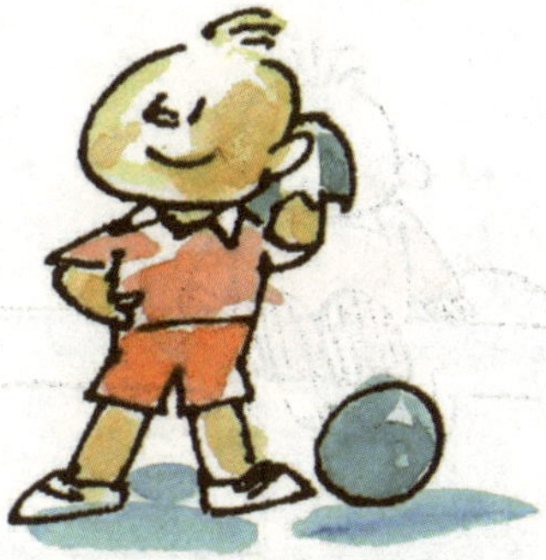

一般认为每星期运动锻炼3~5次是较适宜的，可根据每次运动量的大小而定

2. 运动的频率

一般认为每星期运动锻炼至少3~5次是较适宜的。但若运动间歇超过3~4天，则运动锻炼的效果及蓄积作用将减少，因此运动锻炼不应间断；如果运动量较小，且身体条件较好，运动后又不觉疲劳的，可坚持每天运动一次，或将一天的运动分为早晨和晚餐后两次进行。

3. 运动的环境

自然环境是影响锻炼效果的重要因素，故宜在公园、林间、草地、田野等空气质量好、环境清净处进行。

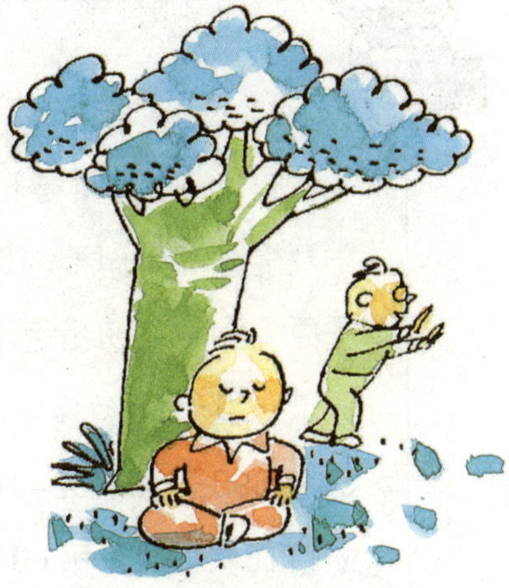

运动的环境

4. 运动时天气

早晨锻炼应该避开雾天。特别是冬天的早晨常常有雾，雾天使废气不易消散，雾天除了会

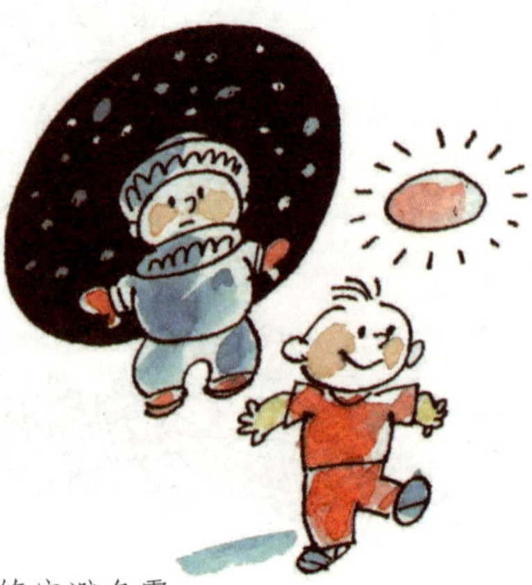
晨练应避冬雾

使空气中苯、二氧化硫、硫化氢等多种有害化学物质含量增高外，还含有较多的病原微生物。人体若大量吸入会影响健康。

三、介绍几种针对性运动方法

（一）布格（Buerger）锻炼法

布格锻炼法是一套能改善足部血液微循环的运动方法，它可以有效防止糖尿病足病的发生，也可起到锻炼踝关节的作用（下图示）。

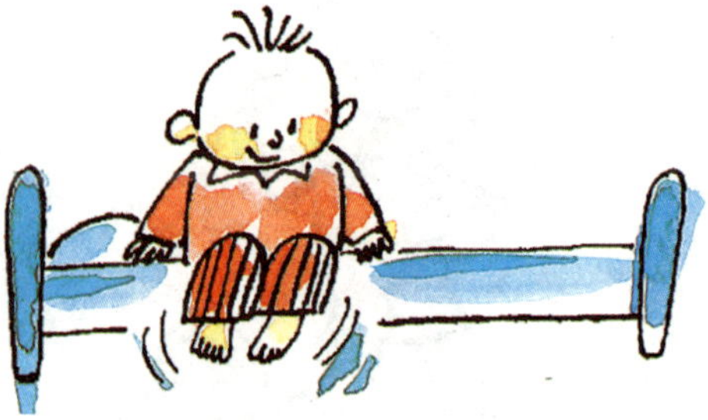
改善足部血液微循环的运动方法

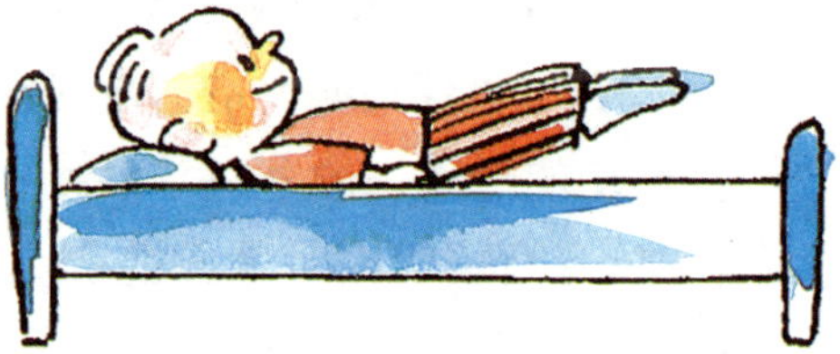
平躺在床上，舒展双下肢，抬高双足

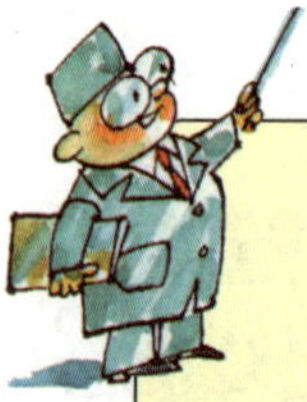

运动持续时间：中等强度运动以每10分钟消耗335千焦（80千卡）为宜。一般为餐后1小时后活动20分钟，每天2~3次。如步行30分钟约消耗能量420千焦（100千卡），每天步行30分钟则一年内可减轻体重约4千克（公斤）；快步走、骑自行车、游泳30分钟均可消耗能量628千焦（150千卡），跳舞30分钟可消耗690千焦（165千卡），球类运动20分钟可消耗528~698千焦（133~167千卡），滑雪15分钟可消耗628千焦（150千卡），划船15分钟可消耗1 046千焦（250千卡）甚至更多。

动作步骤：① 坐在床边，双下肢垂直放在床沿边，双足晃动1分钟；② 平躺在床上，舒展双下肢，抬高双足至与地面平行的位置，保持1分钟；③ 重复1、2动作5~10次。

（二）肥胖症患者的运动锻炼

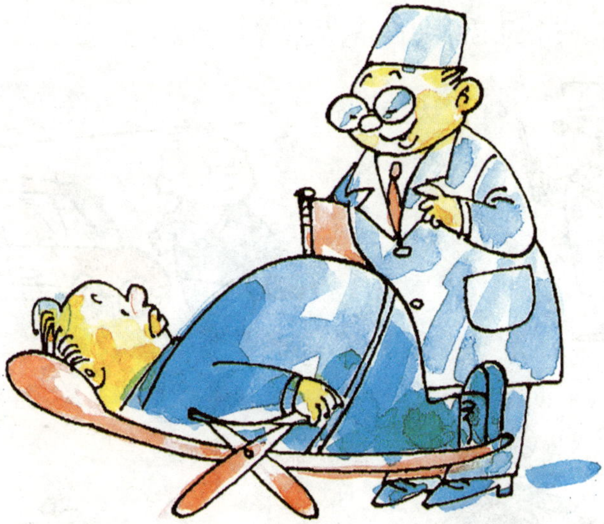

肥胖者运动锻炼也有注意事项。可先做个运动前检查

运动强度决定了运动的效果。只有当运动强度达到40%~60%时，才能达到减轻体重的目的。因此，主要以中等强度、较长时间的有氧运动为主。

每分钟最佳心跳数的确定，最好通过运动试验测算一下，然后根据要求和自身特点来确定运动量，选择运动项目。

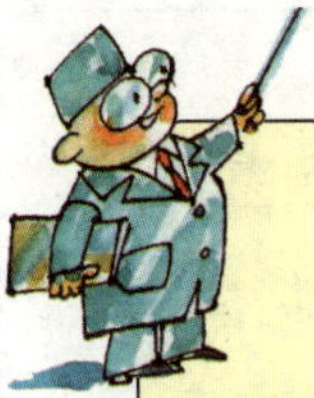

下肢静脉瓣功能正常者，缓慢行走也可以达到布格锻炼法的效果，对那些有动脉阻塞性疾病患者尤为适用。如果有间歇性跛行的患者，在行走中应适当休息；静脉充盈不完全者，应该增加卧床休息时间。

（三）徒步是一种非常好的锻炼方法

走路是一种最好的全能运动形式之一：选择一双舒适的鞋子，以保持良好的稳定性；不要让腰部前倾，而是从脚踝部使身体前倾，否则会使人背部疲劳，增加呼吸的负担；收腹挺胸，不要低头，下巴要抬起，两眼向前看；摆动臂膀，使走路成为一种全身运动，让肘部保持一个固定的90度角，从肩部开始摆动。

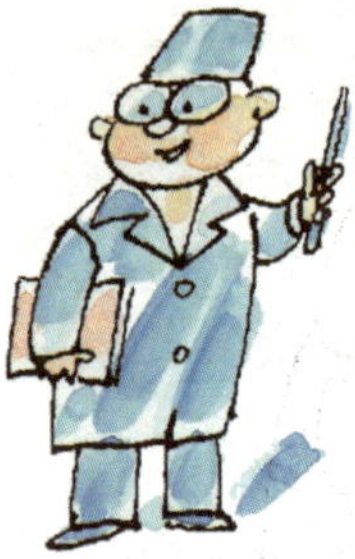

注意：走路的姿势和方法要科学

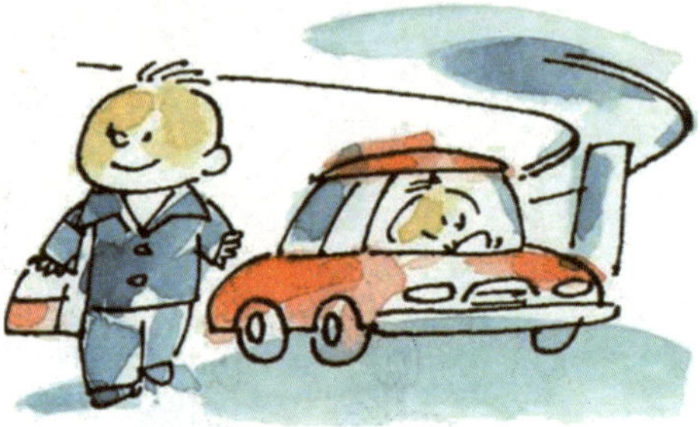

多走路，以步代车是锻炼方法之一

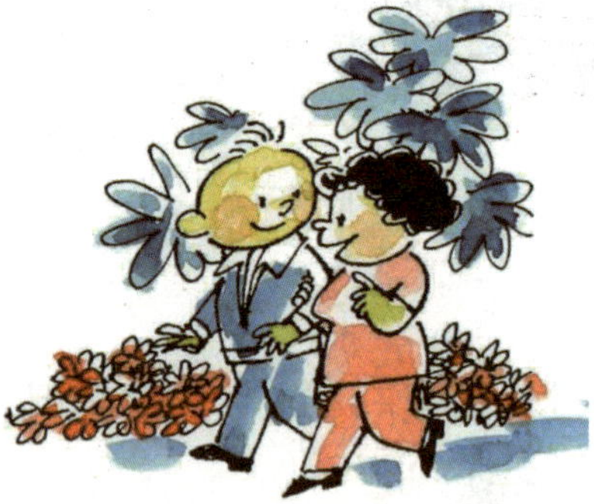

每天坚持步行，几天后可以慢慢地加快步行速度，疾步行走，效果更好

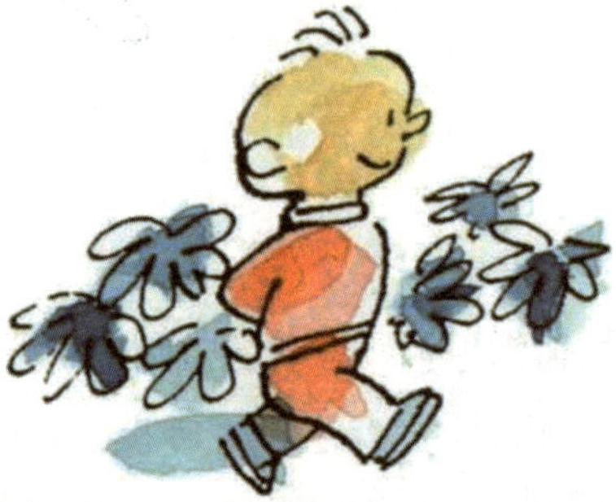

走路：跨步要大而流畅

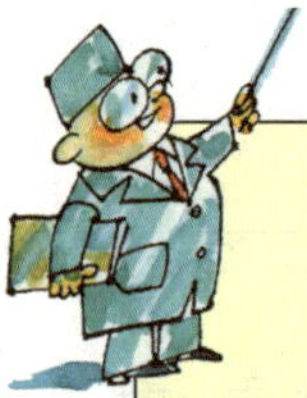

运动可以调整体重，提高肌肉脂蛋白脂酶活性，使极低密度脂蛋白减低，高密度脂蛋白增高，改善高三酰甘油（甘油三酯）血症。对单纯性肥胖或肥胖型2型糖尿病患者，采取饮食治疗与运动治疗相结合的治疗方案，才会产生好效果。

（四）中年人更要加强锻炼

中年人摄入的热量在增多，由于工作忙运动锻炼时间却越来越少。实践证明，此阶段的适度运动对延缓和推迟体内各组织器官功能的衰变或丧失非常重要。

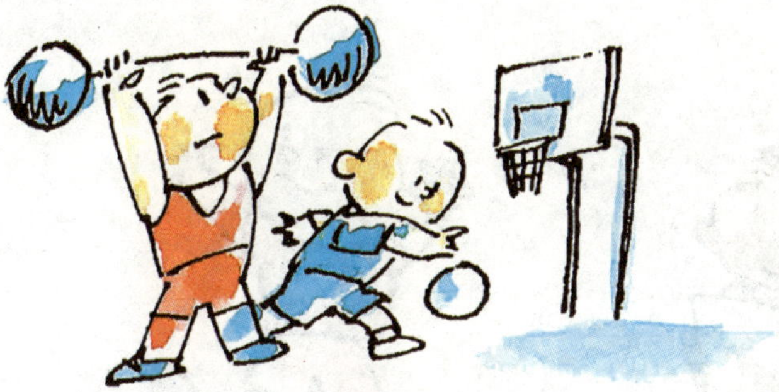

养成运动习惯，到了中老年期会明显感到其益处

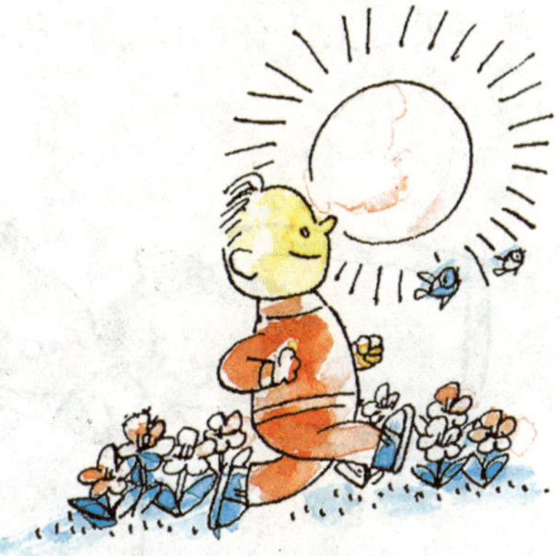

中年人适度的运动可抵抗疾病的发生

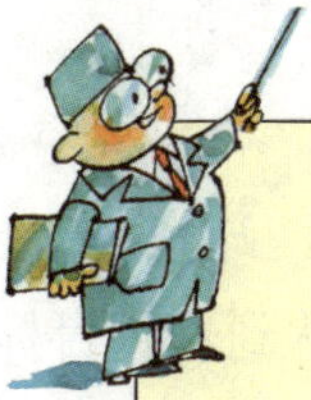

别让中年人成为健身低谷：国家体育总局和教育部公布了近年国民体质监测结果。结果提示，中国45岁的中年人身体功能呈明显的下降趋势，主要表现为血压升高、肺活量下降，且下降的幅度十分明显。肌力、爆发力、柔韧性和平衡性也随年龄增大呈下降趋势。从上海市的一份调查材料中也反映了有氧能力和功能水平偏低的特点。原因是，人的生长发育高潮期在40~45岁左右开始进入一种功能、体能状态不协调期。此后，往往会因功能的转换过程中不协调状态而进入更年期；另一方面是由于中年人是社会的栋梁、单位的骨干、家庭的主力，因而负担重，参加健身锻炼的时间少，这会给今后老年时期的健康状况带来影响。

四、运动计划和坚持运动的方法

（一）运动计划

在制订运动计划时，相同强度的运动项目之间可以互换，运动的时间要相对恒定，使每天的生活有规律。休息日的运动量可以适当增加。一星期运动计划举例见表5-2。

制订运动计划

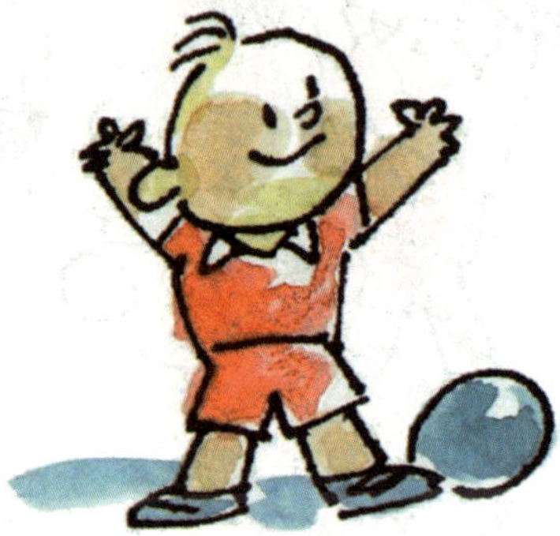
休息日的运动量可以适当增加

（二）坚持运动的方法

1. 订计划

（1）不断设定运动目标：如果前两星期每天步行10分钟的，那么当达到这一目标后，可以再确定一个新目标。

（2）变换运动形式：各种运动形式互相搭配，以提高自身的兴趣。

表5-2　一星期运动计划举例

时间	星期一	星期二	星期三	星期四	星期五	星期六	星期日
早上		慢跑 10~20分钟			太极拳 20分钟	太极拳 30分钟	修剪花草 30分钟
中午						餐后去超市购物30分钟	打羽毛球 10分钟
晚上	餐后散步 30分钟		餐后散步 30分钟	餐后散步 30分钟	慢跑 10分钟		

(3)记运动日记：不断提醒自己，建立自信心，运动前后监测血糖，了解运动效果。

(4)定期到医生、健身教练处随访。

2. 小决窍

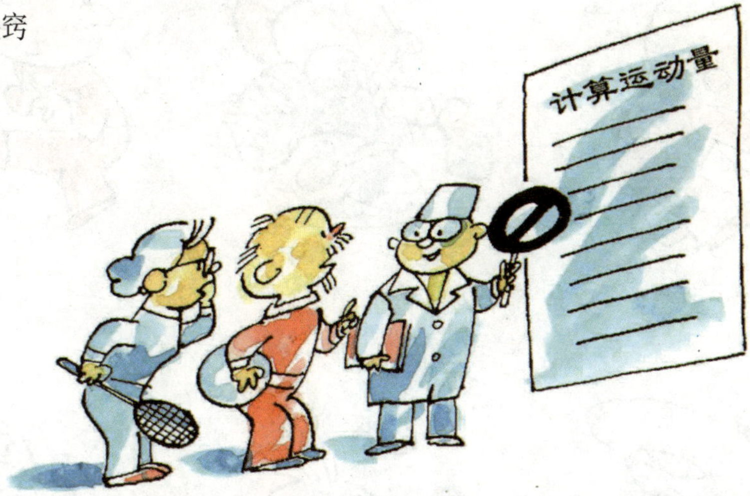

坚持运动的方法：订计划、计算运动量、掌握小决窍。不要忘了咨询专家哟

早晨起来，你可以一边听新闻，一边蹬着健身车；骑自行车上班，也可以步行前往，放弃坐车或骑助动车；或从公交车上早下来一站，步行其余的路程；不要总坐着，经常站着或走动；多爬楼梯，不要总是乘电梯，午饭后出去散步；在家中操持家务时，各种姿势的家务交叉做，注意劳逸结合；少看电视，找一种可以与家人或朋友共享的运动方式。

五、运动中的注意事项

(一)暂时不宜运动的对象

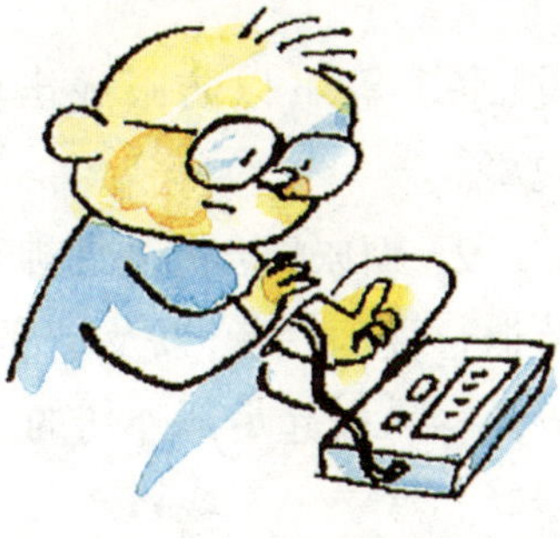

血压：患者的收缩压大于180mmHg者

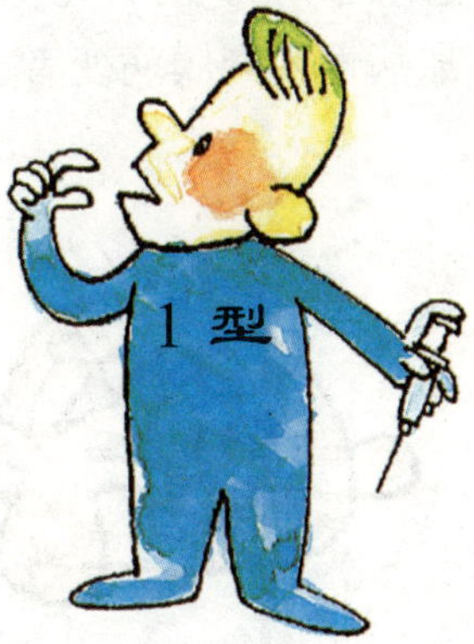

自身胰岛素严重分泌不足的1型糖尿病患者

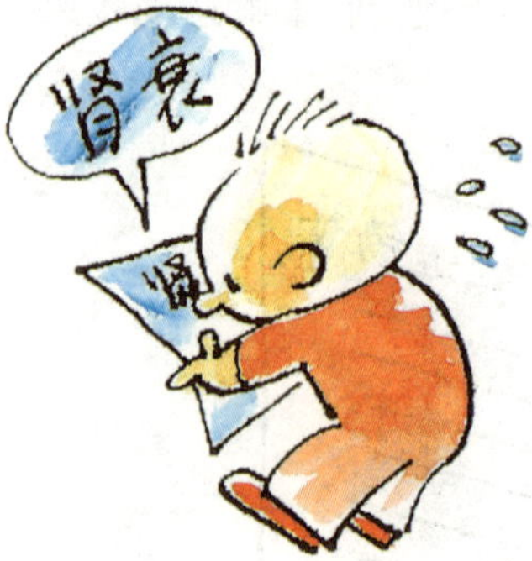

有肾脏并发症的患者

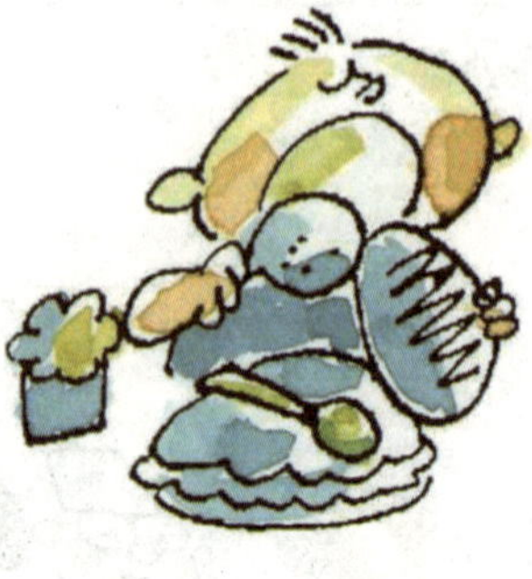

血糖过高，大于14mmol/L的患者

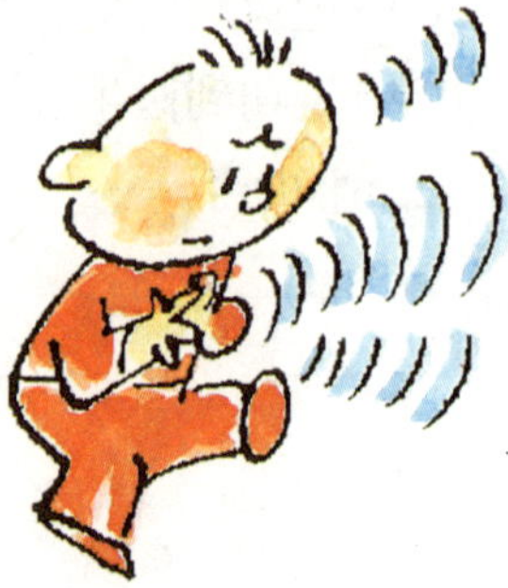

有严重心脏疾病的患者

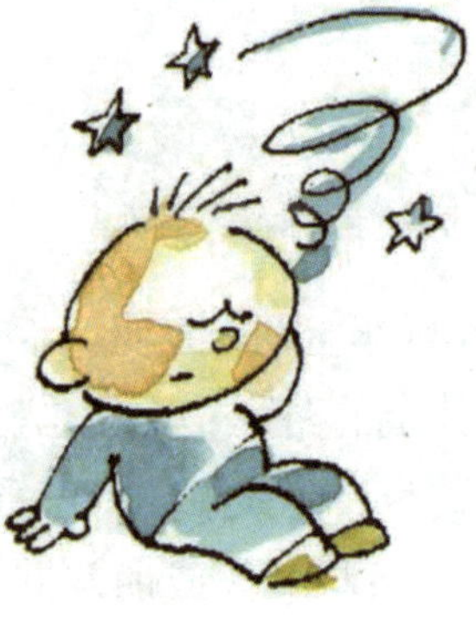

经常有脑供血不足的患者

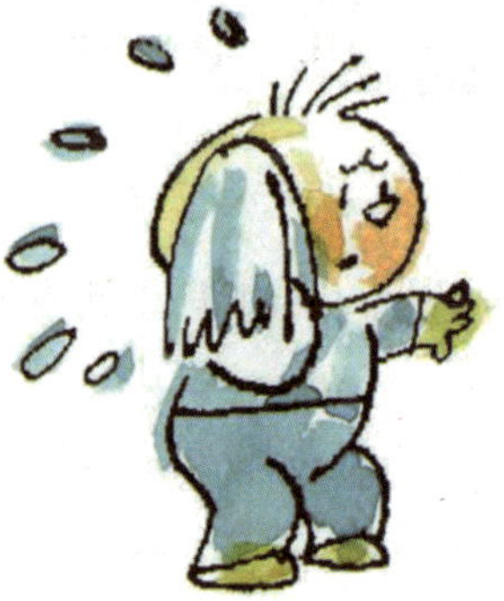

血糖极不稳定的脆性糖尿病患者

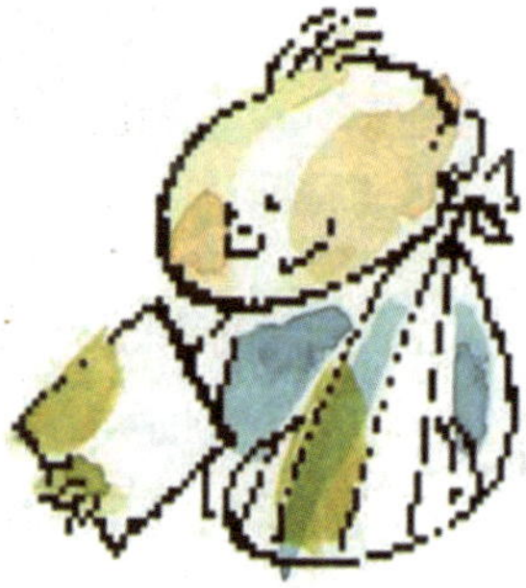

急性感染的糖尿病患者

（二）选择运动形式有讲究

1. 糖尿病性视网膜病变者，应避免接触性运动、屏气和升高血压的运动（例如举重、拳击等），以防眼底出血或视网膜脱离。

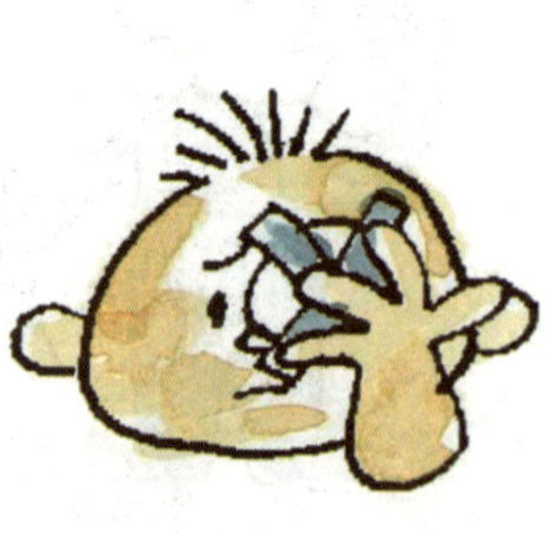

眼睛不好以散步等运动形式为妥

2. 糖尿病合并外周神经病变者、关节退行性病变者，以及足部溃疡者应该避免容易引起足部外伤的运动，例如跑步等。

3. 糖尿病合并妊娠患者和妊娠糖

尿病患者也可以进行适当的运动，根据情况设计运动量，例如低强度的运动，运动时间一般不宜超过15分钟，妊娠后期（后4个月）避免仰卧位运动。

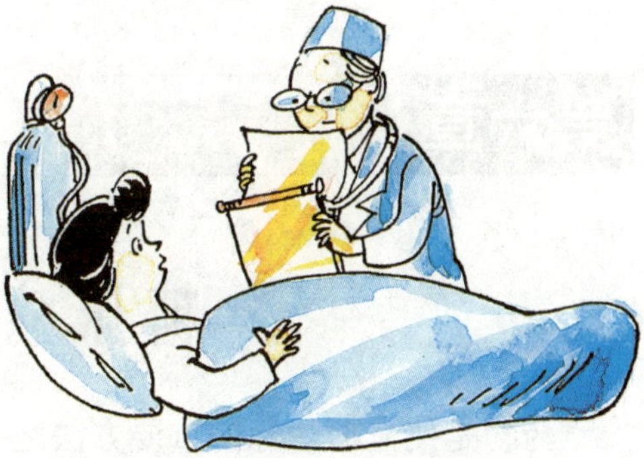

妊娠时可适度进行运动锻炼

六、防止运动导致的不良反应

（一）运动不当引起的不良反应

要注意运动引起低血糖和运动后迟发性低血糖；自身胰岛素缺乏的，特别是1型糖尿病患者容易引起高血糖和酮症；运动不当，会加重糖尿病所致慢性并发症的病情等等。

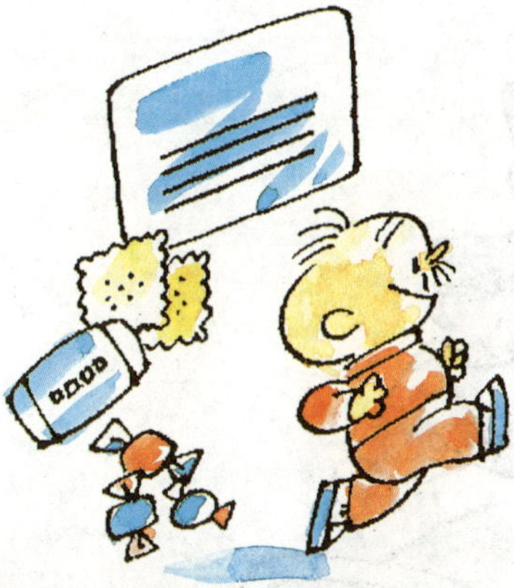

运动时，随身携带疾病介绍卡，并备应急药物、食品

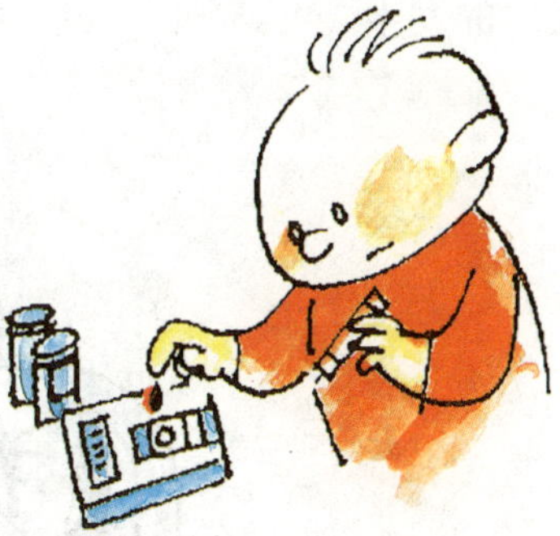

运动前、后加强血糖检测，以熟悉自身对不同运动的反应

（二）防止不良反应的发生

防低血糖：运动前后分开食用早餐（早餐一分为二），避免空腹运动，或随身携带糖块和饮料等，以防低血糖的发生；运动时间较长时，中间适当补充些食物。

用药、检测注意事项：制订运动计划时，应由医生适当调整药物剂量；注射胰岛素与运动的间隔时间至少为1小时，如小于1小时，应尽量避免将胰岛素注射在经常活动的部位；运动前、后加强血糖检测，以了解自身对不同运动的反应。

其他：血糖控制不稳定时不做运动；进食后1小时左右运动；随身携带疾病介绍卡；运动后适当补充水分；一有不适，及时就医。

第六章

糖尿病的药物治疗

药物是使血糖达标的重要方法之一。它必须在饮食控制和运动治疗的基础上，才能发挥应有的效果。

药物的种类繁多，作用机制复杂，不要擅自选购、使用药物，患者必须要到专科医生处就诊后方可使用药物，服药时一定要遵守医嘱，通过科学地配伍，定时定量地服用。根据病情，合理选择和使用适应不同患者的药物，才能有效控制血糖、尽可能地减少不良反应的发生。

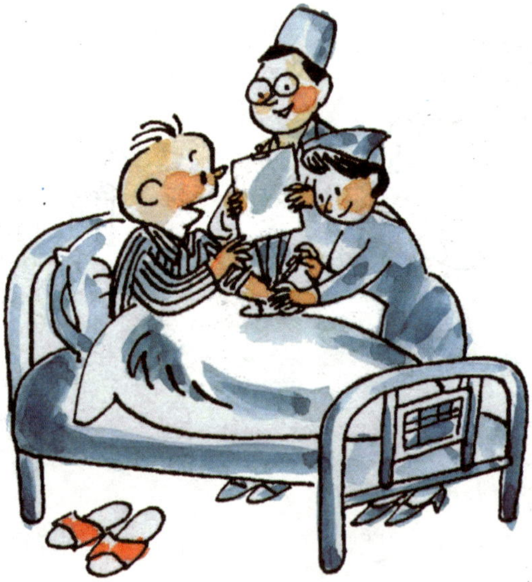

药物是重要的治疗方法。由于药物作用机制复杂，使用时一定要遵守医嘱

一、口服降糖药

（一）治疗原则

1. 轻症2型糖尿病患者一般首选口服降糖药。
2. 任何口服降糖药均不能替代饮食控制、运动的作用，以及减少体重的作用。

3. 服药可以与注射胰岛素一起使用，从而使血糖更平稳，减少低血糖的发生。

4. 对糖调节受损的患者的干预治疗，可以在生活方式管理的基础上，加用α-糖苷酶抑制剂类药物或双胍类药物治疗。

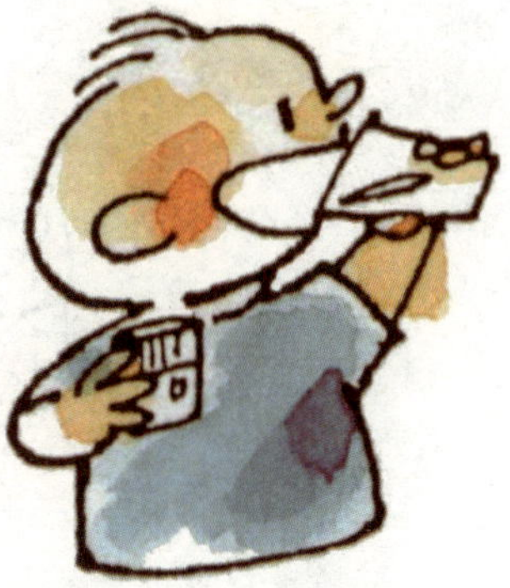

磺脲类口服降糖药应于餐前30分钟服用

（二）口服降糖药的种类及特点

1. 促胰岛素分泌剂类药物

（1）磺脲类药物的特点：如格列齐特。主要通过刺激胰岛β细胞分泌胰岛素，发挥降糖作用。对胰岛功能完全破坏的患者，本类药物的治疗效果不佳。磺脲类口服降糖药应于餐前30分钟服用。其中作用最强的优降糖，易引起低血糖反应，而剂型改变的格列吡嗪控释片（商品名为“瑞易宁”）及长效的格列美脲（商品名为“亚莫利”）只需每天服一次。

（2）非磺脲类药物的特点：有瑞格列奈（商品名为“诺和龙”）或那格列奈（商品名为“唐力”），这类药能增加胰岛素的分泌量，属于超短效药物。均可在餐前即刻口服，

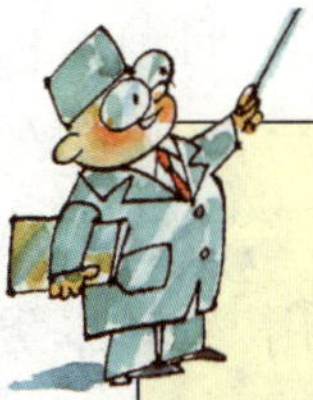

“磺脲类药物继发性失效”是指开始服药有效，但经过一定治疗阶段后疗效下降的现象。该现象的发生率每年为5%~10%，其原因是由于胰岛β细胞功能持续衰退所致，还可能是体内磺脲类受体的敏感性降低造成。用磺脲类的患者应警惕这种现象发生的可能性。对继发性失效的处理可用联合治疗方案，即在维持磺脲类药物足够治疗剂量基础上加用其他作用原理不同的口服降糖药，或于睡前加中效或长效胰岛素；另外，也可以完全用胰岛素替代治疗一段时间，使患者自身胰岛β细胞休养一段时间，待其功能恢复后依然有换用口服降糖药的可能。

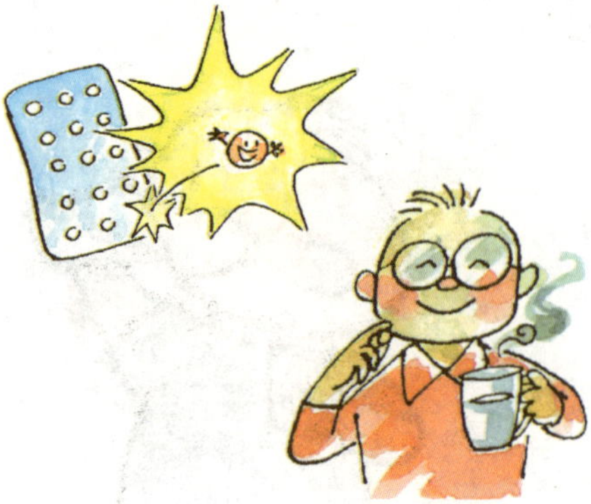

双胍类药物应于餐中服用

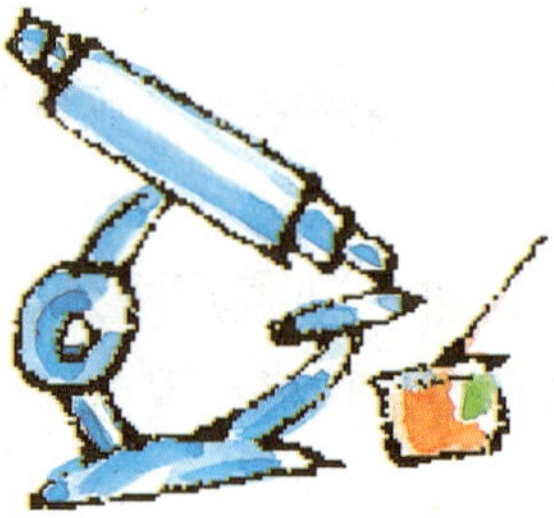

服药期间，根据情况，
必需定期检查肝功能

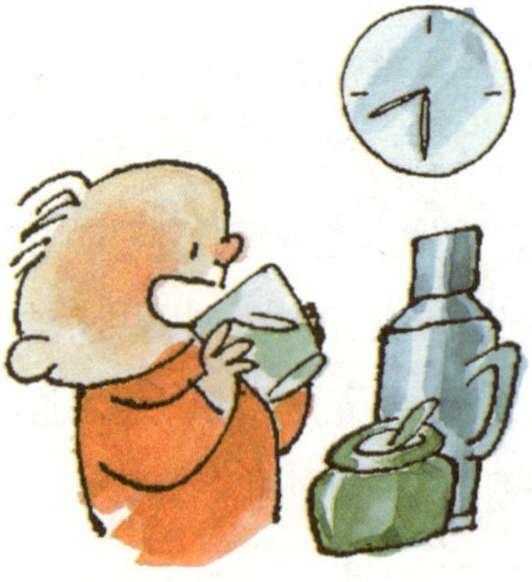

拜唐苹、倍欣，应于吃第一口饭时服用

服用1小时内发挥作用。对胰岛功能完全丧失或磺脲类失效的患者，本类药物的治疗效果一般也不佳。本类药物对某些人也可能导致低血糖，但较磺脲类为轻。

2. 胰岛素增敏剂类药物

（1）双胍类药物的特点：如二甲双胍。主要是抑制肝糖原的分解，并增加胰岛素在外周组织（如肌肉）的敏感性。体内缺乏胰岛素的患者，除非注射胰岛素，或与促胰岛素分泌剂联合使用，否则本类药物的效果不佳。单独使用本类药物不会引起低血糖，但可引起胃肠系统的不适感，而减少食欲，故可轻度降低体重。本类药物尤其适合肥胖的2型糖尿病患者，可在餐中或餐后立即服用，苯乙双胍可能引起乳酸性酸中毒，临床禁用。二甲双胍（如格华止等）比较好，但对容易缺氧的呼吸系统患者及肝肾功能差者不宜用。

（2）噻唑烷二酮类药物的特点：目前国内上市的有文迪雅（罗格列酮）或艾汀（吡格列酮）。对体内缺乏胰岛素的患者，除非注射胰岛素或与促胰岛素分泌剂联合使用，否则本类药物的效果不佳。对有胰岛素抵抗的患者效果好，单独使用不会引起低血糖。该类药可以造成原有心功能衰竭的患者症状加重，需在医生指导下使用。

3. α－糖苷酶抑制剂类药物的特点

药物有：拜唐苹（阿卡波糖）、倍欣（伏格列波糖），主要可抑制小肠的α－糖苷酶，导致食物中碳水化合物不能在此段肠腔全部分解成单个葡萄糖，从而延缓葡萄糖的肠道吸收、降低餐后高血糖。

本类药物应于吃第一口饭时服用。单独使用本类药物不会引起低血糖，但服药早期有些人可能会出现腹胀、胀气和轻度腹泻等反应，若先用小剂量，逐步加量2~3星期后，则小肠 α-糖苷酶逐渐被食糜中的碳水化合物诱导而复苏，全小肠开始吸收葡萄糖，此时腹胀的症状即可好转或消失。

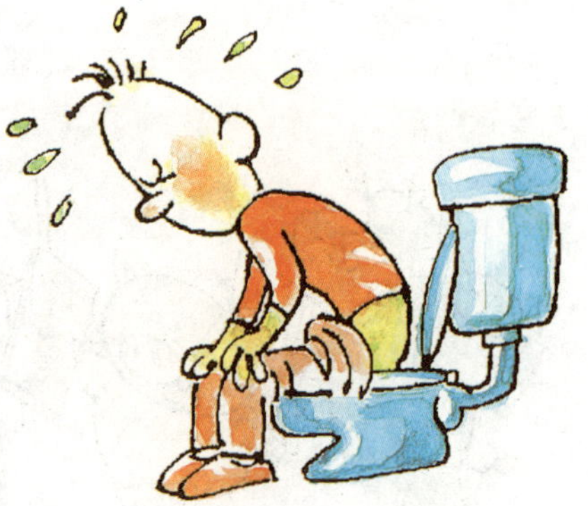

有些人早期服用拜唐苹类药，可能会出现腹胀、胀气和轻度腹泻等反应，后有好转

4. 新药——胰高血糖素样多肽-1（GLP-1）

GLP-1是一种肠道分泌的可促进胰岛素分泌的多肽，已经证实可用于改善2型糖尿病患者的血糖和减轻体重。可能还有其他优点，包括减少食物的摄入量和促进 β 细胞再生。该类药物需注射，另一类与该类药物作用相似，但可以口服的药物（DPP Ⅳ抑制剂）也即将上市，此两类药物均属新研发上市药物。适用于2型糖尿病血糖控制不佳，但尚有胰岛素分泌功能的患者，需在医生指导下使用。

口服降糖药物的系列介绍详见书后附录3“常用口服降糖药物一览”。

二、胰岛素治疗

（一）治疗原则

胰岛素是正常人体内存在的、唯一能够降低血糖的生理性激素。药物胰岛素主要用于1型糖尿病患者，以及血糖不能达标的，存在口服降糖药使用禁忌的糖尿病患者，发生急性并发症、合并妊娠或口服药失效或控制不理想时，或有严重肝肾功能不佳者。

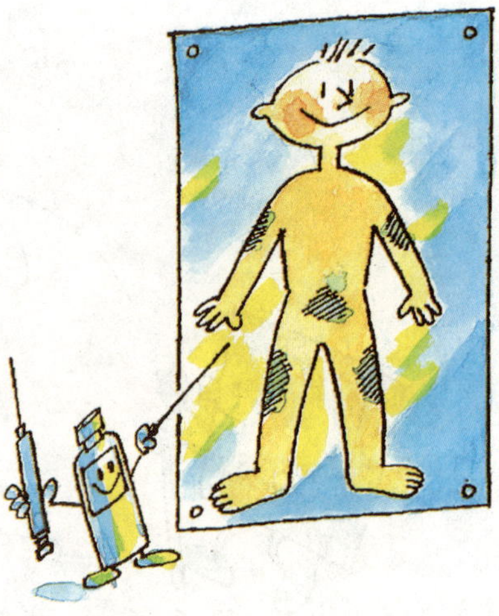

胰岛素是生理性的降糖药物

（二）胰岛素的分类和特性

1. 按胰岛素的来源可分为动物胰岛素、人胰岛素和人胰岛素类似物。动物胰岛素主要来自于猪和牛的胰脏，其结构组成与人胰岛素有少许差别；人胰岛素是通过基因工程由酵母菌或

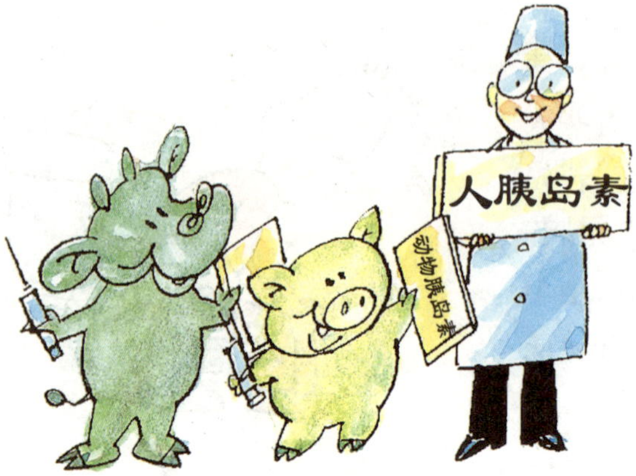

胰岛素按来源可分为动物胰岛素、人胰岛素和人胰岛素类似物

大肠杆菌合成，结构与人体内的胰岛素完全一致；人胰岛素类似物是通过将人胰岛素的结构略加改变，以求达到超短效或超长效等目的。

2. 按胰岛素的作用持续时间可分为超短效、短效、中效、长效和超长效胰岛素。

（三）胰岛素的注射时间及特点举例

1. 超短效胰岛素在用餐时注射，如“优泌乐”、“诺和锐”。

2. 短效胰岛素必须在餐前30分钟注射，如“诺和灵R”、“优泌林R”。

3. 中效胰岛素一般在餐前30分钟或睡前注射，如“诺和灵N”、“优泌林N”。

4. 长效胰岛素一般在餐前30分钟注射，如“精蛋白锌胰岛素注射液（PZI）”。

5. 超长效胰岛素类似物一般在睡前或早餐前注射，注射时间比较灵活，但因为其作用持续时间约24小时左右，故每天注射的时间应该相同。如“来得时”、“诺和平”。

6. 预混胰岛素为短效和中效胰岛素的混合物。在餐前30分钟注射，国内常用的有

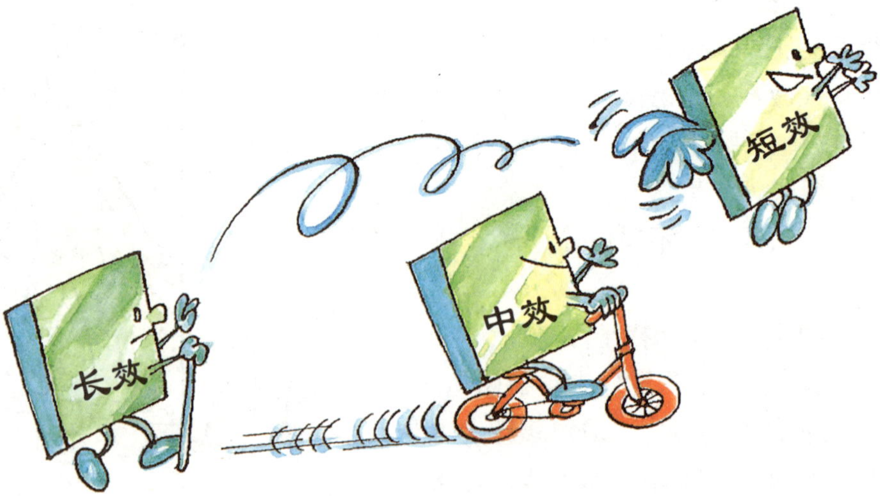

图中表示胰岛素的三种效能类型：长效、中效、短效

短效和中效胰岛素预混剂，按比例的不同分为“诺和灵30R”、“优泌林70/30（中效与短效分别为70%和30%）”，“诺和灵50R”、“优泌林50/50（短效与中效各占50%）”。尽管以上两种预混胰岛素使用方便，但由于每个糖尿病患者个体病情的差异，故其具体的治疗效果可能会不相同，需要经常自测血糖并和医生联系、观察。

（四）如何正确注射胰岛素

1. 胰岛素的注射部位

注射部位主要包括手臂上部及外侧、腹部、腰背以上、臀部和大腿前部及外侧，详见附录4“胰岛素注射部位记忆图”；胰岛素应注射在皮下组织层，而不注射在肌肉层，肌肉层吸收快，易引起血糖波动。方法：捏起皮肤注射，同时使用短而细的针头，见图示；

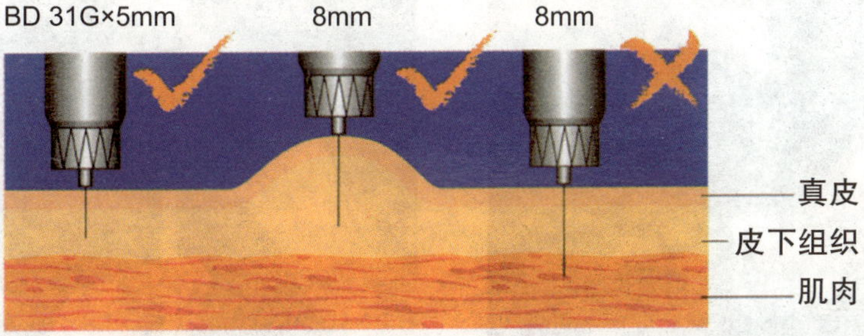

使用8mm长度的针头时，需要捏起皮注射；使用31G×5mm超细超短形针头时，无需捏起皮肤，也能准确地将胰岛素注射至皮下组织而非肌肉层

不同注射部位对胰岛素吸收速度由快到慢，分别是：腹部、上臂、大腿和臀部。

2. 胰岛素的注射方法

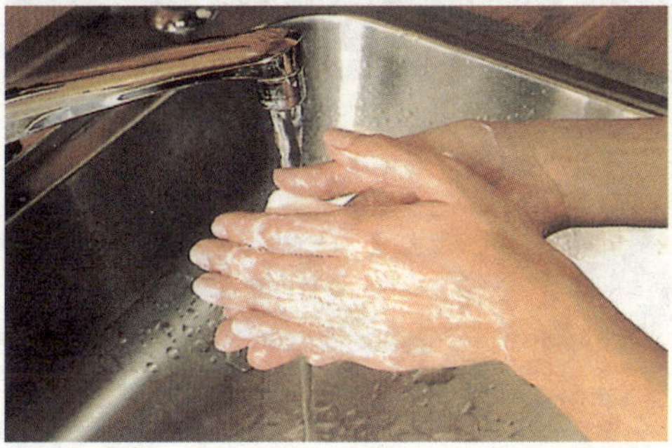

（1）洗手。

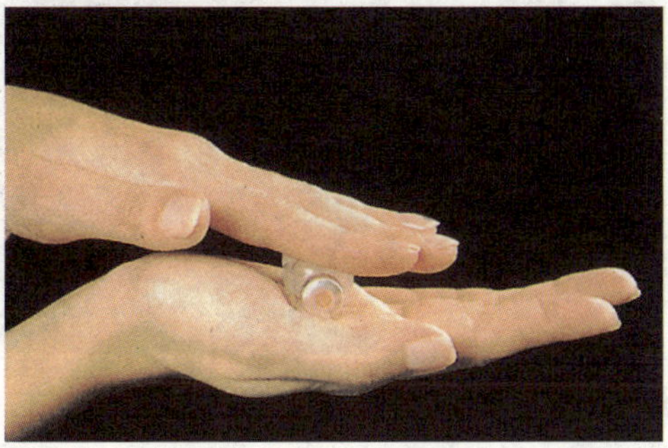

（2）如是预混胰岛素，则需先将胰岛素瓶夹在两手掌间搓动，将其混匀。

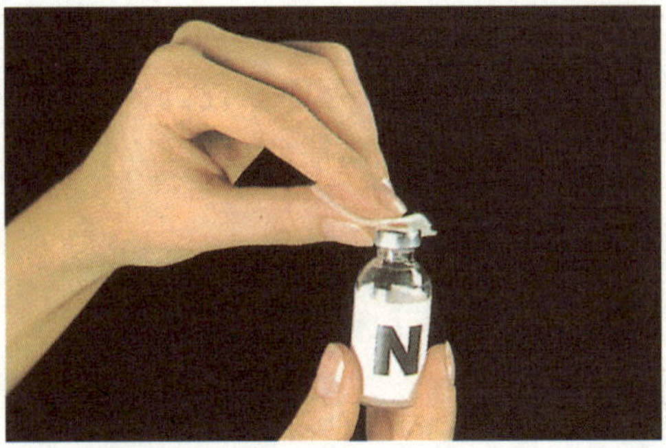

(3)瓶盖消毒。

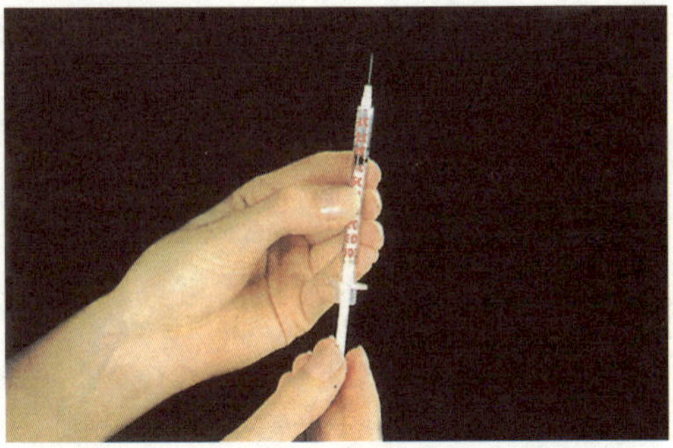

(4)认清注射器的刻度，抽取与需要剂量等同的空气。

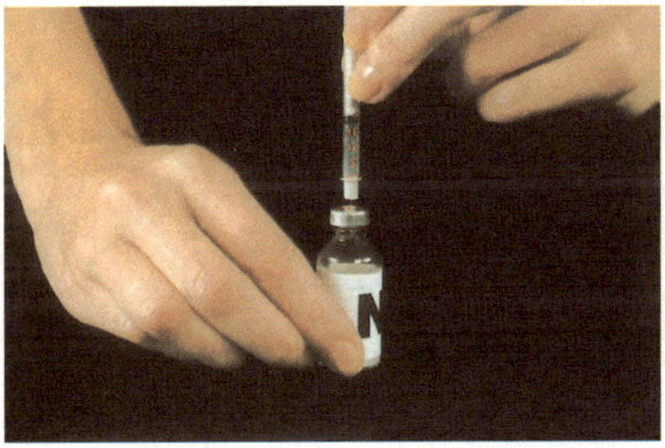

(5)将空气垂直注入直立的胰岛素瓶中。

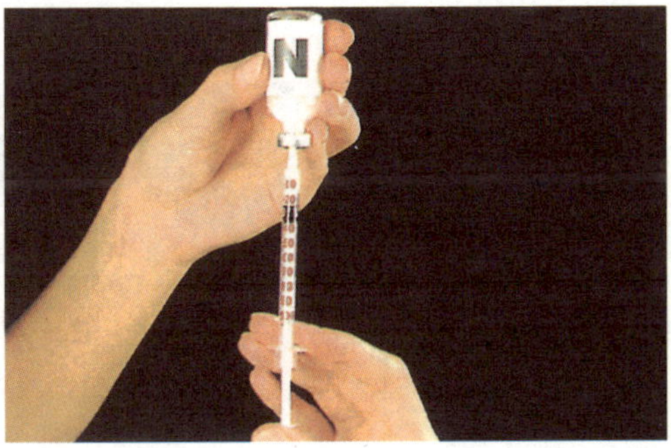

(6)将胰岛素瓶倒立握在手中，抽取胰岛素，如抽取时没有气泡产生，可将镇筒的活塞直接抽取到所需刻度的位置。

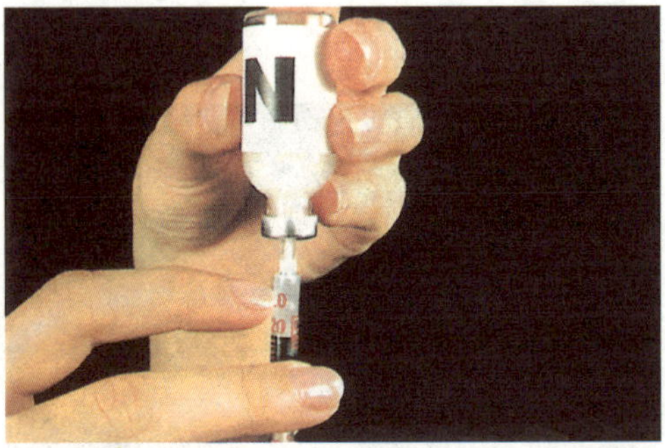

(7)如在抽取胰岛素时，注射器内产生了气泡，则可用手指轻弹针筒内气泡，当气泡升高至针筒顶部时，可继续将针筒的活塞抽取道所需刻度的位置。

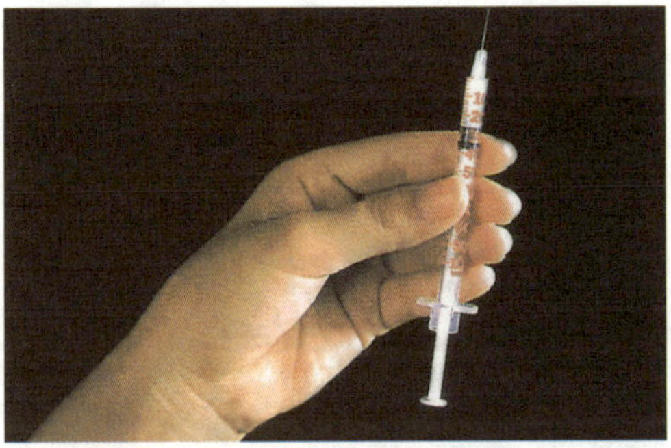

(8)再次核对已抽取的胰岛素剂量。

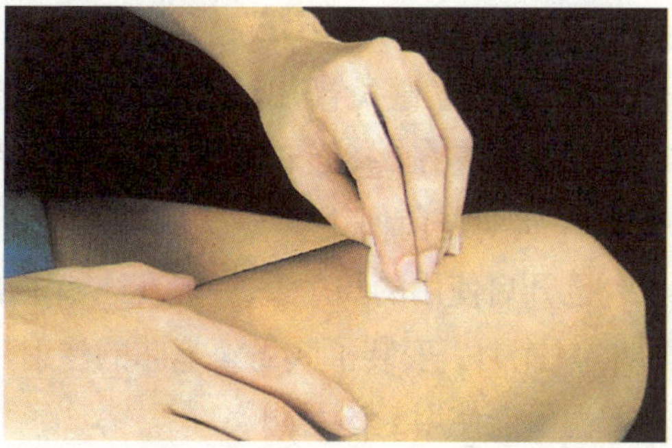

(9)消毒注射部位。

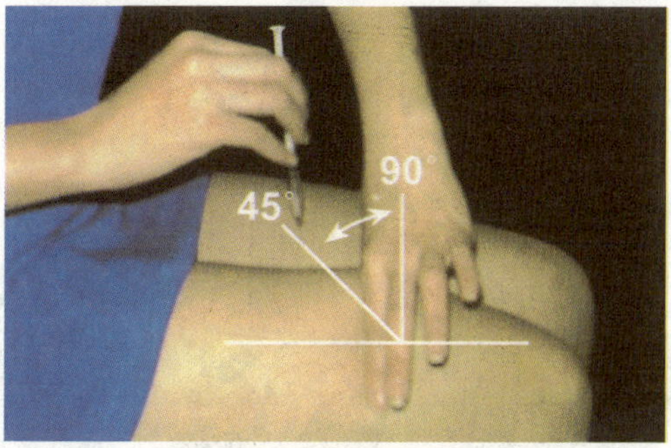

(10)轻轻捏起注射部位皮肤,以45度或90度的角度进针,行皮下注射。

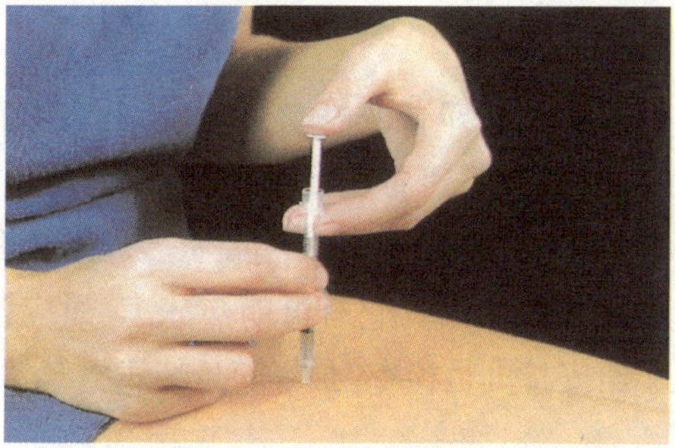

(11)放下所捏起的皮肤,一只手保持注射器平衡,另一只手推注胰岛素,待缓慢注射完成后,仍停留数秒钟。

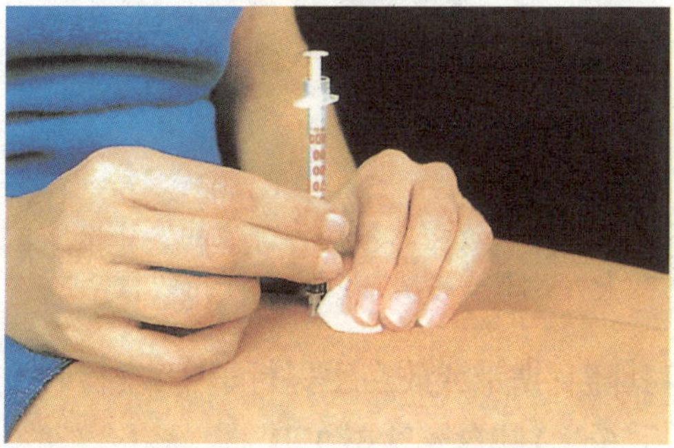

(12)拔出注射器,用酒精棉球按压注射区。

(本组文字与插图由美国BD公司提供)

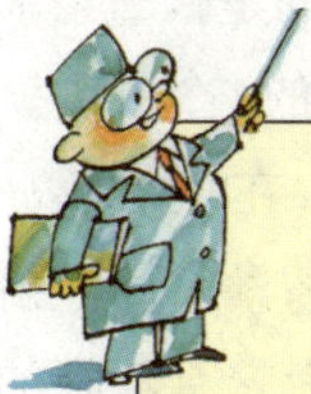

人种的差异与个体化治疗:根据药理学原理,同一种药物对不同种族的人来说,其效果和不良反应是有差异的。同样的道理,同一种药物对同种族的不同的人来说,其效果和不良反应也是有差异的。这种差异既受到遗传因素和环境因素的影响,又受到生活习惯因素和饮食习惯因素的影响。科学实验已经证实了这一点。所以治疗要根据每个人的具体病情和对治疗方法的反应而定,要谨慎地进行个体化治疗。

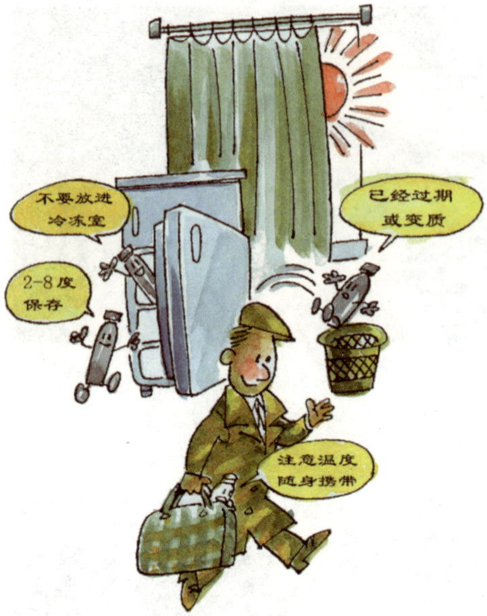

不要将胰岛素放在冰箱的冷冻室内；外出乘飞机旅行时不要将胰岛素放在寄托的行李内

（五）胰岛素的保存方法

1. 胰岛素应避免高温和阳光直晒；未拆封的胰岛素应在2~8度的冰箱冷藏室中保存，并在保质期之前使用。

2. 已开启使用的胰岛素，一般在冰箱中的保质期为1个月；安装了胰岛素笔芯的注射用笔，在常温下能使用1个月。

3. 注意从冰箱中取出胰岛素注射前，将胰岛素温度升至室温再使用；不要将胰岛素放在冰箱的冷冻室内，已冰冻过的胰岛素不能再使用。

4. 胰岛素如有颜色改变，出现不均匀的悬浮颗粒均表明胰岛素已经变质。

5. 外出乘飞机旅行时不要将胰岛素放在寄托的行李内，因为它有可能被冰冻，而应该将其随身携带或放在手提行李中，安检时主动取出给安检人员检查（最好随身带病历卡）。

（六）胰岛素注射工具

最常用来注射胰岛素的工具有：胰岛素注射器和胰岛素注射笔。

1. 如何正确选择胰岛素注射器

胰岛素注射器是配合“瓶装胰岛素（400u/10ml）”使用的，针筒上所标的是胰岛素单位。胰岛素注射器的1个刻度就是1个胰岛素单位，在注射胰岛素时，应该使用胰岛素专用注射器，如BD针筒，因为它有清晰的胰岛素单位刻度，可避免因换算单位而导致的注射剂量的错误；每次注射没有胰岛素的浪费；而且胰岛素注射器针尖特别细，能有效减少疼痛和注射引起的其他皮肤问题。

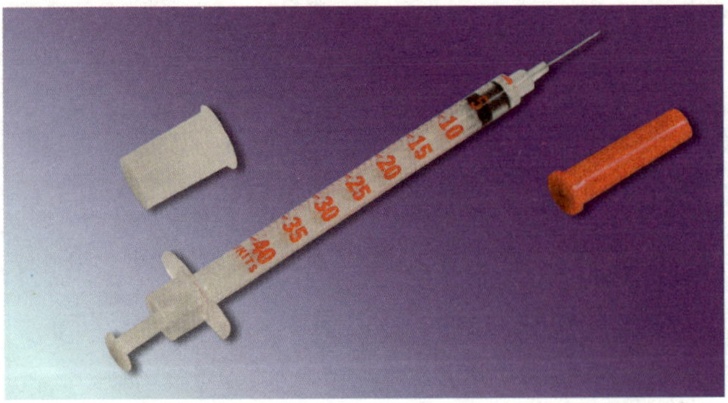

胰岛素注射器之一：BD针筒

2. 胰岛素注射笔

胰岛素注射笔是一种形状似钢笔的专用注射装置,它是用来配合“笔芯装胰岛素”使用的。在使用胰岛素注射笔的时候,注意注射后应立即取下针头,这样既可以避免空气进入而造成针筒堵塞,又能保持胰岛素笔芯的无菌状态。

无论胰岛素注射器还是胰岛素注射笔,使用的针头都是一次性使用产品。四幅照片图可以看到针尖部分在重复使用2次后就会出现倒勾,引起注射疼痛和其他各种皮肤问题,如感染、损伤,故不推荐重复使用。所有注射器在丢弃前必须先毁形,以防刺伤他人或被重复回收使用。

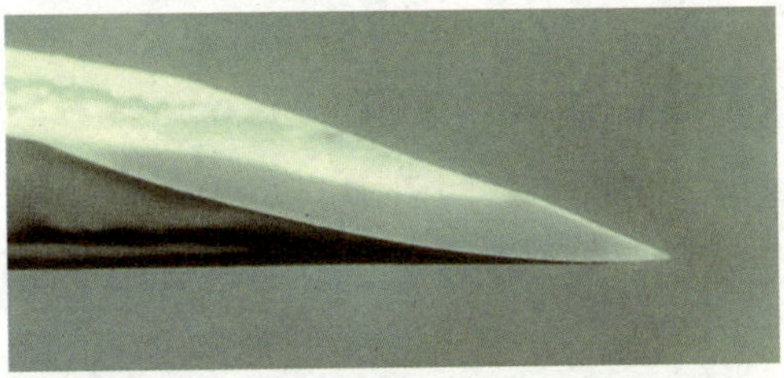

使用前

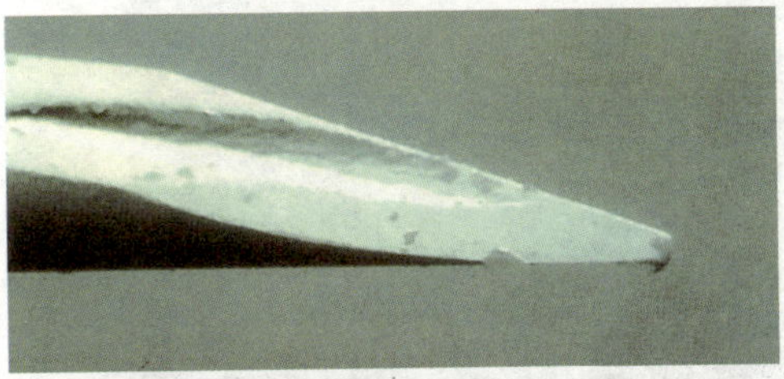

使用 1 次后

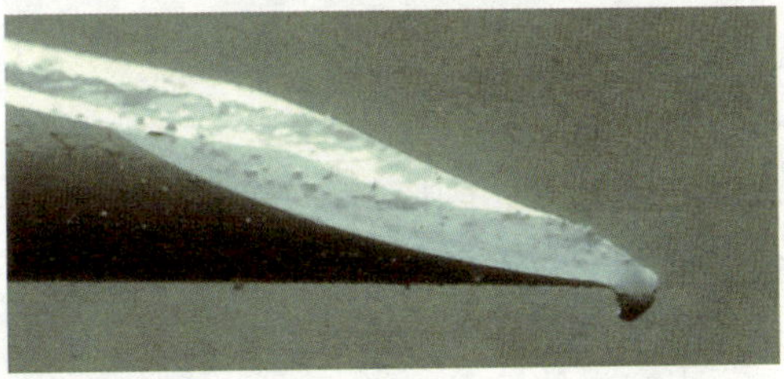

使用 2 次后

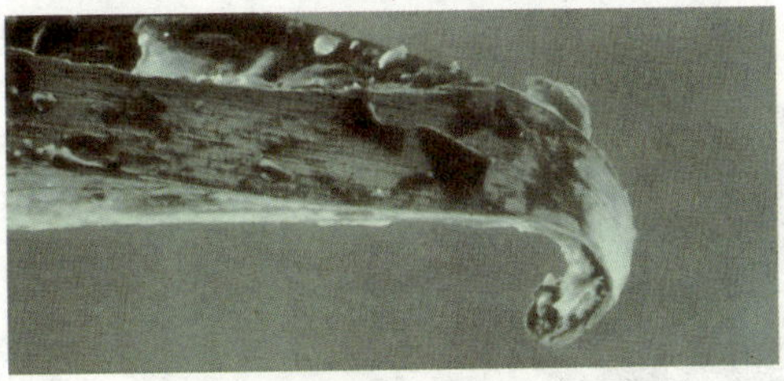

使用6次后

3. 胰岛素泵

胰岛素泵(见图)是一种小型可随身携带的自动输注胰岛素的装置,可以模拟人体分泌胰岛素的生理曲线。它是目前1型糖尿病患者胰岛素注射的较佳方法工具,但由于此类装置价格昂贵,限制了其在国内的使用。

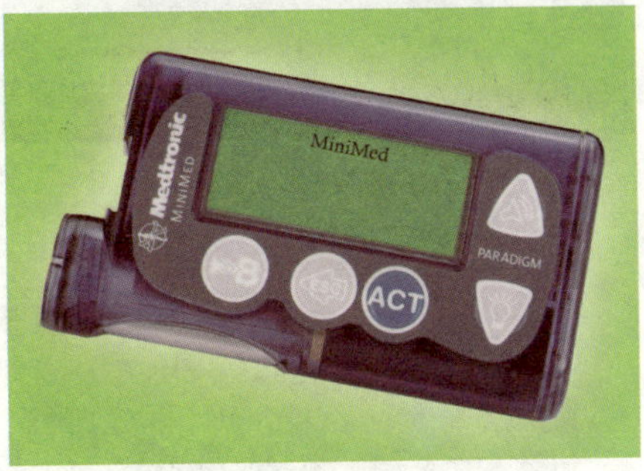

胰岛素泵

(1)胰岛素泵功能:①可设定最多48段持续的基础输注量和设定各个餐前大剂量;②胰岛素吸收更稳定:因采用短效胰岛素或超短效胰岛素类似物,减少了低血糖的危险。

(2)患者的适应证及用泵条件:任何完全使用胰岛素治疗的患者均可以考虑使用

胰岛素泵,尤其适用于反复低血糖发作。以及胰岛β细胞功能完全丧失的患者,如1型糖尿病。但由于胰岛素泵一般并不带有自测血糖的闭环装置,用胰岛素泵患者一定要学会自测血糖,并随时注意输注胰岛素的管道畅通机械装置处于正常运行状态。

用胰岛素泵患者仍要规律性地检测血糖水平,切勿“一泵在身,万事不管”,而导致高血糖和低血糖危险的发生。

(七)胰岛素笔的识别和使用

1. 胰岛素笔识别图

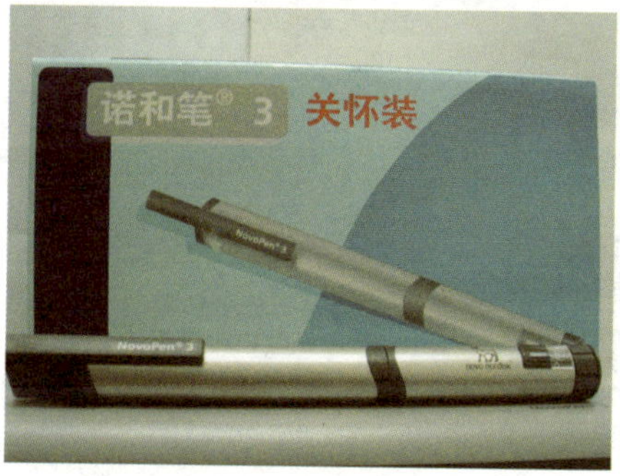

诺和笔3

产品名称:**诺和笔3**

出品:诺和诺德(中国)制药有限公司

注射剂量范围:0~70个国际单位

剂量调节精度:1个国际单位

特点:① 剂量安全设置;② 有声音提示注射是否完成;③ 剂量调节视窗读数清晰。

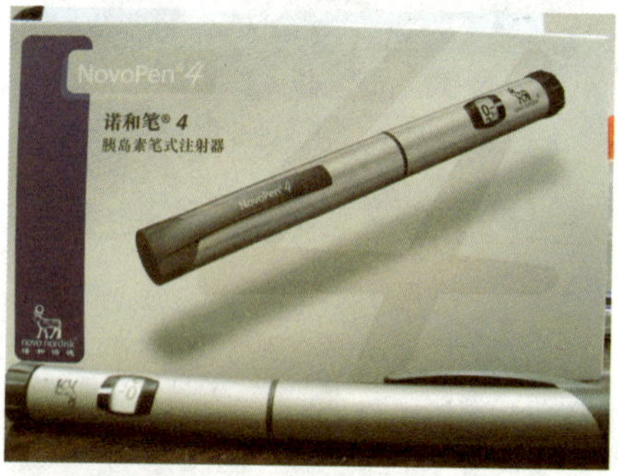

诺和笔4

产品名称:**诺和笔4**

出品:诺和诺德(中国)制药有限公司

注射剂量范围:0~70个国际单位

剂量调节精度:1个国际单位

特点:① 精确测量笔芯中剩余剂量,防止所调剂量超过笔芯中余量;② 剂量调节视窗读数清晰;③ 纠正、调整剂量,可直接回调;④ 有声音提示注射是否完成。

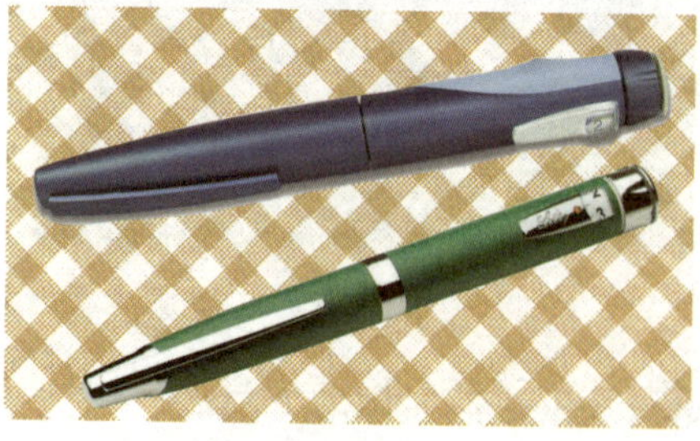

优伴笔两种,上为优伴笔Ⅱ

产品名称:**优伴笔Ⅱ**

出品:美国礼来亚洲公司

注射剂量范围:0~60个国际单位

剂量调节精度:1个国际单位

特点:① 纠正、调整剂量,旋钮可回调;② 剂量调节视窗读数清晰。

产品名称：**东宝电子笔**

出品：通化市东宝药业股份有限公司（吉林）

注射剂量范围：0~60个国际单位

剂量调节精度：1个国际单位

特点：① 剂量旋钮可回调；② 剂量调节视窗读数清晰；③ 注意剂量电子记忆功能；④ 剂量按钮锁定功能，确保安全；⑤ 有声音提示设定剂量及注射是否完毕。

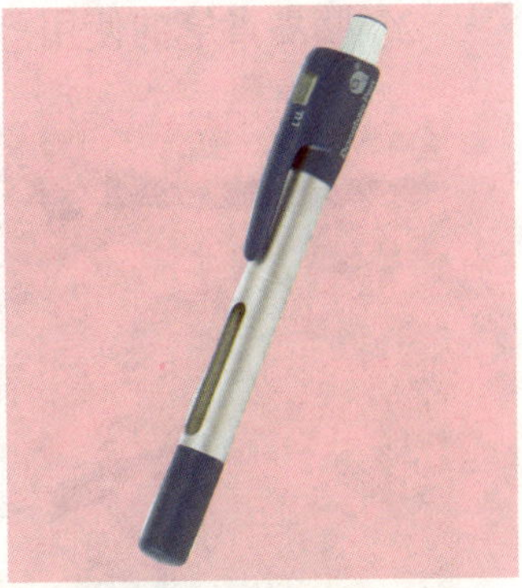

东宝电子笔

产品名称：**来得时预填充 SoloSTAR 笔**

出品：赛诺菲－安万特制药公司（德国）

注射剂量范围：1~60个国际单位

剂量调节精度：1个国际单位

特点：① 剂量调节视窗读数清晰；② 一次性笔装置用完可丢弃；③ 设定剂量时有声音提示。

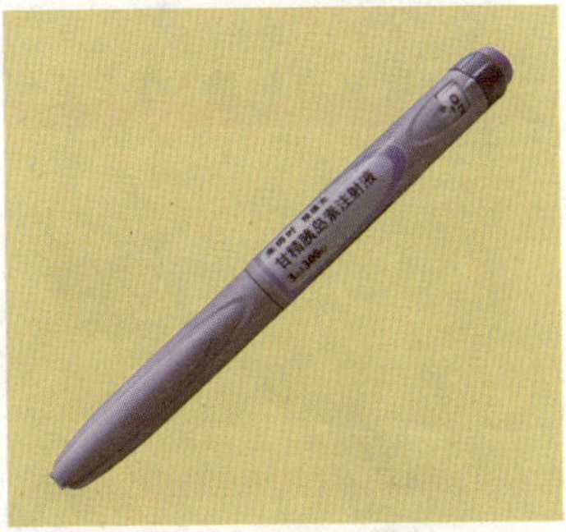

来得时笔

产品名称：**万邦笔**

出品：江苏万邦生化医药股份有限公司（英国）

注射剂量范围：2~42个国际单位

剂量调节精度：2个国际单位

特点：① 操作简便；② 有多种胰岛素笔芯可通用。

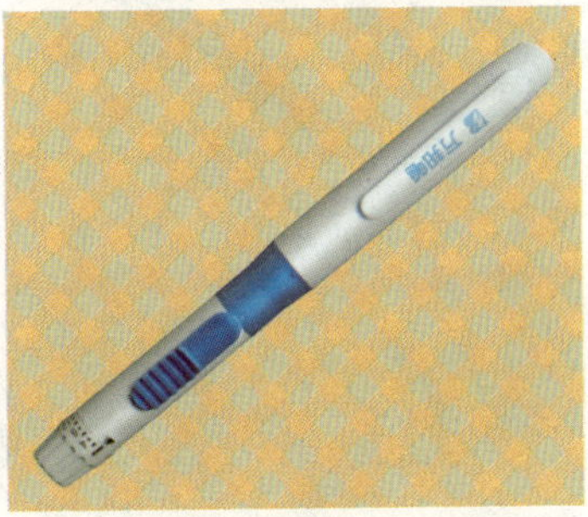

万邦笔

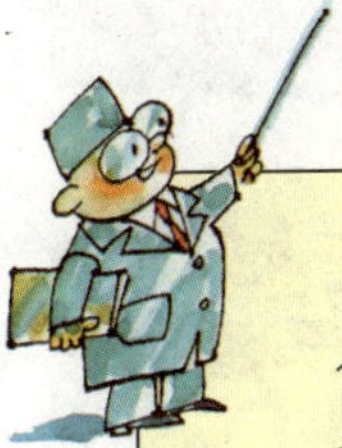

人体血糖升高是因为机体无法分泌足够的基础胰岛素或餐时胰岛素，或者两者都不够，胰岛素治疗就是补充这些不足。胰岛素没有成瘾性，需不需要用胰岛素，用了能否撤掉，关键取决于病情。

2. 胰岛素笔的使用

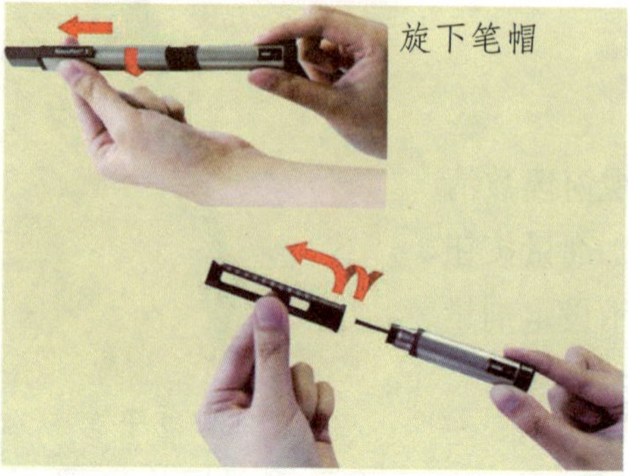

（1）取出诺和笔，旋下笔帽和笔芯架，准备安装。

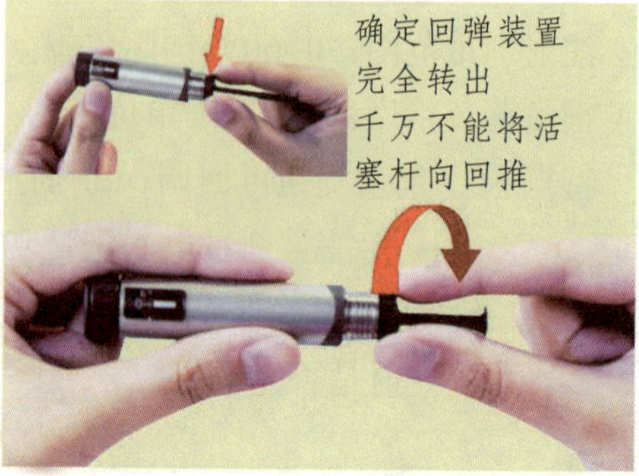

（2）将回弹装置右转，直到活塞杆完全进入为止。

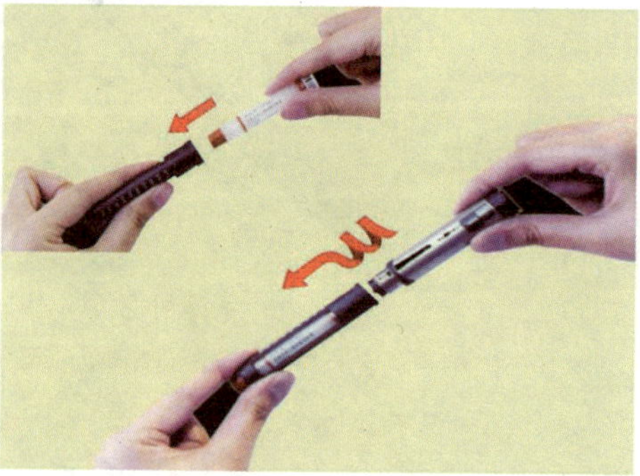

（3）将胰岛素笔芯装入笔芯架内并拧紧。

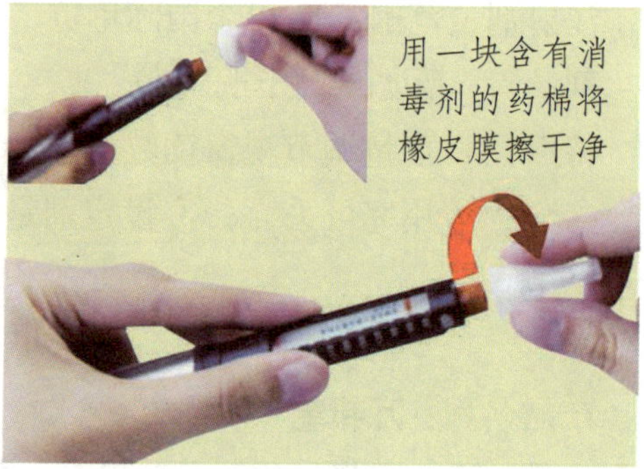

（4）将诺和针头保护片撕开，装在胰岛素笔芯冒上并旋紧，取下外针帽和内针帽。

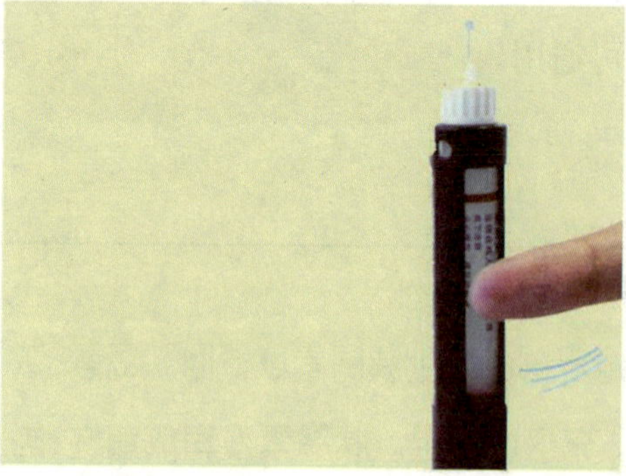

（5）注射前排气，推下注射推键，有一滴胰岛素出现在针头尖即可。

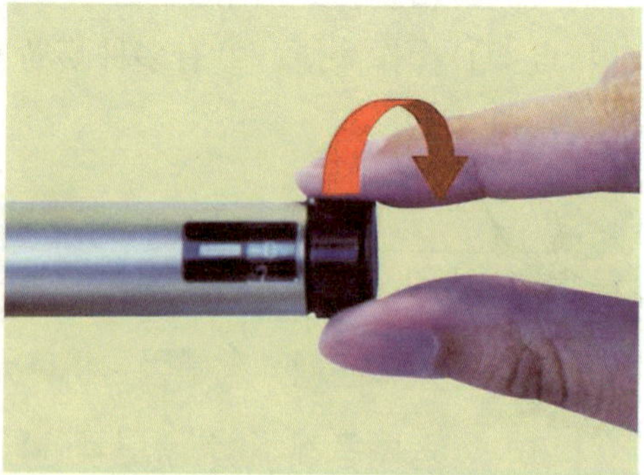

（6）确定剂量选择环放在零上，如果不是，将注射键往里推。

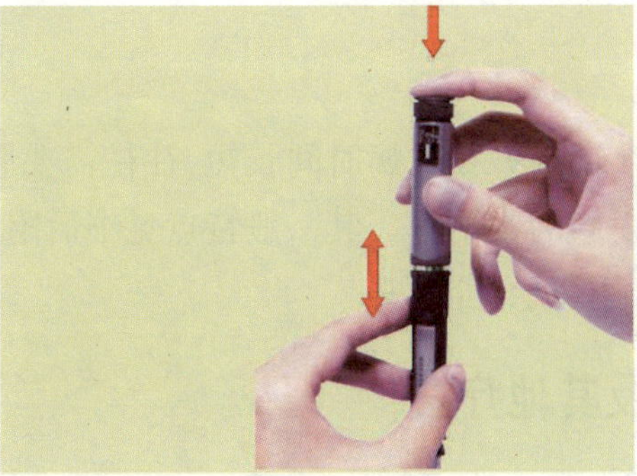

(7)如果调错剂量,应将机械装置部分与笔芯架部分拉开,然后压下注射推键以使其返回零处,重新选择剂量。

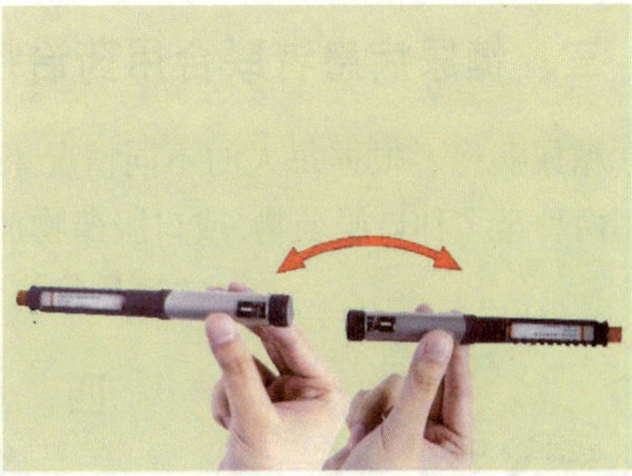

(8)如果使用混合型胰岛素,应将笔从如图所示上下颠倒摆动,切忌剧烈摇晃。

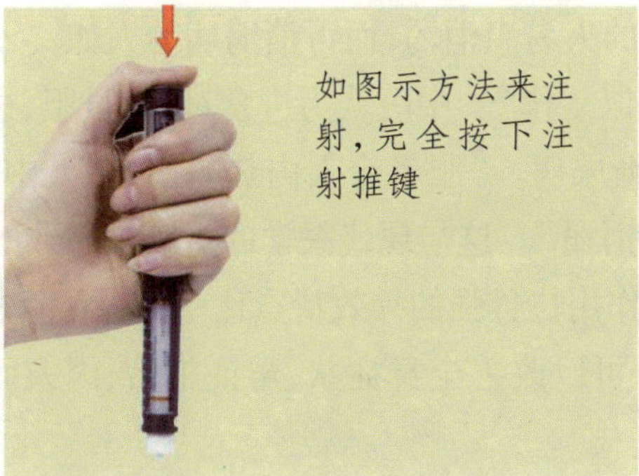

(9)注射后,针头应留在皮下六秒钟以上,继续按住推键,直至针头完全拔出,这样可以确保正确的剂量注入。

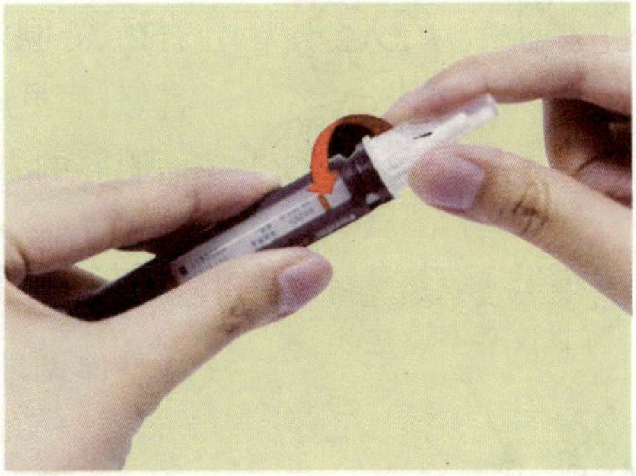

(10)注射完后,装回外针帽,旋下诺和针,小心将针头丢弃。

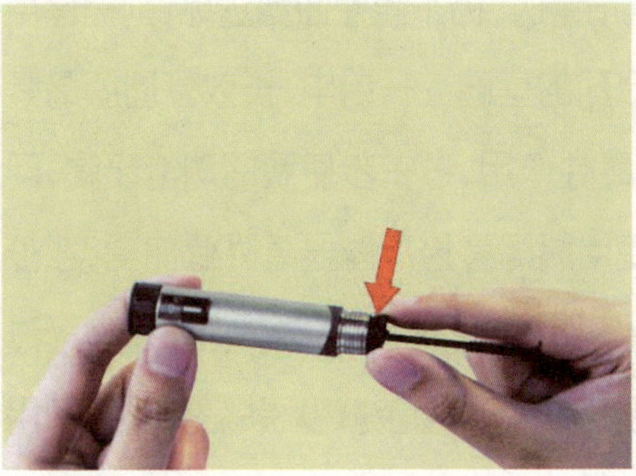

(11)活塞杆只能旋回,不能往回推。

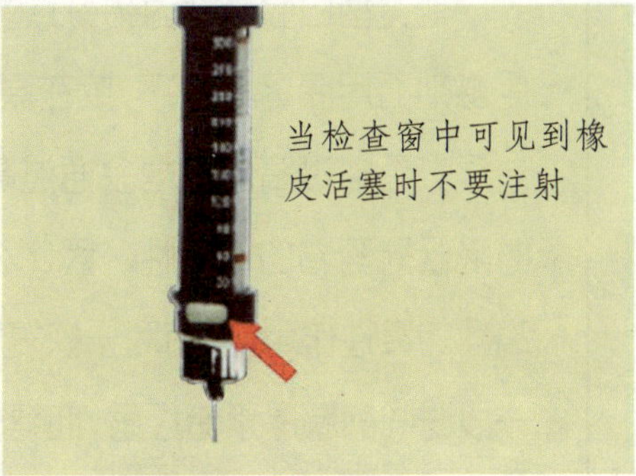

(12)从药量显示窗内看到仍需注射的剩余单位剂量。

[本组文字与插图由诺和诺德(中国)制药有限公司提供]

三、糖尿病患者联合用药治疗

糖尿病患者根据每人的不同情况(即个体差异),和患病时间长短,往往需要联合使用两种至多种口服药物,或口服药物加上注射胰岛素治疗。其一般特点见书后附录5“糖尿病患者联合用药示意图”。

四、中药及其他疗法

中医从整体调理着手,可以改善全身症状

(一)中医中药

1. 传统中医一直把糖尿病叫作消渴,消者,欲饮也,饮一斗,尿亦一斗,津液消渴,故欲得水也。中医认为,“长冲直扬,心刚多怒”的人易患消渴,而得消渴病的人如“不节喜怒,病虽愈而可以复作”。中医认为进食过甘、过肥、过美而肥胖的人易得糖尿病。“肥者令人内热,甘者令人中渴,故其气上溢,转为消渴”。这与现代医学的观点是一致的。

2. 西药降糖作用快且强的疗效特点比中药强;但中医从整体调理着手,可以改善全身症状,辨证施治、因人而异

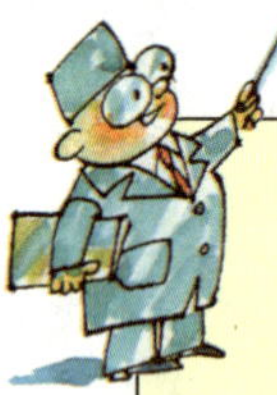

2型糖尿病患者如发生某一种磺脲类药物失效,改用或同时联合应用其他类型口服降糖药物,并达到较大剂量时,仍不能使血糖达标,则需停用促泌剂而用胰岛素治疗,或在原用口服药的基础上开始中、长效基础胰岛素治疗。否则过高的血糖会通过高糖的毒性作用,进一步使胰岛功能衰竭,同时降低对药物的敏感性。因此,暂时使用胰岛素治疗能显著降低血糖,减少高糖的毒性作用,且有利于恢复胰岛对口服降糖药的敏感性。部分患者经过一段时间的胰岛素治疗后,血糖保持稳定,仍可以逐步减少胰岛素用量,加用其他口服降糖药,直至停用胰岛素。另外,2性糖尿病较早应用胰岛素治疗也被证实有利于胰岛功能的恢复,糖尿病患者应正确认识这项治疗措施。

是中医的特色。纯中药制剂，如金芪降糖片、六味地黄丸、玉泉散等都可从一定程度减轻症状。

无论是中药还是西药，到目前为止还没有可以完全根治糖尿病的药物，市场上某些所谓的“偏方、秘方”，不仅费钱，而且耽误病情。

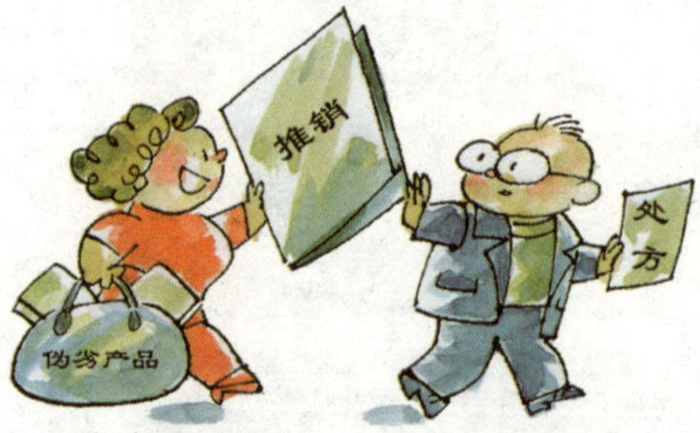

不要片面追求偏方、秘方

(二)针灸、推拿

1. 针灸证明可以增强神经系统的调节作用，提高机体对胰岛素的敏感性，或使胰岛素释放有数量所增加。

2. 推拿可使血脉活络，局部循环和营养改善，并起到被动运动的作用。

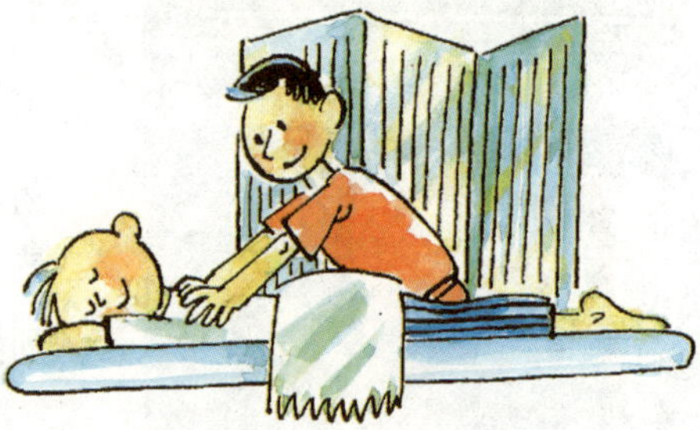

推拿可以起到被动运动作用

针灸和推拿也有一定的整体调节作用。但由于糖尿病患者皮肤抵抗力较弱，所以，在做推拿与针灸时要注意严格消毒。针灸、推拿只能作为糖尿病的辅助治疗，都不能代替药物治疗。

五、糖尿病药物识别图

(一)促胰岛素分泌剂类药物

1. 第一代磺脲类促胰岛素分泌剂药物

药名：**甲苯磺丁脲片**(D860片)

特点：短效口服降血糖药

剂型：0.5克×100片(上海华氏制药有限公司)

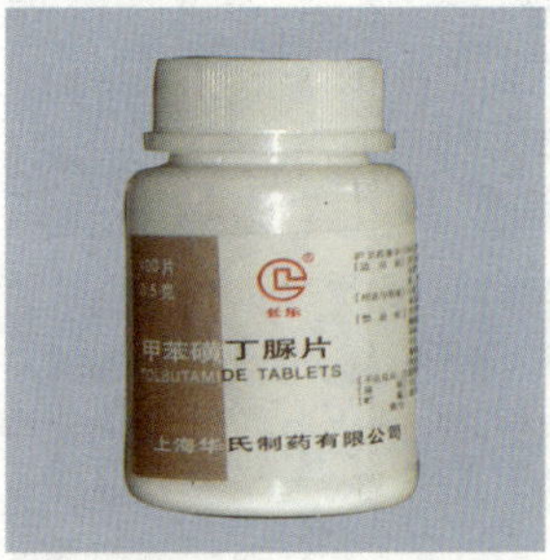

2. 第二代磺脲类促胰岛素分泌剂药物

药名：**格列苯脲**(优降糖片)

特点：长效口服降血糖药

剂型：2.5克×100片[上海医药(集团)有限公司信谊制药总厂]

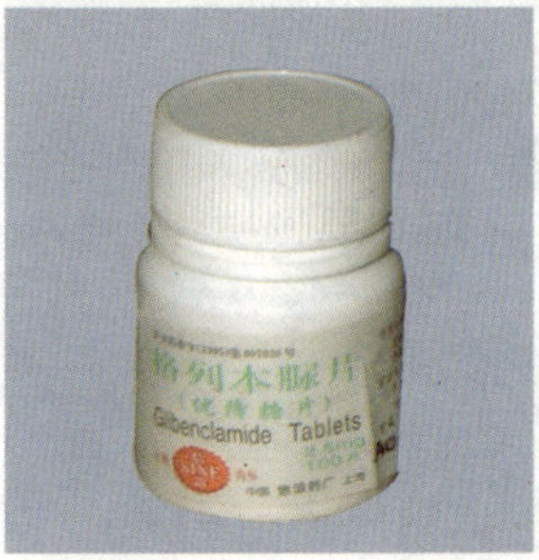

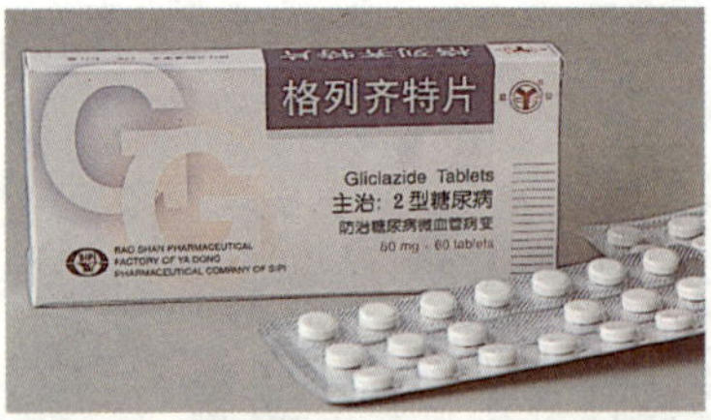

药名：**格列齐特**（格列齐特片；达美康片）

特点：中效口服降血糖药

剂型1：**格列齐特片**40毫克 ×40片或80毫克 ×60片（上海医药工业研究院亚东药业公司上海现代医药销售有限公司）

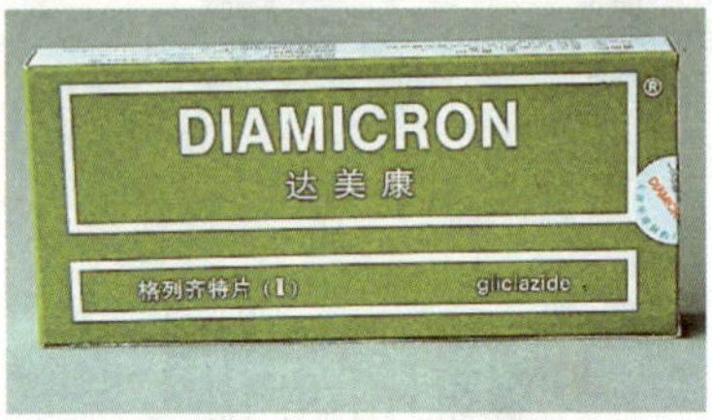

剂型2：**达美康片**80毫克 ×60片〔天津华津制药厂（法国施维雅药厂提供原料）〕

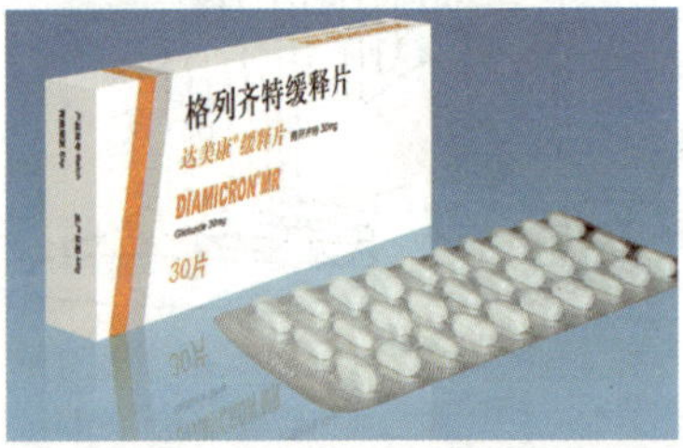

药名：**格列齐特缓释片**（达美康片MR）

特点：长效口服降血糖药

剂型：30毫克 ×60片［施维雅（天津）制药有限公司］

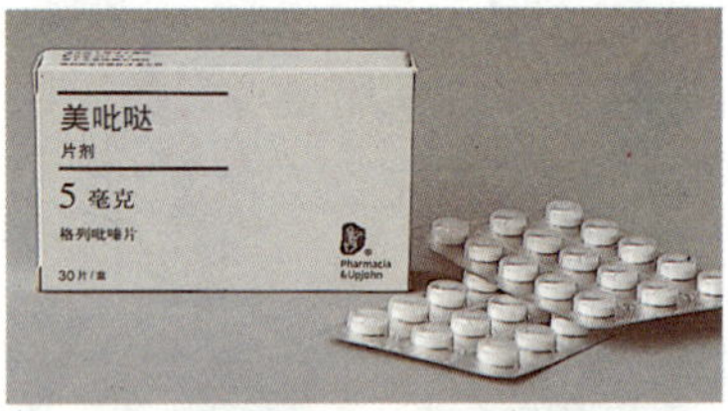

药名：**格列吡嗪**（美吡达片；优哒灵片）

特点：短效口服降血糖药

剂型1：**美吡达片**5毫克 ×30片［法玛西亚普强（中国）有限公司］

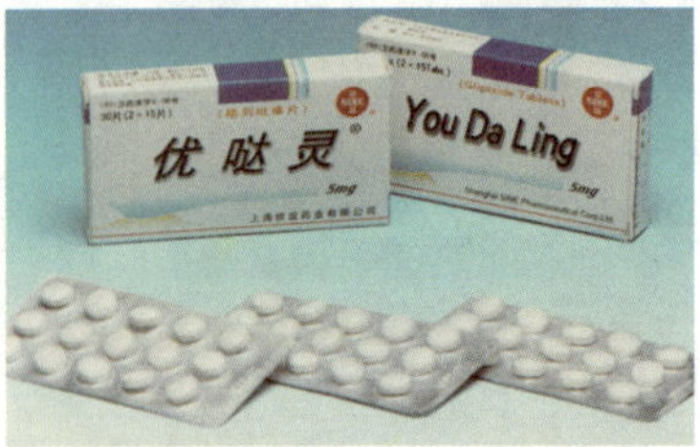

剂型2：**优哒灵片**5毫克 ×30片［上海医药（集团）有限公司信谊制药总厂］

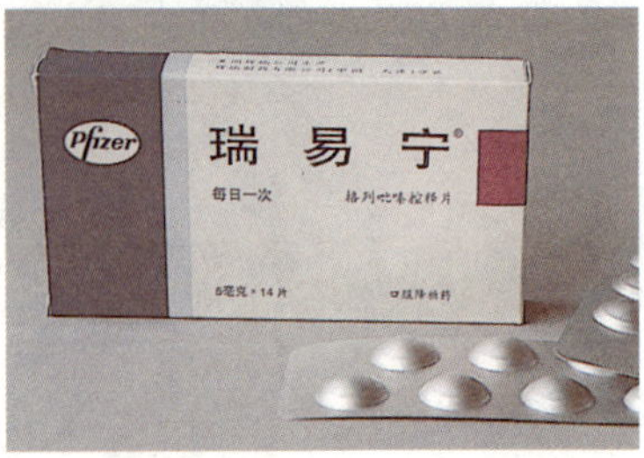

药名：**格列吡嗪控释片**（瑞易宁）

特点：长效控释口服降血糖药

剂型：**瑞易宁**5毫克 ×14片（辉瑞制药有限公司）

药名：**格列喹酮**（糖适平片）

特点：短效口服降血糖药

剂型：**糖适平片**30毫克×30片（北京万辉双鹤药业有限责任公司）

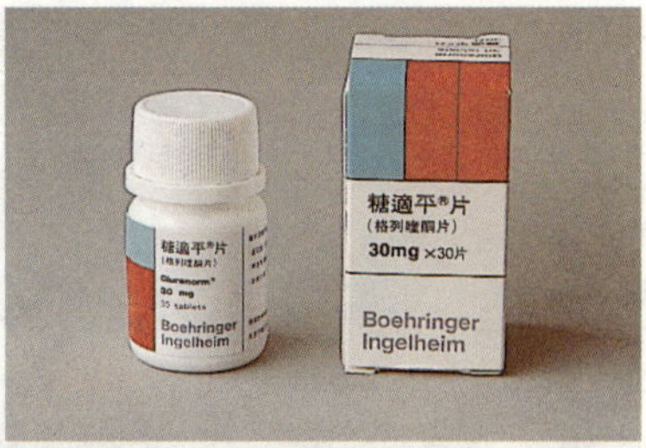

3. 新型磺脲类促胰岛素分泌剂药物

药名：**格列美脲**（亚莫利片）

特点：长效口服降血糖药

剂型：**亚莫利片**1毫克或2毫克×15片［赛诺菲安万特（北京）制药有限公司］

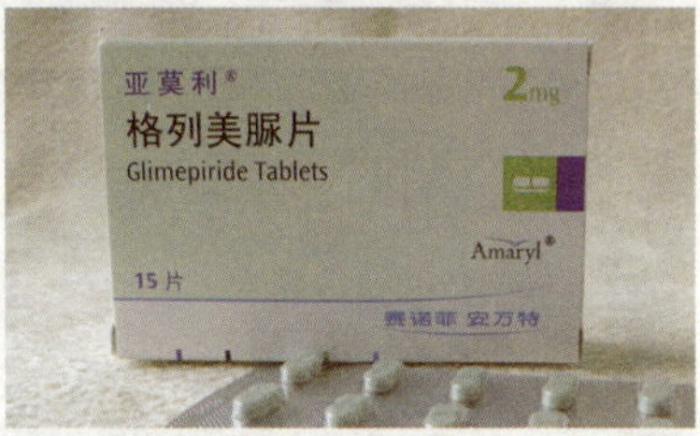

4. 非磺脲类促胰岛素分泌剂药物

药名：**瑞格列奈**（诺和龙片）

特点：短效餐时口服降血糖药

剂型：**诺和龙片**1毫克或2毫克×30片［诺和诺德制药（中国）有限公司］

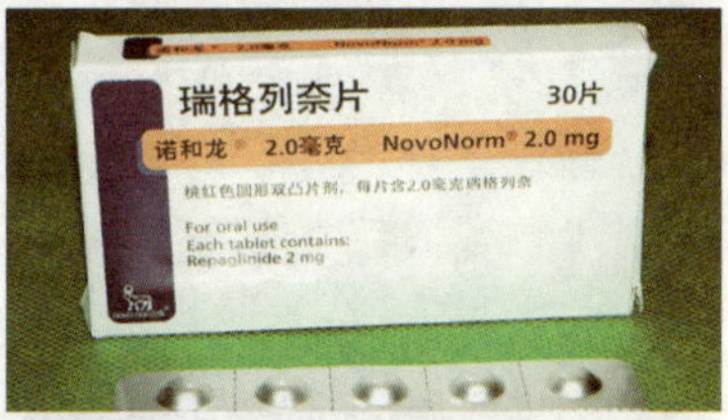

药名：**那格列奈**（唐力片）

特点：短效餐时口服降血糖药

剂型：**唐力片**120毫克×16片（北京诺华制药有限公司）

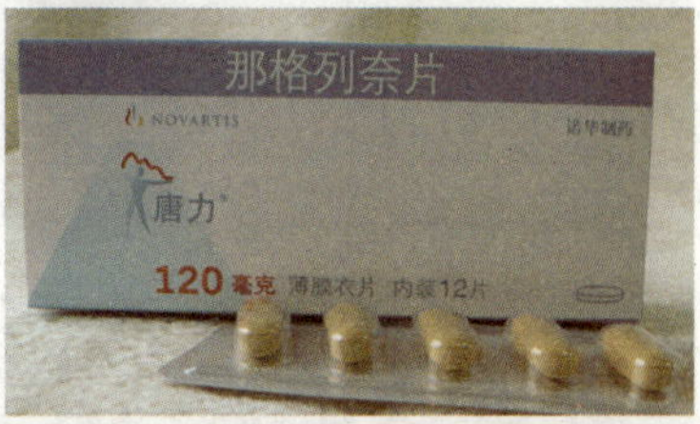

（二）胰岛素增敏剂类药物

1. 双胍类药物

药名：**盐酸二甲双胍**（格华止片；美迪康片；美福明片）

特点：短效口服降血糖药

剂型1：**格华止片**500毫克或850毫克×20片（中美上海施贵宝制药有限公司）

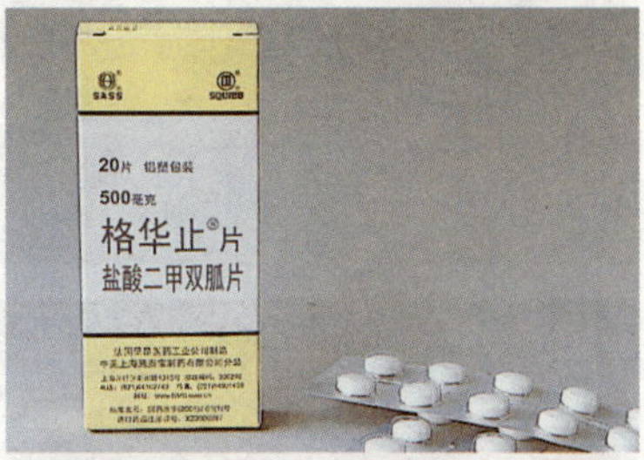

剂型2：**美迪康片**250毫克×24片（深圳市赛百诺基因技术有限公司）

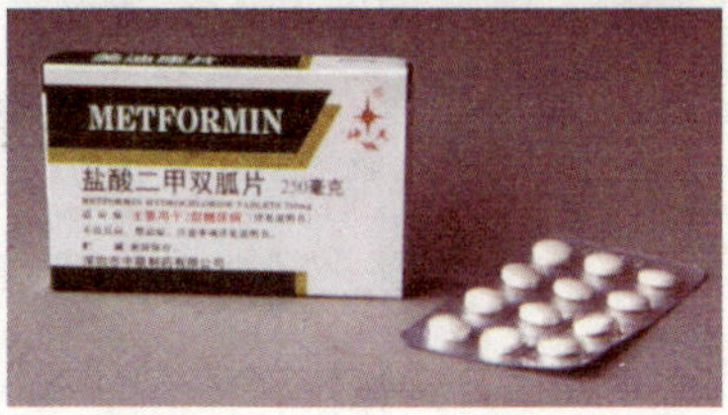

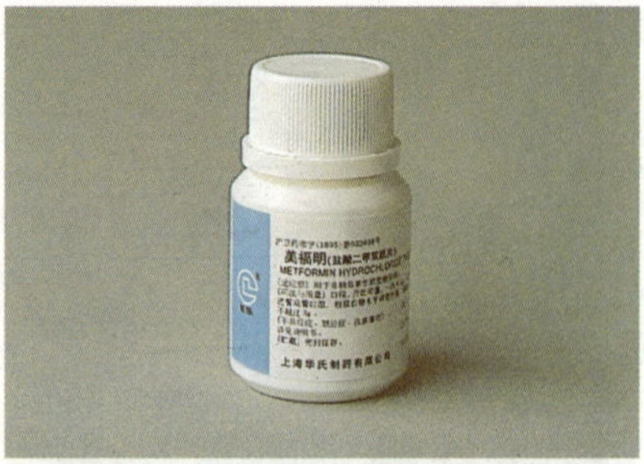

剂型3：**美福明片**250毫克×48片（上海华氏制药有限公司）

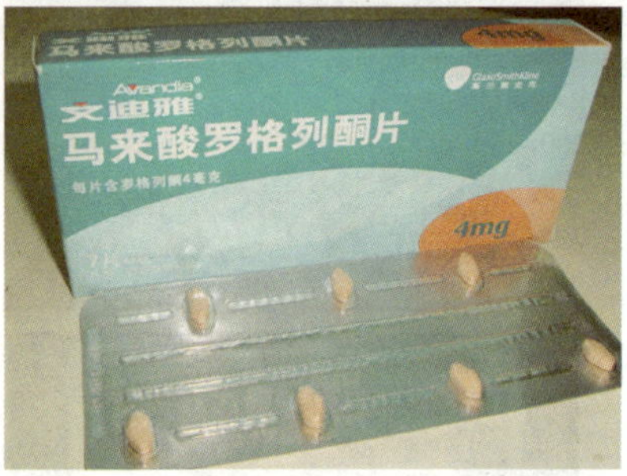

2. 噻唑烷二酮类胰岛素增敏剂药物

药名：**马来酸罗格列酮**（文迪雅片）

特点：长效口服降血糖药

剂型：**文迪雅片**4毫克×7片［葛兰素史克（天津）有限公司］

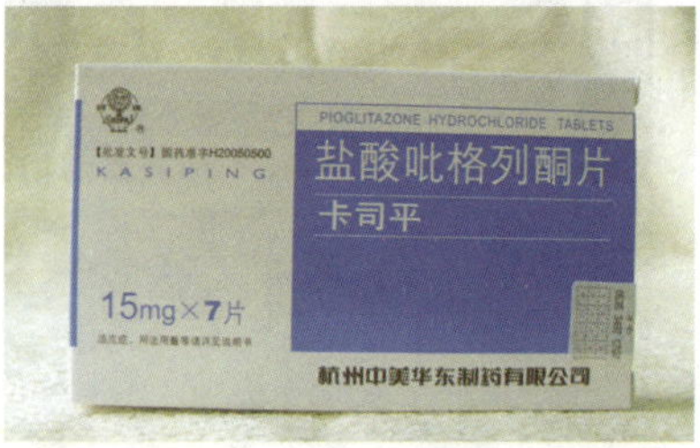

药名：**盐酸吡格列酮**（卡司平片；艾汀片）

特点：长效口服降血糖药

剂型1：**卡司平片**15毫克×7片（杭州中美华东制药有限公司）

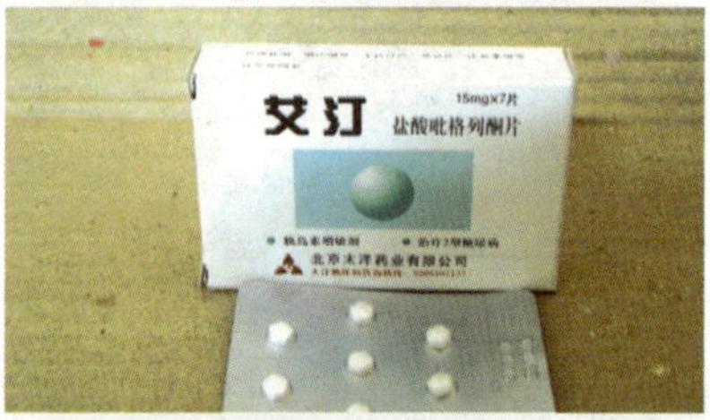

剂型2：**艾汀片**15毫克×7片（北京太洋药业有限公司）

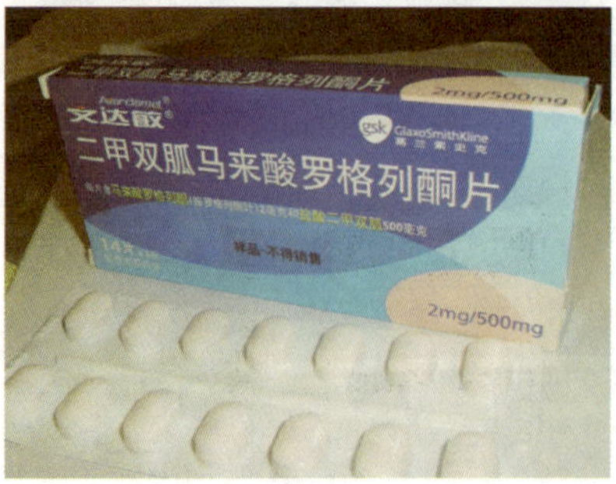

3. 复方胰岛素增敏剂药物

药名：**二甲双胍马来酸罗格列酮**（文达敏片）

特点：中效口服降血糖药

剂型：**文达敏片**二甲双胍0.5克/马来酸罗格列酮2毫克×14片［葛兰素史克（天津）有限公司］

(三)α-糖苷酶抑制剂类药物

药名：**阿卡波糖**(拜唐苹片；卡博平片)

特点：短效口服降血糖药

剂型1：**拜唐苹片**50毫克×30片(剂型2：拜耳医药保健有限公司中国北京)

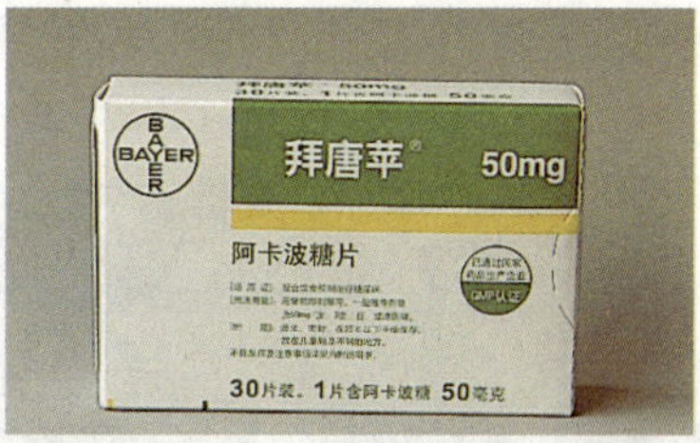

剂型2：**卡博平片**50毫克×30片(杭州中美华东制药有限公司)

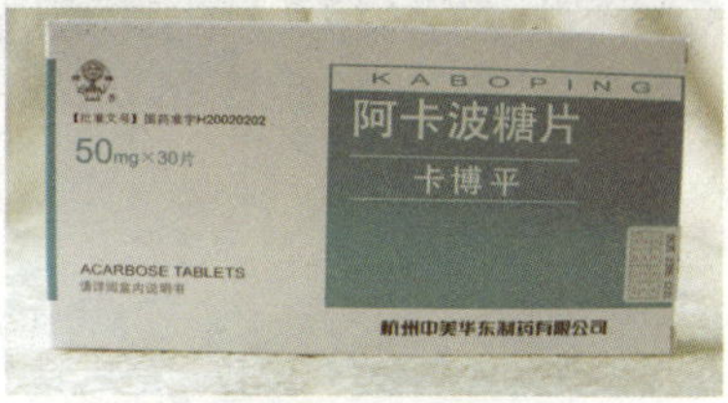

药名：**伏格列波糖**(倍欣片)

特点：短效口服降血糖药

剂型：**倍欣片**0.2毫克×30片(天津武田药品有限公司)

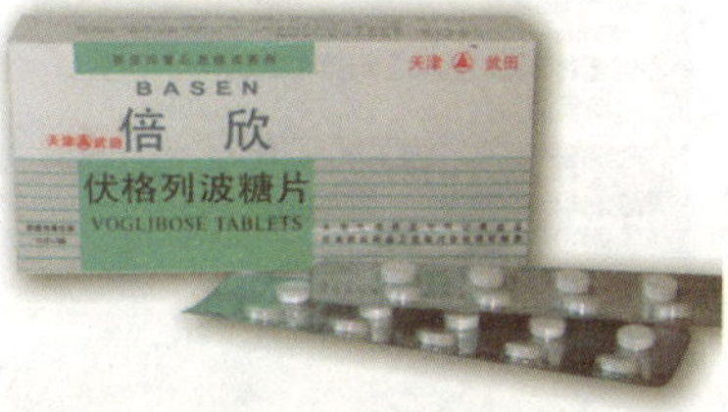

(四)胰岛素类药物

1. 生物合成胰岛素类似物药物

药名：**门冬胰岛素注射液**(诺和锐笔芯或特充)

特点：超短效，餐前即刻注射

剂型：**诺和锐笔芯**300单位(3毫升)×1支[诺和诺德制药(中国)有限公司]

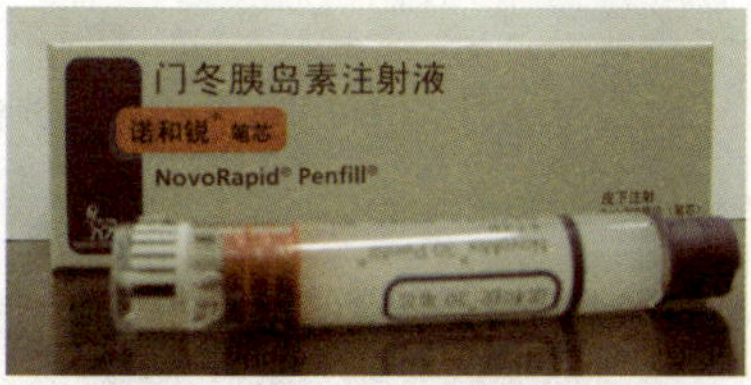

药名：**赖脯胰岛素注射液**(优泌乐笔芯)

特点：超短效，餐前即刻注射

剂型：**优泌乐笔芯**300单位(3毫升)×1支[美国礼来亚洲公司(苏州)分包装]

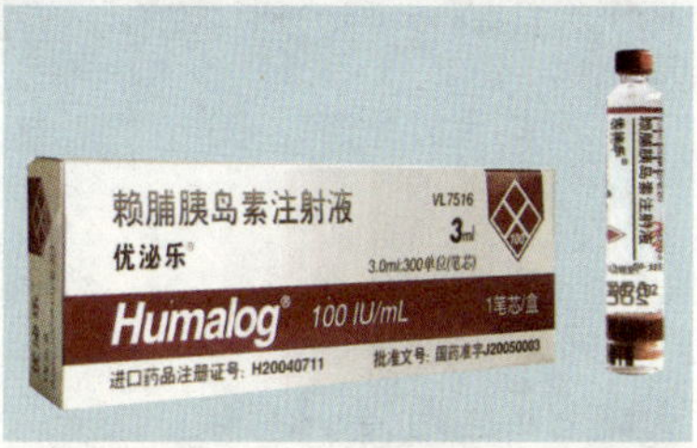

药名：**甘精胰岛素注射液**(来得时预填充，药笔合一)

特点：长效

剂型：**来得时预填充**300单位(3毫升)×1支[赛诺菲安万特(北京)制药有限公司]

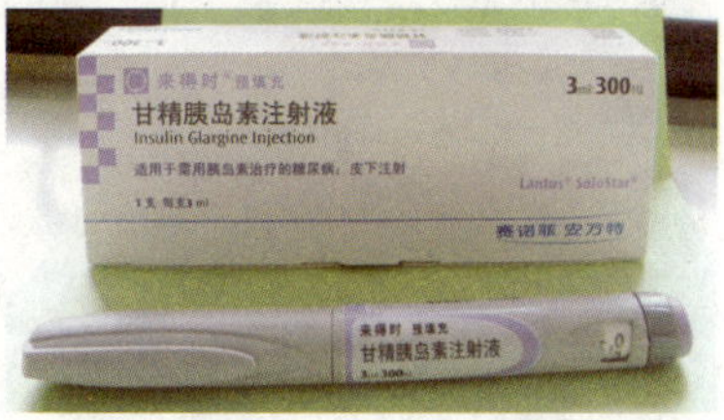

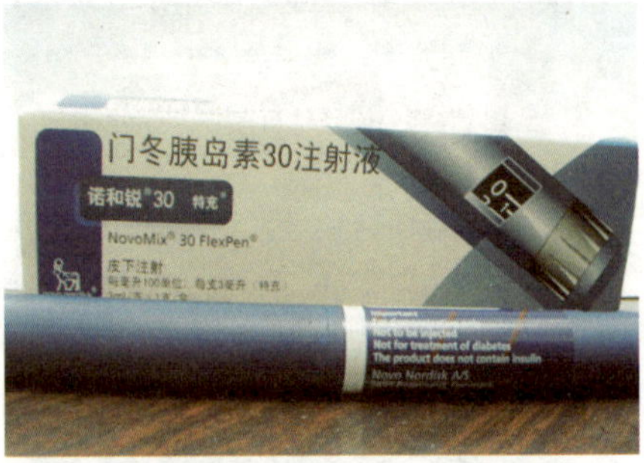

2. 生物合成预混胰岛素类似物药物

药名：**门冬胰岛素30注射液**（诺和锐30笔芯或特充）

特点：30%门冬胰岛素（速效人胰岛素类似物）和70%精蛋白门冬胰岛素（中效人胰岛素类似物）组成双时向混悬液，餐前即刻注射

剂型：**诺和锐30笔芯**300单位（3毫升）×1支［诺和诺德（中国）制药有限公司］

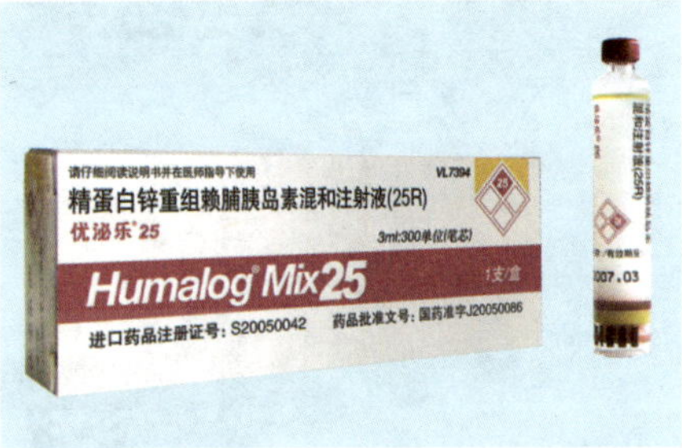

药名：**精蛋白锌重组赖脯胰岛素混和注射液**（25R）（优泌乐25笔芯）

特点：赖脯胰岛素25%和75%精蛋白锌赖脯胰岛素组成双时向混悬液，餐前即刻注射

剂型：**优泌乐25笔芯**300单位（3毫升）×1支［美国礼来亚洲公司（苏州）分包装］

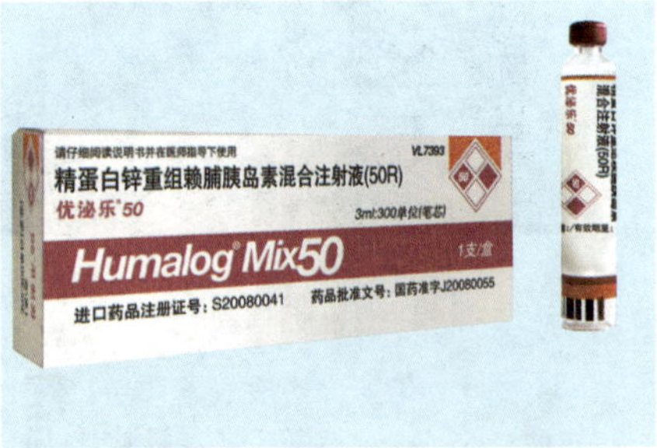

药名：**精蛋白锌重组赖脯胰岛素混和注射液**（50R）（优泌乐50笔芯）

特点：赖脯胰岛素50%和50%精蛋白锌赖脯胰岛素组成双时向混悬液，餐前即刻注射

剂型：**优泌乐50笔芯**300单位（3毫升）×1支［美国礼来亚洲公司（苏州）分包装］

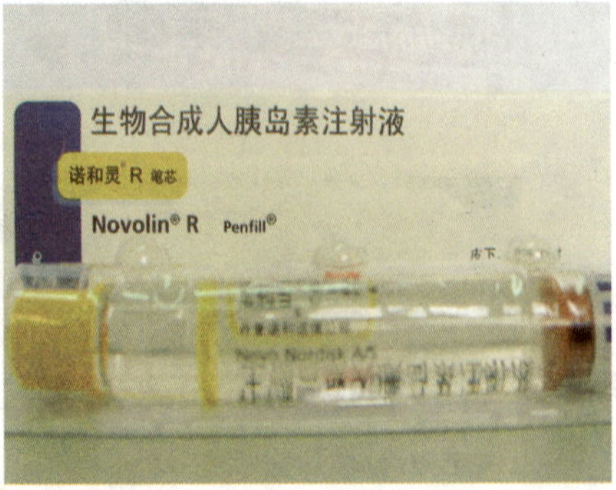

3. 生物合成（重组）人胰岛素药物

药名：**生物合成（重组）人胰岛素注射液**

特点：短效，餐前30分钟注射

剂型1：**诺和灵R**注射液400单位（10毫升）×1瓶；笔芯300单位（3毫升）×1支诺和灵R［诺和诺德（中国）制药有限公司］

剂型2：**优泌林R**注射液300单位（笔芯）×1支（盒）[美国礼来亚洲公司（苏州）分包装]

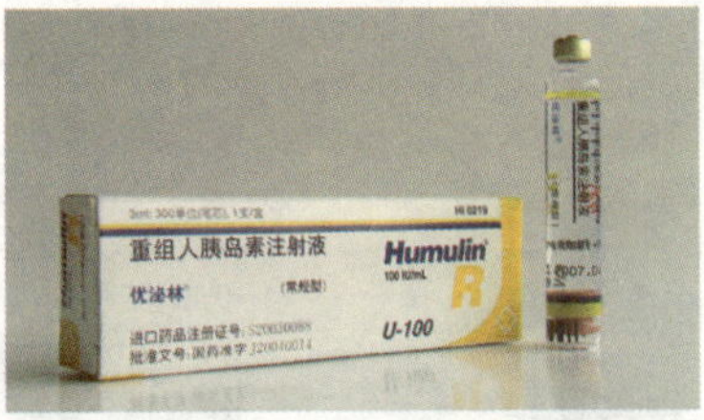

剂型3：**甘舒霖R**注射液300单位（笔芯）×1支(盒)(通化东宝药业股份有限公司)

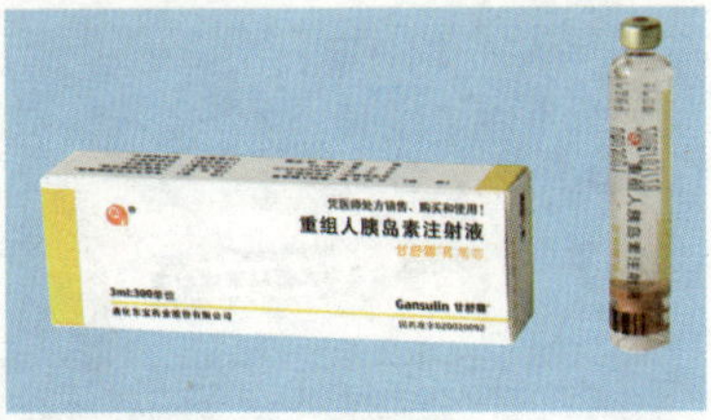

药名：**低精蛋白生物合成**(重组)人胰岛素注射液

特点：中效

剂型1：**诺和灵N**注射液或笔芯400单位(10毫升)×1瓶；笔芯300单位(3毫升)×1支诺和灵N[诺和诺德(中国)制药有限公司]

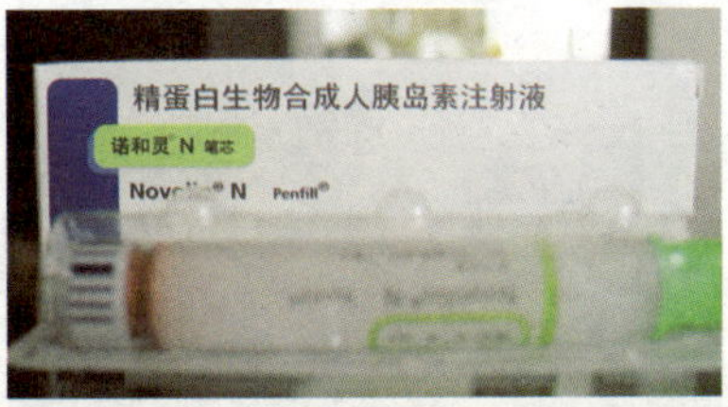

剂型2：**优泌林N**注射液300单位（笔芯）×1支（盒）[美国礼来亚洲公司（苏州）分包装]

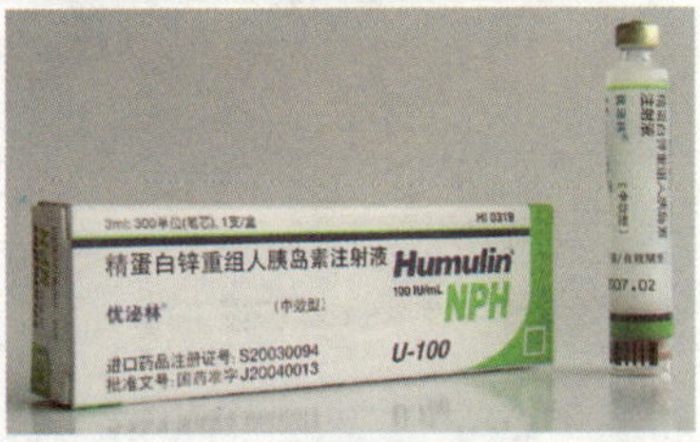

剂型3：**甘舒霖N**注射液300单位（笔芯）×1支(盒)(通化东宝药业股份有限公司)

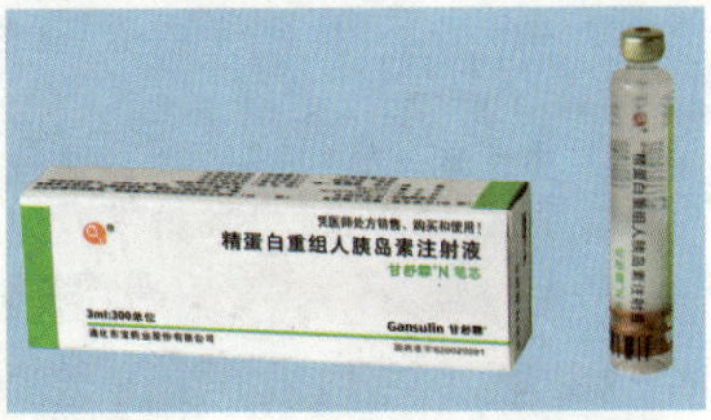

4. 生物合成预混人胰岛素药物

药名：**低精蛋白生物合成**（重组）人胰岛素注射液预混30R

特点：30%短效人胰岛素和70%中效人胰岛素

剂型1：**诺和灵30R**注射液400单位（10毫升）×1瓶；笔芯300单位（3毫升）×1支诺和灵30R[诺和诺德(中国)制药有限公司]

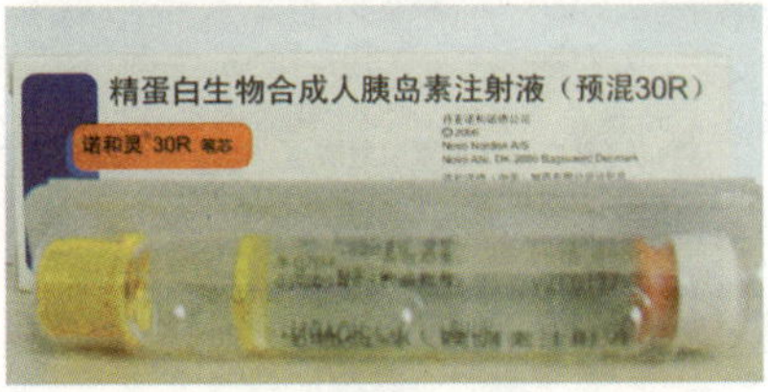

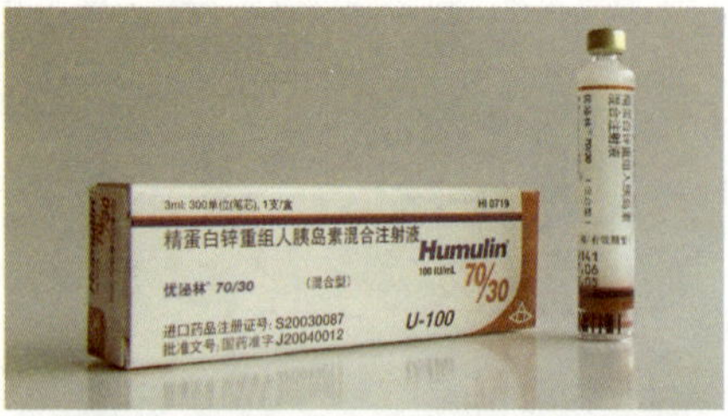

剂型2：**优泌林70/30**［美国礼来亚洲公司（苏州）分包装］

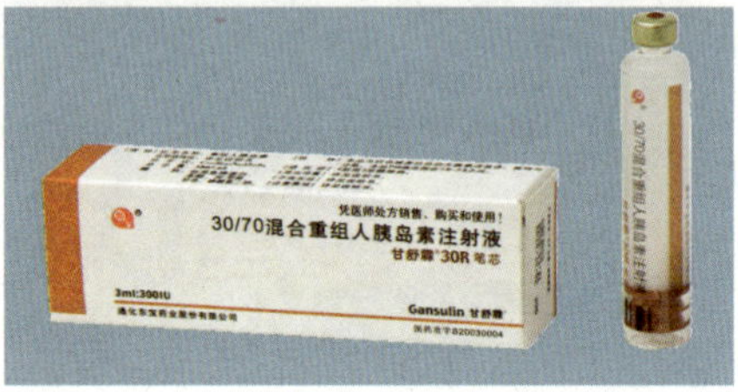

剂型3：**甘舒霖30R**（通化东宝药业股份有限公司）

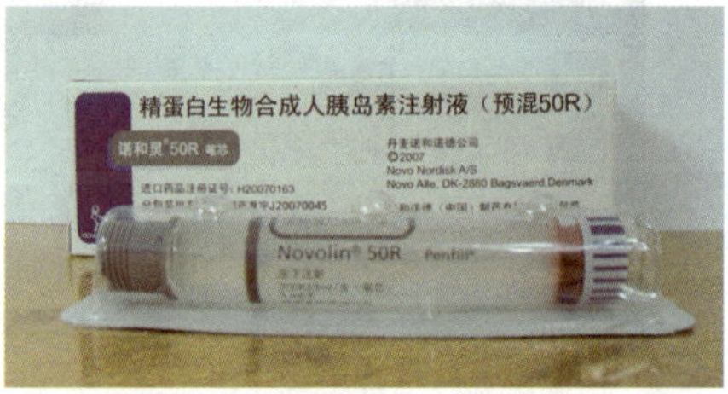

药名：**低精蛋白生物合成**（重组）人胰岛素注射液预混50R

特点：50%短效人胰岛素和50%中效人胰岛素

剂型1：**诺和灵50R笔芯**300单位（3毫升）×1支诺和灵50R［诺和诺德（中国）制药有限公司］

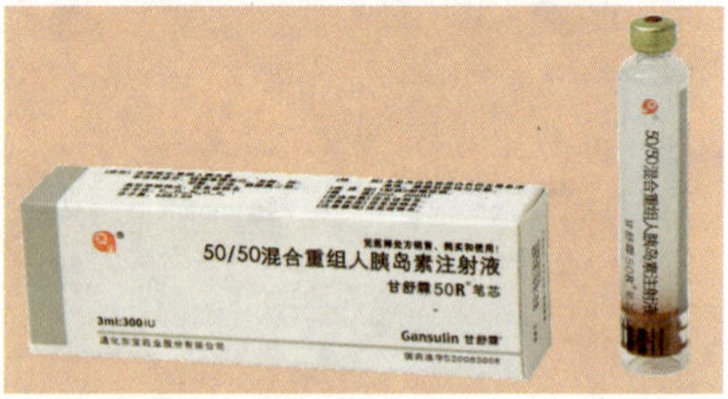

剂型2：**甘舒霖**50R（通化东宝药业股份有限公司）

5. 动物胰岛素药物

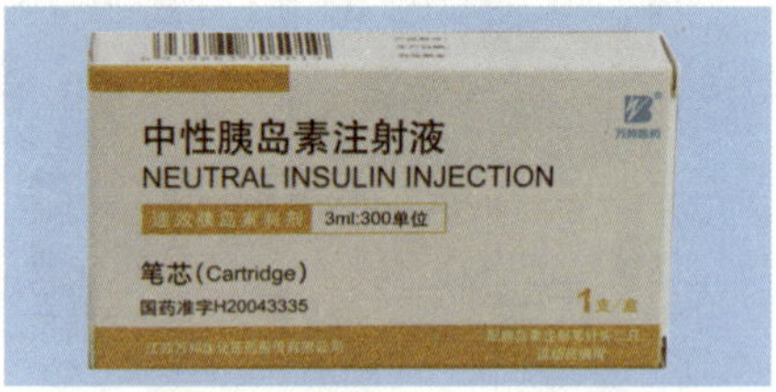

药名：**中性胰岛素注射液**

特点：短效，餐前30分钟注射

剂型：**笔芯**300单位（3毫升）×1支（江苏万邦生化医药股份有限公司）

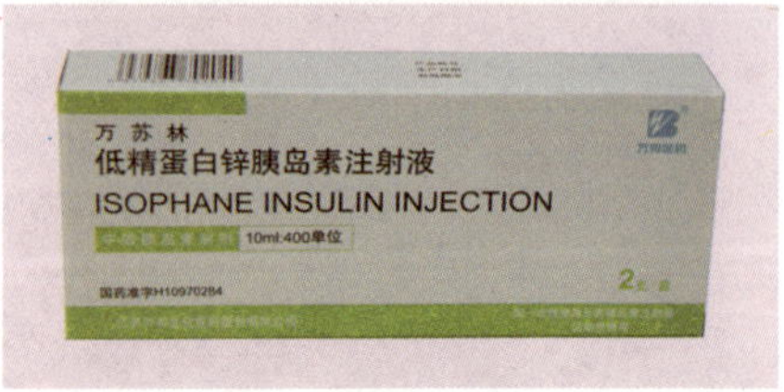

药名：**低精蛋白锌胰岛素注射液**（万苏林）

特点：中效

剂型：**万苏林**400单位（10毫升）×2支（江苏万邦生化医药股份有限公司）

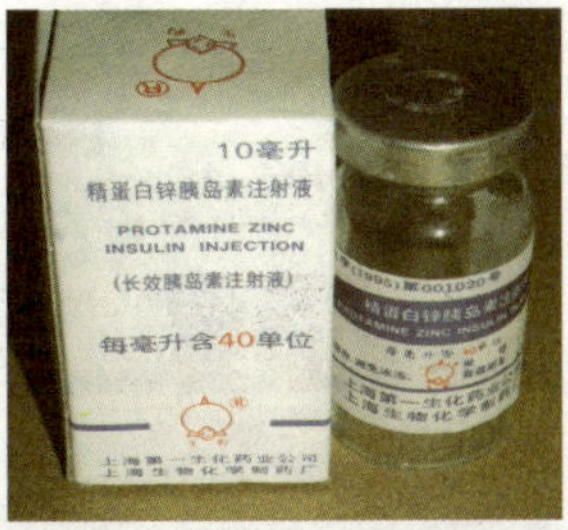

药名：**精蛋白锌胰岛素注射液（PZ1）**

特点：长效

剂型：每毫升含40单位 ×10毫升 ×1瓶（上海第一生化药业有限公司）

（五）中药类药物

1. 纯中药类药物

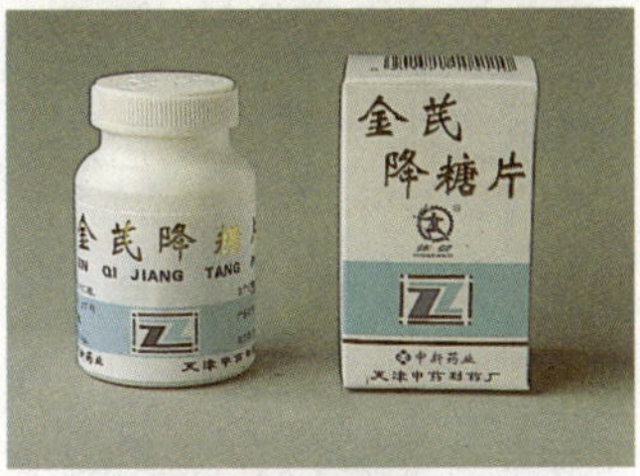

药名：**金芪降糖片**

特点：益气养阴，主治气阴不足证

剂型：0.42克 ×70片（天津中新药业集团股份有限公司隆顺榕制）

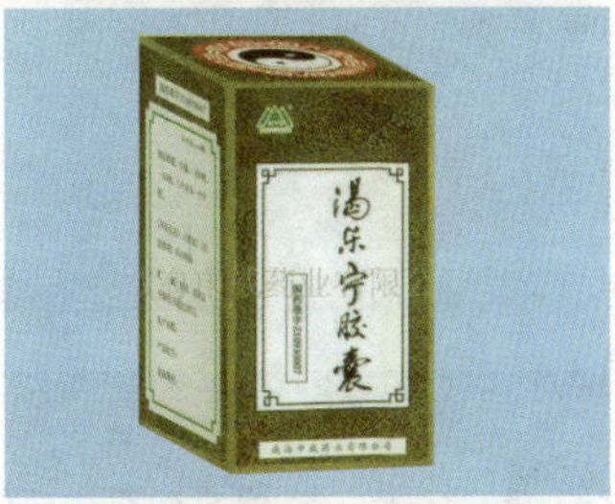

药名：**渴乐宁胶囊**

特点：主治气阴不足证

剂型：0.45克 ×60粒（威海申威药业有限公司）

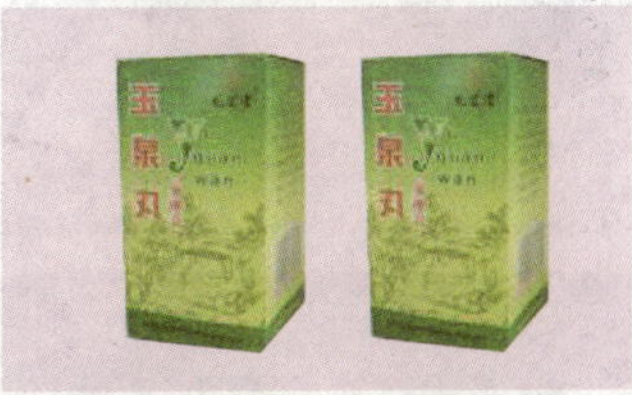

药名：**玉泉丸**

特点：益气养阴，主治肺肾阴虚证

剂型：每10丸重1.5克，60克 ×1瓶（成都九芝堂金鼎药业有限公司）

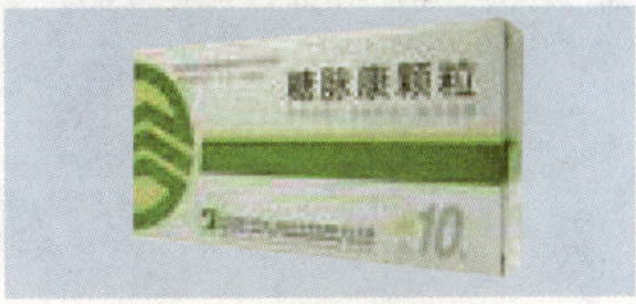

药名：**糖脉康颗粒**

特点：益气养阴，主治气阴不足证

剂型：5克 ×10袋（成都中汇制药有限公司）

2. 中西药结合类药物

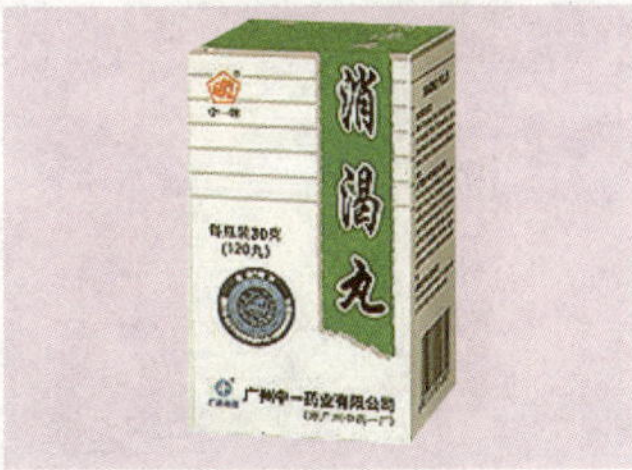

药名：**消渴丸**

特点：益气养阴，主治气阴不足证。每10粒药丸中含有2.5毫克优降糖，需注意防止低血糖反应

剂型：30克 ×1瓶（广州中一药业有限公司）

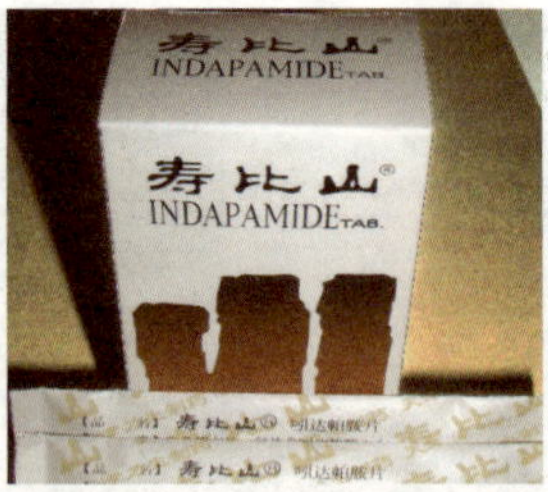

六、糖尿病并发症用药的药物识别图

（一）治疗高血压的药物

1.利尿剂药物

药名：**吲达帕胺**（寿比山；纳催离）

剂型1：**寿比山**2.5毫克×10片（天津力生制药股份有限公司）

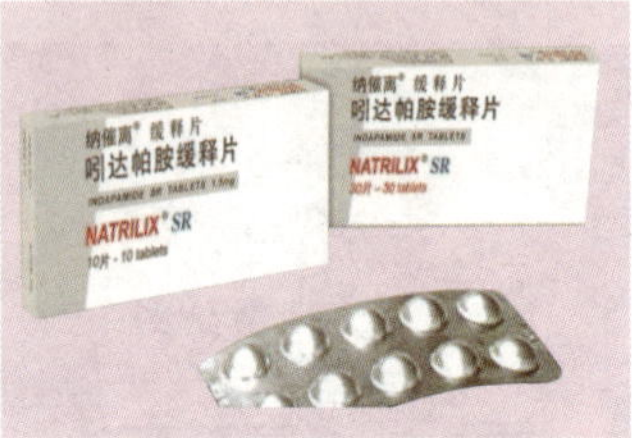

剂型2：**纳催离**1.5毫克×10片或30片［施维雅（天津）制药有限公司］

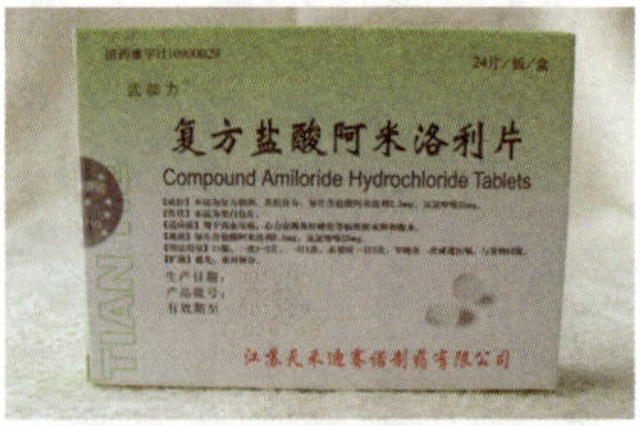

药名：**复方盐酸阿米洛利片**（武都力）

剂型：**武都力**2.5毫克×10片（江苏天禾制药有限公司）

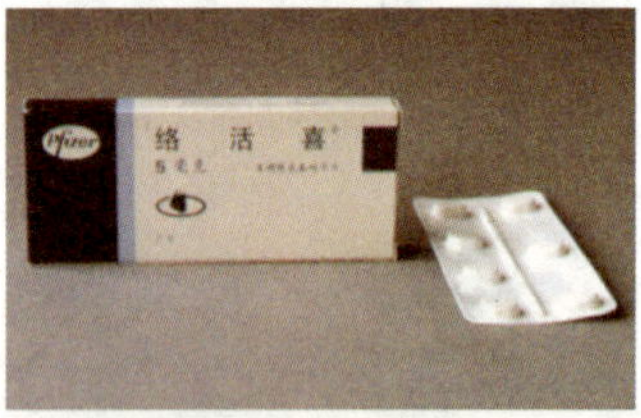

2. 钙离子拮抗剂药物

药名：**苯磺酸氨氯地平**（络活喜片；安内真片；兰迪片；压氏达片）

剂型：**络活喜片**5毫克×7片［辉瑞制药有限公司（大连）］

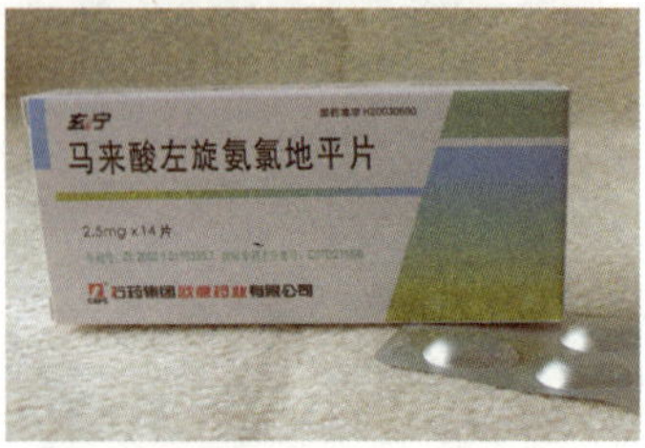

药名：**马来酸左旋氨氯地平**（玄宁片）

剂型：**玄宁片**2.5毫克×14片（石家庄欧意药业有限公司）

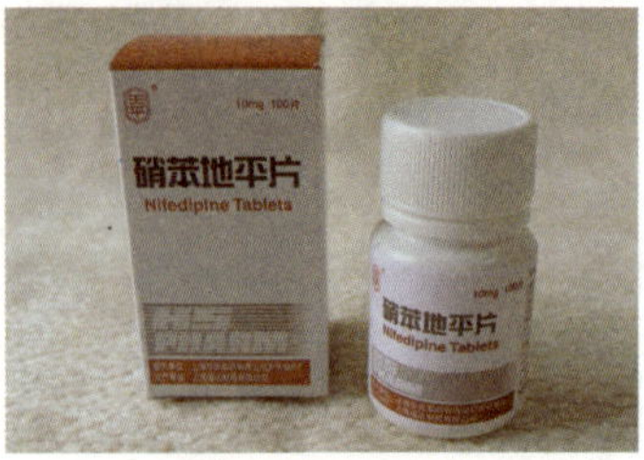

药名：**硝苯地平**（心痛定片；硝苯地平控释片：拜新同片）

剂型1：**心痛定片**10毫克×100片（上海福达制药有限公司）

剂型2：**拜新同片**（硝苯地平控释片）30毫克 ×7片（拜耳医药保健有限公司）

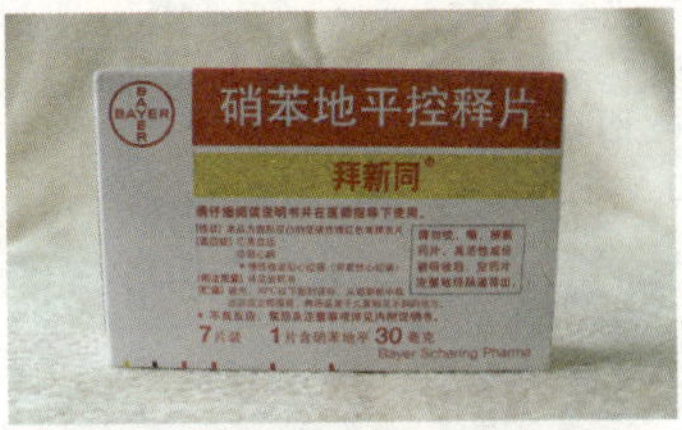

药名：**盐酸维拉帕米**（异博定片：缓释异博定）

剂型1：**异博定**40毫克 ×30片

剂型2：**缓释异博定**240毫克 ×10片（雅培制药，德国）

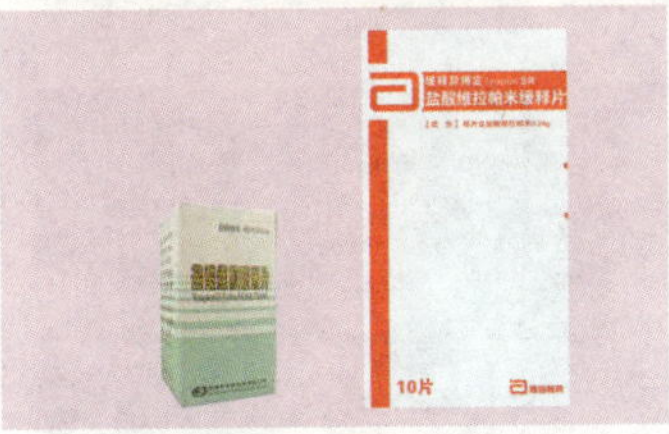

药名：**盐酸地尔硫卓**（恬尔新片；艾克朗缓释胶囊）

剂型：**恬尔新片**90毫克 ×10片（上海信谊万象药业股份有限公司）

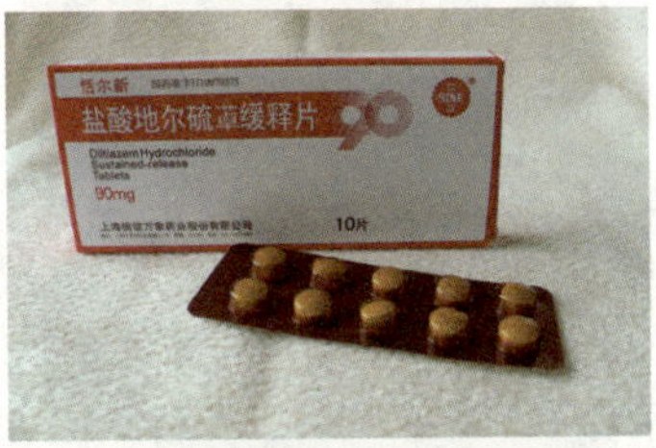

药名：**非洛地平缓释片**（波依定片）

剂型：**波依定片**5毫克 ×10片（阿斯利康制药有限公司）

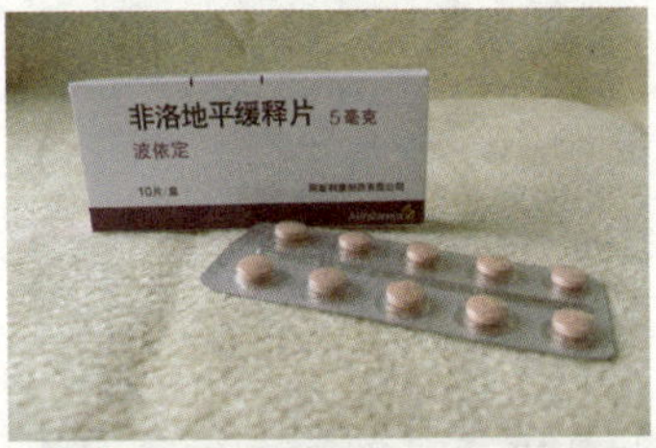

3. β受体阻滞剂药物

药名：**富马酸比索洛尔**（康忻片；博苏片）

剂型1：**康忻片**50毫克 ×10片（德国默克公司）

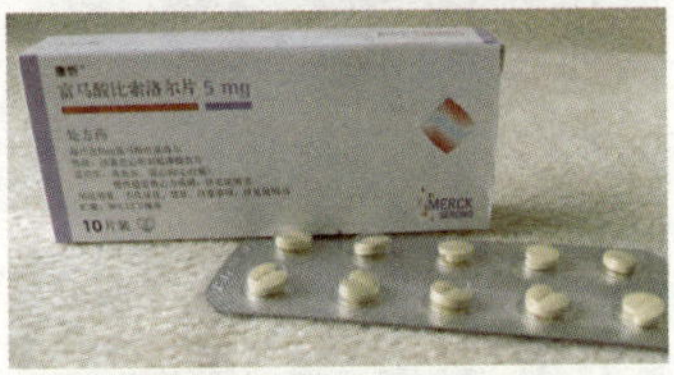

剂型2：**博苏片**5毫克 ×10片/袋 ×10/盒（北京华素制药股份有限公司）

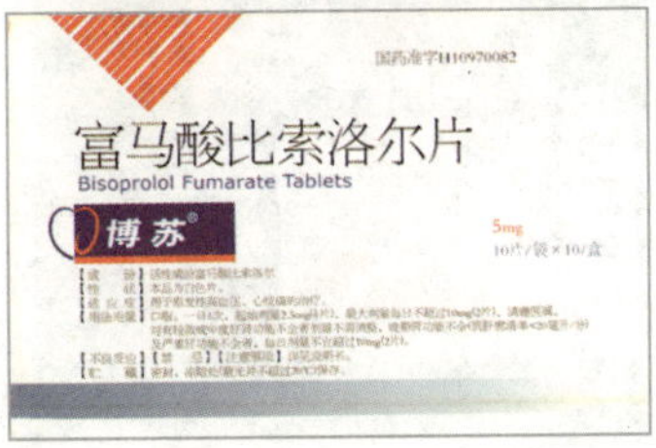

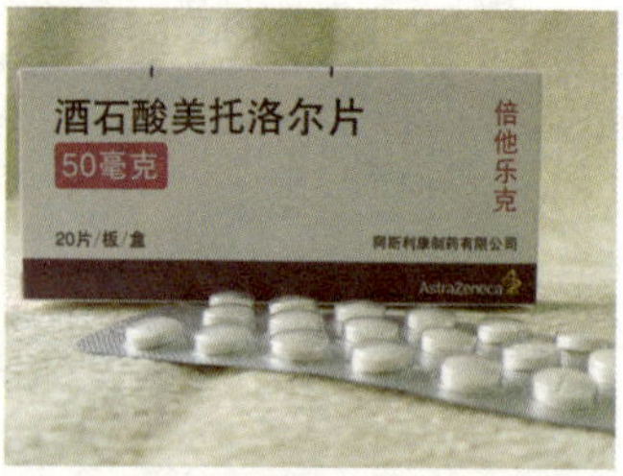

药名：**酒石酸美托洛尔**（倍他乐克片）

剂型：**倍他乐克片**25毫克或50毫克 ×20片（阿斯利康制药有限公司）

4. 血管紧张素转换酶抑制剂药物

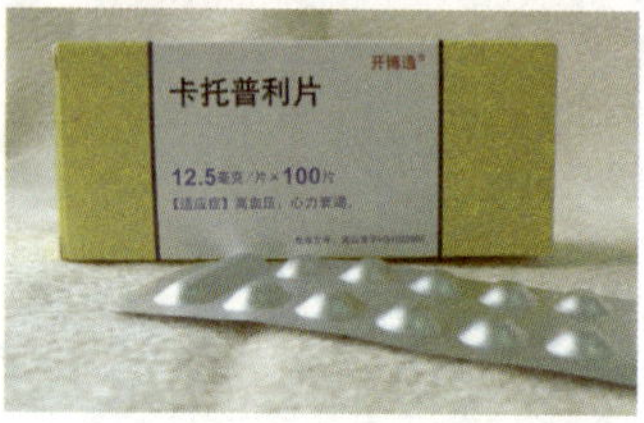

药名：**卡托普利**（开博通片；卡托普利片）

剂型：**开博通片**12.5毫克 ×100片（中美上海施贵宝制药有限公司）

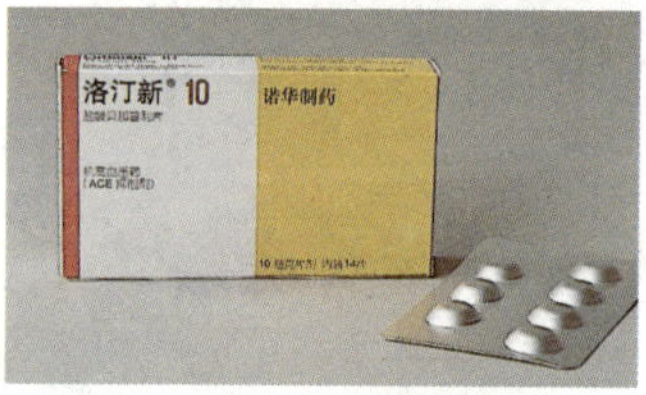

药名：**盐酸贝那普利**（洛汀新片）

剂型：**洛汀新片**10毫克 ×14片（北京诺华制药有限公司）

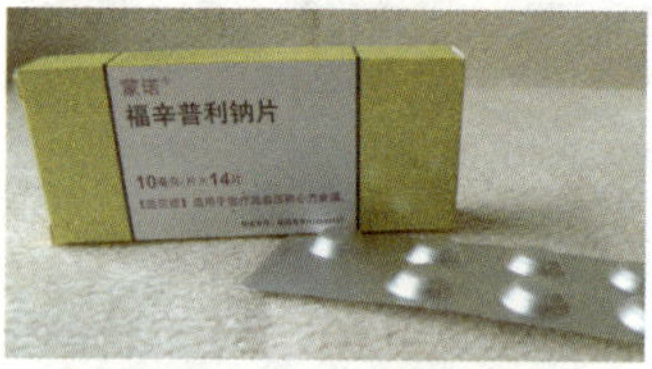

药名：**福辛普利钠**（蒙诺片）

剂型：**蒙诺片**10毫克 ×14片（中美上海施贵宝制药有限公司）

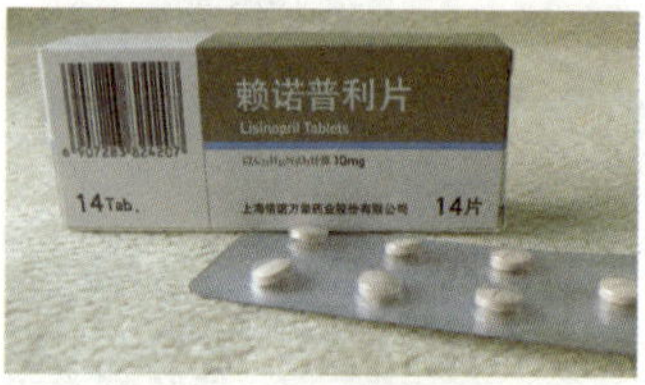

药名：**赖诺普利**（赖诺普利片；捷赐瑞片）

剂型：**赖诺普利片**10毫克 ×14片（上海信谊万象药业股份有限公司）

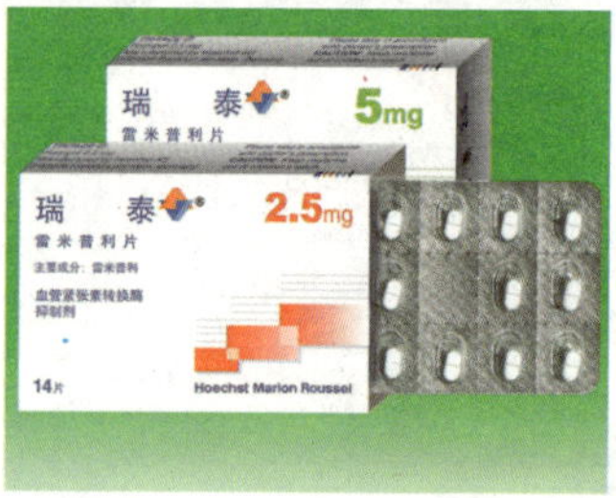

药名：**雷米普利**（瑞素坦片；瑞泰片）

剂型：**瑞泰片**5毫克 ×14片［赛诺菲–安万特（北京）制药有限公司］

药名：**培哚普利**（雅施达片）

剂型：**雅施达片**4毫克 ×10片［施维雅（天津）制药有限公司］

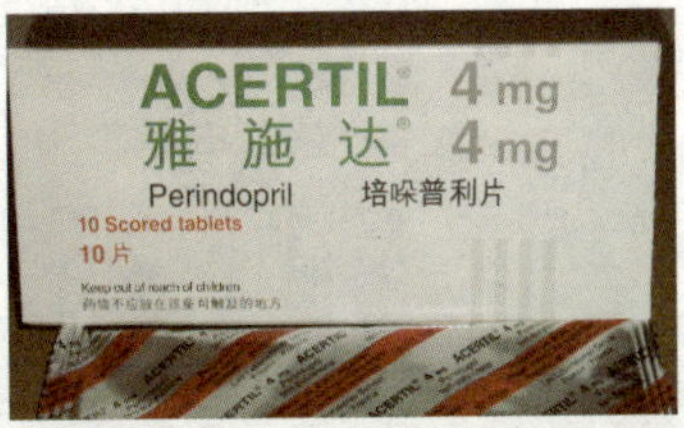

药名：**西拉普利**（一平苏片）

剂型：**一平苏片**2.5毫克 ×16片（上海罗氏制药有限公司）

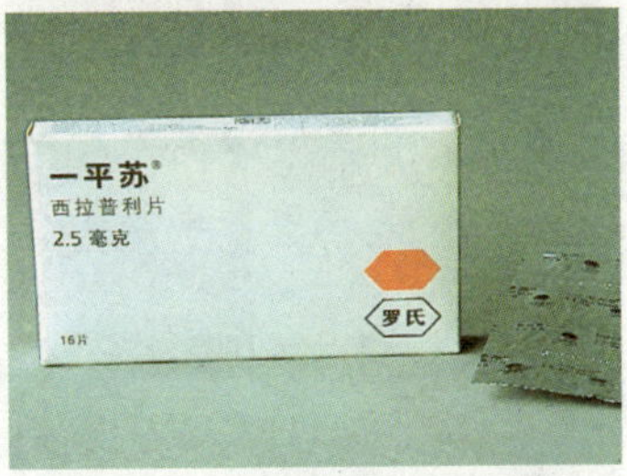

药名：**马来酸依那普利**（怡那林片）

剂型：**怡那林片**10毫克 ×16片（常州制药厂有限公司）

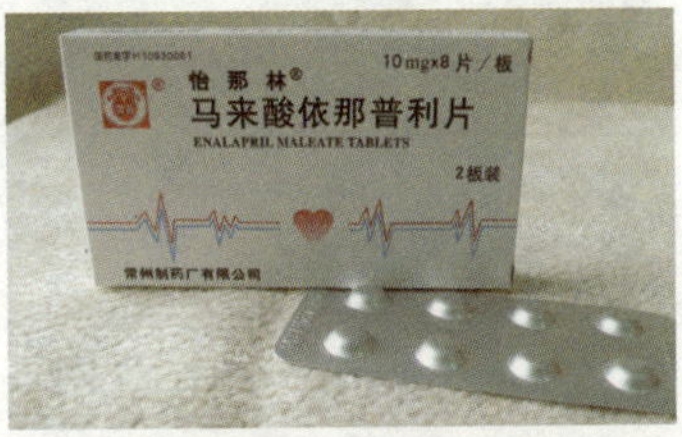

5. 血管紧张素Ⅱ受体拮抗剂药物

药名：**厄贝沙坦**（安博维片）

剂型：**安博维片**150毫克 ×7片（杭州赛诺菲圣德拉堡民生制药有限公司分装）

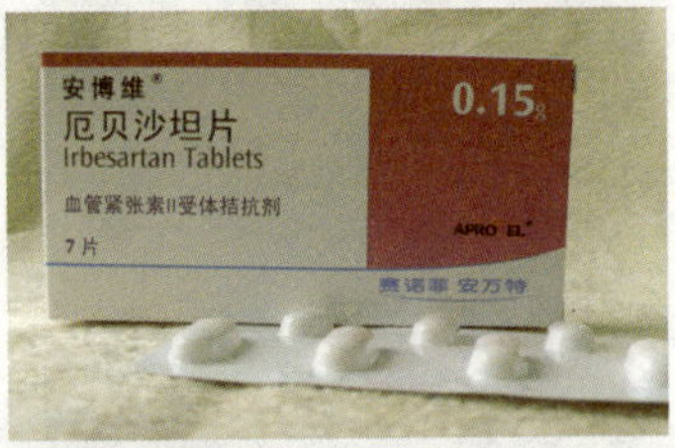

药名：**氯沙坦钾**（科素亚片）

剂型：**科素亚片**50毫克或100毫克 ×7片（杭州默沙东制药有限公司）

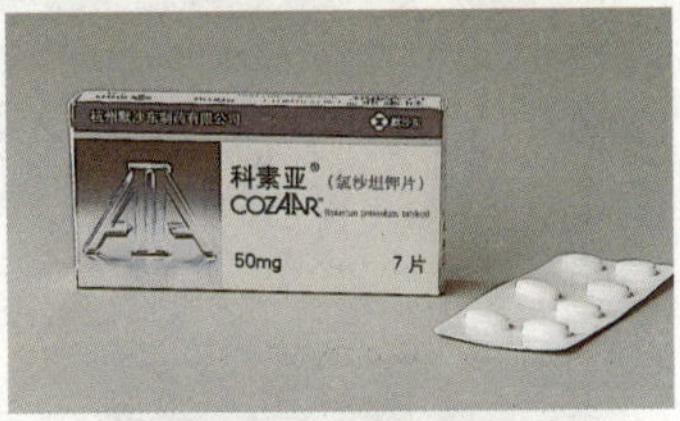

药名：**替米沙坦**（美卡素片；替米沙坦片）

剂型：**美卡素片**80毫克 ×7片（勃林格殷格翰国际公司）

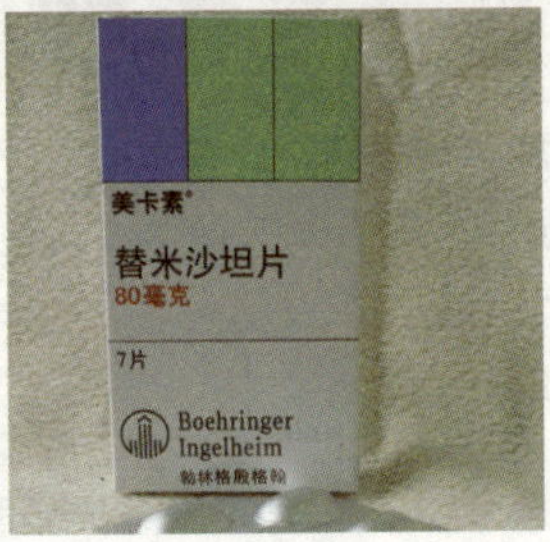

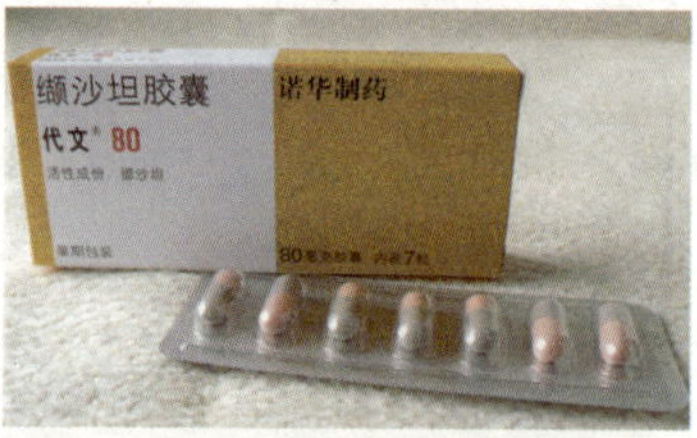

药名：**缬沙坦**（代文胶囊；缬沙坦胶囊）

剂型：**代文胶囊**80毫克 ×7片（北京诺华制药有限公司）

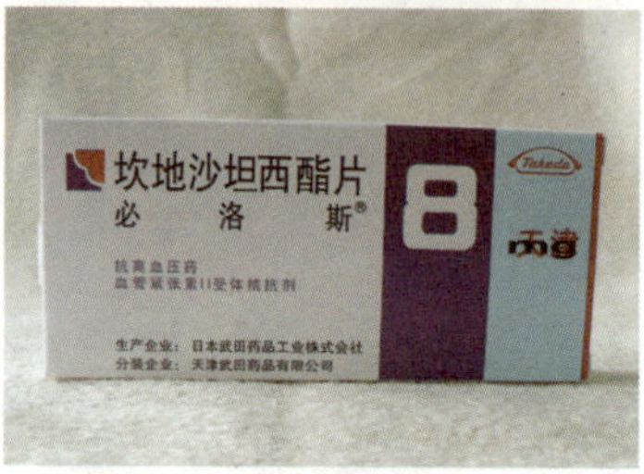

药名：**坎地沙坦酯**（必洛斯片）

剂型：**必洛斯片**8毫克 ×7片（武田药品工业株式会社，天津武田药品有限公司分装）

6. 降压药复合制剂药物

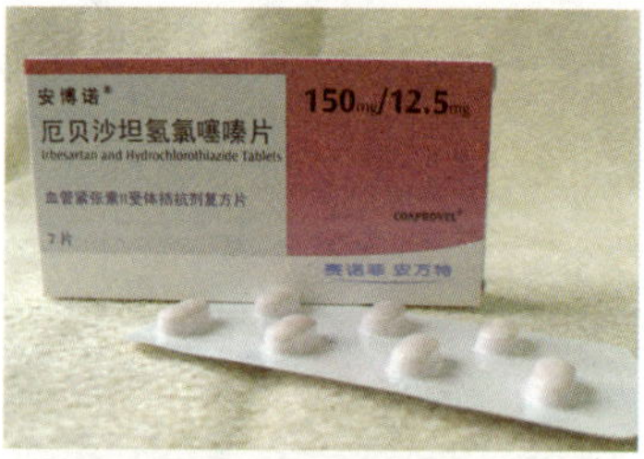

药名：**厄贝沙坦氢氯噻嗪**（安博诺片）

剂型：**安博诺片**150毫克厄贝沙坦/12.5毫克氢氯噻嗪 ×7片（杭州赛诺菲圣德拉堡民生制药有限公司分装）

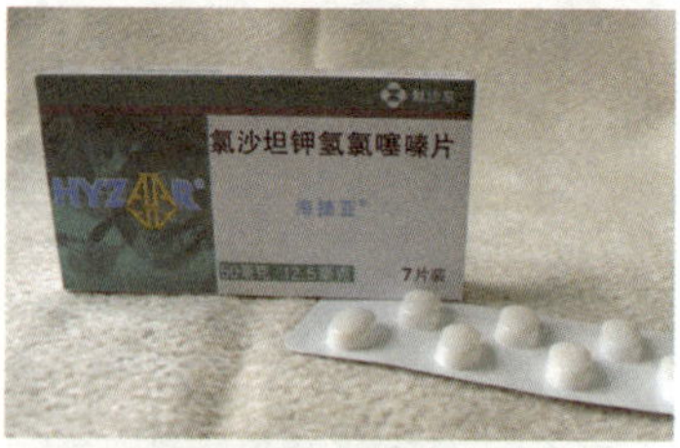

药名：**氯沙坦钾/氢氯噻嗪**（海捷亚片）

剂型：**海捷亚片**50毫克氯沙坦钾/12.5毫克氢氯噻嗪 ×7片［杭州默沙东制药有限公司分装］

（二）治疗血脂异常、脂肪肝的药物

1. HMG-COA还原酶抑制剂（他汀类）药物

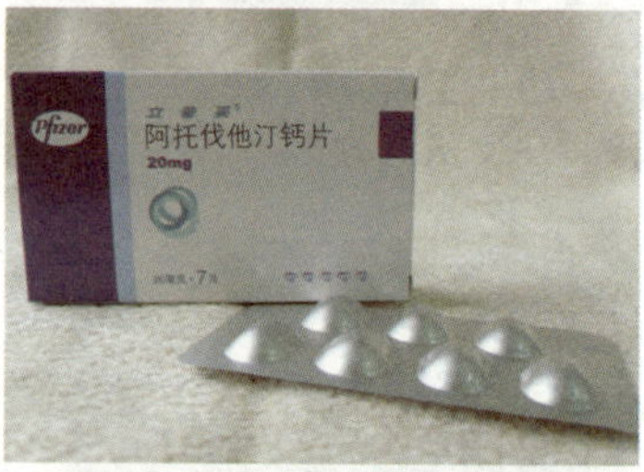

药名：**阿托伐他汀钙**（立普妥片）

剂型：**立普妥片**20毫克 ×7片［辉瑞制药有限公司（大连）分装］

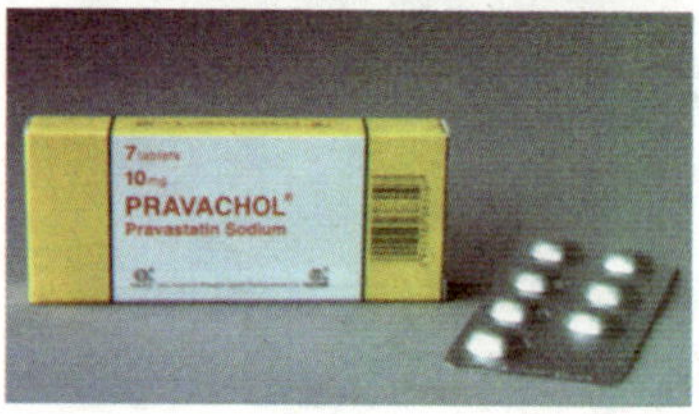

药名：**普伐他汀钠**（普拉固片；美百乐镇片）

剂型：**普拉固片**20毫克 ×5片（中美上海施贵宝制药有限公司）

药名：**辛伐他汀**（舒降之片）

剂型：**舒降之片**40毫克×5片或20毫克×7片［杭州默沙东制药有限公司分装］

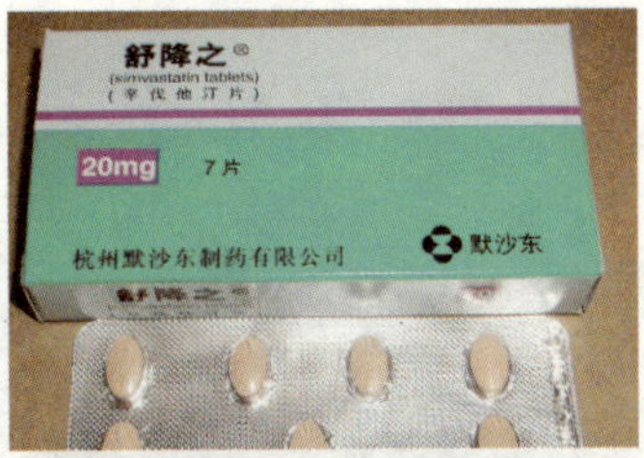

药名：**氟伐他汀钠**（来适可胶囊）

剂型：**来适可胶囊**40毫克×7粒或20毫克×7粒（北京诺华制药有限公司）

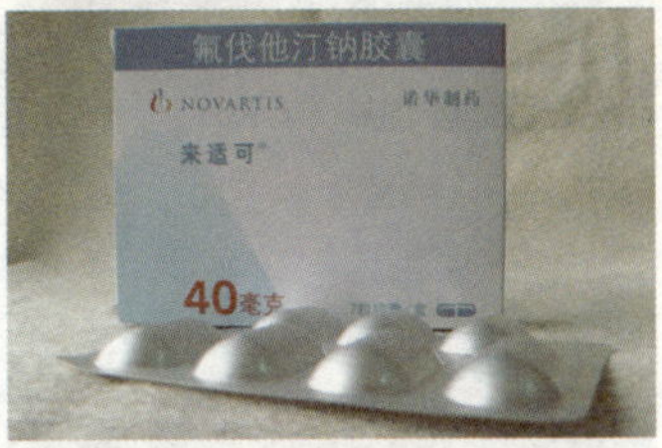

2. 贝丁酸类（贝特类）药物

药名：**非诺贝特**（力平之胶囊）

剂型：**力平之胶囊**200毫克×10粒（法国利博福尼制药公司）

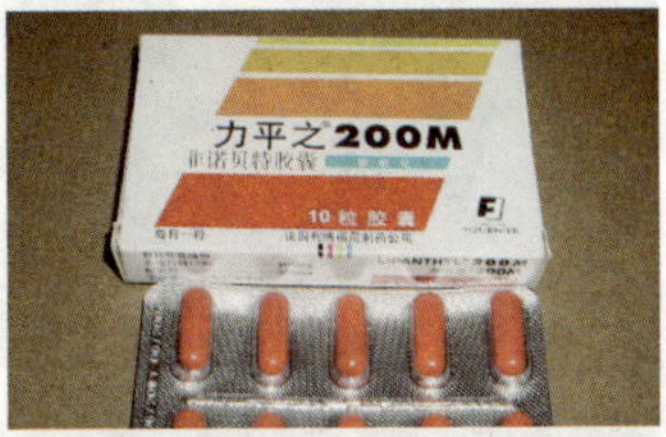

3. 治疗脂肪肝药物

药名：**多烯磷脂酰胆碱**（易善复胶囊；易善复注射液）

剂型：**易善复胶囊**228毫克×24粒［赛诺菲-安万特（北京）制药有限公司］

易善复注射液232.5毫克（5毫升）×5支［赛诺菲-安万特（北京）制药有限公司］

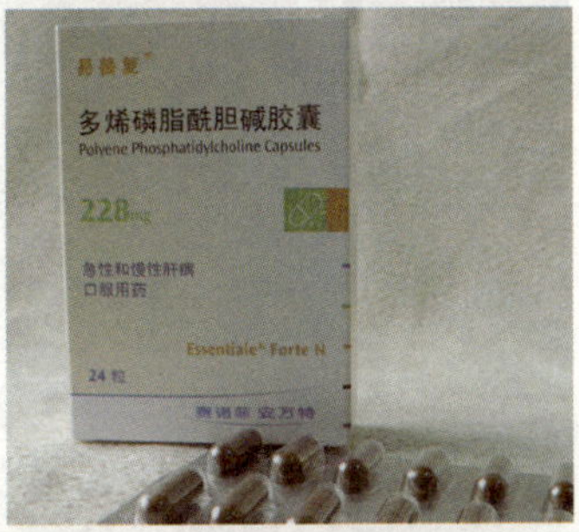

药名：**还原型谷胱甘肽**（泰特；阿拓莫兰）

剂型：**泰特**600毫克×5支（意大利福斯卡玛生化制药公司）

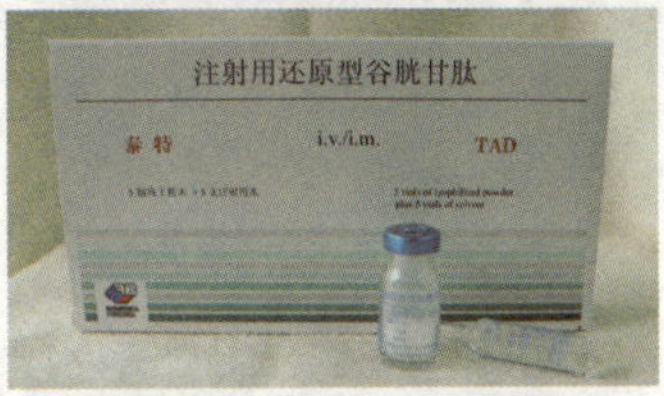

（三）改善血管、血液、细胞药物

1. 血管扩张药，改善微循环作用药物

药名：**单硝酸异山梨酯**（欣康片；长效异乐定）

剂型：**欣康片**40毫克×24片（鲁南贝特制药有限公司）

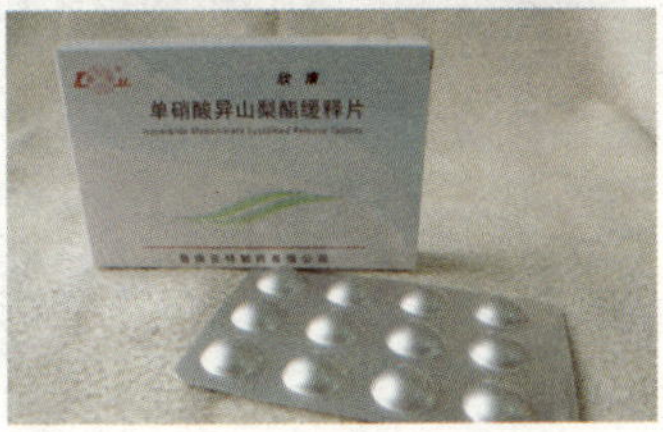

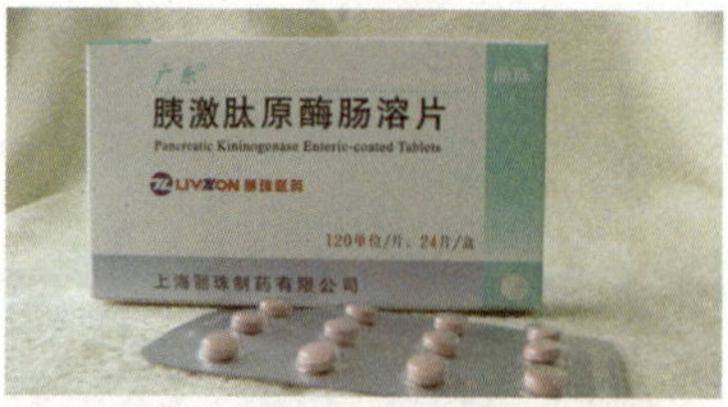

药名：**胰激肽原酶**（怡开片）

剂型：**怡开片**120单位×24片（常州千红生化制药有限公司）

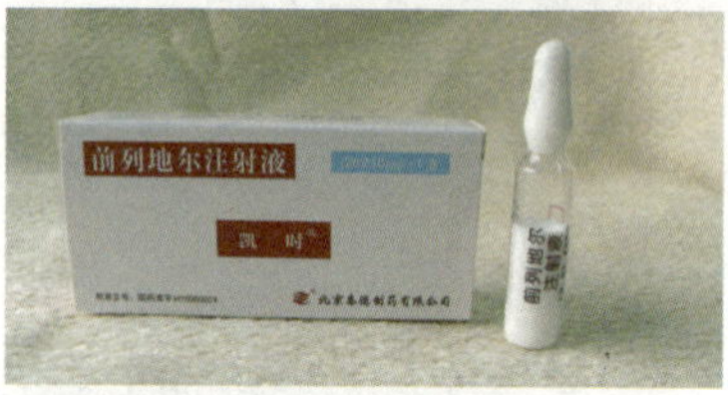

药名：**前列腺素E1**（凯时）

剂型：**凯时**20微克×10支（北京泰德制药有限公司）

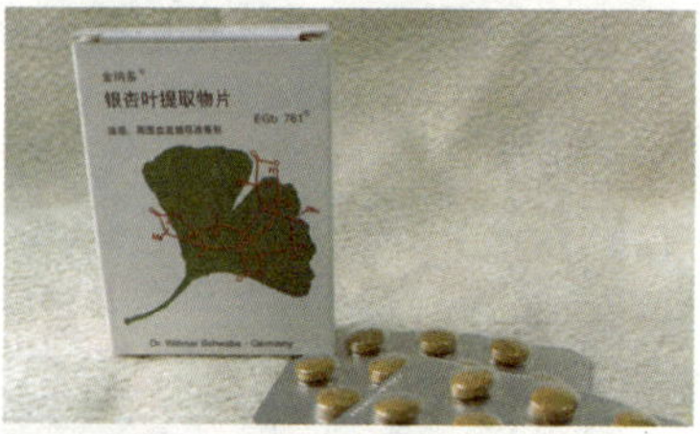

药名：**银杏叶提取物**（金钠多片/注射液；银杏达莫注射液；银杏叶片；银杏叶胶囊）

剂型：**金纳多片**40mg×20片（德国威玛舒培博士药厂）

2. 血小板聚集抑制剂药物

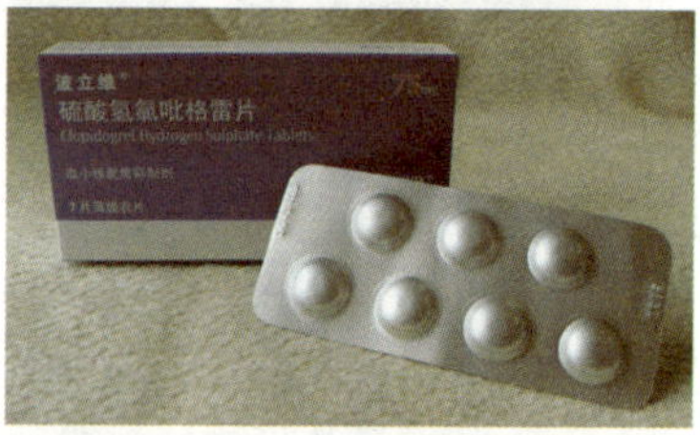

药名：**硫酸氢氯吡格雷**（波立维片,泰嘉片）

剂型：**波立维片**75毫克×7片（杭州赛诺菲安万特民生制药有限公司分装）

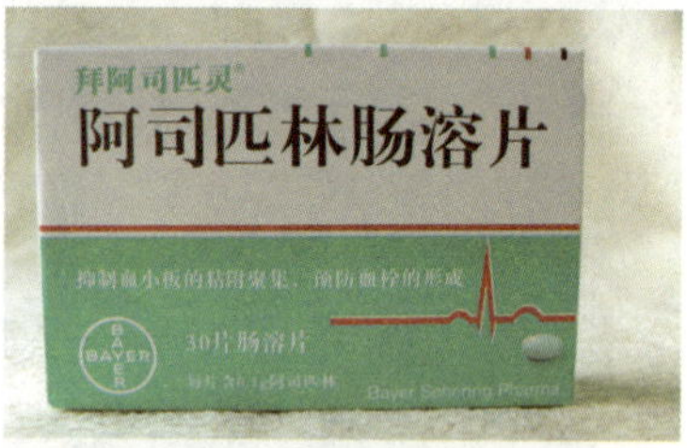

药名：**阿司匹林**（拜阿司匹灵,阿司匹林肠溶片）

剂型：**拜阿司匹灵**100毫克×30片（拜耳医药保健有限公司）

3. 改善细胞能量代谢药物

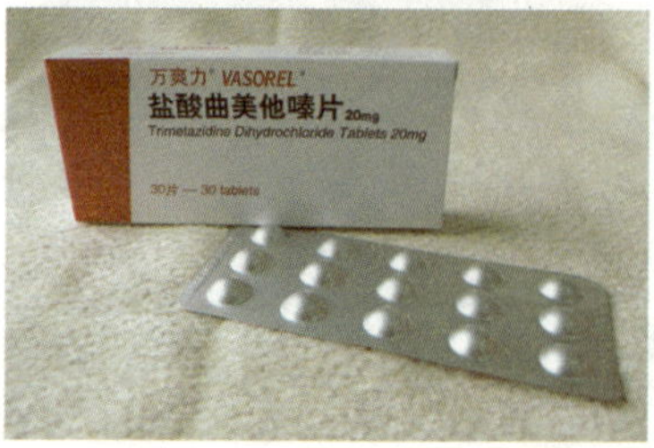

药名：**盐酸曲美他嗪**（万爽力片）

剂型：**万爽力片**20毫克×60片［施维雅（天津）制药有限公司］

（四）改善糖尿病肾病的药物

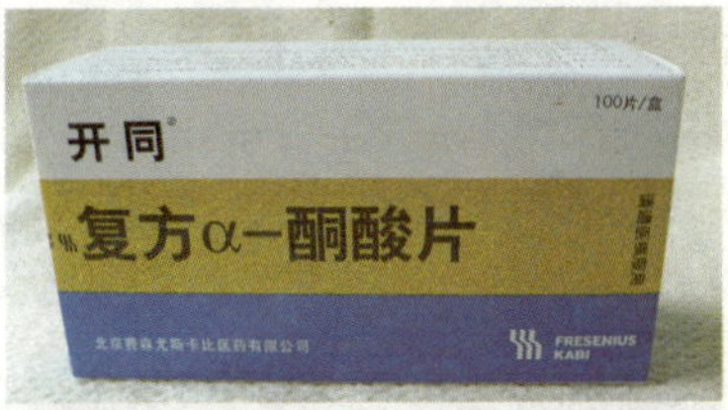

药名：**复方α-酮酸**（开同片）

剂型：**开同片**630毫克×100片（北京费森尤斯卡比医药有限公司）

（五）治疗神经病变的药物

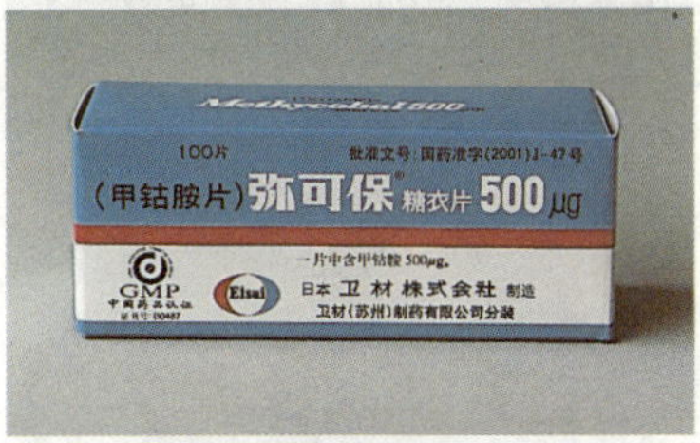

药名：**甲钴胺**（弥可保片/注射液；博可保片/注射液）

剂型1：**弥可保片**500微克×100片［沈阳卫材（中国）药业有限公司］

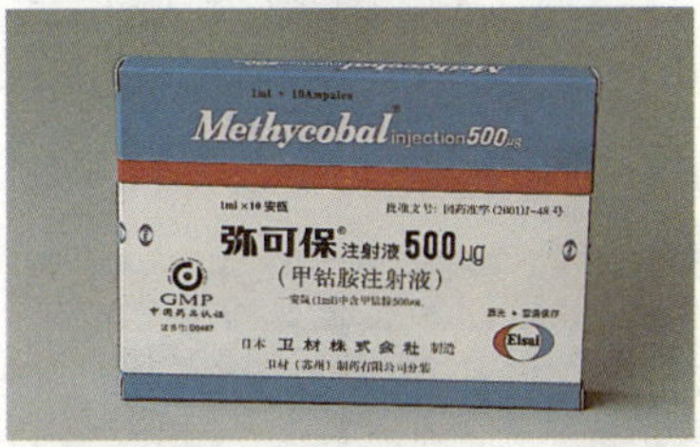

剂型2：**弥可保注射液**500微克（1毫升）×10支［沈阳卫材（中国）药业有限公司］

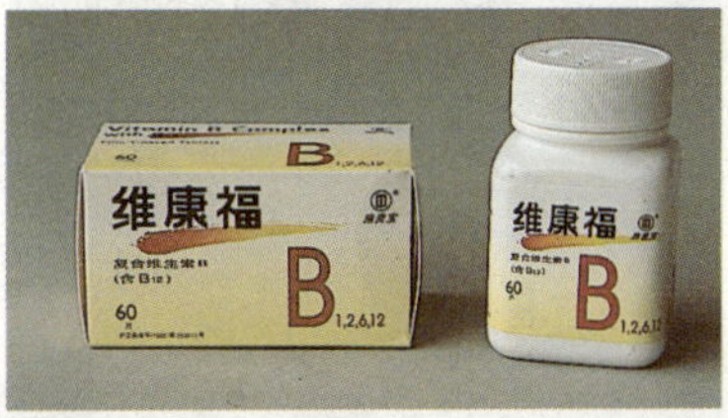

药名：**复合维生素B**（维康福片，复合维生素B片）

剂型：**维康福片**60片×1瓶（中美上海施贵宝制药有限公司）

（六）治疗眼底病变的药物

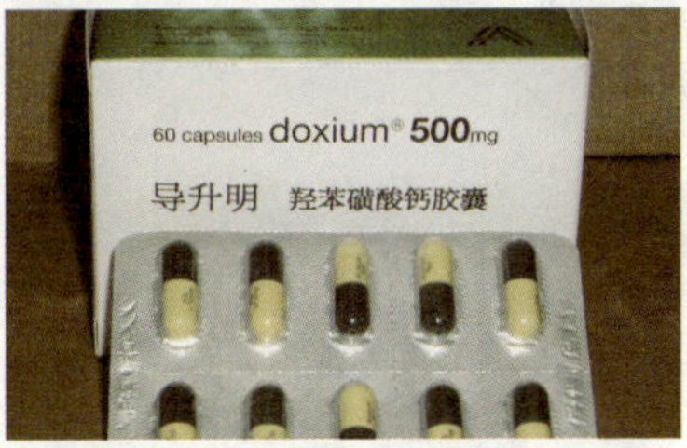

药名：**羟苯磺酸钙**（导升明胶囊；多贝斯胶囊）

剂型1：**导升明胶囊**500毫克×60粒（奥地利依比威药品有限公司）

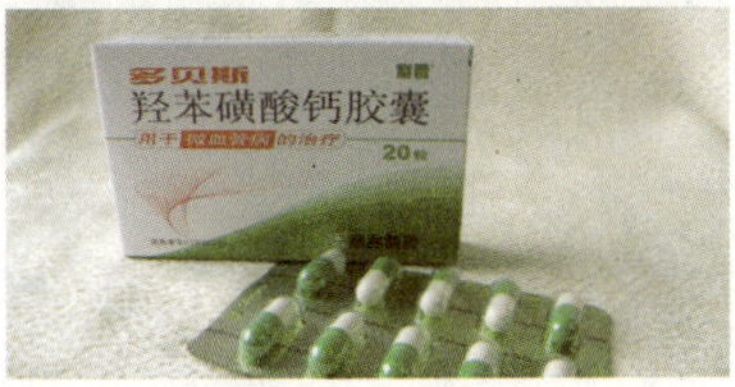

剂型2：**多贝斯胶囊**500毫克×60粒（西安利君制药股份有限公司）

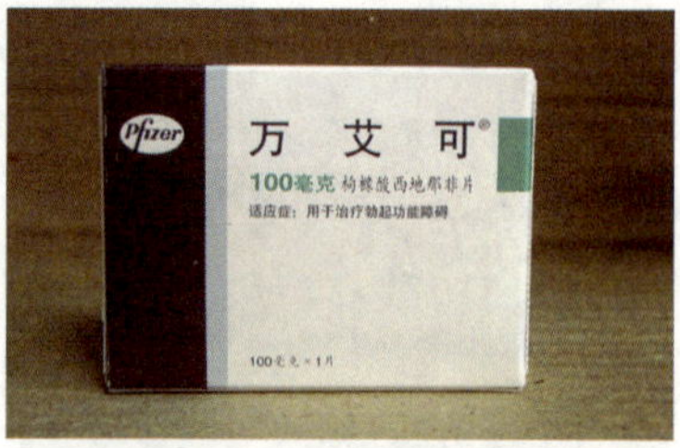

（七）治疗勃起功能障碍的药物

药名：**枸橼酸西地那非**（万艾可片）

剂型：**万艾可片**50毫克或100毫克 ×1片［辉瑞制药有限公司（大连）］

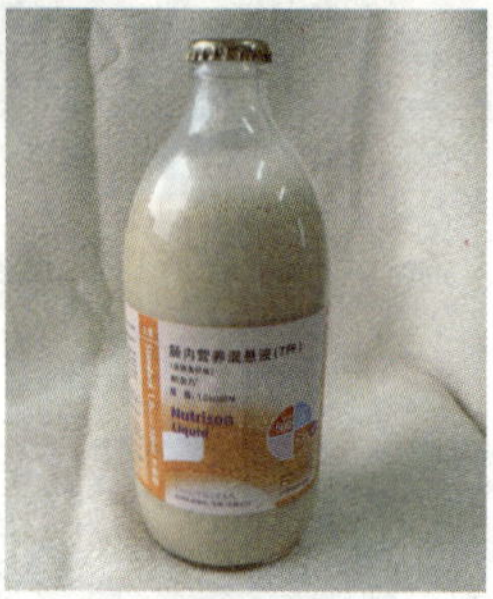

（八）肠道营养

药名：**肠内营养多聚合剂**（能全力）

剂型：**能全力**500毫升 ×1瓶（纽迪希亚出口有限公司）

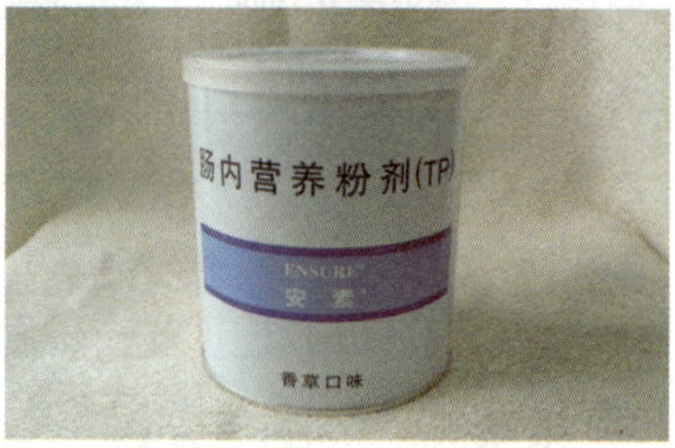

药名：**肠内营养粉剂**（TP）（安素）

剂型：**安素**400克 ×1听（美国雅培制药有限公司）

第三部分

糖尿病的并发症和伴随情况

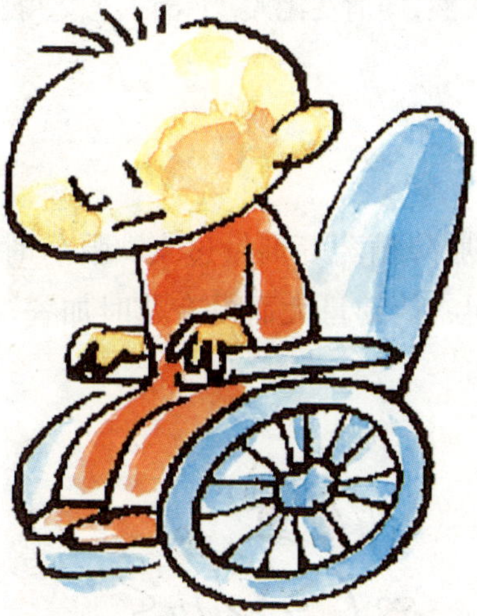

“无知的代价”，许多人不是死于疾病，而是死于无知。这是因为糖尿病不会一下子出现危害，在早期往往被人们忽略了，可以说糖尿病是个无形的“杀手”。有时候尽管你作了努力，但由于年龄、种族、遗传等不能控制的因素，糖尿病的并发症仍有可能发生。但你千万不要沮丧！学习相关知识对早期发现并发症，以及并发症的自我管理很有必要。

第七章

糖尿病急性并发症

糖尿病急性并发症发病突然，病情变化大，好得快，恶化得也快，处理不及时就会危及生命。

一、低血糖

（一）发生原因

降糖药物如胰岛素、口服降糖药等剂量过大；服药时间过早和（或）吃饭时间太迟；忘记吃饭或进食量不足；活动量大而没有及时加餐（以注射胰岛素的患者多见）；空腹饮酒过量等。

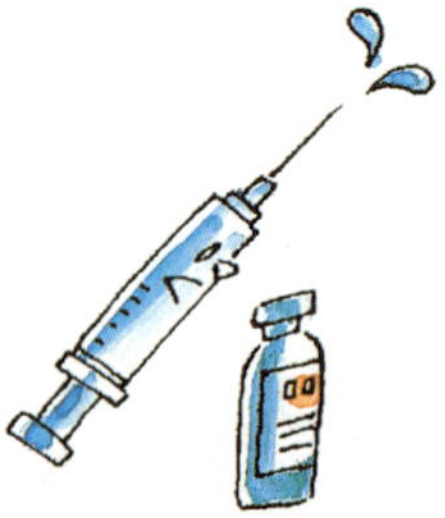

注射胰岛素剂量过大吗

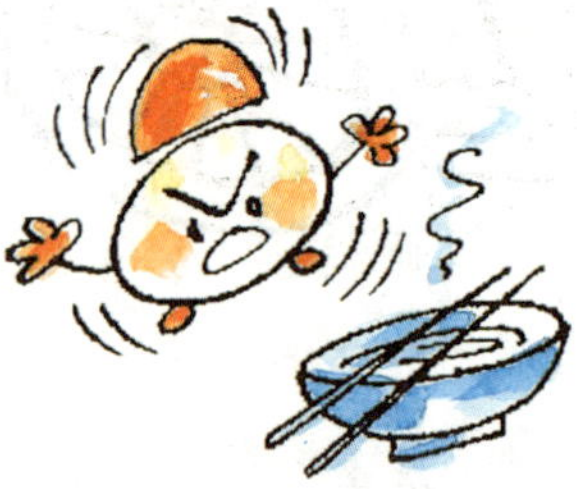

服药和吃饭不准时

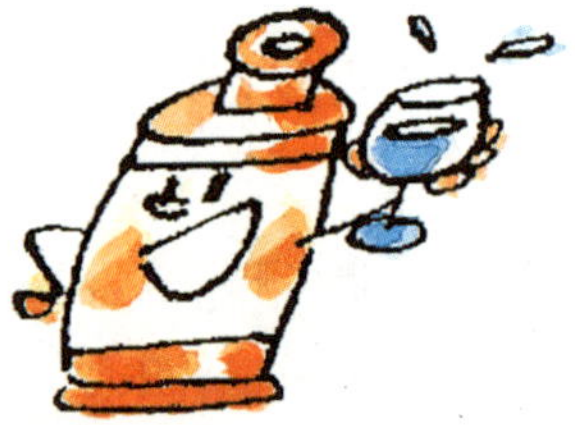

喝酒不贪杯，更忌空腹时饮用

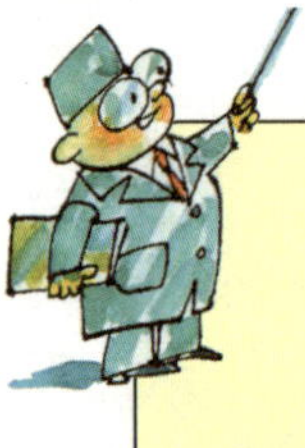

糖尿病发生、发展过程中引起的另一种疾病或症状叫糖尿病并发症。分为起病急而凶险的急性并发症；起病缓慢而长久（若控制不当，也会出现危急情况）的慢性并发症。

（二）低血糖的先兆

低血糖发生时有多种先兆，你的先兆可能与别人的感觉不同，你要知道自己的特征，并且告诉能够帮助你的人，以防万一。症状举例：见图。

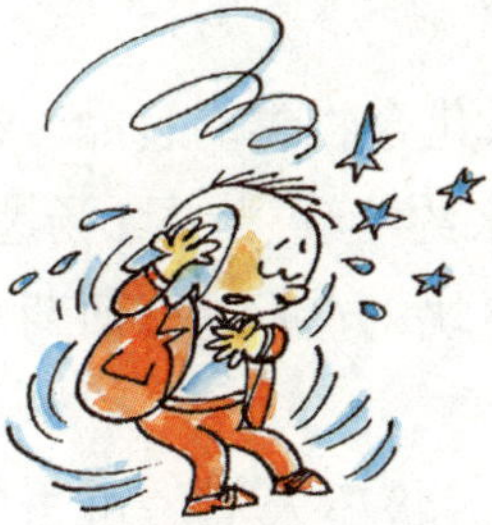

出虚汗。轻者手心、额头湿，重者全身大汗淋漓

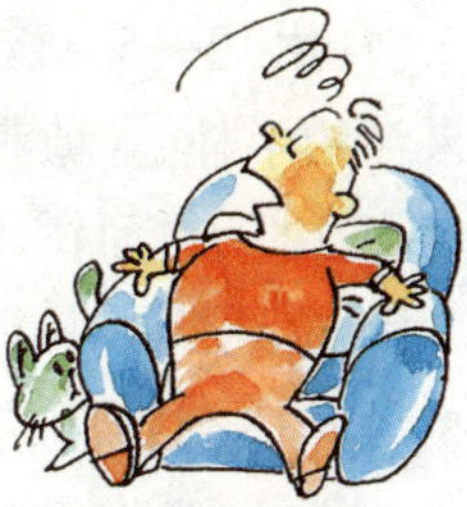

乏力

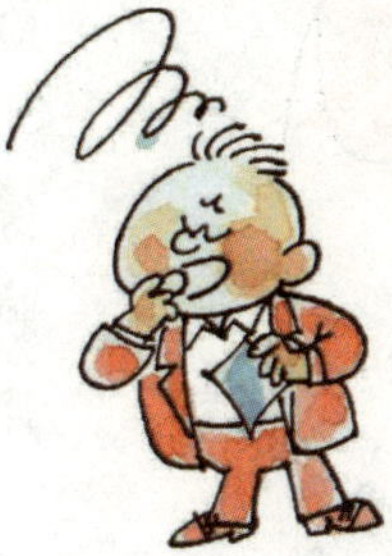

饥饿感、头晕

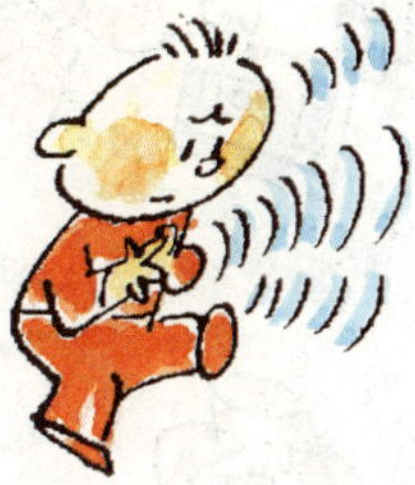

心慌、心跳加快

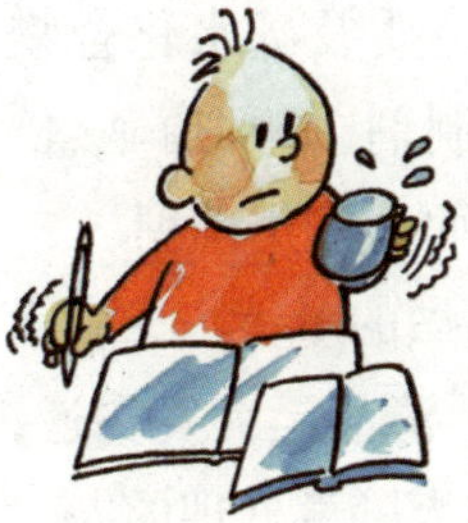

双手颤抖

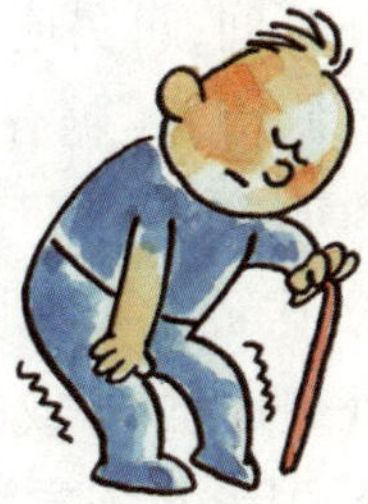

手足和嘴唇麻木或刺痛

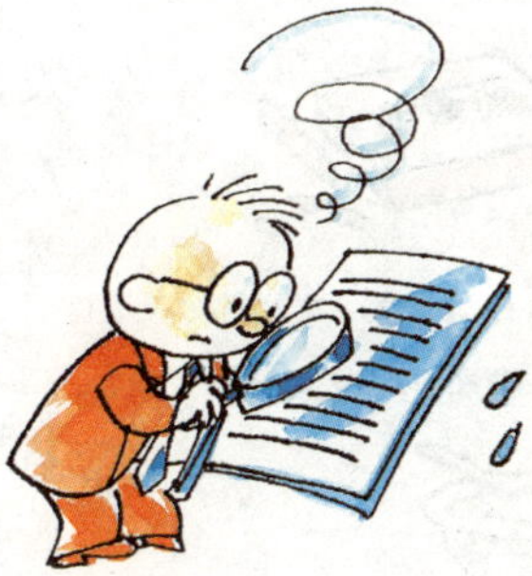

视力模糊

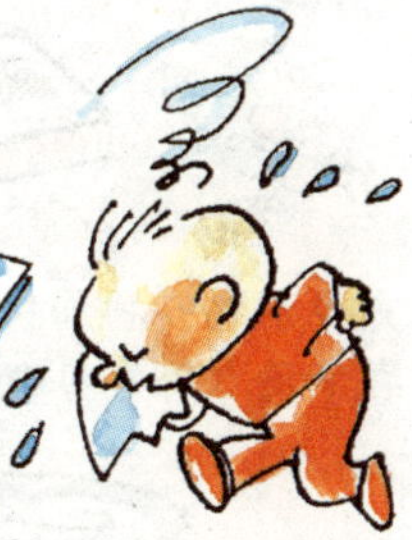

面色苍白、昏睡、肢冷、神志不清甚至昏迷

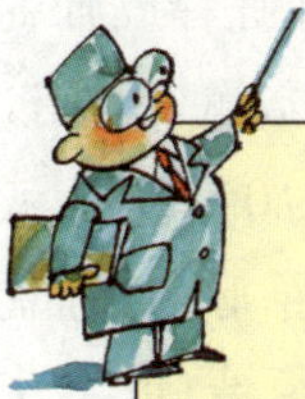

低血糖是指多种原因所致血糖低于2.8毫摩尔/升（50毫克/分升），而引起交感神经过度兴奋和脑功能障碍的状态。早期及时补充葡萄糖可以使之迅速缓解，但处理不及时，特别是反复发生低血糖，将出现不可逆的脑损伤。有时低血糖症状不易被察觉，以至在无低血糖先兆的情况下突然意识丧失，称为未察觉性低血糖，或无感性低血糖，这是一种非常危险的情况，一般病史较长伴有糖尿病神经病变的，同时服用β-受体拮抗剂者和老年患者为多。

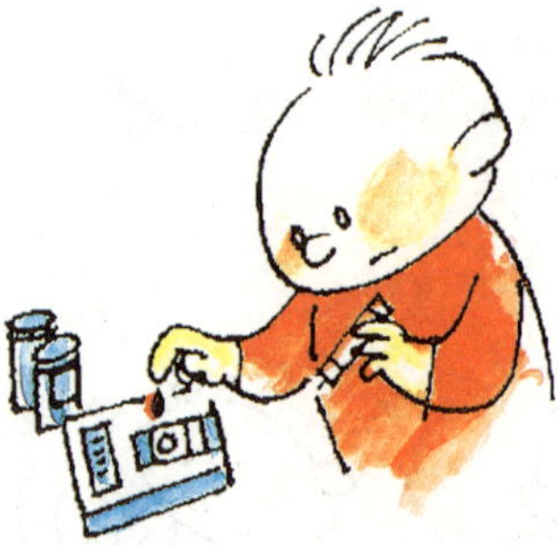

出现低血糖先兆时,即刻检测血糖

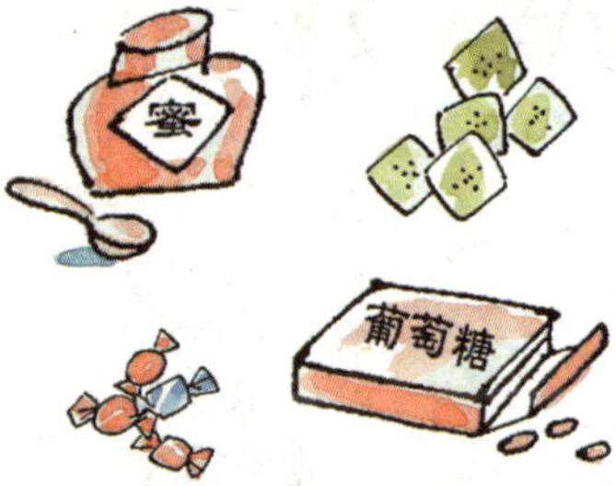

补充碳水化合物如饼干等;服用拜唐苹类者用葡萄糖处理低血糖

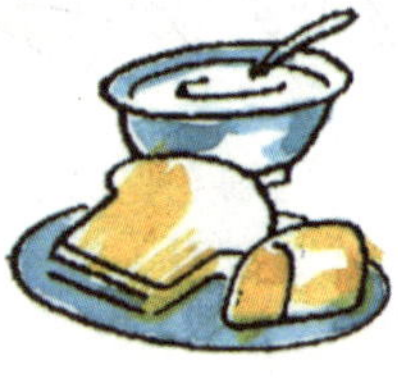

若症状还未消失可再吃一次,如1片面包、1只馒头

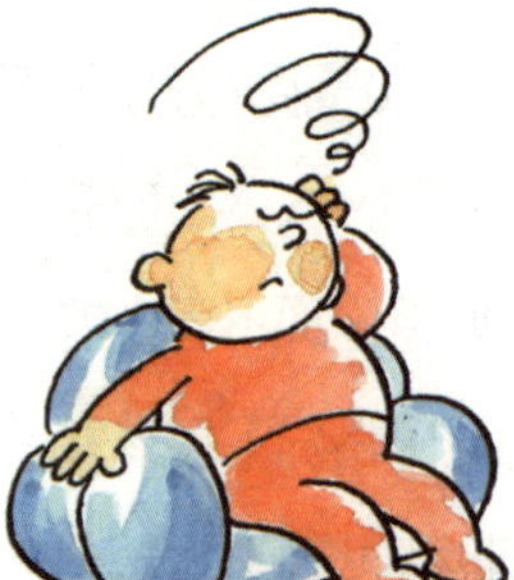

教会他人紧急处理的办法,以便昏迷时,得到帮助

(三)如何处理低血糖

1. 有条件的患者可即刻用血糖仪进行测定,血糖小于3.8毫摩尔/升(70毫克/分升)者应作以下处理。

2. 食用10~15克碳水化合物类的食品。举例:果汁约半杯、含糖汽水约半罐、蜂蜜1汤匙、脱脂牛奶1杯、粗面饼干3块、方糖6块、葡萄糖片1~3片、糖果2~3块,等等。

3. 10~15分钟后,若症状还未消失可再吃一次。若症状消除但离下餐还有1个多小时,则加食1份主食,如1片面包、1只馒头等。若发生在夜间,可另吃含蛋白质及碳水化合物的点心。使用α-糖苷酶抑制剂,如拜唐苹、倍欣等药的患者,须用葡萄糖,而不宜用蔗糖。

4. 告诉家人或朋友要做的事情。患者无法自己处理低血糖,或神志不清甚至突发昏迷,不管什么原因,事先要教会他人紧急处理的办法。

(1)告诉别人果汁、葡萄糖放置的地方。

(2)若注射胰岛素的患者,准备一个胰高糖素应急盒。胰高糖素是能够促进肝脏释放葡萄糖的激素。并告诉他人使用方法与放置的地方,肌肉注射通常成人为1毫克,儿童为0.5毫克,或静脉注射葡萄糖,或将患者侧卧,从牙缝中用糖浆挤入口内。

(3)拨打120,叫救护车送医院。

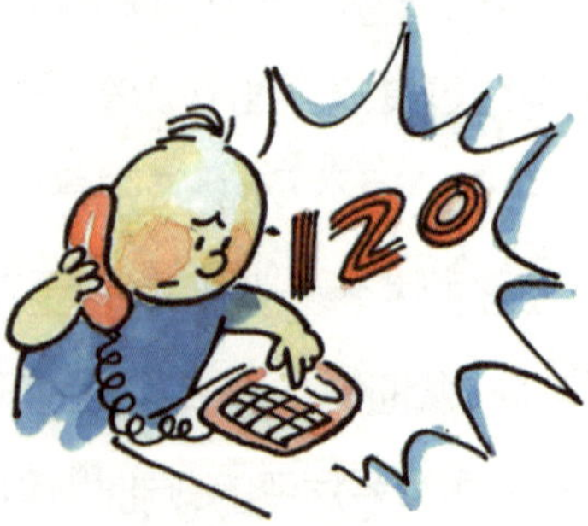

打120,叫救护车送医院

（四）预防低血糖

胰岛素、口服降糖药应定时按量注射、服用；准时就餐，若不能按时进餐，应在进餐时间吃点水果、果汁或饼干等；不宜空腹时运动，如果运动前血糖小于5.6毫摩升/升时要吃点心。运动量恒定；随身携带小食品和糖尿病介绍卡；少量饮酒的话，注意勿空腹时饮；遵从糖尿病医生指导，合理治疗，防止低血糖发生，特别要避免反复发生低血糖。

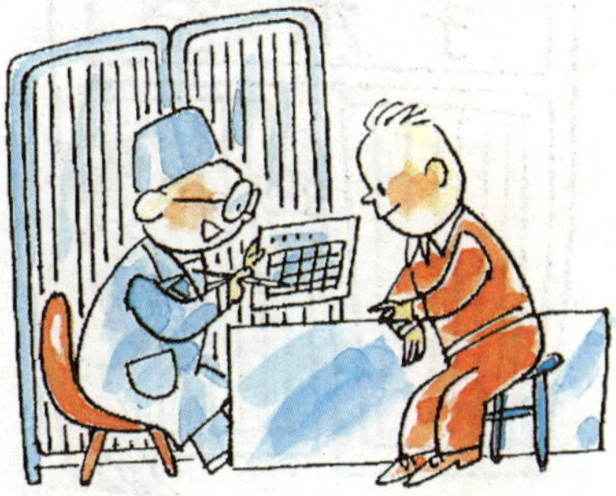

预防低血糖，特别要避免反复发生低血糖，关键是控制血糖达标，并保持稳定

二、糖尿病酮症酸中毒

由于糖尿病患者体内没有足够的胰岛素来帮助葡萄糖进入细胞产生能量，此时血糖会大幅度上升，尿糖排出增加。身体只能动用热能仓库——脂肪组织来产生能量，这时会产生酮体，酮体多为酸性物质，大量产生会影响酸碱平衡，水分、电解质的排出也会增加。

患者会出现高血糖、脱水、呼吸快而深、口中呼出气体带有烂苹果味，血压降低的情况，严重的会昏迷，甚至危及生命。1型糖尿病患者容易发生，常见的为年轻者，儿童有以此现象作为首发症状去就诊，进而发现糖尿病的。

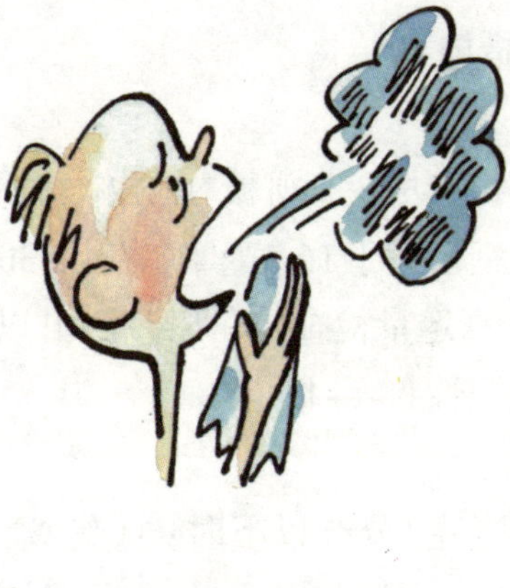

呼吸快而深，呼出气体带有烂苹果味

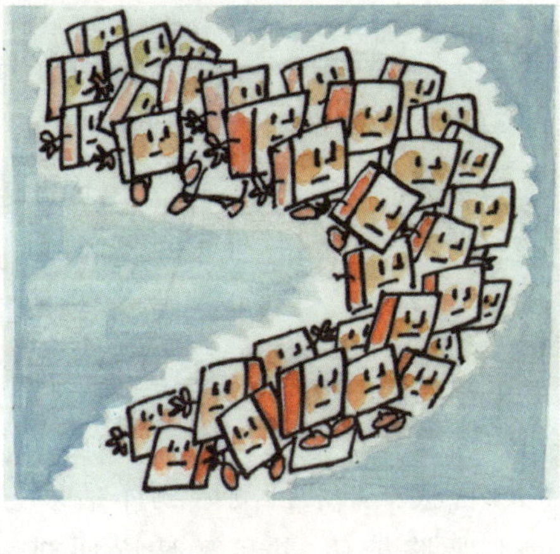

葡萄糖进不了细胞，血糖水平上升，尿糖排出增多。葡萄糖的供能功能改由脂肪组织替代，产生大量酮体

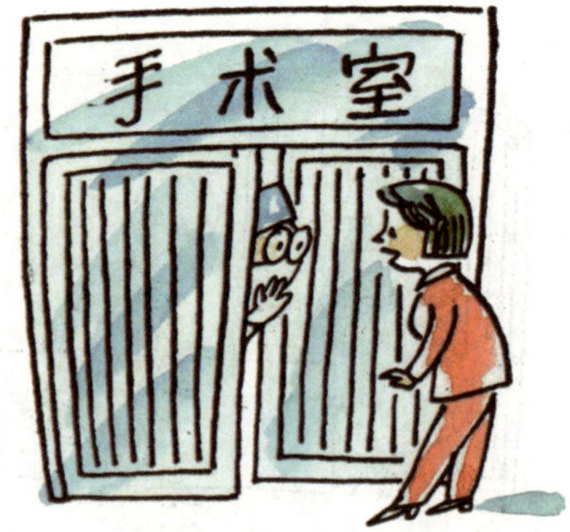

诱因之一：手术

（一）诱因

糖尿病患者使用胰岛素不当（停用或减量，特别是1型糖尿病）、各种感染、手术、外伤、精神过度紧张、呕吐、腹泻、酗酒、暴饮暴食、妊娠、分娩等。

（二）症状

早期症状、中期症状、严重症状：见图。

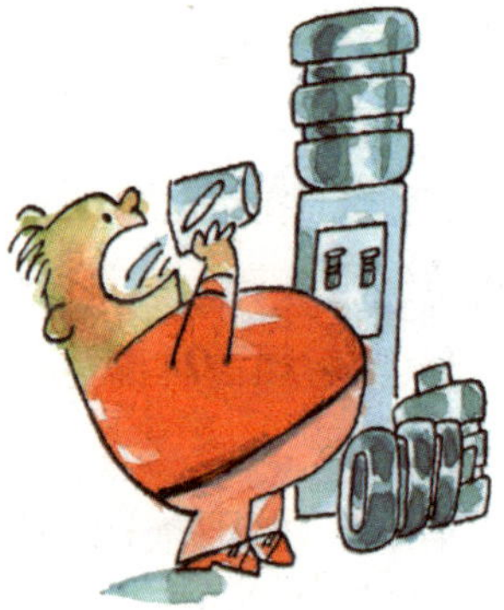

早期症状：口渴、小便频繁、视力模糊、疲劳

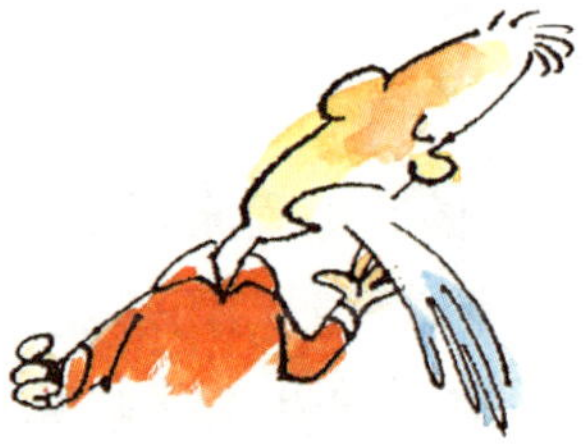

中期症状：恶心、呕吐、腹部不适、烦渴、多尿加重、极度乏力、恶心、呕吐、腰腿酸痛、呼吸深快、呼出气体有“烂苹果”味道

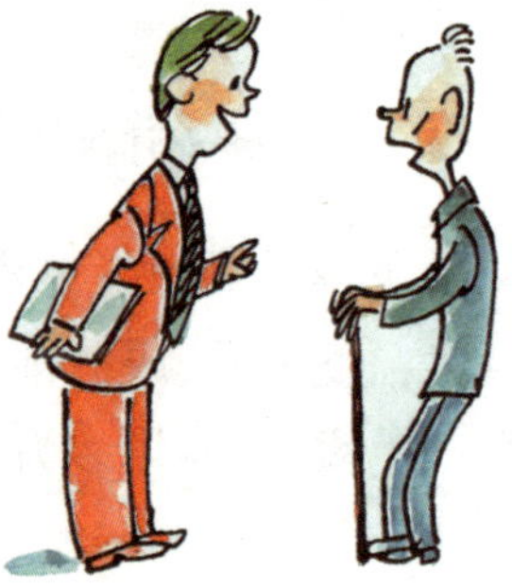

严重症状：心跳加快、四肢发冷、特别严重者表现为意识丧失、脱水、心跳加快、四肢发冷等症状。

（三）酮症酸中毒的判断与措施

1. 判断

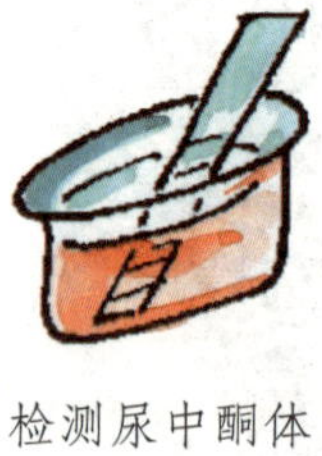

检测尿中酮体

（1）当出现上述早期症状时，应尽快查血糖、血酮体、尿酮体；

（2）酮症酸中毒时，患者血糖多大于16.7毫摩尔/升（300毫克/分升），甚至达更高；血酮体升高定量检查常在5毫摩/升以上，甚至25~35毫摩尔/升。尿酮体强阳性（+++以上）。

2. 措施

（1）自救：如果自测尿酮体结果为“+”或15毫克/分升以下时：①继续注射胰岛素或口服降糖药，并可酌情增加剂量；②多喝水。可喝淡盐开水或生理盐水，保证吃一些流质或半流质，如麦片粥、米粥、菜汤；③停止运动；④应每隔2小时测定

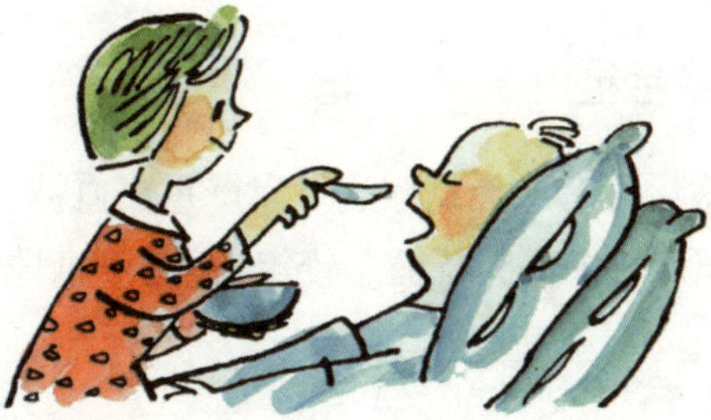

自救之一：保证流质、水、菜汤的摄入

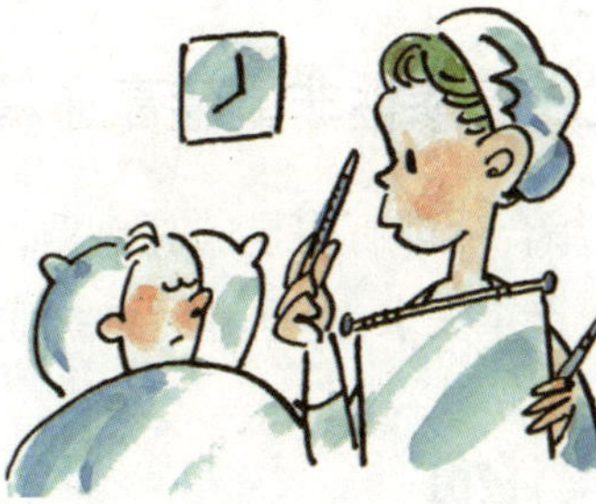

措施之一：停止运动、勤测血糖、酮体、体温

尿酮体和血糖1次；每天测体温4次。

（2）及时去医院就诊：糖尿病酮症酸中毒的诊断和处理比较复杂，若出现症状或自测血糖超过13.3毫摩尔/升（240毫克/分升），应迅速到医院就诊。

（四）酮症酸中毒的治疗

酮症酸中毒的治疗：使用胰岛素；增加液体摄入量；治疗诱因等。

（五）预防酮症酸中毒

不要擅自停用胰岛素；避免精神过度紧张，防止病情加重；不要自己随意调节治疗用药的剂量。

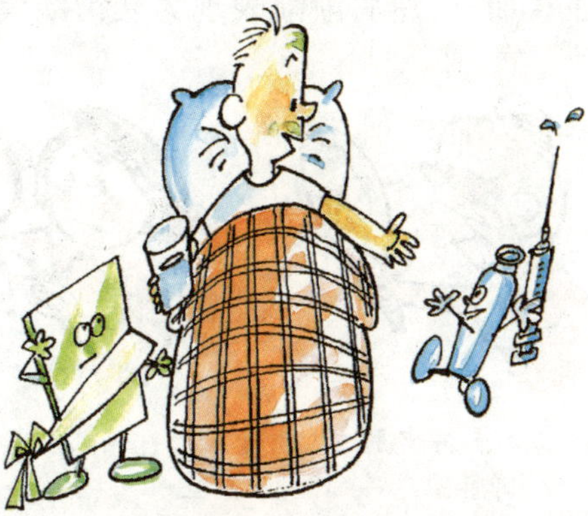

治疗措施之一：注射胰岛素

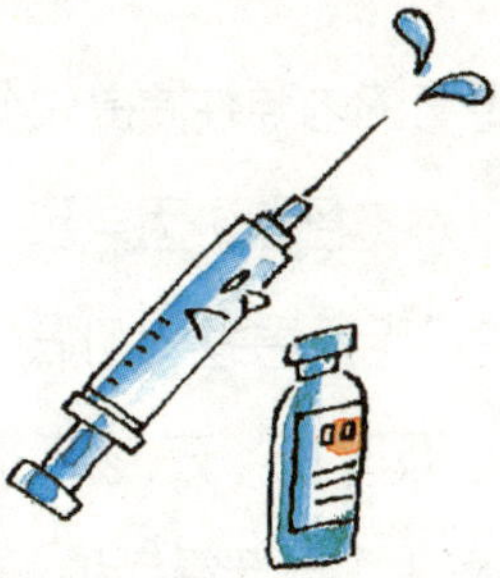

预防措施之一：不擅自停用胰岛素

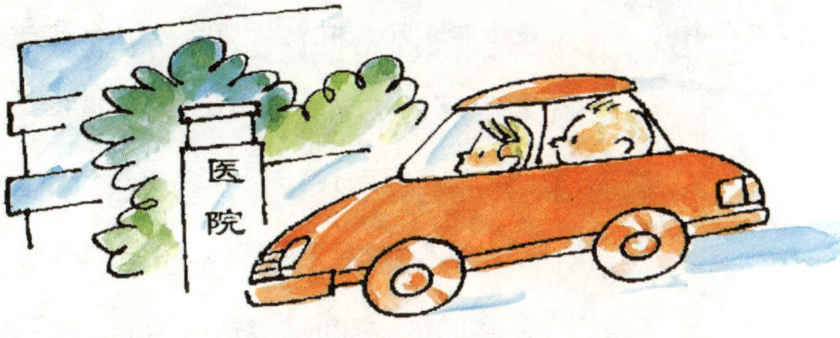

及时送医院就诊

三、高渗性非酮症高血糖性昏迷综合征

此综合征都有明显的高血糖,但病前和病后可有或无糖尿病。以严重高血糖、高血浆渗透压、严重失水、中枢神经系统症状,而无酮症酸中毒为特征。较年长的2型糖尿病患者多见。

(一)诱因

诱因:①合并感染,或饮大量甜饮料或暴食暴饮;②应激:外伤、手术、心脑血管意外出现多尿;③各种药物:激素、使血糖升高的利尿剂、输注葡萄糖过多;④内分泌代谢病:甲亢、皮质醇增多症、嗜铬细胞瘤等;⑤引起失水、脱水的因素;⑥肾功能不全。

(二)症状

(1)早期:在进入昏迷前有一过程,常常无明显症状,一般表现口渴、多尿、无力的症状加重,然后渐渐表现为表情淡漠、迟钝。

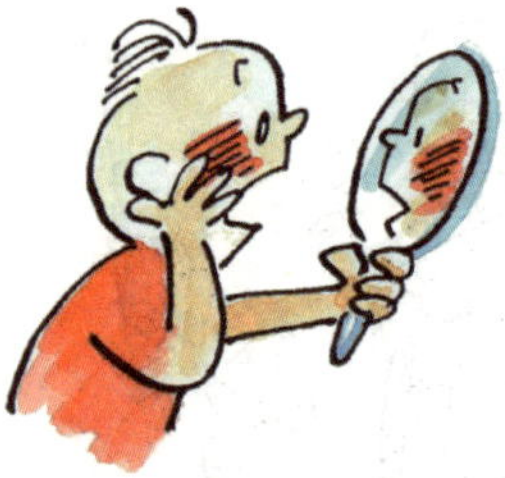

脱水后显得皮肤干燥、弹性减退

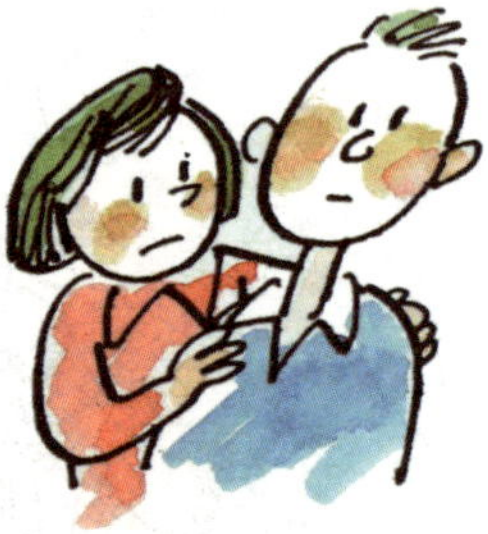

可能有的症状之一:表情淡漠、迟钝

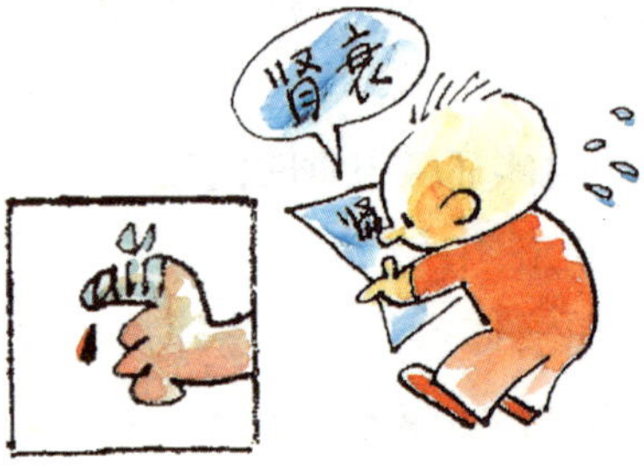

诱因之一:合并感染、肾功能不全

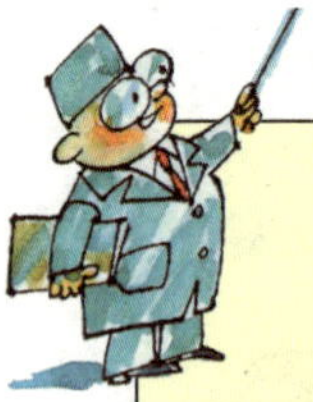

高渗性非酮症高血糖性昏迷综合征患者体内有一定量的内源性胰岛素分泌,抑制了酮体的大量产生,而这些胰岛素量不足以对抗各种诱因导致的高血糖。高血糖导致排尿量增多,使体内失水多于失盐。老年患者的口渴中枢对机体缺水不敏感,不能产生口渴的感觉,水分得不到及时的补充,逐渐形成高血糖、高血钠、高血浆渗透压,引起血容量减少及细胞内水分严重丢失。

（2）后期：症状明显，如严重脱水，癫痫样发作、神知不清、嗜睡直至昏迷。

（三）判断和措施

（1）判断依据：①血糖大于33.3毫摩尔/升；②血浆渗透压大于350mOsm/kg·H_2O；③酮体阴性或轻度升高等。

（2）及时送医院：本病需要通过专业的医院实验室检查，以及医疗抢救措施，死亡率又高，所以及时送医院是关健。针对上述诱因，采取措施。

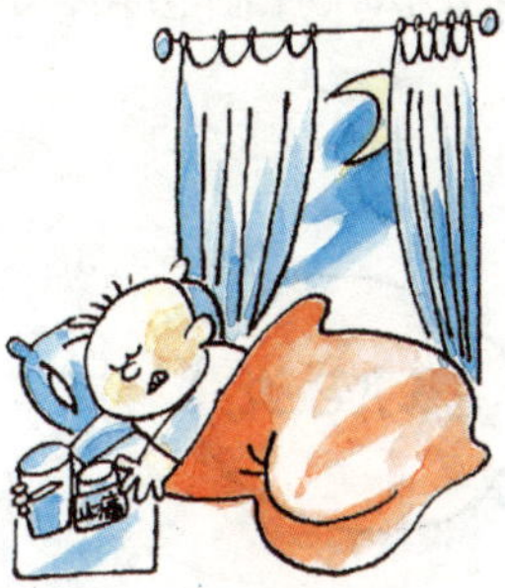

可能有的症状之一：嗜睡直至昏迷

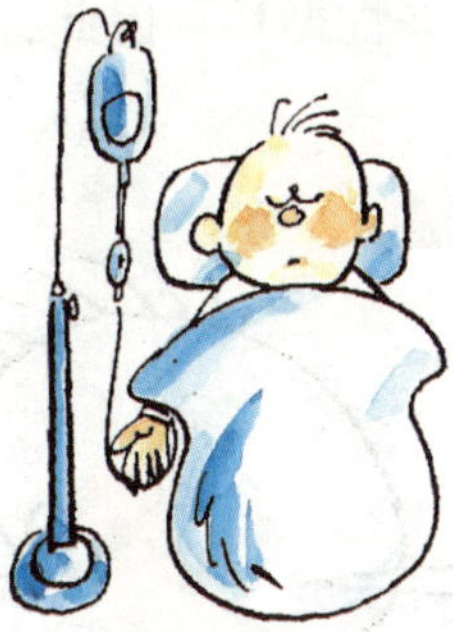

平卧，补液显得更为重要

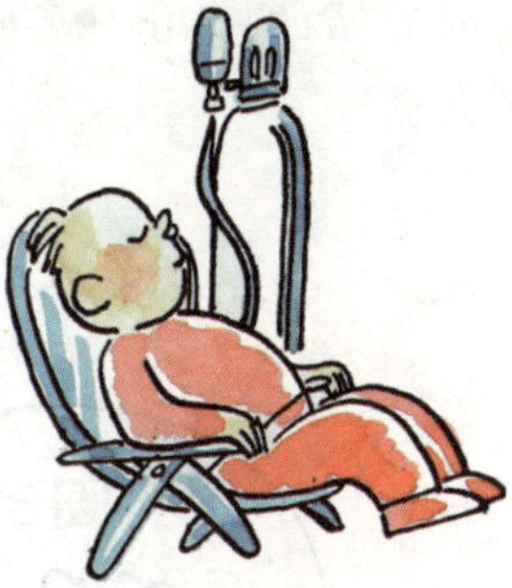

补给外源性胰岛素，剂量根据不同时段动态调节

四、糖尿病乳酸性酸中毒

糖尿病患者一般血乳酸≥5毫摩尔/升，血pH＜7.35（动脉血），称为糖尿病乳酸性

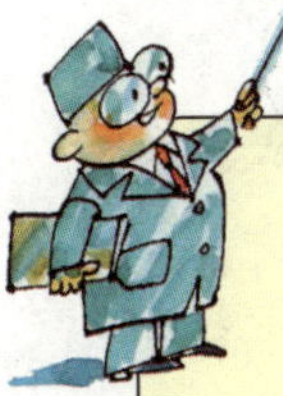

吸烟的危害：大家都知道吸烟可致癌。吸烟也可引起机体及其血管的变化，可增加心血管病，中风的危险性。被证实的还有：升高血糖、增加心率、减少身体的氧气供应、增加小便中钙的丢失、增加胆固醇水平等等。

饮酒的限制：饮酒不当会打乱和干扰饮食疗法计划；血糖波动幅度增大；可诱发酒精性酮症酸中毒。如果要饮酒，必须注意做到：血糖控制良好、血脂控制良好，没并发症，毋需药物治疗，肝功能正常，而且，目前不需要限制热量的摄入。

一份酒精大约相当于350毫升的低度啤酒；29毫升白酒；90毫升葡萄酒。

酸中毒。该并发症死亡率高，但较少见。此略。

五、感染

血糖控制不好的糖尿病患者容易发生感染，并且难以控制。高血糖使伤口的愈合变慢，白细胞的抗感染能力减弱。糖尿病患者感染后，血糖升高会加重感染，而感染又加重高血糖，两者相互影响，形成恶性循环。因此，治疗时既要积极控制感染，又要严格控制血糖。

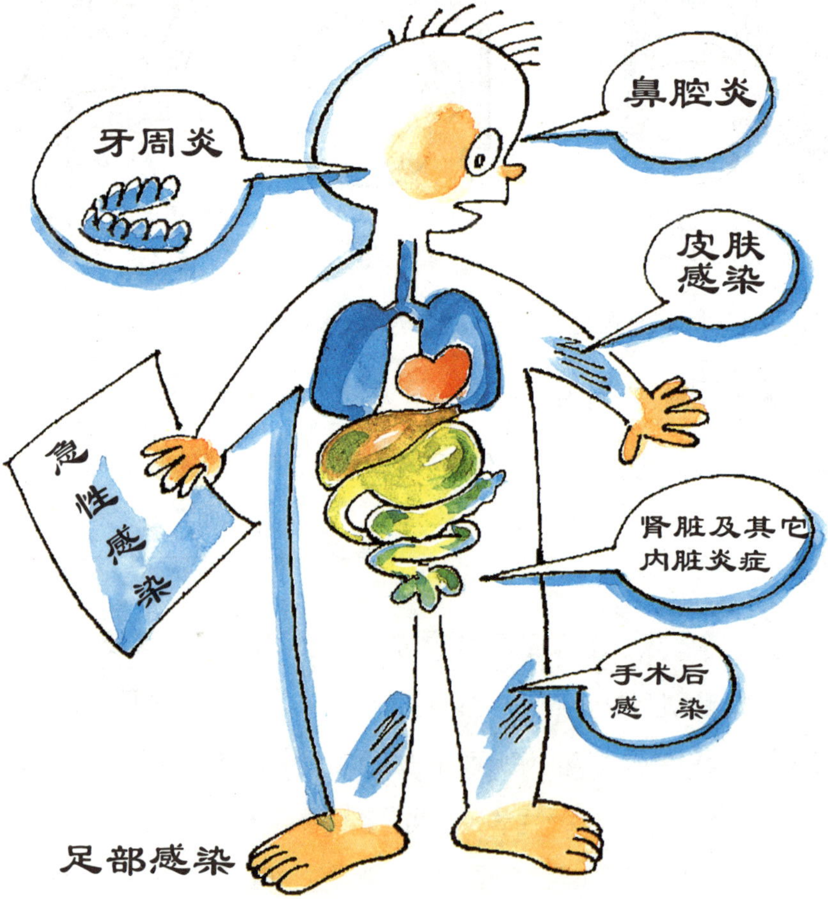

糖尿病患者的抵抗力较差，容易发生感染，感染可以使血糖升高，若血糖控制不好，细菌更容易生长，感染难以控制。所以，严格控制血糖水平，不擅自停用或滥用抗生素是关键

第八章

糖尿病慢性并发症和伴随情况

糖尿病慢性并发症是糖尿病患者致死致残的重要因素，关键是要控制各种危险因素，及早预防、治疗。患者在漫长的患病过程中，自我管理很重要，要尽量把血糖、血压、血脂水平控制在正常范围内，以延缓糖尿病慢性并发症的发生，糖尿病患者是能够健康长寿地生活的。

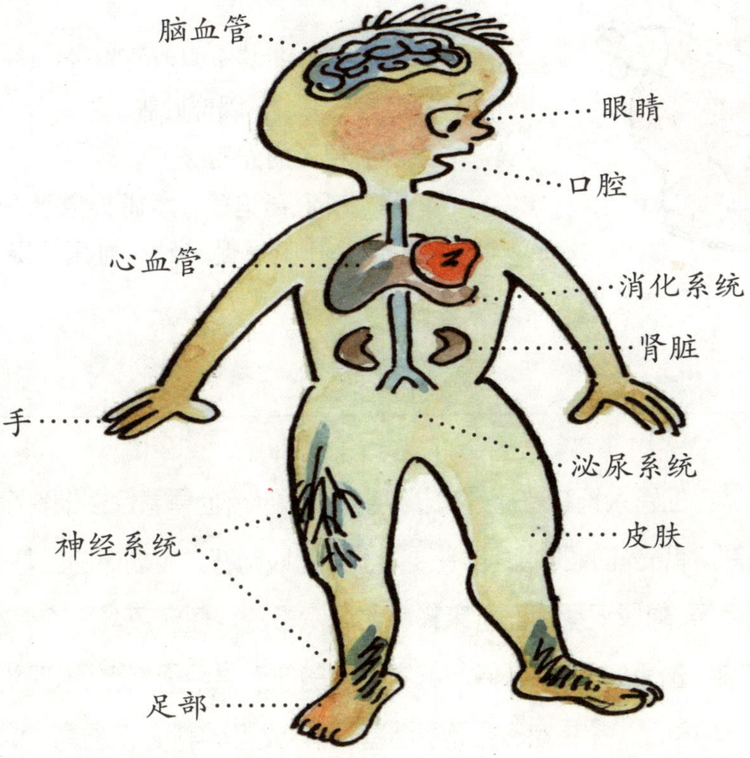

一旦患了糖尿病，并且控制不好的话，那么长久以往，则会发生全身性的多种并发症，包括心脑血管系统、消化系统、泌尿系统、微血管、神经系统等

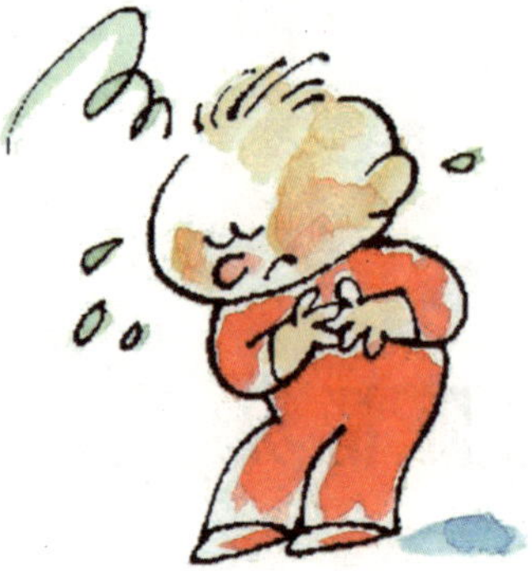

当心脏出现暂时性缺血，就可能发生心绞痛

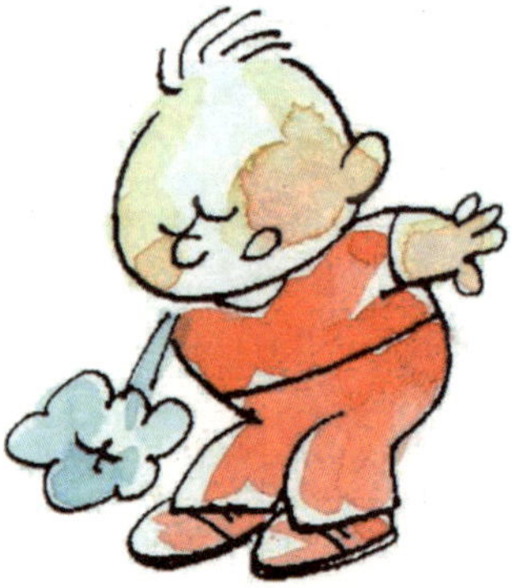

症状之一：呼吸短促、出汗

一、大血管病变

大血管病变在你确认患糖尿病之前，约4~7年可能已经发生，也就是在糖耐量减低（IGT）阶段大血管病变就开始发生。因此，提示我们应该提早关心这一问题。

（一）糖尿病心脏病变

糖尿病患者的心脏病变主要为冠心病（心肌梗死、心绞痛）和糖尿病心肌病，可表现为心律不齐、心力衰竭。症状与非糖尿病性心脏病相同，但糖尿病患者由于伴有自主神经病变，更容易引起无痛性心肌梗死，必须予以重视。

1. 症状

有心慌、胸闷、甚至剧烈的胸痛；呼吸短促；出汗；眩晕；恶心；踝部肿胀。

2. 心肌梗死的先兆

胸痛、胸闷、压迫感；疼痛扩散至颈、肩、上肢或腭部；呼吸短促、晕厥、血压下降；呃逆、出汗、恶心。

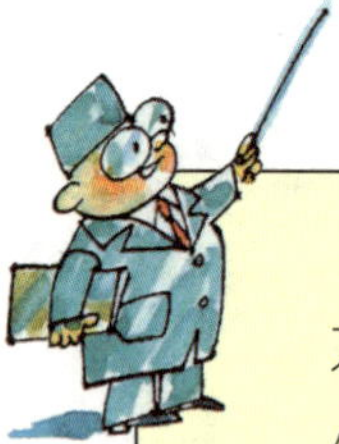

大部分心血管系统并发症是由于动脉粥样硬化，血管管腔逐渐狭窄，最终阻塞。首先，血液中脂类，主要为胆固醇吸附在内皮损伤的血管壁上引起管腔狭窄，糖尿病可使血管床释放比平常多的可使血液凝固的一些物质，形成血栓，加重血管狭窄，使心脑等器官的血液供给量减少，出现头晕、心绞痛等各种症状。如果血液循环被阻塞，会导致脑卒中、心肌梗死、心力衰竭；如果下肢动脉阻塞就会引起腿脚的疼痛，而出现间歇性跛行。

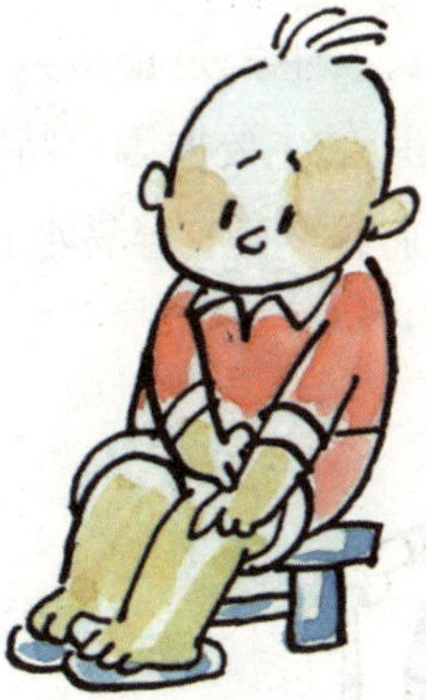

踝部肿胀

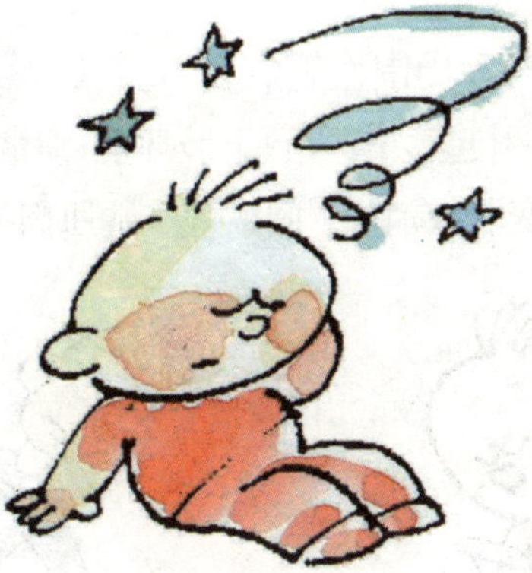

眩晕

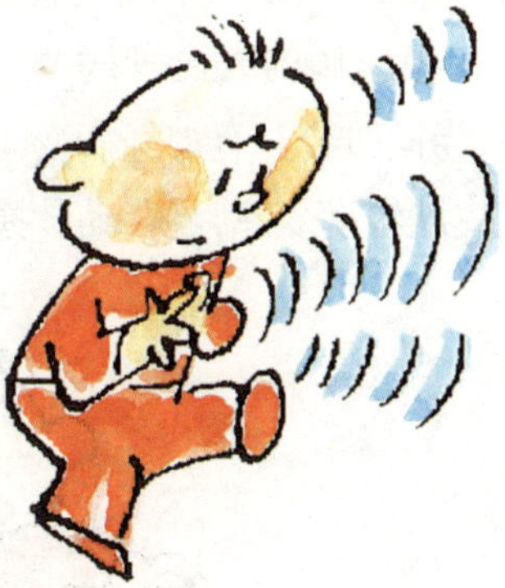

胸痛、胸闷、压迫感

（二）糖尿病与脑卒中

脑卒中俗称“中风”。表现为：脑梗死、脑出血，可出现偏瘫。糖尿病患者脑出血发生率与非糖尿病者相近，而脑梗死发生率为非糖尿病者的4倍。

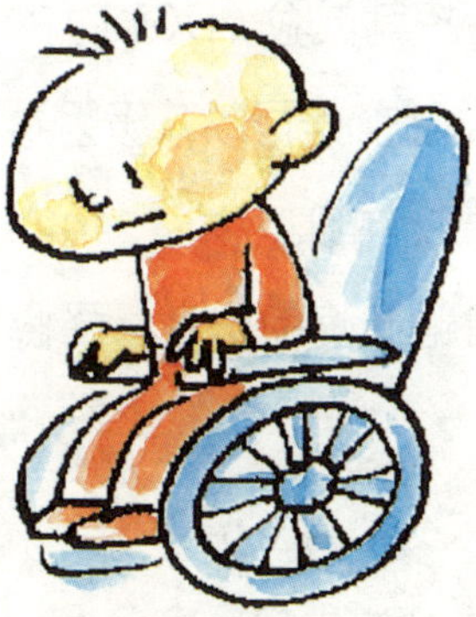

脑卒中：严重影响患者生活质量

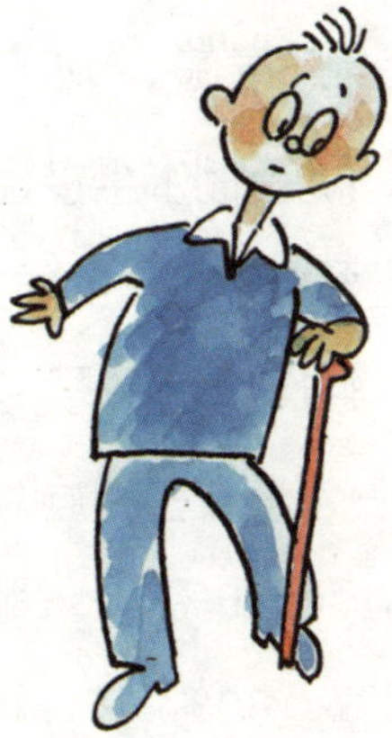

症状之一：单肢无力、麻木

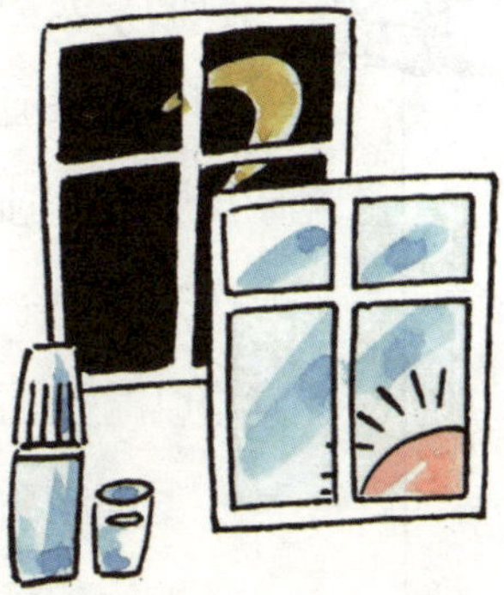

睡前及夜间、清晨鼓励多饮水

（1）症状与特点：好发于早晨4~10时，其他时段也有，无明显诱因，常在睡眠中发生；早期无典型症状：轻度头痛、间歇性头晕、短暂失明、单肢无力、麻木；重者失语、偏瘫、迟钝、昏迷；发较多见，预后差。

（2）预防：防治高血糖、高血压、高血脂及高血凝状态；睡前及夜间、清晨鼓励多饮水；定期体格检查或常规颅脑CT、MRI扫描。

（三）糖尿病下肢血管病变

糖尿病的大血管病变也表现为周围血管病变，尤其好发于下肢，发生率是正常人的4倍，当同时合并有神经病变时，易引起感染，导致下肢坏疽、溃疡，是截肢的主要原因。特征：足皮肤温度变凉，足背动脉搏动变弱或消失；间歇性小腿肌肉疼痛；血管变硬；容易水肿。

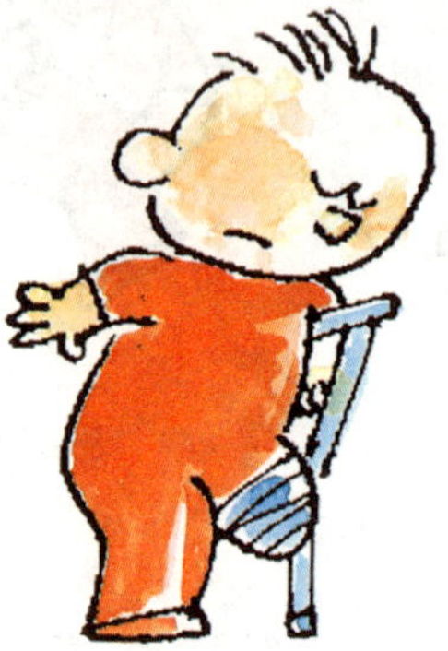

导致下肢坏疽、发生溃疡，甚至截肢

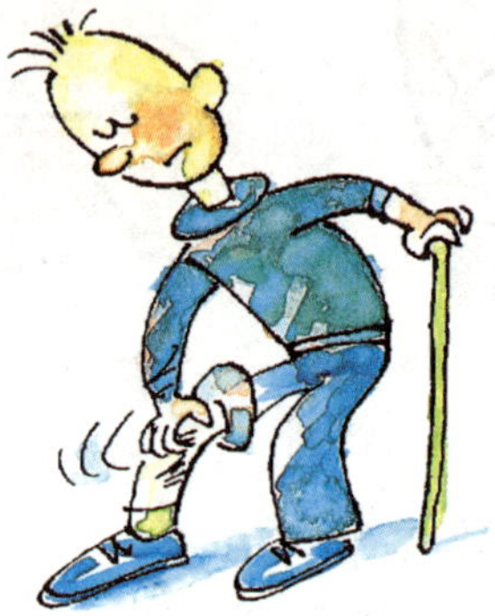

间歇性小腿肌肉疼痛

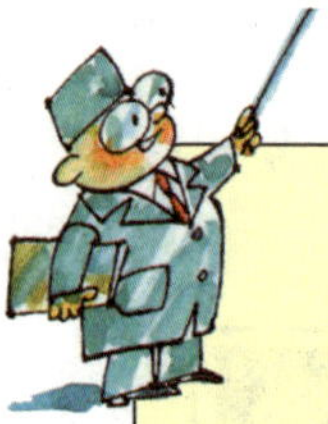

预防糖尿病慢性并发症：美国1型糖尿病并发症控制试验（DCCT）的研究结果显示，保持血糖控制水平接近正常水平范围，是可以减缓因为糖尿病所引起的眼睛、肾脏和神经系统的病变的发生和发展的。

DCCT研究是一个为期10年的关于良好控制血糖影响的研究。降低血糖可以减少糖尿病慢性并发症发生的危险性，如：

* 眼睛的病变大约可减少76%
* 肾脏的病变大约可减少54%
* 神经的病变大约可减少60%
* 减少心血管病变发生的趋势

英国2型糖尿病前瞻性研究（UKPDS）历时20年，也得出类似的结果。最近报道的UKPDS研究结束后10年随访的结果，提示早期强化血糖控制，能够减少糖尿病微血管和大血管病变的风险，并具有一定的代谢记忆效应。

所以，无论是1型糖尿病患者，还是2型糖尿病患者，早期严格控制血糖水平，有后续效应可以降低糖尿病慢性并发症的发生，使患者长期获益。

二、微血管病变

（一）糖尿病性眼病

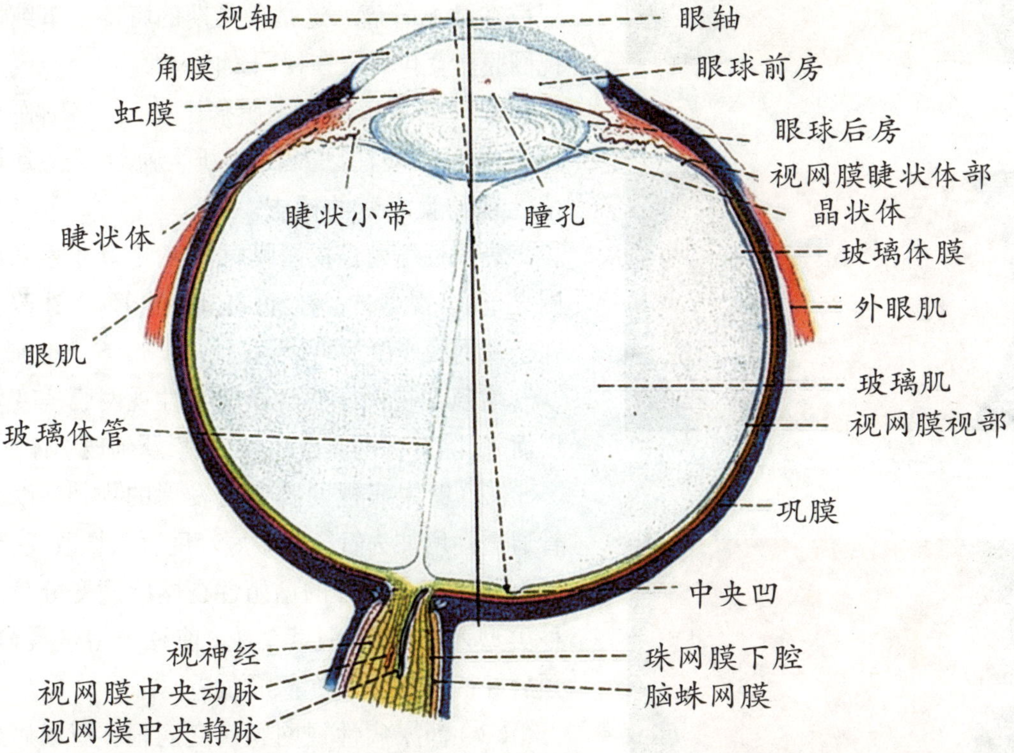

右侧眼球水平断模式图（根据《人体解剖色彩图谱》人卫版改编）

在糖尿病患者的患病过程中，患者眼睛的大部分组织都可受到影响，从而会产生不同程度和不同症状的眼部病变，所以患者要掌握预防眼睛病变的特殊措施。并且在一旦被诊断为糖尿病时，马上就请眼科医生或专科医生进行眼部的检查，以后根据病情，一年检查一次或一年检查多次。糖尿病所致眼病主要有视网膜病变、白内障和青光眼。

1. 糖尿病视网膜病变

糖尿病视网膜病变是世界上致盲的三个主要原因之一。

（1）特征：有视网膜微小动脉瘤、出血和渗出，静脉迂曲扩张或闭塞等现象，出现

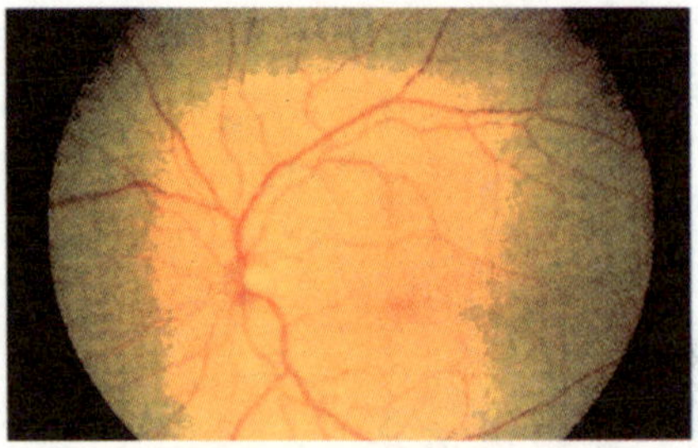
正常眼底(一)

单纯性(背景性)视网膜病(二)

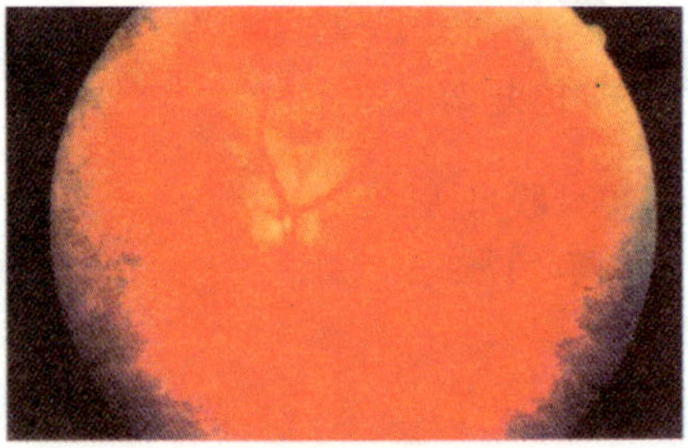
非高危增殖性视网膜病(三)

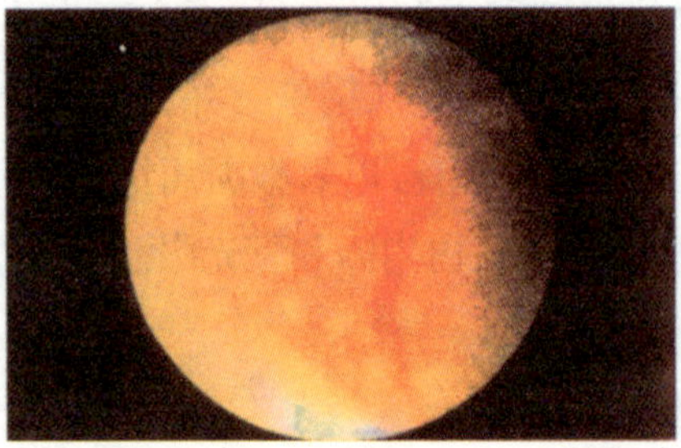
高危性增殖性视网膜病(四)

视网膜脱出症和视网膜视神经炎等。下列图示举例：

正常眼底(一)。

单纯性(背景性)视网膜病(二)：眼底出现散在微血管瘤。这是最早期的特征。单纯性视网膜病变仅局限在视网膜内。

非高危增殖性视网膜病(三)：毛细血管周围出现无灌注区及出现新生血管。这是增殖性视网膜病变的标志。

高危性增殖性视网膜病(四)：新生血管范围大于1/4视盘,视神经区有新生血管,上述改变在全视网膜光凝后可以消退。

增殖性视网膜病变由单纯性视网膜病变发展而来,除有视网膜改变外,还累及到玻璃体。

(2)糖尿病视网膜病变发展的规律：以血管通透性增加为特征的眼底轻度背景性改变,到以血管闭塞为特征的增殖性视网膜病变分为两种类型六个阶段,见表7-1。前种类型进展慢、预后好；后种类型严重,预后差。

(3)糖尿病性视网膜病变病根：糖尿病患者糖代谢紊乱,视网膜微血管丰富,造成微血管病变,血-视网膜屏障被破坏,是其病根。该病是引起失明的主要原因,糖尿病失明者,高于非糖尿病者达10~25倍。往往与糖尿病控制程度、病程长短,和年龄大小有关。

(4)症状：早期一般无感觉、视力无影响。若黄斑区受影响,则视野中心暗影、中心视力下降、视物变形；若视网膜小血管破裂,进入玻璃体,可有黑影飘动；若新生血管大量出血进入玻璃体,视力受损,仅存光感；黄斑区外的视网膜脱离，引起视野缺损。

（5）眼底荧光血管造影（简称FFA）：FFA是提高糖尿病性视网膜病变诊断率，了解病情动态进展，对治疗预后情况估计的重要方法。

（6）预防治疗原则：

* 局部治疗：激光、玻璃体切割术
* 定期检查：确诊糖尿病后检查视力、眼压、护瞳眼底检查，一般每年一次
* 非增殖性眼病变，每6个月检查一次
* 增殖性眼病变，每2~4月检查一次

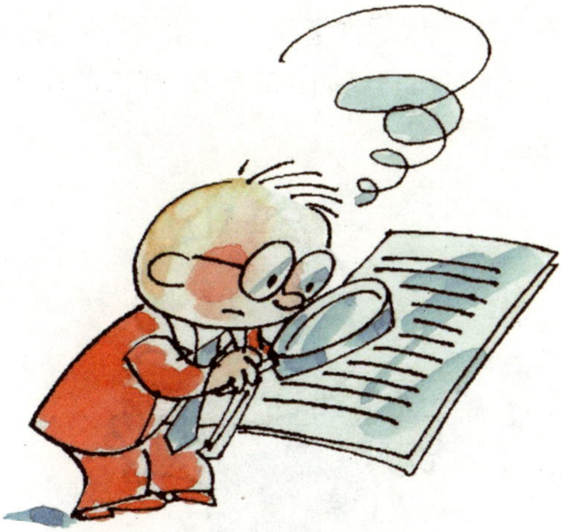

糖尿病患者因血糖代谢紊乱等因素，眼睛组织可受到影响，阅读困难

2. 糖尿病性白内障

糖尿病性白内障表现为晶状体混浊，一般分真性（早期）糖尿病性白内障，和糖尿病性老年白内障，前者发展迅速，后者缓慢。其发病率仅次于视网膜病变。

（1）早期糖尿病性白内障，年轻患者为多，一般5~25岁，有被控制甚至吸收的可能。

表7-1　糖尿病的视网膜病变分期标准

两种类型	六个阶段	眼底检查特点
非增殖性病变（单纯性）（背景性）	Ⅰ	微动脉瘤或并有小出血点　（+）较少，易数　（++）较多、不易数
	Ⅱ	有黄白色“硬性渗出”或并有出血斑　（+）较少，易数　（++）较多，不易数
	Ⅲ	有白色“软性渗出”或并有出血斑　（+）较少，易数　（++）较多，不易数
增殖性病变	Ⅳ	眼底有新生血管或有玻璃体出血
	Ⅴ	眼底有新生血管和纤维增殖
	Ⅵ	眼底有新生血管和纤维增殖，并发视网膜脱离

注：“较少”、“易数”和“较多”、“不易数”均包括出血病变。

(2)糖尿病性老年白内障发病率高,发病阶段同老年性白内障,也分四期,但前者较后者发病时间要早10年左右,预后差些。

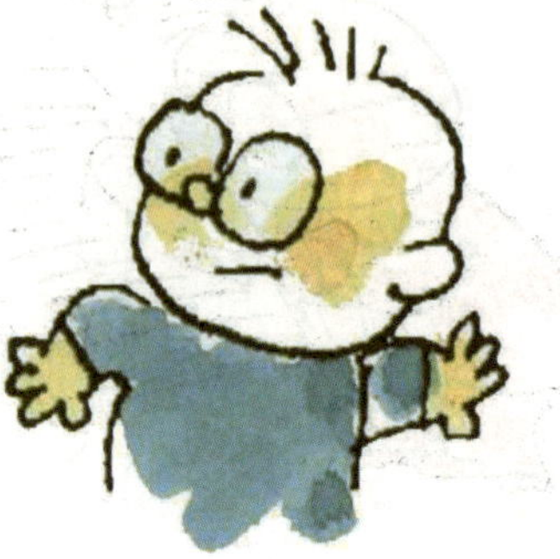

糖尿病性白内障:像雪花飘落,感到眼胀

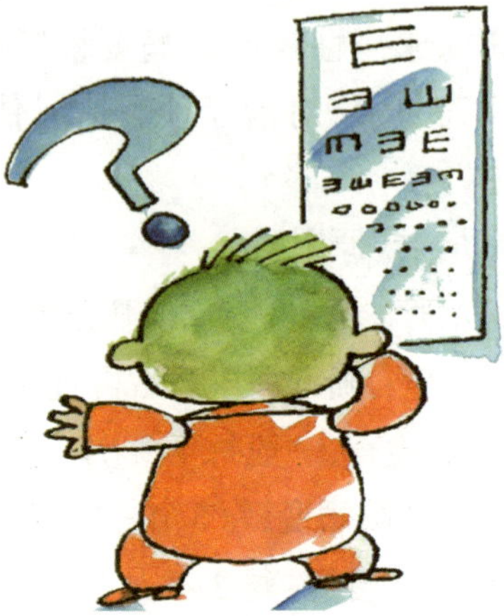

晶状体混浊?看不清了

(3)症状:视力模糊;晶状体出现大小不等点状或片状白色混浊,像雪花飘落,感到眼胀,阅读困难。

(4)预防与治疗:视力的预后取决于眼底好坏、治疗方法和糖尿病控制程度;与眼科医生配合选择治疗方案;不可能用药物治愈白内障,只有手术摘除。

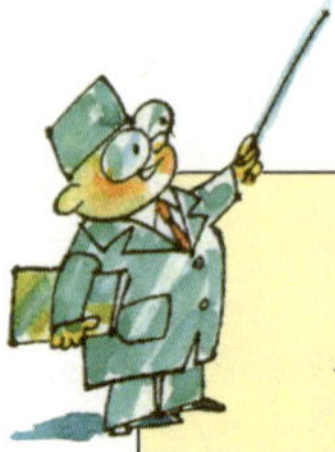

人的眼睛功能如同照相机的光学原理。晶状体可比为照相机镜头,视网膜则如同感光的胶卷底片。正常时晶状体无色透明,通过晶状体的调节,眼睛把视力所及的物体清晰地成像于视网膜上。随年龄的增长,晶状体会变得越来越模糊。糖尿病因血糖升高,晶状体中糖的浓度升高,晶状体吸收水分而膨胀,混浊速度和程度都加快,阻碍透光,使视物不清楚,甚至完全阻断透光而致失明,医学上称之为“白内障”。视网膜若发生出血或其他病变,尽管晶体依然透明,视网膜不能感光,也导致视力下降以至失明。

3. 新生血管性青光眼

指虹膜和小梁表面有新生的纤维血管膜,使虹膜与小梁和角膜后壁粘连所致的青光眼。通常是有虹膜异常,以及视网膜中央静脉阻塞的并发症,该病顽固,预后较差。眼压小于5千帕(kPa)者可以观察一下,眼压不能控制者行玻璃体切割手术。

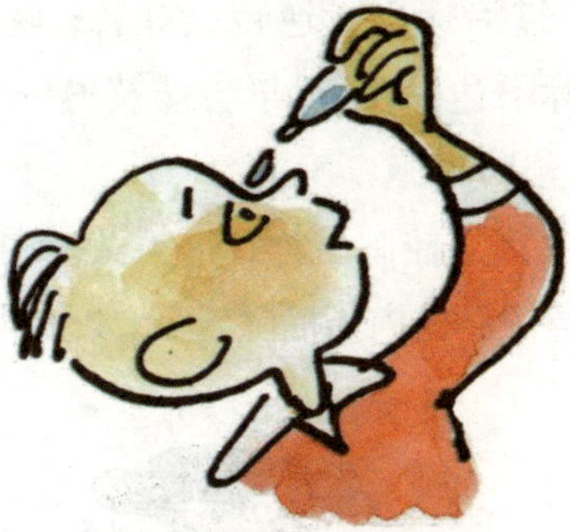

眼睛疾病一定要配合眼科医生治疗

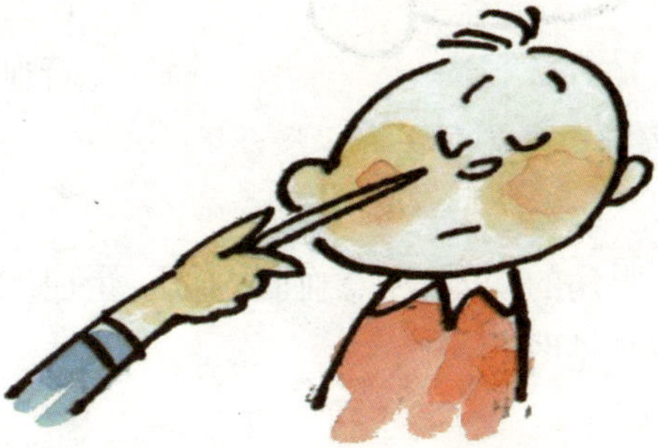

青光眼眼压不能控制者行玻璃体切割手术

4. 失明

糖尿病性眼病是一个慢性的进行性的过程,是不可逆转性眼病,如不及时治疗,一般发病5年后,多数患者发生视网膜病变,视力影响很大,最终导致失明。

5. 糖尿病眼病的发病率

糖尿病眼病的发病率与糖尿病病程,以及血糖控制好坏呈正比例关系。据统计,国外对973例糖尿病患者研究中,病史少于3年者,视网膜病变发生率仅为7.3%,而20年以上则增至60.6%。国内10年以上者,发病率达69%~90%。这数据同时说明,血糖总体控制情况甚差,或有大量未发现的糖尿病患者。

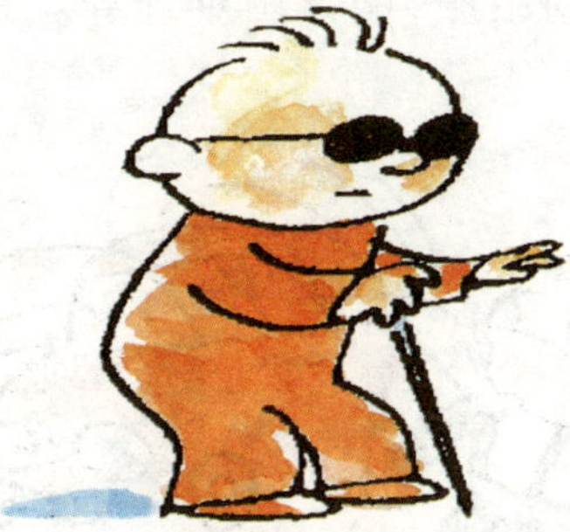

糖尿病性眼病是个慢性的过程,不可逆转,如不及时治疗,最终导致失明

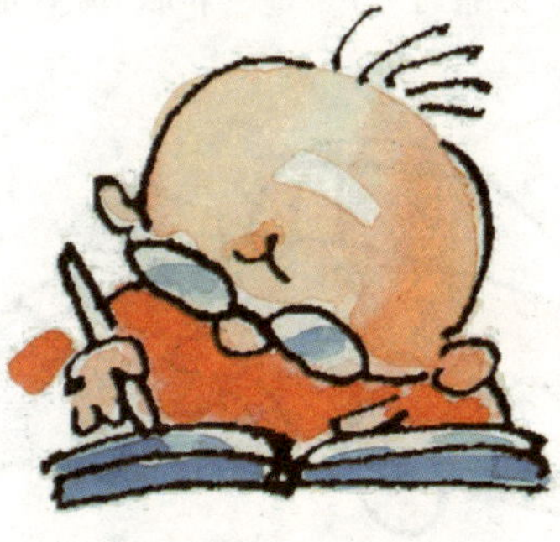

糖尿病眼病发病率与糖尿病病程,血糖控制好坏呈正比例关系。注意用眼卫生

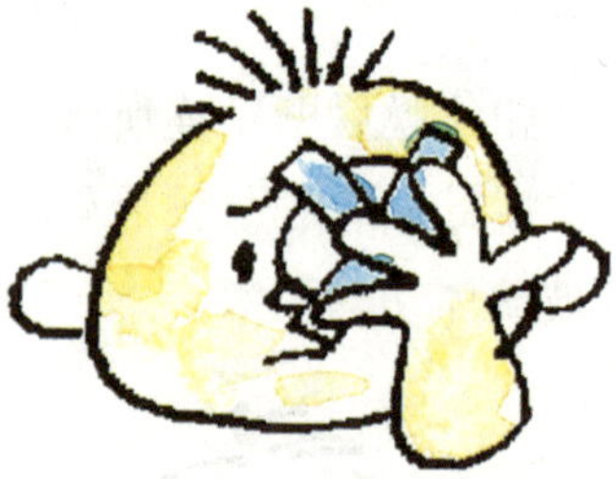

有些是一眼先发病，后波及另一眼

6. 一眼有病变，另一眼大多也会患病

有些糖尿病性眼病常双眼发病，如真性糖尿病性白内障等，但有些是一眼先发病，后波及另一眼，早期患者一眼发病，另一眼大多没改变，即使有改变，经过治疗也可逆转或好转；晚期患者若血糖等指标不达标，则迟早会波及另一眼。

7. 总体预防措施

保持血糖接近控制目标；每年做一次眼科检查；治眼病的同时，注意血脂、血压、蛋白尿等全身情况；白内障摘除术后，要及早进行眼底检查。见图。

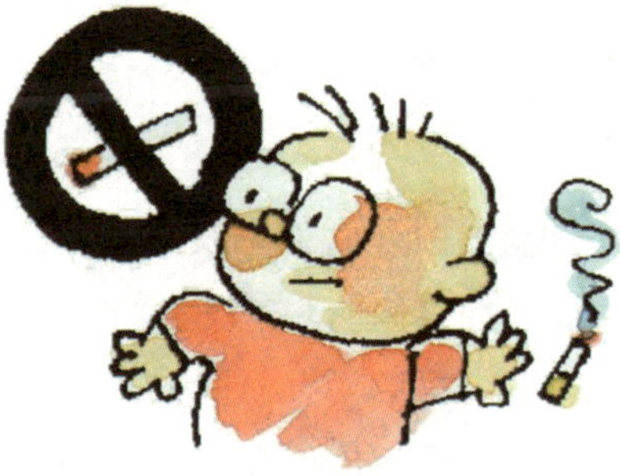

长期吸烟可使血管损害，眼睛也受损

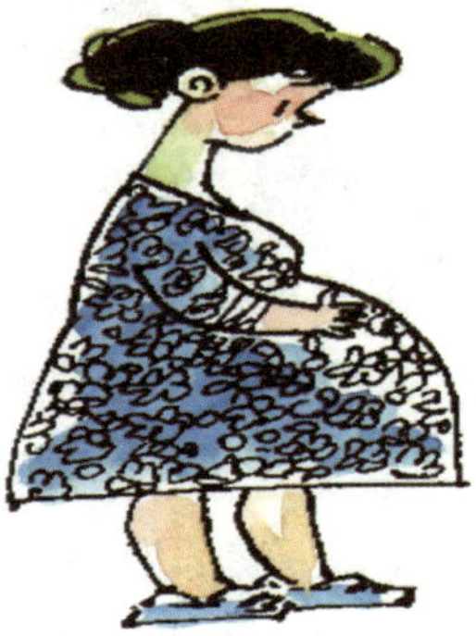

患糖尿病的孕妇，每3个月检查1次眼底，有激光治疗指证者要及时行激光治疗处理

一旦发生下述症状，立即去医院眼科进行检查：① 视力模糊；② 视物重影，出现黑点或漂浮物；③ 单眼或双眼受损；④ 感到眼胀，阅读困难等等。见图。

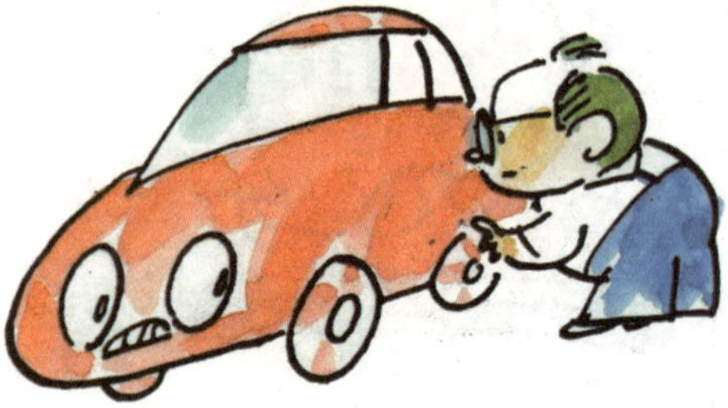

视力模糊、不能看到眼睛两侧的东西，及时就医

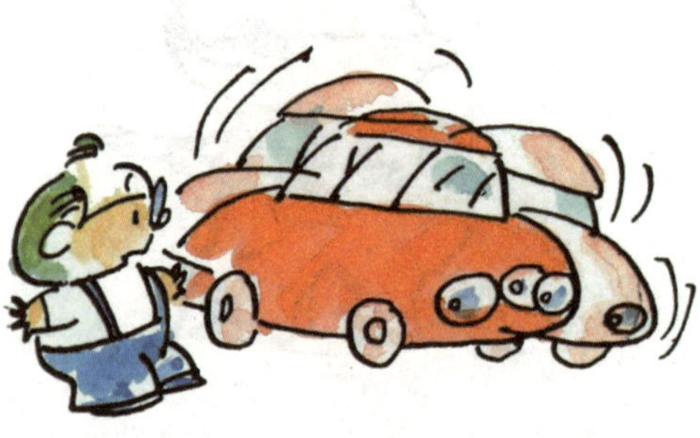

视物重影、出现黑点或漂浮物，及时就医

（二）糖尿病肾病

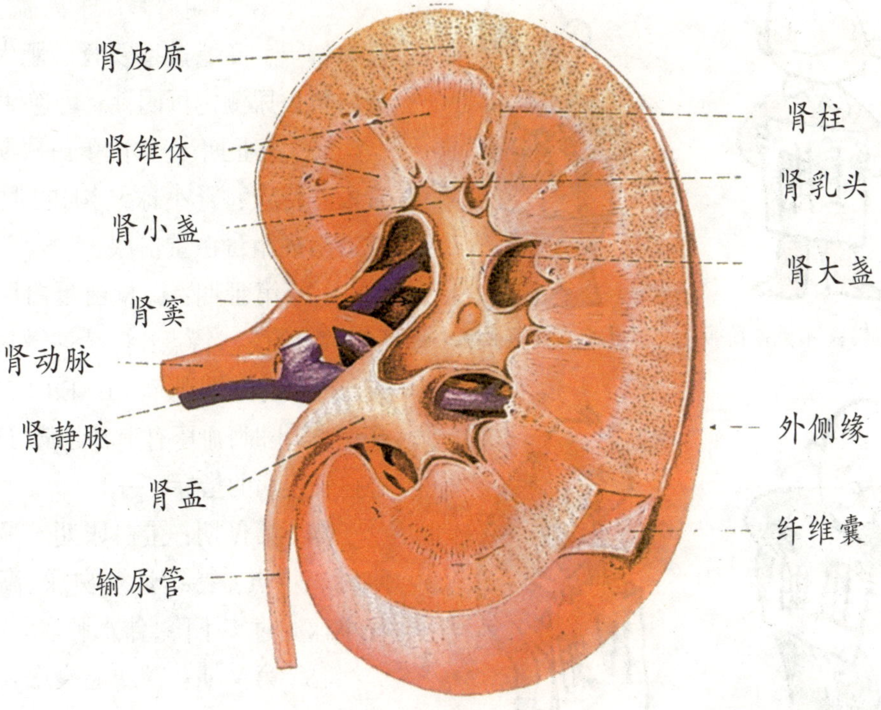

右肾冠状切面（后视图）（根据《人体解部彩色图谱》）人卫版改编

肾脏是人体的过滤器，身体内的各种毒素经过肾脏排泄到尿液中，有益物质保留于血液中。当糖尿病肾病发生后，因血糖浓度升高等因素，使肾小球滤过压增加，逐渐漏出蛋白质，若病情不控制，长久以往，则会出现持续大量的蛋白尿，到了这个阶段，肾脏病变已为不可逆性阶段了，若再进一步发展，一般约8~12年进入肾功能衰竭阶段，这个阶段通常称为“尿毒症”，到了这个阶段则需要洗肾（进行透析）、换肾。

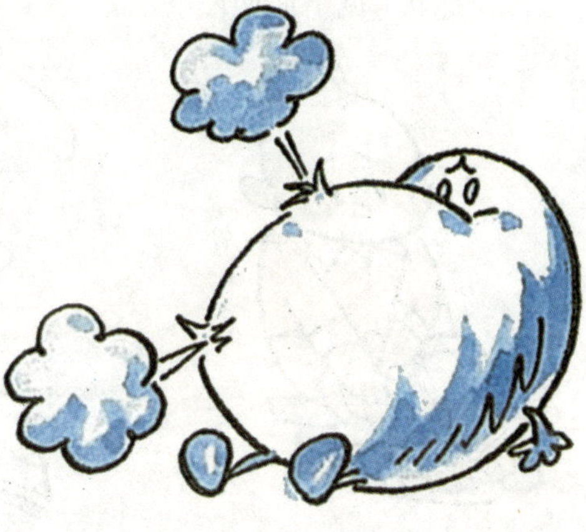

肾脏是人体的过滤器，当糖尿病肾病发生后，肾小球滤过压增加，逐渐漏出蛋白质

1. 分期

（1）第Ⅰ期：肾小球高滤过率阶段。特点：高滤过率及肾脏肥大期；微量白蛋白尿测定可阴性；可逆性。

（2）第Ⅱ期：正常白蛋白尿期。静息阶段。特点：肾小球结构遭到损害，运动后出现微量白蛋白尿。

（3）第Ⅲ期：微量白蛋白尿期。初期肾病阶段。特点：持续性微量白蛋白尿，尿白蛋白排泄率（UAER）在30~300毫克/24小时，血压有上升趋势，这也是患心血管疾病的指标之一。

（4）第Ⅳ期：蛋白尿期。显性肾病阶段。特点：持续性蛋白尿、高血压和肾小球滤过率下降，伴水肿。

（5）第Ⅴ期：肾功能衰竭期。终末肾病阶段，又称尿毒症。特点：出现低白蛋白血症、恶心、乏力、氮质血症、心力衰竭、贫血、高血压症状。

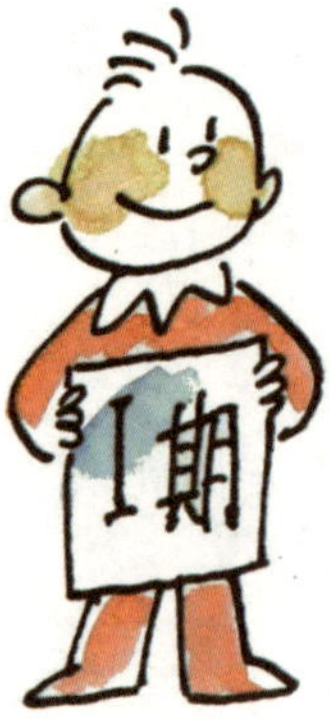

第Ⅰ期：可逆性阶段

第Ⅱ期：静息阶段

第Ⅲ期：初期肾病阶段

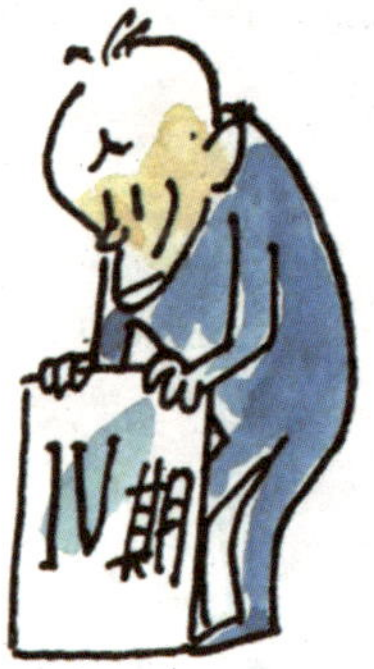

第Ⅳ期：显性肾病阶段

2. 症状（见下面两图）

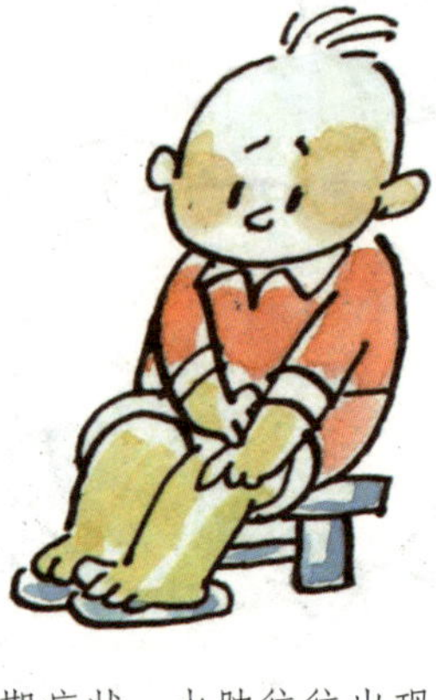
早期症状：水肿往往出现于脸部、踝部、腹部、胸部

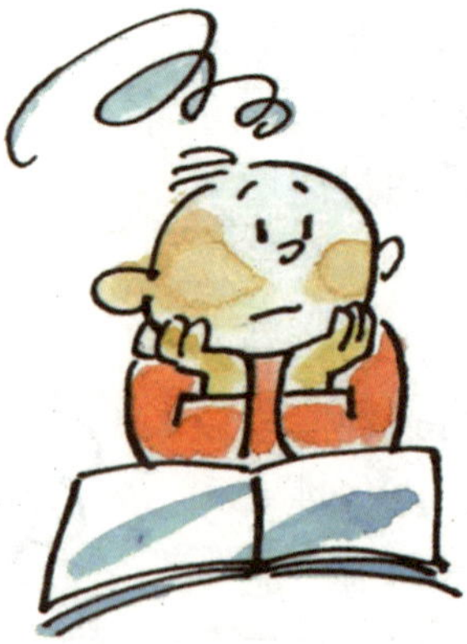
晚期症状：口臭、厌食、恶心呕吐、出血倾向、下肢颤动、失眠、乏力、注意力不集中

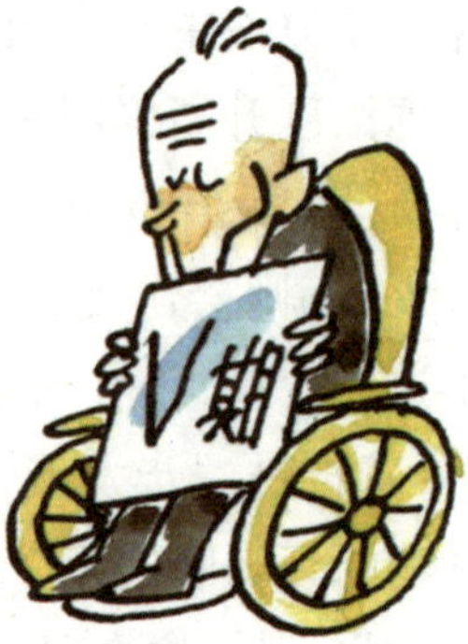

第Ⅴ期：尿毒症阶段

3. 延缓肾脏病变的措施

（1）严格控制血糖、血压、血脂，戒烟；

（2）肾功能检查：尿素氮、肌酐（血）、肌酐清除率（血、尿）、白蛋白排泄率（尿）；

（3）检查眼底，眼底病变往往早于肾脏损伤；

（4）密切观察血压。将其控制在17/10千帕（130/80毫米汞柱）以下。研究表明，血管紧张素转换酶抑制剂（ACEI）、血管紧张素受体Ⅱ拮抗剂（ARB），可有效延缓病情发展。密切与医生一起制订降压计划；

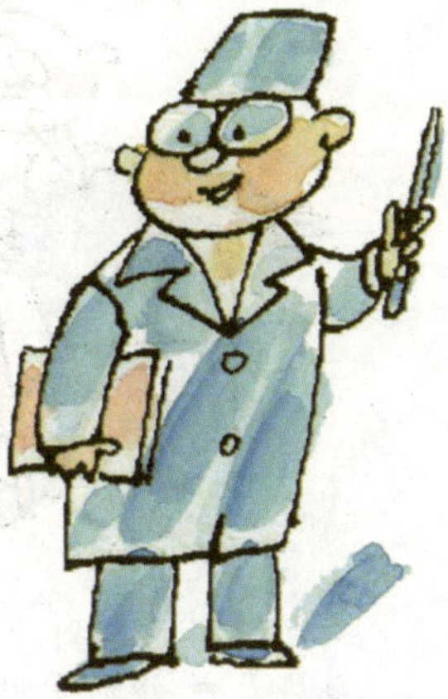

延缓肾脏病变的措施

（5）限制蛋白的摄入量，与营养师一起制订一个低蛋白食谱。每天蛋白质每公斤体重小于0.6~0.8克（见“饮食治疗”）；

（6）与肾内科联系，血肌酐≥6毫克/分升时应考虑开始透析；

（7）对于感染，如泌尿系统的感染要马上治疗，选择对肾功能影响小的抗生素，同时不擅自停用抗生素。

三、糖尿病神经病变

人的神经系统几乎控制了人的所有活动，从肌肉运动、食物消化、呼吸，到人的思想，糖尿病会造成中枢神经（脑和脊髓）以外的神经损伤，通常称之为外周神经。其发病率在病程25年左右时高达50%，病变可侵犯各种不同的部位。

（一）外周神经病变

有3种类型：运动神经、感觉神经、植物神经（自主神经），其功能影响有：

1. 运动神经

支配人的自由运动，指人的意识支配，随意运动，如立、走、坐等，当它受到损伤时可导致肌无力，不能随意，运动受阻。

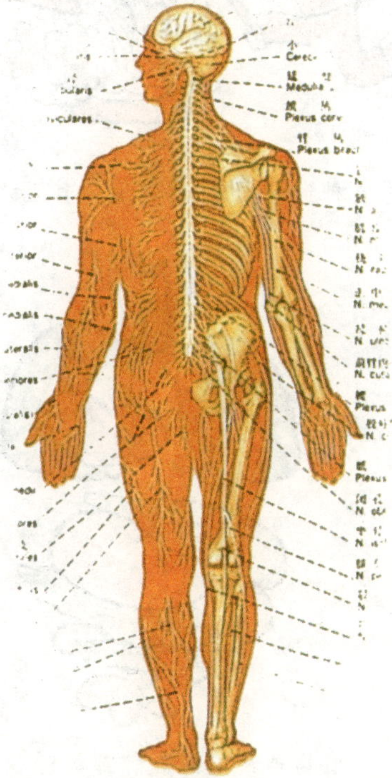

人的神经系统几乎控制了人的所有活动

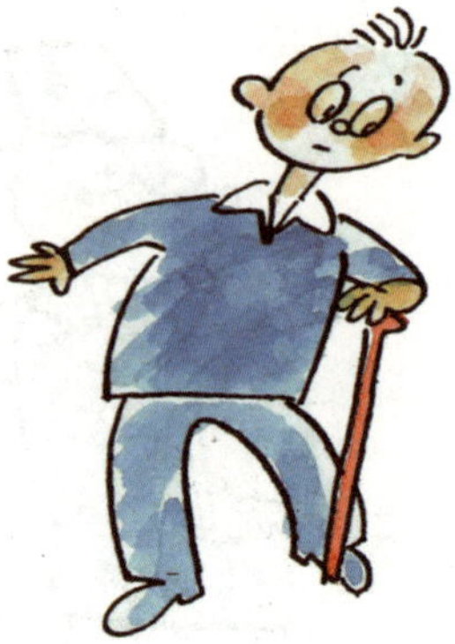

运动神经受损时可导致肌无力，运动受阻

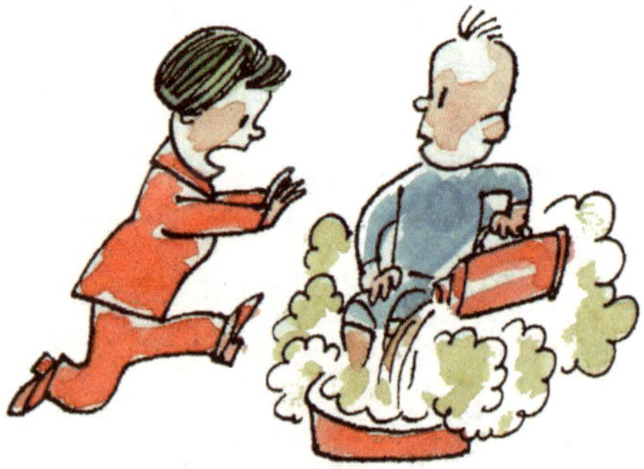

感觉神经受损时，感觉迟钝甚至消失

2. 感觉神经

有触摸功能，感受凉、热、光滑、粗糙、疼痛等等，当它受损时，感觉迟钝甚至消失。

3. 自主神经（植物神经）

支配不受意识支配的运动，如肺部的呼吸，心脏搏动、胃消化食物、肠子排便等等，一旦它受损，机体的组织器官运动难以发挥正常功能，出现恶心、胃胀、便秘；膀胱排尿无力导致尿路感染、勃起功能障碍影响性欲、女性阴道干燥；站立时的低血压、眩晕；皮肤多汗或少汗；心脏心率调节失控等。足部的踝部可能肿胀。

（二）常见症状

最常见的是自主神经病变以及远端神经损伤，指足、下肢、手部的病变。

1. 足、手或下肢神经损伤时的感觉

发凉、麻木、刺痛，蚁走感觉，皮肤敏感性高，碰到衣服也会疼痛。

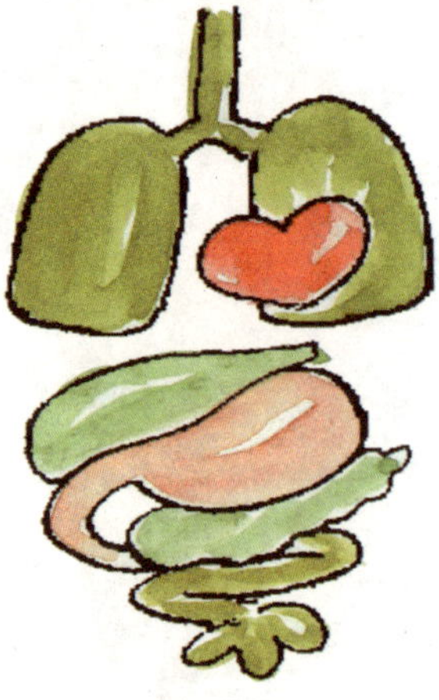

植物神经支配如肺部的呼吸，心脏搏动、胃消化食物、肠子排便等等

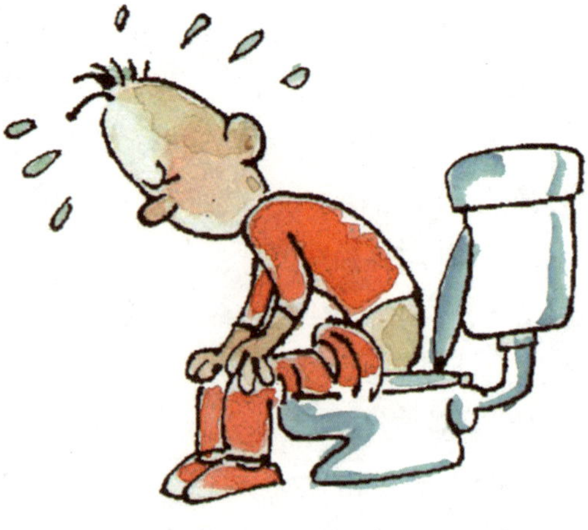

胃肠麻痹：腹泻、便秘等

2. 表现下述症状时，及时就医：勃起功能障碍（阳痿）；阴道干燥、阴道感染机会增加；胃肠麻痹：饭后有饱胀感、恶心、呕吐、腹泻、便秘等；不能感觉到尿意，排尿不尽，易导致肾脏、膀胱感染；常会引起上下肢疼痛、烧灼感或感觉丧失、麻木或麻刺感。

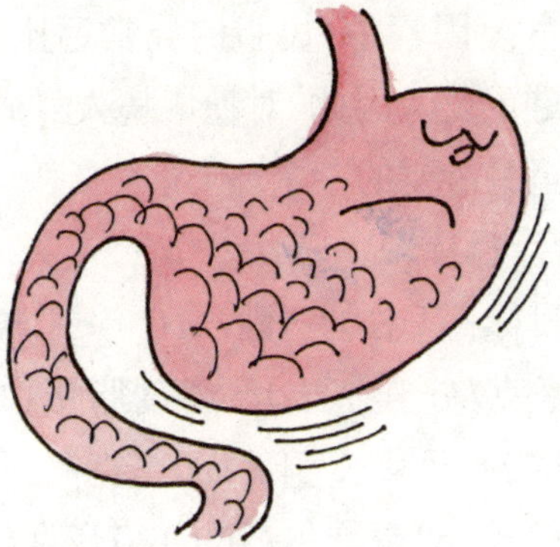

糖尿病神经病变患者的胃：胃肠麻痹，食物蠕动慢，饭后有饱胀感

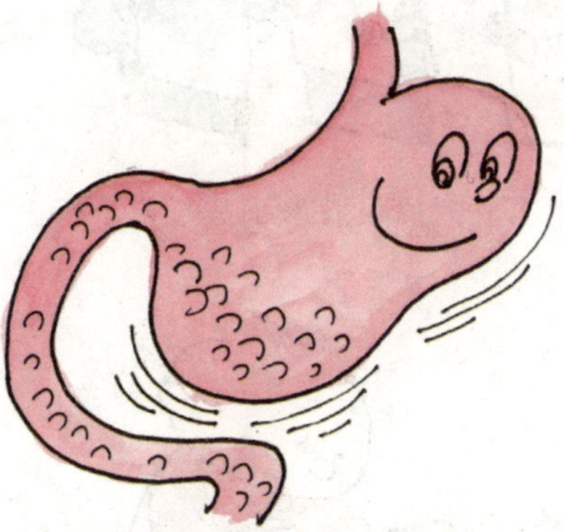

正常人的胃：按规律蠕动，食物消化快

四、糖尿病伴随情况

（一）糖尿病与高血压

高血压的危害高于其他危险因素，如吸烟、高血脂、肥胖、家属史的影响，高血压可加速糖尿病血管并发症的恶化，它的患病率是一般人群的1.7~5倍。高血压大大增加脑卒中、冠心病的发病率，又是肾脏病变和视网膜病变的诱发因素之一。

1. 治疗目标

收缩压＜17千帕（130毫米汞柱）

舒张压＜10千帕（80毫米汞柱）

2. 特点与措施

通常无症状。

措施：减肥、戒烟、少饮酒、少吃盐、减轻压力，必要时采用药物控制血压。

3. 预防

常测血压很重要。

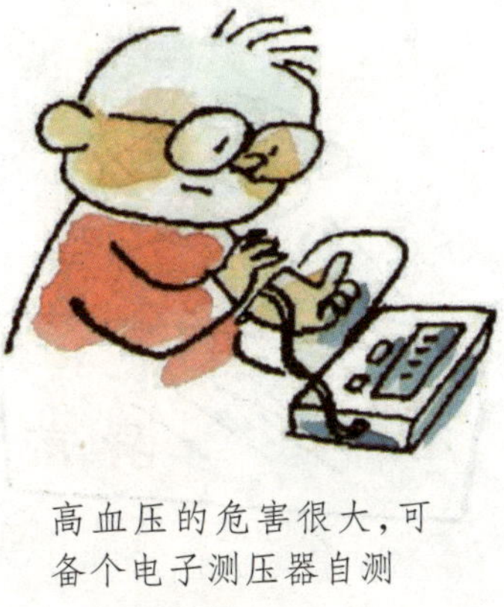

高血压的危害很大，可备个电子测压器自测

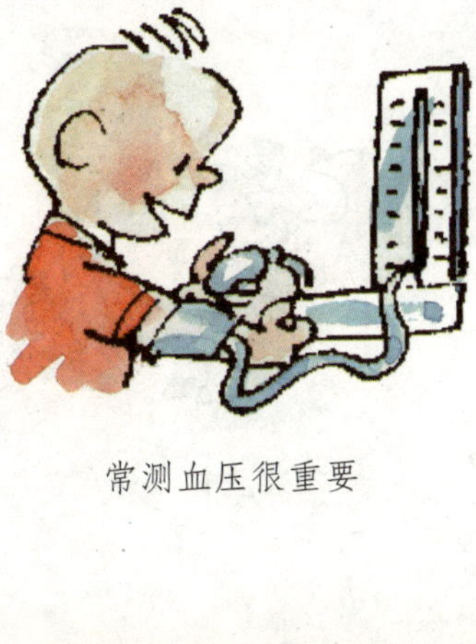

常测血压很重要

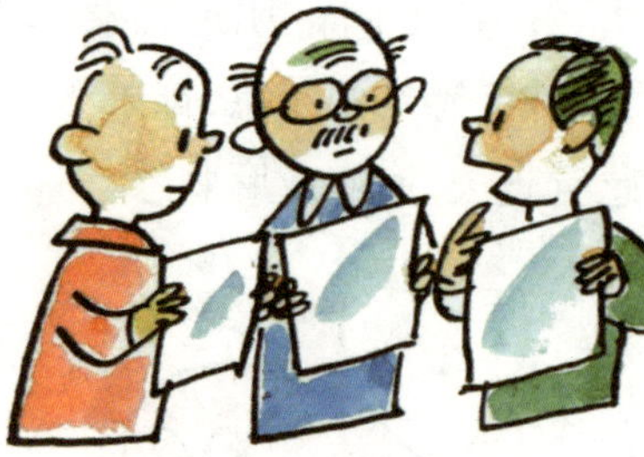

啊哟！我们的血脂水平都超标了

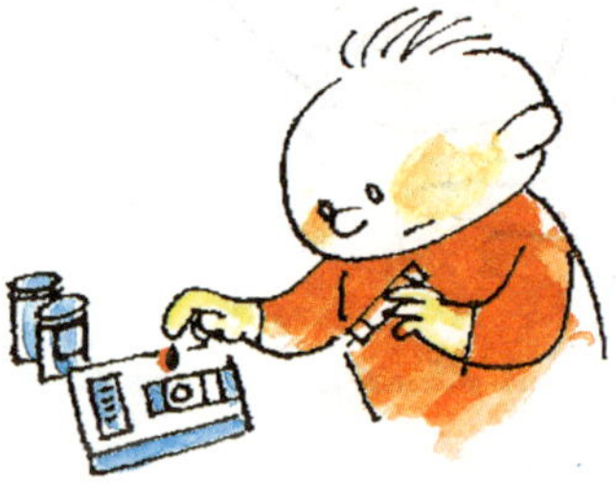

定期测血脂

血脂异常要积极治疗

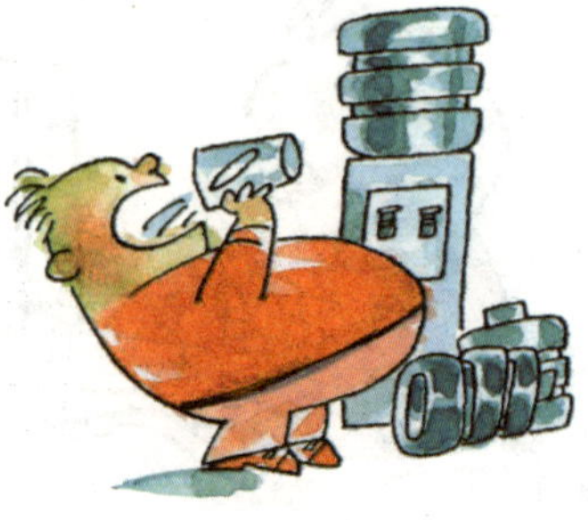

约80%的2型糖尿病存在肥胖

（二）**糖尿病与血脂异常**

无论在1型糖尿病还是2型糖尿病人群，血脂异常都是极为常见的，在引起糖尿病脑卒中、冠心病的危险因素中，血脂的异常远比血糖、血压的增高更重要。因此，对糖尿病人群血脂紊乱的治疗是至关重要的一个环节。

1. 治疗目标

治疗目标：①甘油三酯（TG）＜1.69毫摩尔/升（150毫克/分升）；②低密度脂蛋白胆固醇（LDL-C）≤2.6毫摩尔/升（100毫克/分升）③胆固醇（TC）＜4.68毫摩尔/升（180毫克/分升）；④高密度脂蛋白胆固醇（HDL-C）＞1.04毫摩尔/升（40毫克/分升）以上。

2. 特点

临床无症状；饮食控制与药物治疗结合；需要终身治疗。

3. 预防措施

需定期随访；血脂正常者每3~6个月检查一次；血脂异常者遵医嘱；改变生活方式。

（三）**糖尿病与肥胖**

肥胖的定义是体内脂肪过多。肥胖不仅仅是一个人的体型问题，其本身是一种疾病，且与多种疾病，如高血压、心血管疾病、糖尿病等有关。

1. 2型糖尿病和肥胖

调查显示：欧美约80%的2型糖尿病患者存在不同程度的肥胖。而肥胖与2型糖尿病的病死率明显有关，肥胖的2型糖尿病患者的预期寿命要比非肥胖者缩短35%，且病死率随着体重的增加而升高。

2. 腹型肥胖

东南亚人脂肪堆积倾向于深部内脏，而体表肥胖不明显。腹型肥胖最主要危险是胰岛素抵抗。腹部脂肪过多导致肝脏血糖和脂代谢紊乱。中国人属东南亚人群，外表不显胖而容易忽视了，故特别要引起对腹型肥胖的关注。

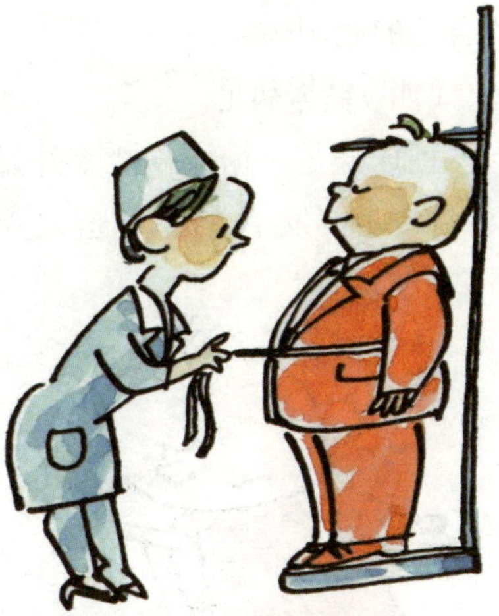

腹型肥胖最主要危险是胰岛素抵抗

3. 儿童防胖很重要

近期美国一项研究发现，12岁以下的肥胖儿童中糖耐量减低（IGT）的发生率为25%，11岁以上为21%，且有4%患2型糖尿病。上海社区居民近年调查，20岁以上糖耐量减低者高达10.48%。糖耐量减低在若干年后会转化为糖尿病，据统计，转化率为7.70%~8.95%。糖耐量减低者，其冠心病的发生率要比正常人高10倍。所以，儿童防治肥胖很重要。

4. 减肥的原则

（1）打持久战：由于体重增长要持续到60~65岁，所以要持之以恒地、少量逐渐地减轻体重。具体数据因人而异，一般小于10%的体重下降，往往即可改善并发症，而带来良好的健康状况。

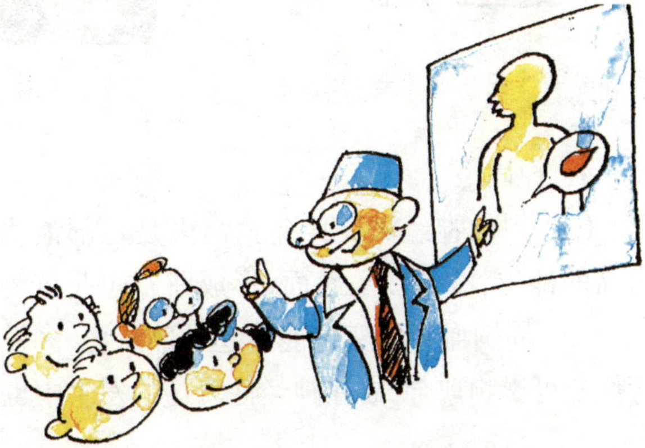

开展肥胖健康教育很有必要

（2）到减肥门诊去：肥胖是需要治疗的。先到减肥门诊进行规范的严格检测，才进行减肥。

（3）儿童减肥的榜样是父母：饮食习惯是儿童生活早期养成的，父母对食物的制作、静坐式的活动如看电视，孩子会模仿。

（4）成功的指标：如果饮食和生活方式上的变化长久地持续，在没有发生体重变化（加重或减轻）时，代谢上的改善已经发生了。记住，要长久坚持良好的生活习惯，才会成功控制体重，最后达到减肥的目的。

5. 预防措施：调整饮食结构，控制总饮食量；加强体育锻炼；在医生的指导下，选择合适的减肥药。

（四）糖尿病足

糖尿病足是糖尿病严重并发症之一。糖尿病患者由于神经病变、血管阻塞、容易感染，致使足部发生溃疡、坏疽，甚至需要截肢，其截肢率是非糖尿病患者的15倍。

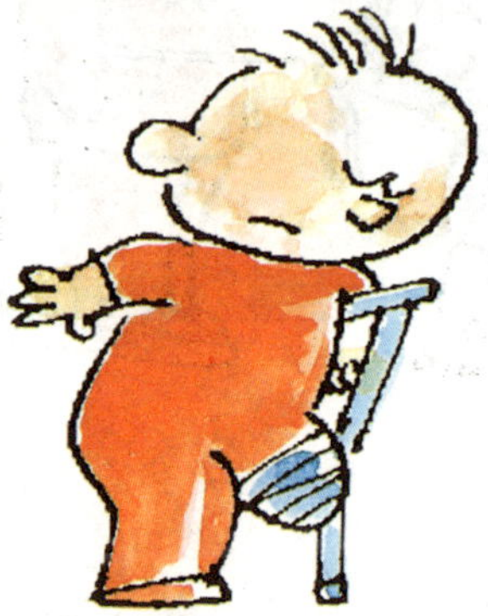

截肢率是非糖尿病患者的15倍

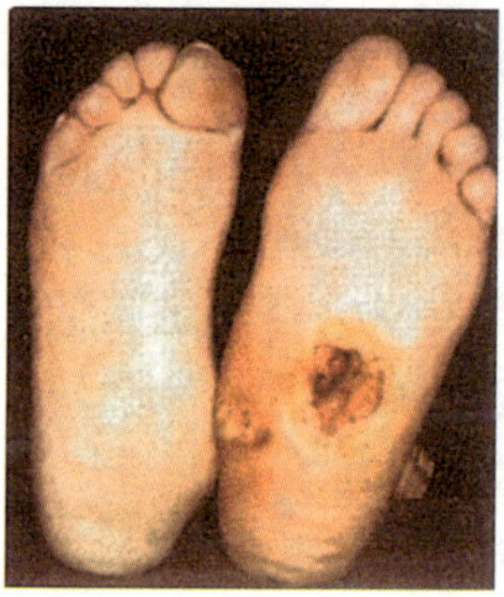

足底溃疡

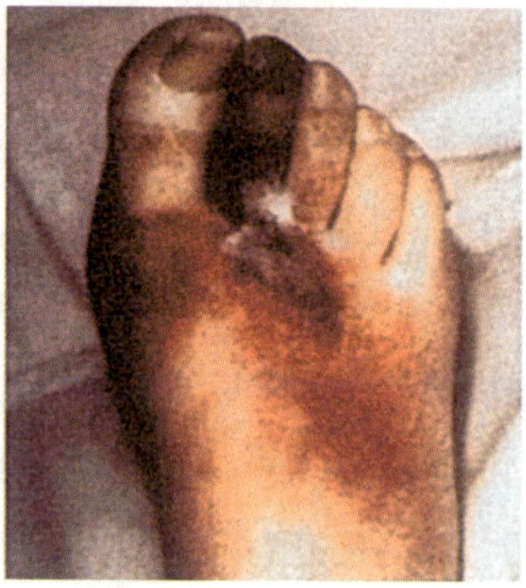

足趾坏疽

1. 原因

（1）周围神经病变伴痛觉消失是足部溃疡最常见的原因。神经性溃疡发生在压力高的部位，故常在足底面，形成跰跖也是这种压力的后果。

（2）周围血管病变也能引起足部溃疡，多发生在足的边缘，并常伴有疼痛。周围血管病变可影响愈合，故在神经性溃疡的发生中也起重要作用。

2. 检查

检查足部感觉或足背动脉搏动是发现早期病变最重要的方法。建议用5.07/10克单尼龙丝测定感觉，当施加10克压力时，它就会弯曲，正常时受试者能感觉到压力。若多次测定受试者不能感觉到这个压力，说明这只足的感觉已丧失，已处于发生足溃疡的潜在危险中。

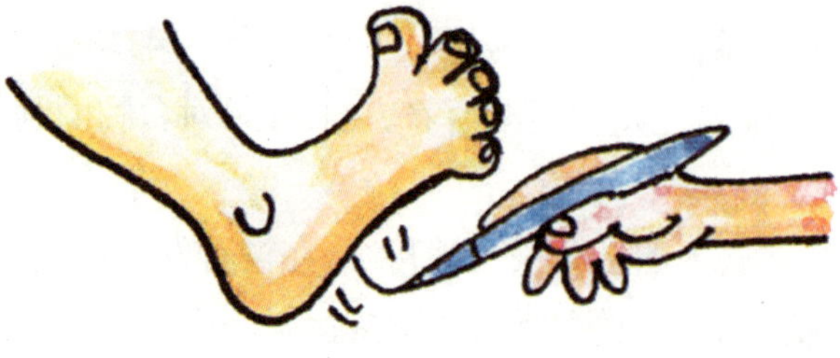

施压的尼龙丝会弯曲，正常人可感觉到尼龙丝的微小压力

3. 区别（见表7-2）

（五）糖尿病与皮肤病

糖尿病及慢性并发症可影响皮肤，高血糖易引起各类皮肤感染，包括细菌感染、真菌感染；高血脂可引起黄瘤病、胡萝卜素黄皮病。

1. 细菌感染

通常有疖、痈和麦粒肿。一般由葡萄球菌引起，表现为红、痛及脓性肿块。麦粒肿指眼睑的腺体发生感染，疖好发于发根摩擦部位、压迫部位；痈好发于颈、项、背、大腿。

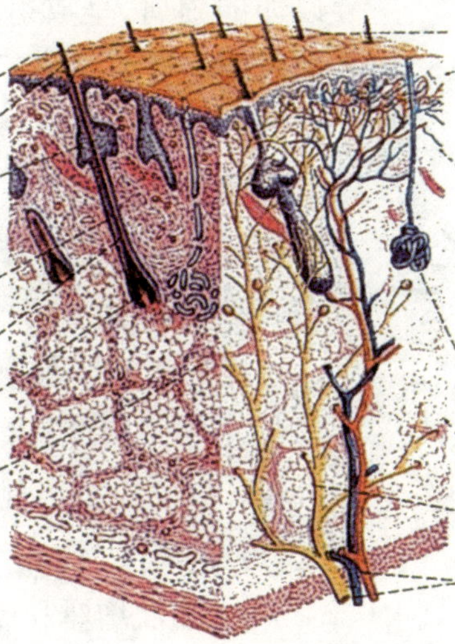

皮肤剖面图（根据《人体解剖彩色图谱》人卫版改编）

表7-2 缺血与神经病变引起的足部肌肉疼痛区别

缺　血	神经病变
单侧	双侧
持续痛	晚上较痛、白天不痛
走路时更痛	活动时减缓
足部表面温度较低（凉）	足表温暖、干燥，活动时减缓
无毛	有毛
脉搏微弱	脉搏正常

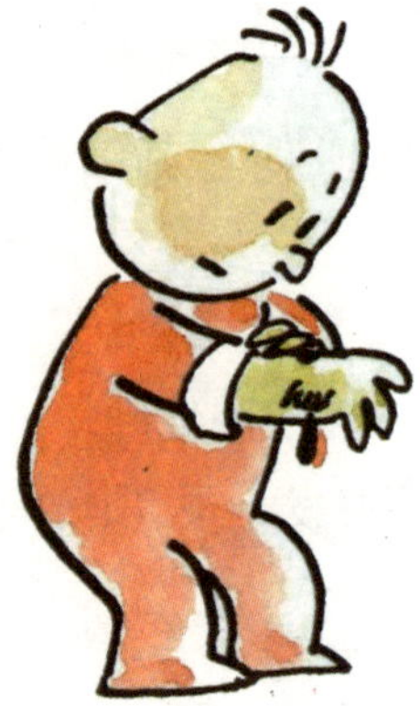

糖尿病及慢性并发症可影响皮肤，如细菌感染、真菌感染等

2. 真菌感染

（1）体癣：是皮肤癣菌引起皮肤（除手足外）感染，皮损可发生于身体任何部位；

（2）股癣：指从生殖器到大腿外侧区域，发红、痒，男性多于女性；

（3）红癣：革兰阳性微细棒状杆菌引起浅表性皮肤感染。皮损境界清，呈红褐色，表面覆以薄的细屑，呈放射状，好发于摩擦部或趾间，如肥胖女性腋、乳房下，男性常见于腹股沟及阴肛部。

（4）阴道感染：通常由白色念珠菌引起，阴道可分泌粘稠白带，痒、灼烧感。

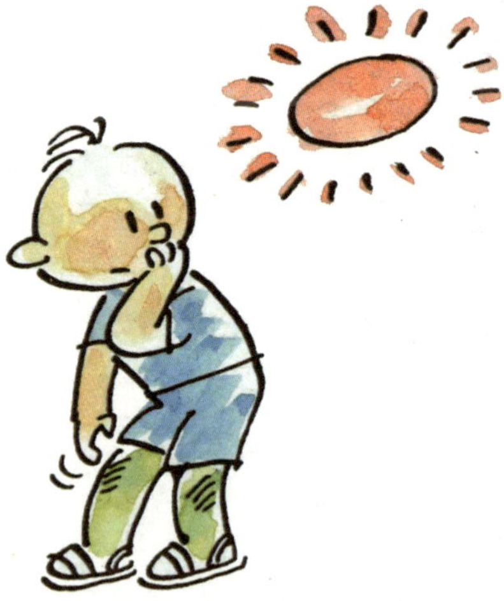

糖尿病皮病好发于双下肢前侧

3. 糖尿病皮病

好发于双下肢前侧，皮损初为红色斑或淡褐色丘疹，时有脱屑糜烂，而后中心萎缩，色素沉着。皮疹成批出现，12~18个月后消退，无感觉，男性多于女性。

4. 皮肤增厚和成人硬肿病

2型糖尿病患者中约达1/3患者手背皮肤增厚、发紧，呈蜡样光泽，指背、指关节、甲廓周可有小丘疹；成人硬肿病是自颈部向背、躯干上部扩延的无痛性硬肿，最后可影响上肢、双手及腹部，多见肥胖患者。

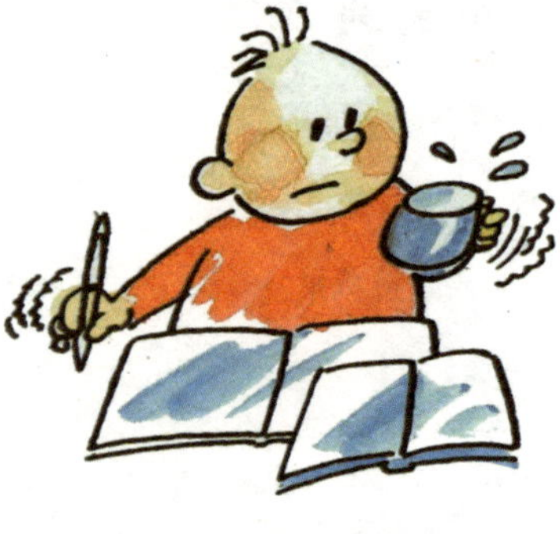

糖尿病手背皮肤增厚，可有小丘疹

5. 有下列症状去看专科医师

皮肤感觉瘙痒；皮肤干燥、敏感；皮肤溃疡不易愈合；发现发红、肿胀等皮肤问题。

6. 预防措施

控制糖尿病；保持皮肤清洁，每天用性质温和的肥皂洗澡；理发或刮脸时，需注意清洁以免感染；外出时要抹防晒霜。

（六）糖尿病与骨关节病

糖尿病骨关节病指的是晚期并发症发生的糖尿病溶骨性变化，通常累及膝与踝关节，病变由于神经病变及感染；糖尿病患者由于多尿，尿钙磷的排出也同时增多，中老年患者对钙磷的吸收相对减少，故容易导致骨质疏松症，发生病理性骨折等危害。良好的糖尿病控制是前提。

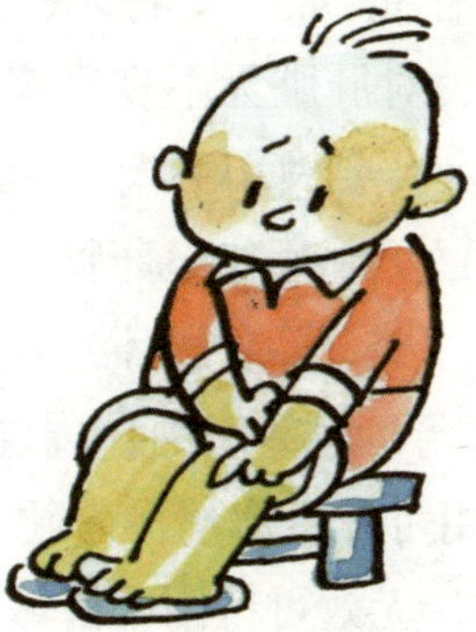

骨质疏松是无声的疾病，要深入检查，制订治疗方案

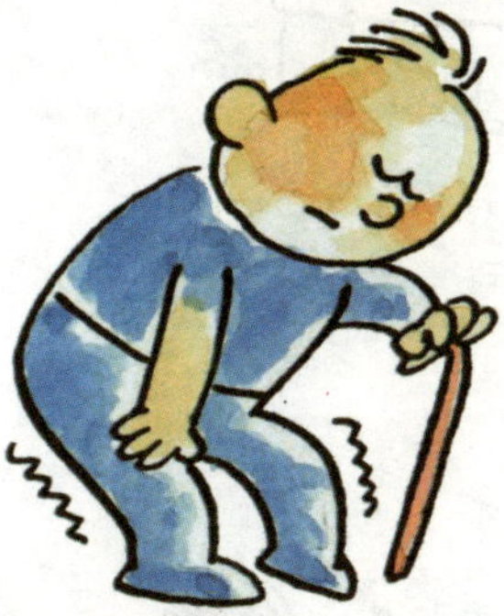

糖尿病通常累及膝与踝关节

（七）糖尿病勃起功能障碍

勃起功能障碍（ED），俗称“阳痿”，指不能达到或维持充分的勃起，以获得满意的性生活。在男性糖尿病患者的一生中，大约1/3~2/3将出现阳痿表现。

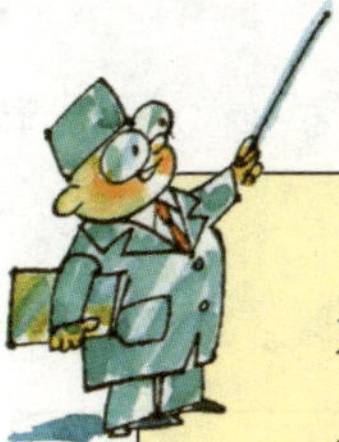

不要放弃努力，不要沮丧，树立信心。大量临床研究证明：糖尿病并发症是可以预防或延缓发生的。使血糖、血脂、血压控制在正常水平。研究表明，糖尿病病史20年以上的患者，约有5%的患者没有出现眼部并发症，而且早期的视网膜病变经过及时治疗，可以不出现视力损害，然而，情况的复杂性在于遗传方面的原因，这就要你更加努力，使血糖、血脂、血压等危险因素严格控制好。

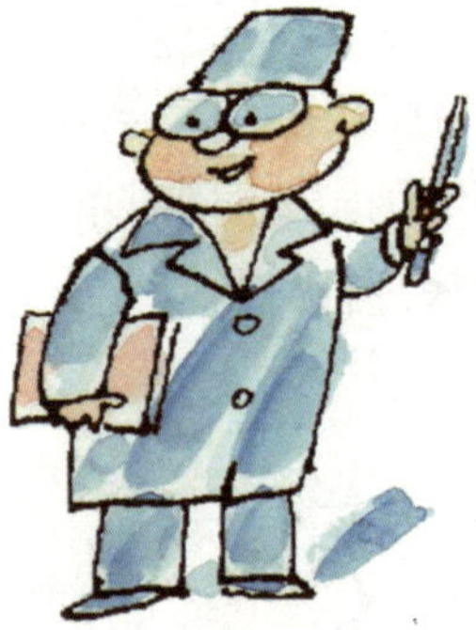

心理治疗：对糖尿病勃起功能障碍患者的心理疏导

1. 筛选方法

用“勃起功能障碍（ED）指数问卷”，见书后附录6。

2. 治疗与预防

严格控制血糖、血压、血脂；对雄激素不足者，可适当补充，如“安特尔”，此药口服后经淋巴管吸收，对肝脏无不良反应，对提高性欲有助。但服药前，要做相关检查；心理治疗；其他如“万艾可”、中医壮阳药物等。“万艾可”须在医生指导下进行；负压环缩装置对部分患者有效；尿道给药；阴茎海绵体内注射血管活性药物，长期应用可发生海绵体内硬结；血管外科手术；上述治疗无效可行阴茎假体植入术。

糖尿病勃起功能障碍使患者产生了心理压力

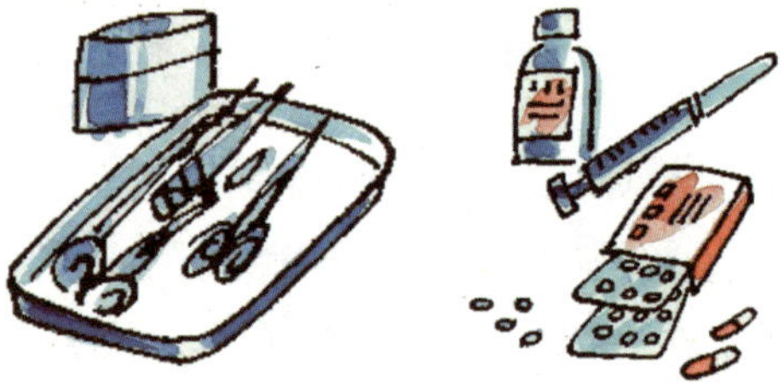

根据情况，可用手术、药物治疗糖尿病勃起功能障碍患者

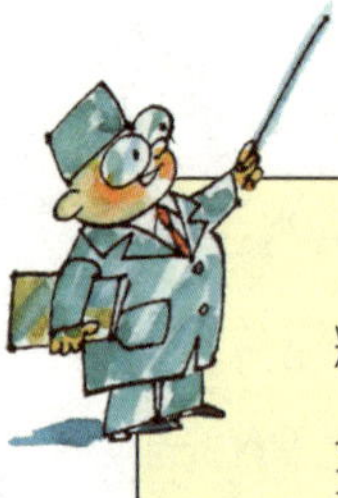

糖尿病勃起功能障碍（ED）病因有多个因素引起，神经受损，尤其是阴茎皮下神经传导缺陷；阴茎海绵体血管闭塞及狭窄，导致进入海绵体血流减少；阴茎海绵体平滑肌松弛功能受损，导致静脉血漏，垂体促性腺激素分泌不足，从而继发性引起睾丸分泌下降；心理障碍等等。

五、并发症的总体预防原则

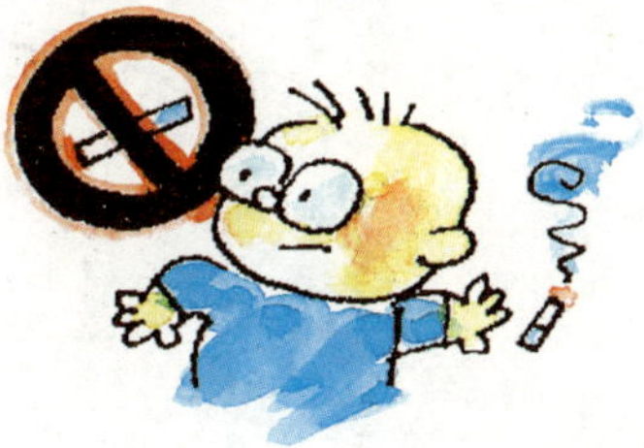

戒烟

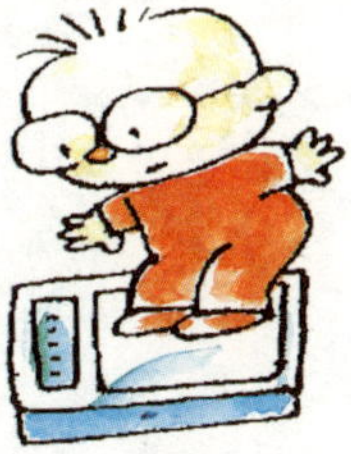

减重，保持理想体重

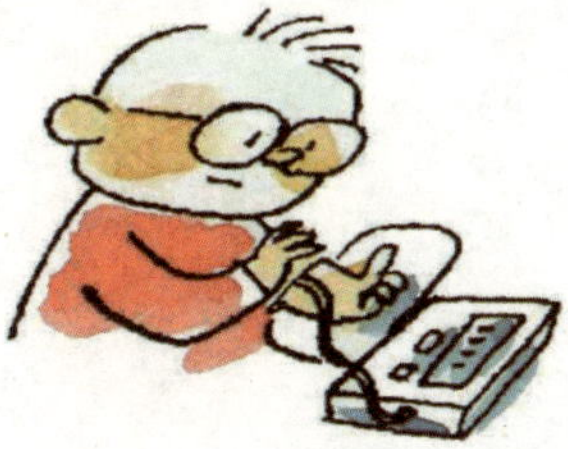

对血糖、血脂、血压的良好控制

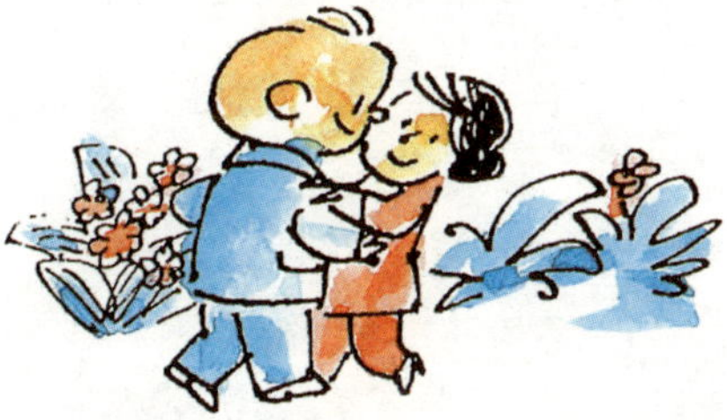

调节情绪，放松心情

均衡营养，低脂、低盐饮食

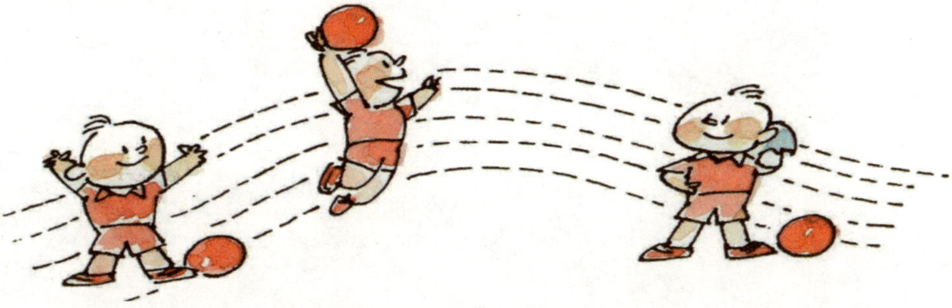

更积极地参与体育活动，并保持规律运动

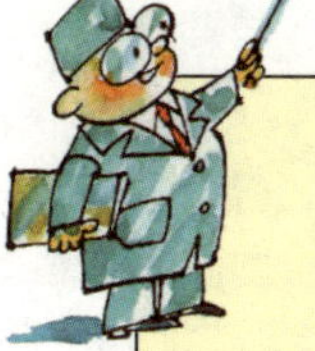

肥胖及脂代谢障碍与糖尿病关系密切，故糖尿病有“糖胖病”、“糖脂病”之称。在2型糖尿病患者中经常发现有代谢综合征，如约70%~80%是肥胖者，约50%~60%有高血压，血脂异常者更为常见。因此，强调超越以葡萄糖为中心的治疗观念，全面防治心血管危险因素，必须多学科医师通力合作。

第四部分

糖尿病自我监测与管理

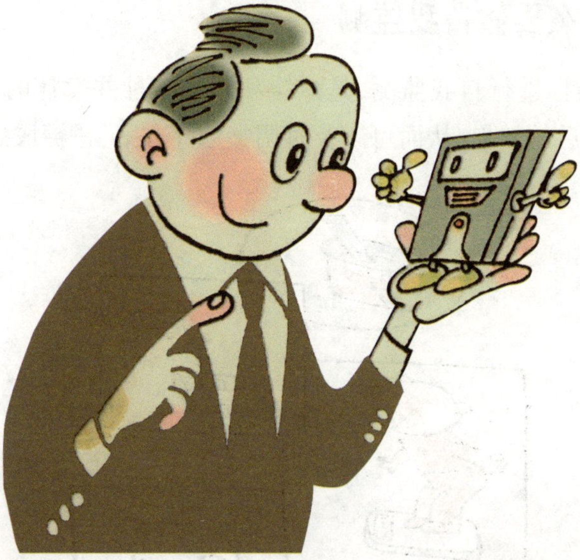

能够影响糖尿病的因素很多，只有通过训练有素的自我监测与管理，与医生密切配合治疗，才能保持血糖及其他代谢指标处于一个接近正常值的水平。

第九章

糖尿病自我监测

一、为什么要做自我监测

对血糖等指标进行自我监测，是减缓和预防多种并发症的有效措施。它的意义在于：能反映治疗后的效果，从而可以及时调整治疗方案，是糖尿病良好控制的保证。

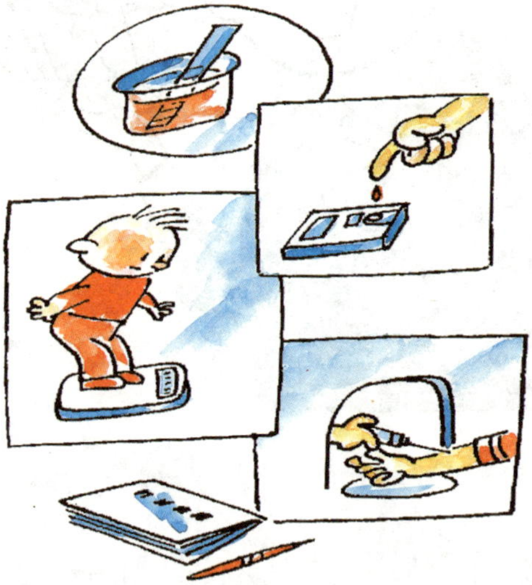

糖尿病自我监测是自我管理健康状况的重要手段

糖尿病自我监测要持续终身。其中，症状消失与控制良好之间存在本质区别，要消除没有症状，自我感觉好，就放松控制的认识误区。患者通过掌握一定的糖尿病知识，借助便携式、小型化、家庭化医疗检测仪器，如血糖快速测定仪、细针头一次性注射器、胰岛素注射笔、尿糖试纸、尿酮体试纸、pH试纸等，可使自我监测成为可能。大多数的监测指标仍需到医院去定期检查，血糖、尿糖等的监测在医护人员教育和指导下，患者可自我进行。各项目监测要求参见附录7“糖尿病患者应做的检查项目及复查周期。”

二、监测的内容

（一）临床表现

观察症状，如“三多一少”情况、全身乏力与否，以及心脏的大小、节律、血压及血脂的高低，下肢情况，眼底，肌肉与肌张力等。

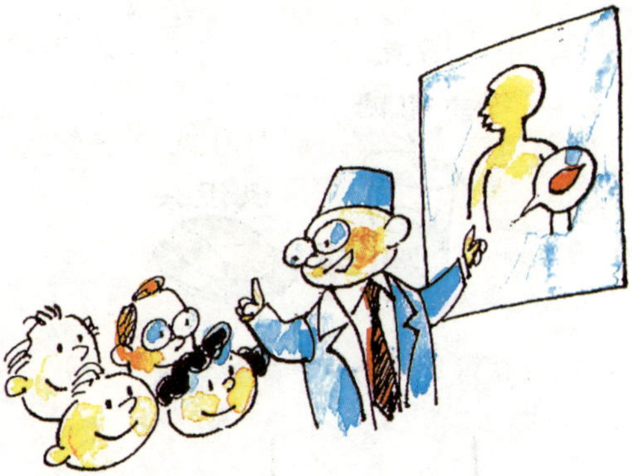

检验心脏的大小、节律、血压的高低等等

（二）化验指标

主要监测血糖、尿量、尿糖、酮体、糖化血红蛋白、血脂、血压、尿蛋白、肾功能等。

1. 血糖

餐后高血糖与空腹血糖一样，都会对机体各个脏器产生危害。因此，仅凭空腹血糖来判断糖尿病的控制情况是不够的。在复查血糖的日子里，应保持平时一贯的生活和服药习惯，不应在检测前采取减少进食量或不吃降糖药，这样会导致检测结果不准确，从而影响治疗。血糖控制目标见书后附录8。

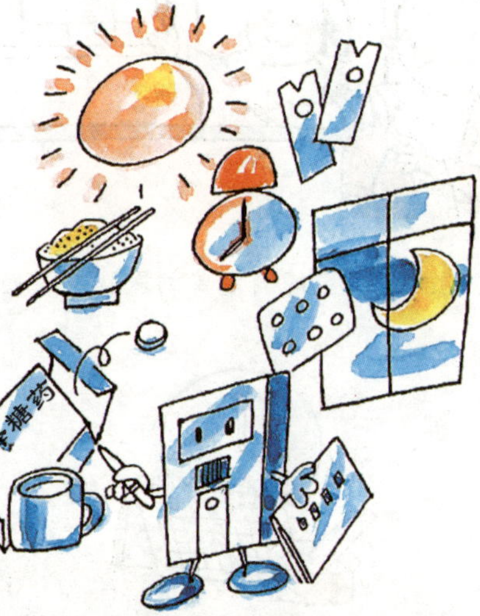

在复查血糖的日子里，你应保持平时一贯的生活和服药习惯

2. 糖耐量试验（OGTT）及馒头餐试验

在空腹的情况下，口服含75克无水葡萄糖的液体，分别测定服用前，以及服用后30分钟、60分钟、120分钟和180分钟血糖水平的试验，称为糖耐量试验（OGTT）。

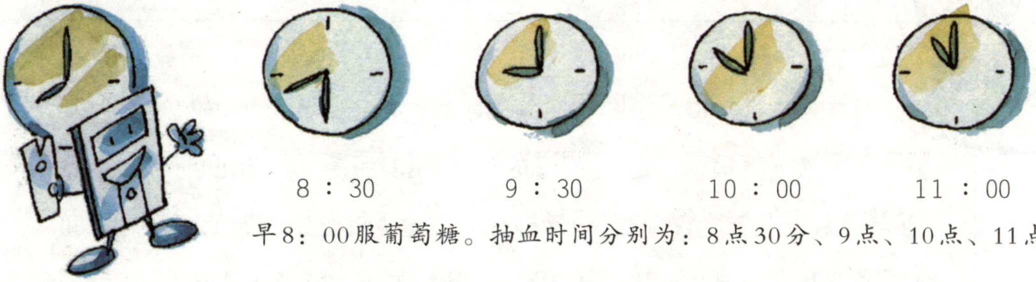

早8：00服葡萄糖。抽血时间分别为：8点30分、9点、10点、11点

糖耐量试验（OGTT）

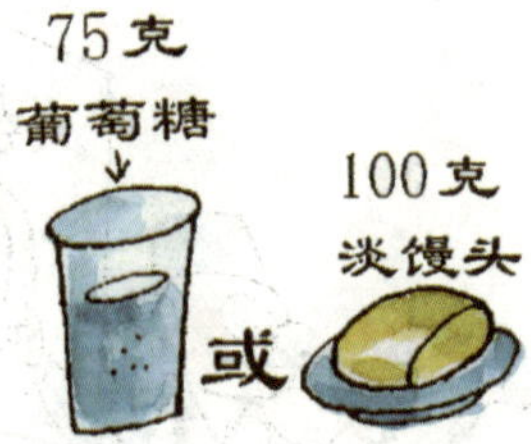

糖耐量试验和馒头餐试验

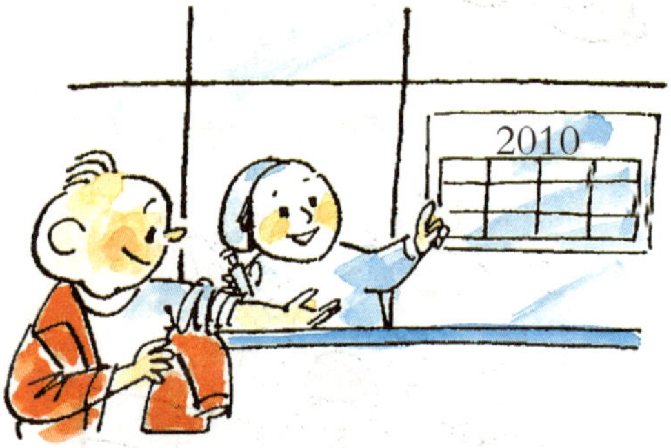

糖化血红蛋白的测定要到医院去进行

验尿糖只能作为辅助方法

当患者确诊为糖尿病后，为避免服用葡萄糖对患者引起的恐惧，可用100克面粉制成的淡馒头代替75克葡萄糖作同样的试验，称为馒头餐试验。此种试验不作诊断用，可作为糖尿病患者的随访化验。

同时，还可测定胰岛素水平（称为“胰岛素释放试验”），以观察机体胰岛 β 细胞对外来糖负荷所作出的反应，这对决定药物治疗方案很有价值。

3. 糖化血红蛋白

又称“HbAlc”。血红蛋白是存在于红细胞内的一种蛋白质，它的功能是运输氧到机体的所有组织细胞。当血红蛋白和糖结合时，就生成糖化血红蛋白。糖化血红蛋白检验的是红细胞内结合有葡萄糖的血红蛋白的量。它能很稳定地反映2~3个月血糖平均水平，反映葡萄糖代谢的情况，故应充分重视，但不能用它来评价当时的血糖水平。化验结果能够告诉患者糖尿病治疗方案是否有效，血糖控制是否理想，以及是否要调整方案。

糖化血红蛋白检测时间应听从医生的建议。应注意，糖化血红蛋白测定并不能替代每天

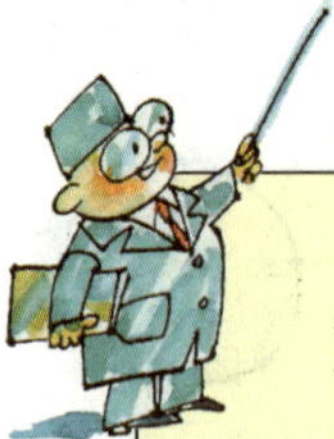

为什么用HbAlc来诊断和监测糖尿病？理由是：① HbAlc是反映慢性血糖水平的指标；② 检测稳定性高，精度更高；③ 取血时不受是否进食的影响，取血后比较稳定，不像静脉血血糖浓度在取血后随时间延长而逐渐下降；④ 变异度（< 2%）远较空腹血糖（12%~15%）为小。

测定血糖含量。糖化血红蛋白控制目标参见书后附录8。

4. 尿糖

化验尿糖可间接监测血糖浓度。其好处是无损伤、简单和方便。

要强调说明的是,影响尿糖测定的因素较多,故尿糖测定只能作为辅助监测,主要还需用血糖监测病情。尿糖监测多采用尿糖试纸,用比色法判定尿糖含量多少。

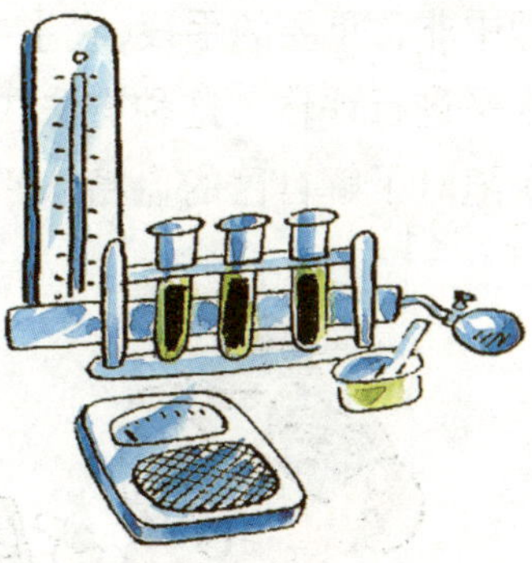

血压,尿微量白蛋白可定期测,但尿酮的监测可视情况而测

5. 尿酮

酮体是脂肪代谢的中间产物。当酮体生成增多,尿中酮体可呈阳性。一般在持续血糖超过16.3毫摩尔/升(300毫克/当量)时,就应做尿酮体检测。尿酮的检测多采用尿酮试纸。方法同尿糖测定:将试纸插入尿液时,等15秒,用比色法判定。

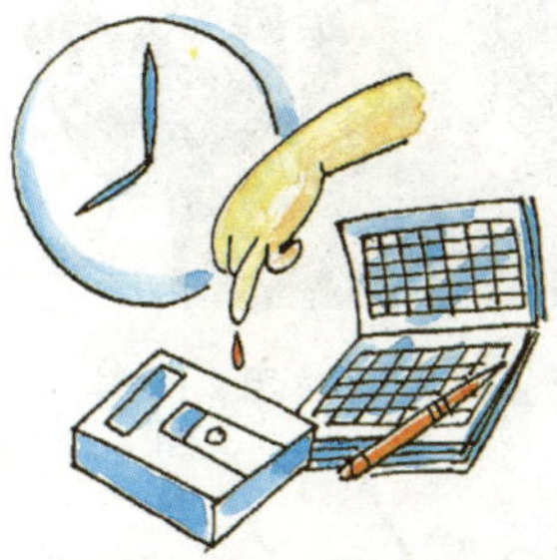

有了血糖仪,自我血糖监测很方便

6. 尿微量蛋白

肾脏早期是否存在轻微受损的监测指标。一般1~3个月检测1次,亦已有尿蛋白试纸,但精确测定应在医院化验室进行。

7. 血压

当糖尿病与高血压合并存在时,对心血管系统有极大的危害性。血压的监测可以利用血压计测得。

对糖尿病患者要求的正常血压是:＜130/80毫米汞柱

患者每次就诊时,都应请医生监测血压。

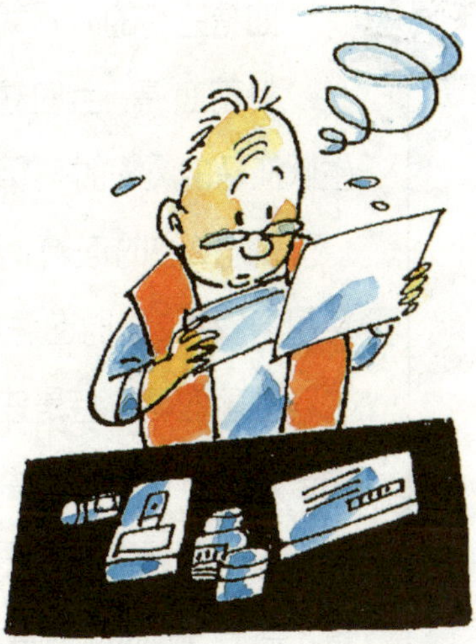

老年人、视力差者应由家人帮助检测

三、自我血糖监测

自我血糖监测(SMBG)是糖尿病患者自我

管理中非常重要的手段，它主要是借助简单、便携的医疗仪器（毛细血糖仪）对自身血糖水平进行评估。这种方法快捷，而且比较准确、可靠，可以帮助患者在日常生活和工作中随时了解自己的血糖水平。其最大的益处就在于可依血糖浓度随时调整饮食、运动、药物治疗，以及判断疗效。除了儿童、过度年老或视力不佳的患者应在家属帮助下进行监测外，一般皆可自行使用。自我监测后可做记录表，记录表见书后附录9“糖尿病患者的生活和治疗记录表”。

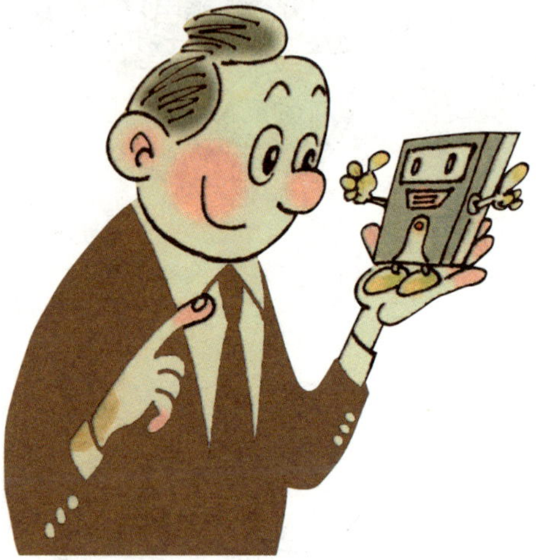

血糖监测的次数因人而异

（一）血糖监测注意点

1. 血糖监测次数

关于血糖监测的次数因人而异。在血糖不易控制的1型糖尿病，以及胰岛素功能差的2型糖尿病，一日至少监测血糖3~4次。一般可选择3餐前，3餐后2小时，以及睡前或夜间1~2点进行监测，病情稳定后逐渐减少测

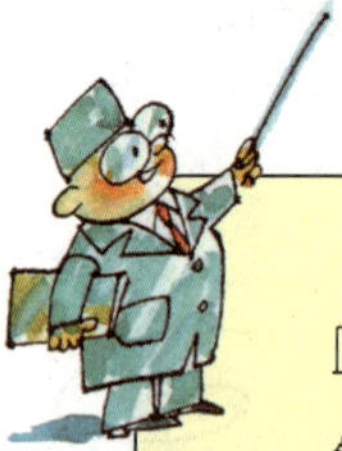

血糖监测的时间或时机

餐前血糖：当血糖水平很高时，空腹血糖是首先要关注的；若有可能发生低血糖的风险时（如老年人、血糖控制较好者）应测定三餐前的血糖水平。

餐后2小时血糖：当空腹血糖已获得较好水平，但还应关注从第一口饭算起的餐后2小时血糖水平。

睡前血糖：若是注射胰岛素的患者，特别是注射中效或长效胰岛素的，应进行睡前（晚上10点左右）血糖水平监测。

夜间血糖：用药后，若空腹血糖仍高或经常发生夜间低血糖者，应测凌晨3点左右的血糖水平。

定次数。可用“糖尿病患者生活和治疗记录表”记录（见附录9）。

2. 操作须正确

要防止因操作不当所致的测定结果不准确。故使用前,患者应进行培训。

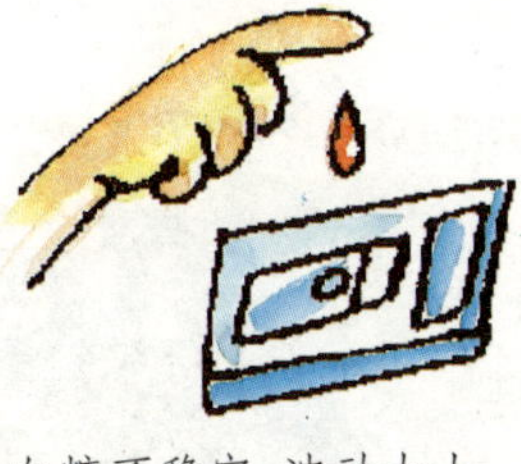

血糖不稳定,波动太大时,影响结果准确性

3. 血浆血糖与毛细血糖差别

了解用血糖仪检测的毛细血糖与静脉血检测的静脉血浆血糖之间存在差异,一般毛细血糖较静脉血浆血糖（医院化验室测）略低10%。

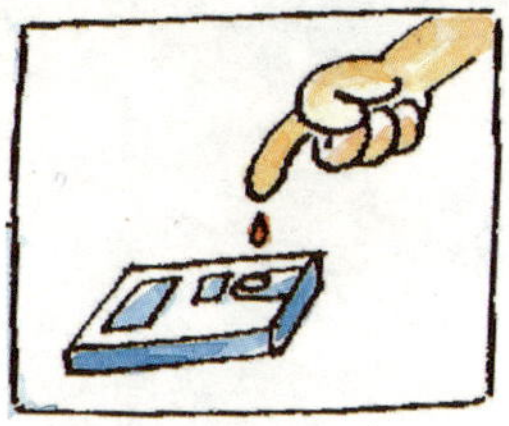

4. 其他注意点

避免在血糖极高或极低时,用血糖仪测定；毛细血糖主要被用于糖尿病的监测和随访；如需诊断,仍应抽取静脉血测定。

血糖仪购买时应了解售后服务的情况

（二）血糖仪的购置和使用

1. 在购买血糖仪时,要考虑血糖测试纸片的价格,以便斟酌是否有长期的承受能力。

2.选择操作容易、轻便而且容易携带和放置的血糖仪。同时,还应注意血糖仪的显示屏大小与清晰度,电池更换是否方便,采血量的多少等。

3.血糖仪的售后服务质量如何。

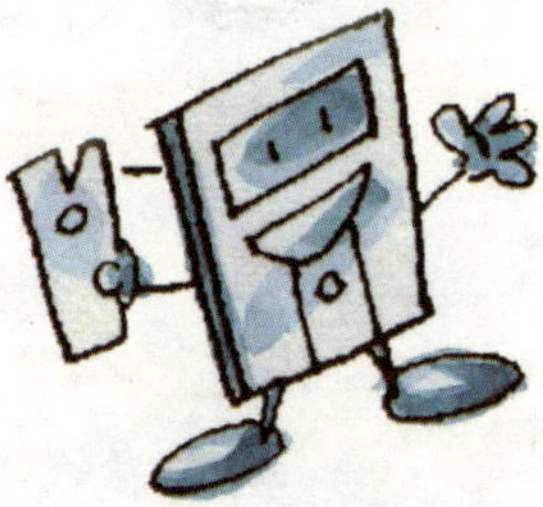

选择血糖仪时勿忘考虑试纸价格和性能

4.血糖仪自动分析的等候时间较短,一般在1分钟以内。

5.血糖仪检测结果,最低可测定的血糖值应大于20毫克/分升（1.1毫摩尔/升）,同一时刻复查血糖时的允许波动范围最好在10%左右。

6.定期对血糖仪进行校正,并注意清洁保养。

7.血糖试纸应保存在干燥处,使用时注意有效期。千万不要使用过期试纸,以免影响监测结果。

8.采血针头为一次性使用,用后应丢弃在硬盒内,不可反复使用,以免引起感染。

9.采血部分一般选择手指两侧。因为手指两侧神经分布少,疼痛不明显。

（三）国内主要血糖仪识别图举例

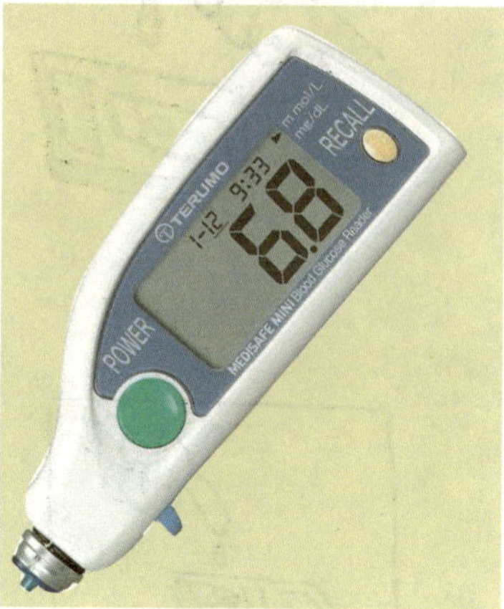

泰尔茂血糖仪

型号：泰尔茂MEDISAFE MINI血糖仪

有关指标：① 储存容量：150个记录（自动储存）；② 血样量：2.5微升；③ 测量时间：10秒；④ 测量范围：1.1~33.3mmol/L；⑤ 电池：锂电池；⑥ 工作温度：10~35℃。

特点：① 不受检样中的氧分压影响；② 不受血细胞比容影响，可测量透析患者的检样；③不受麦芽糖的影响；④ 不需要每批校正；⑤ 采血针的安装简单，收藏安全。显示屏大而清晰。

出品：日本泰尔茂株式会社

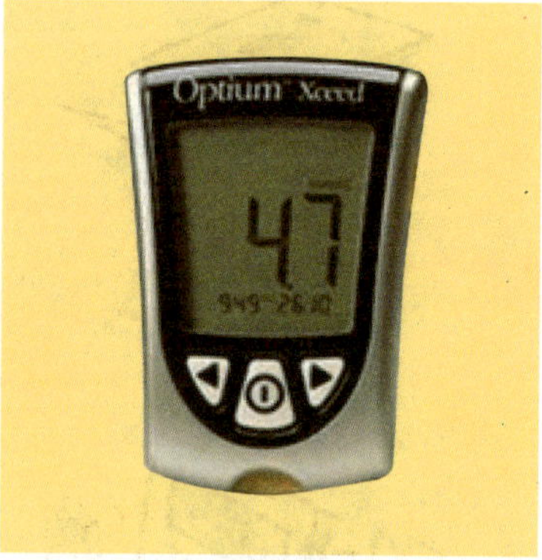

雅培血糖/血酮仪

型号：雅培安妥超越Optium血糖/血酮仪

有关指标：① 储存容量：450个记录，7、14、28天平均值计算；② 血样量：0.6微升（血糖）/5微升（血酮）；③ 测量时间：5秒（血糖）/30秒（血酮）；④ 测量范围：1.1~27.8mmol/L（血糖）/0.0~6.0mmol/L（血酮）；⑤ 电池：锂电池；⑥ 工作温度：15~40℃。

特点：① 双向自动吸血，操作简便；② 试纸单片密封包装；③ 30秒内可追加滴血；④ 可检测血酮体。

出品：美国雅培制药有限公司

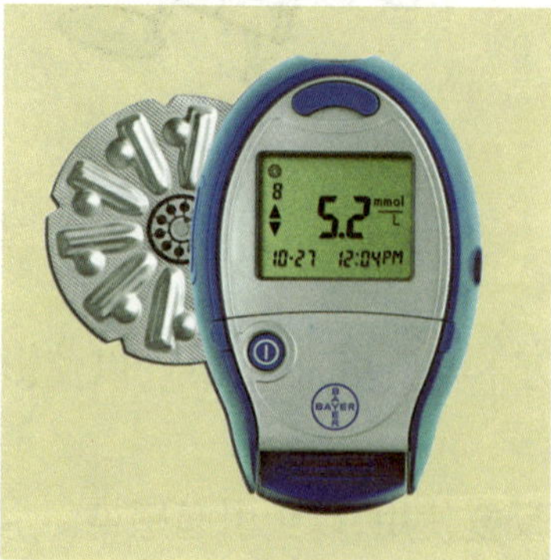

拜耳血糖仪

型号：拜耳拜安捷™2血糖仪

有关指标：① 储存容量：420个记录；② 血样量：1微升；③ 测量时间：5秒；④ 测量范围：0.6~33.3mmol/L；⑤ 电池：锂电池；⑥ 工作温度：10~45℃。

特点：① 调码预置，无需调试；② 可连续测定10个血糖值；③显示屏较大。

出品：德国拜耳医药保健有限公司

型号：强生稳步倍加型血糖仪

有关指标：① 储存容量：150个记录，14、30天平均血糖值；② 血样量：10微升；③ 测量时间：15秒；④ 测量范围：0~27.8mmol/L；⑤ 电池：2节AAA电池；⑥ 工作温度：10~35℃。

特点：① 机外采血；② 显示屏幕较大；③ 提供等同于血浆糖的检验结果。

出品：强生（中国）医疗器材有限公司

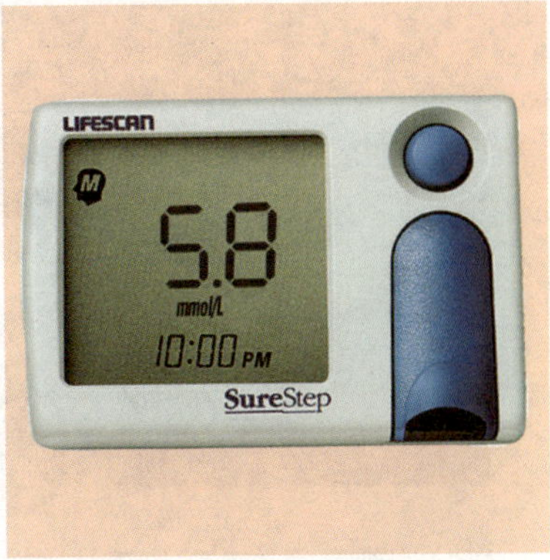

强生稳步倍加型血糖仪

型号：强生稳豪血糖仪

有关指标：① 储存容量：150个记录，14、30天平均血糖值；② 血样量：1微升；③ 测量时间：5秒；④ 测量范围：1.1~33.3mmol/L；⑤ 电池：锂电池；⑥ 工作温度：6~44℃。

特点：① 血样量少、可以测试手指、是手臂和手掌血样；② 仪器较小，显示屏幕较大，易携带；③ 无须清洁仪器。

出品：强生（中国）医疗器材有限公司

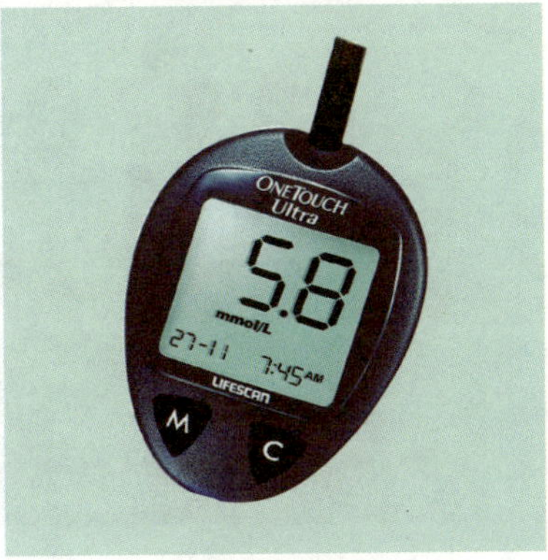

强生稳豪血糖仪

（四）如何使用血糖仪

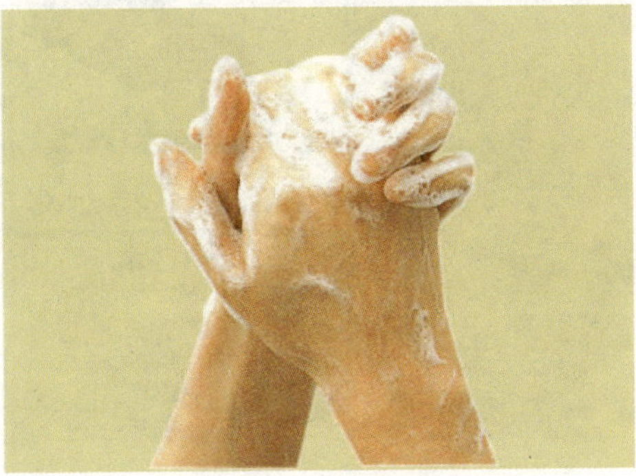

（1）彻底清洗双手，让手完全干燥。

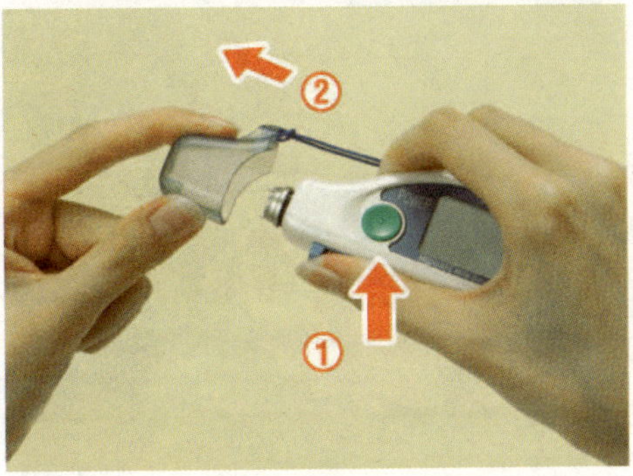

（2）取下保护盖，按下电源开关。

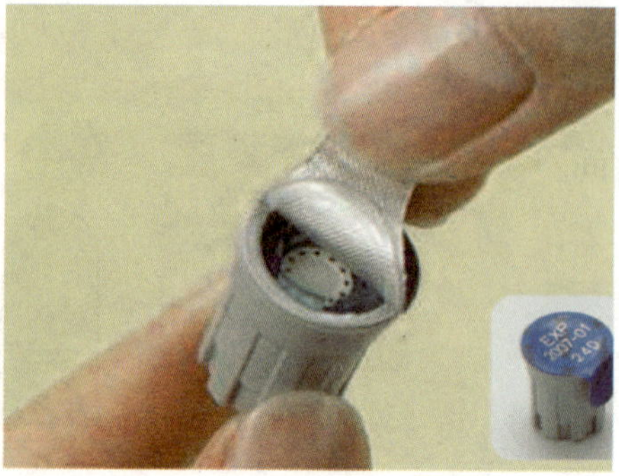

（3）试纸独立包装，使用在有效期内（两年）并且包装完好的试纸。

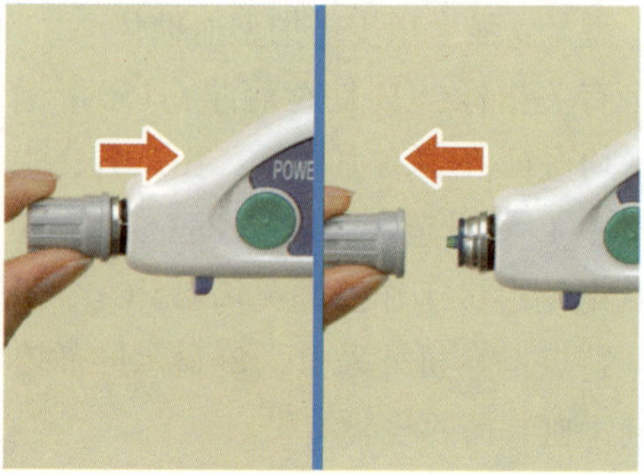

（4）安装试纸。

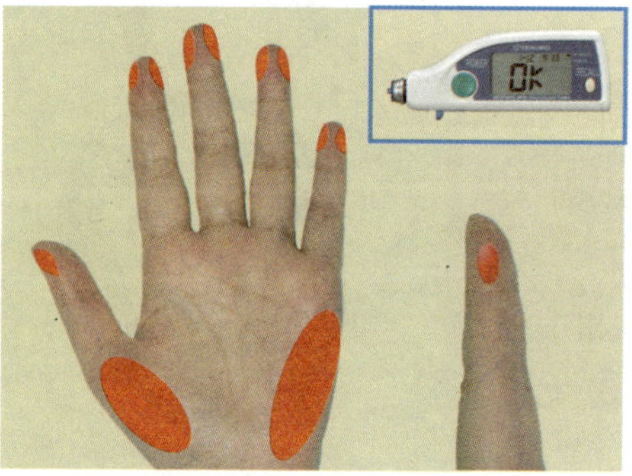

（5）出现“OK”即可采血。红色区域为建议采血部位，请用75%的酒精棉球消毒采血部位。

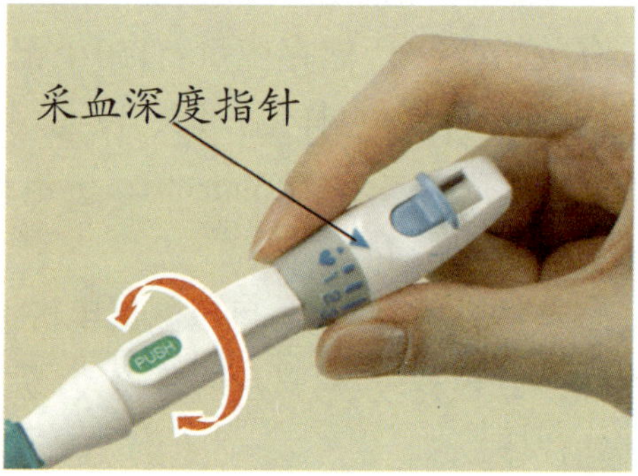

（6）采血笔旋转调节采血深度：①柔软或较薄的皮肤；②～③普通皮肤；④较硬或较厚的皮肤。

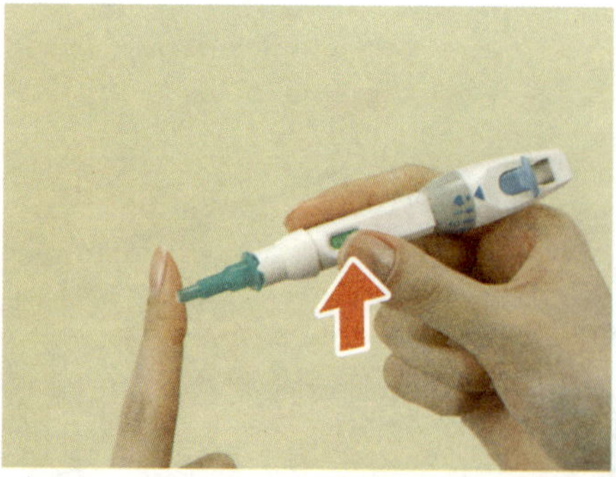

（7）待酒精完全干透后采血。

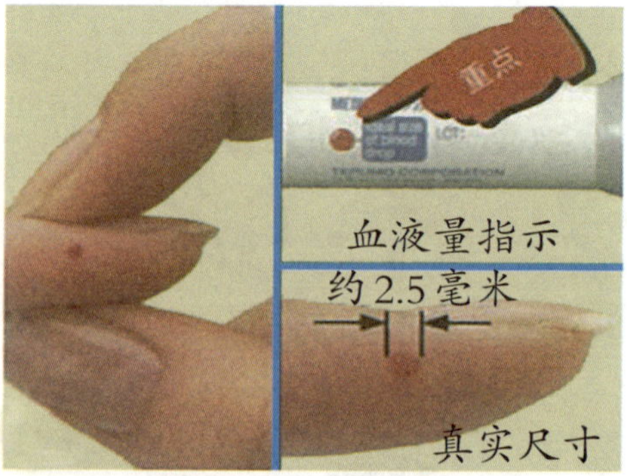

（8）挤压手指使血液形成直径约2.5毫米的血滴。采血笔上有血液量指示。

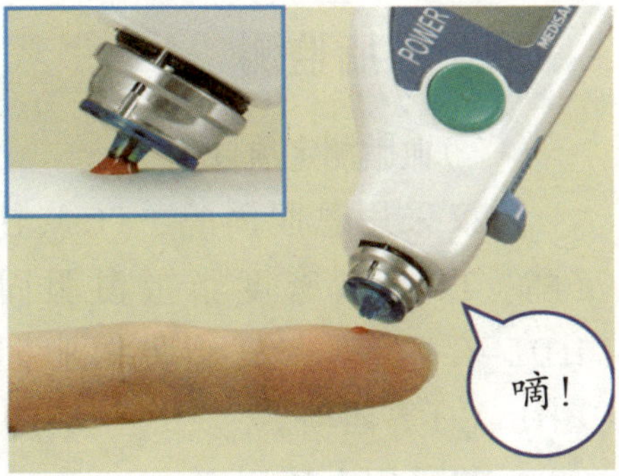

(9)听到滴声,表示血已吸满。

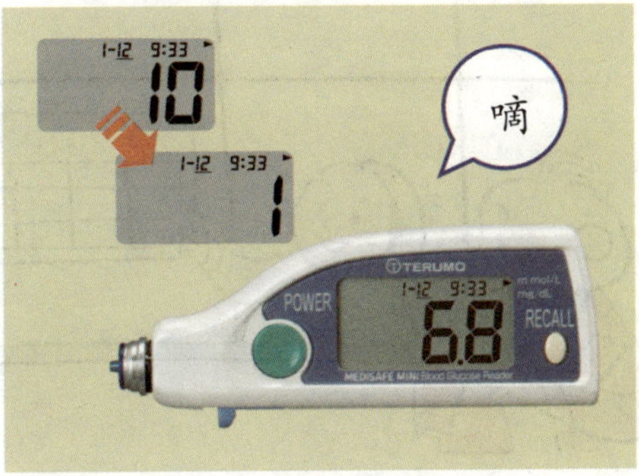

(10) 10秒,显示血糖值。

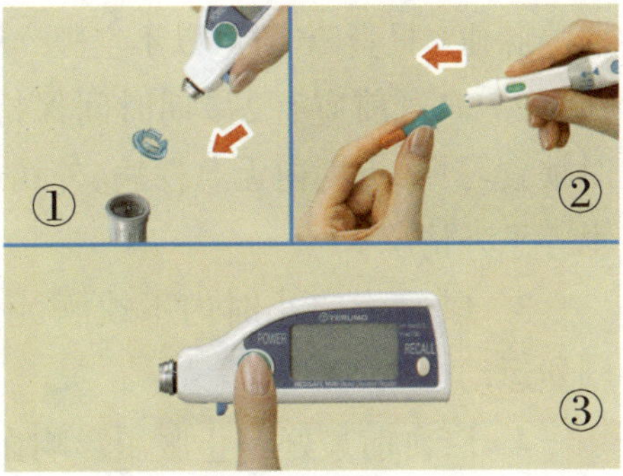

(11)①推动弹出按钮,废弃试纸;②退下采血针;③关机。

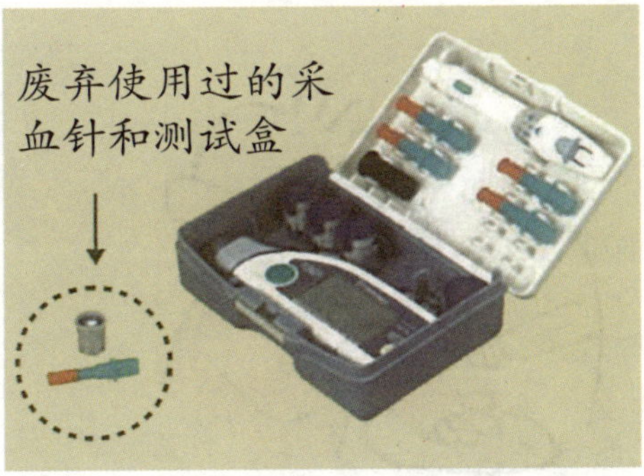

(12)将血糖仪,采血笔,采血针及试纸放入盒中。

(本组插图文字由日本泰尔茂公司提供)

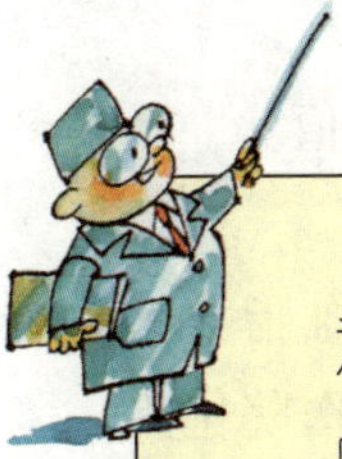

为什么一定要化验血糖:一般血糖越高,尿糖也越多。但由于肾脏本身因素,妊娠、营养状况、年龄等也会造成尿糖的假阳性或假阴性。特别是老年人、妊娠或有肾病者,肾糖阈有改变可能,此时尿糖阴性就不能说明血糖正常。再之,尿中的糖往往反映几小时前血糖水平,而不是测定即刻的血糖水平高低,故缺乏即时性。

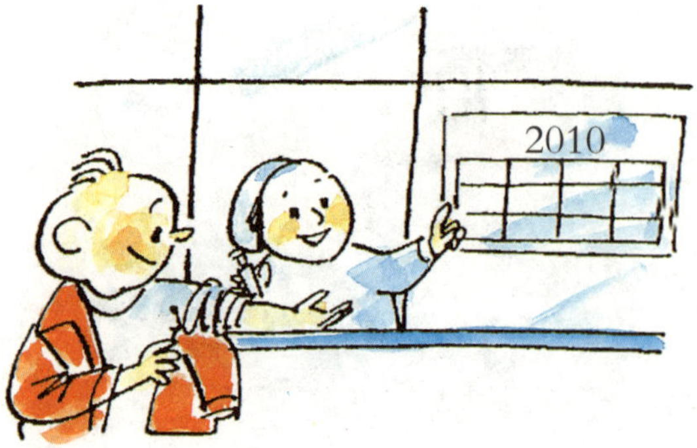

血脂的精确测定仍要到医院化验

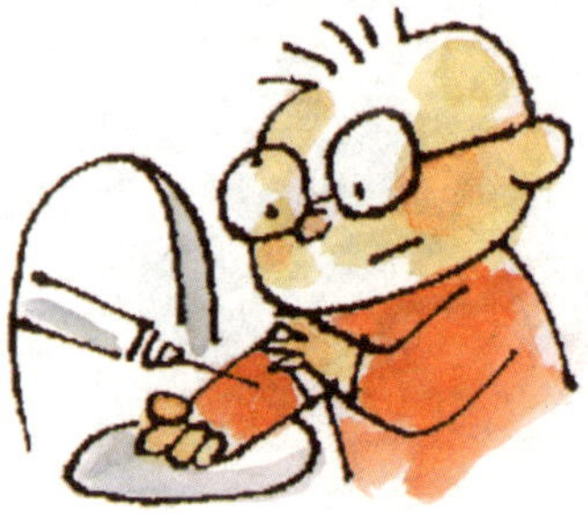

化验前的准备和取血方式要遵守

四、血脂监测

（一）血脂测定项目

建议采用总胆固醇（TC）、甘油三酯（TG）、高密度脂蛋白胆固醇（HDL-C）及低密度脂蛋白胆固醇（LDL-C）等四项。

一律采用血清测定。

（二）准备事项及取血方式

1. 空腹12小时（可少量饮水）后取静脉血（只查TC时可以不空腹）。

2. 取血前应有2星期时间保持平时饮食习惯，近期内无急性病，外伤、手术等意外情况。

3. 取血前24小时内不饮酒、不作剧烈运动。

4. 取血前最好停止服用影响血脂的药物（如血脂调节药、避孕药、某些降压药、激素等）数天或数星期，否则应记录用药情况。

5. 除卧床的患者外，一律以坐位5分钟后取血。

6. 由于血脂的个体内变动较大，最好测2~3次（间隔1星期）取平均值。

（三）控制标准

参见第八章《糖尿病慢性并发症和伴随情况》中的“糖尿病与血脂异常”。血脂测定的便携式仪器已问世，方便了日常监测，但精确测定仍要到医院化验。

五、自我体重监测

（一）体质指数法

体质指数又称体重指数（BMI），即体重的公斤数（kg）除以身高米的平方数（m^2），比如：张先生，体重80千克（公斤），身高1.70米，那么体质（重）指数（BMI）则为80÷

(1.7 × 1.7)=27.7。

中国成人肥胖定义分类的建议，见表9-1。

试着计算自己的体质(重)指数：_____(公斤)÷_____(米^2)=_____。按照分类，你属于_____。

(二)腰围法

体质(重)指数说明体内脂肪的含量，但是不能够表明脂肪分布情况。脂肪通常堆积在腹腔内，最简单的方法是检测腰围。

腰围检测标准：女性腰围大于80厘米；男性腰围大于85厘米即为肥胖。

腰围比体质(重)指数更能说明问题，如果你的体质(重)指数正常，但腰围超标，你也属于肥胖。腹型肥胖会对身体健康带来很大的潜在危害。

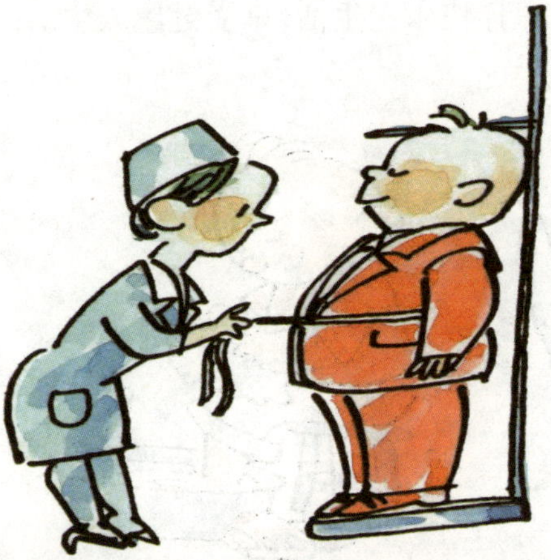

亚洲人的体质(重)指数健康标准应该比欧洲人更严格

表9-1 中国成人肥胖定义分类

体质(重)指数分类	定　义
18.5以下	体重过低
18.5~23.9	体重正常
24~27.9	超重
28以上	肥胖

注：体质(重)指数法不适用于孕妇、儿童和肌肉发达的运动员。其他肥胖诊断标准的建议，如WHO的诊断标准建议等，这里不再一一叙述。

第十章

糖尿病自我管理

良好的糖尿病自我管理是治疗糖尿病的关键。在患者、患者的家人、朋友，以及医师、健康专家组成的团队共同努力下，了解糖尿病知识，学会疾病控制技能，最终学会如何在患糖尿病后仍与普遍人一样快乐地生活，享受健康人生。

一、一般管理

（一）足部护理

糖尿病患者中足坏疽的发生率较非糖尿病人高很多，有时即使是轻微的损伤，也可能会引起感染、发生坏疽甚至截肢，因此足部保养非常重要。见图示。

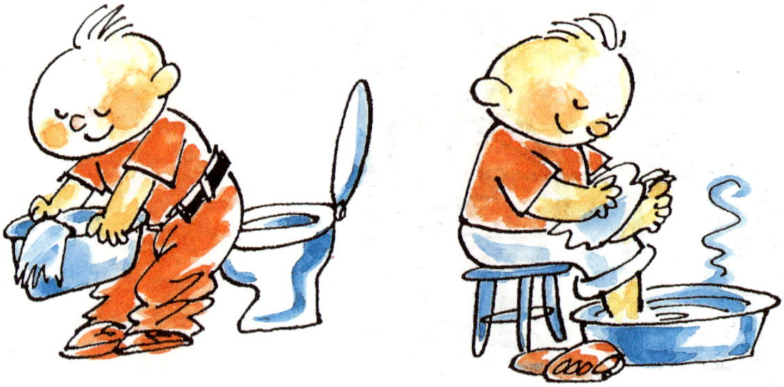

糖尿病人的足部保养非常重要

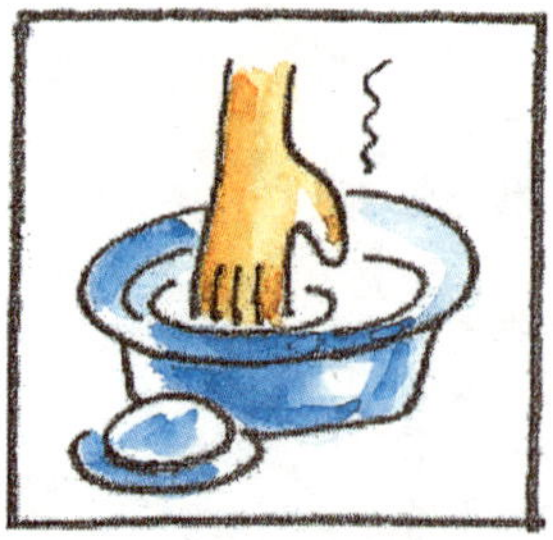

每天用温水和无刺激性的肥皂清洗双脚（可先感受一下水的温度，以防水温过高）

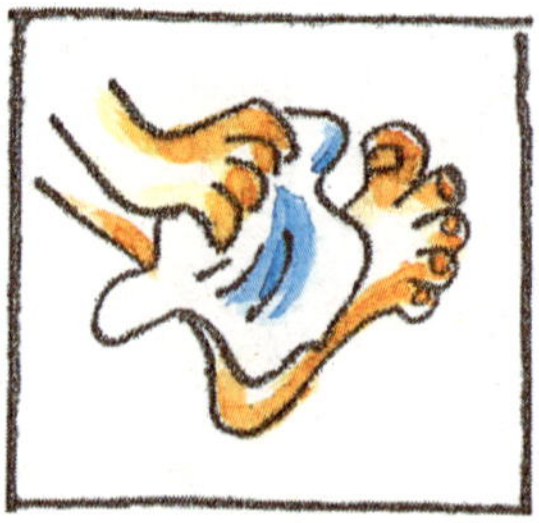

注意保持足部及足趾之间干燥

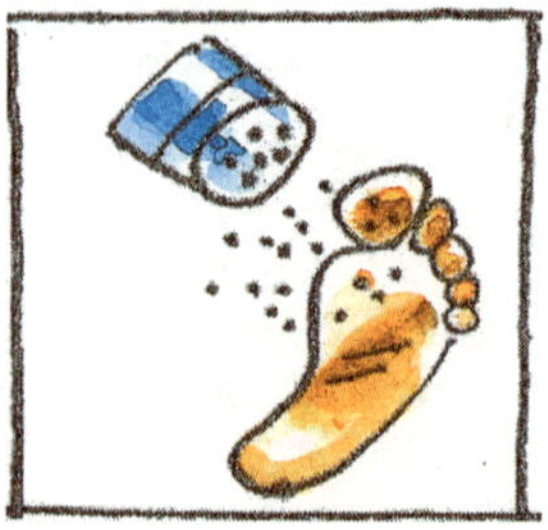

容易出脚汗的患者，可以选用一些无刺激性的干粉

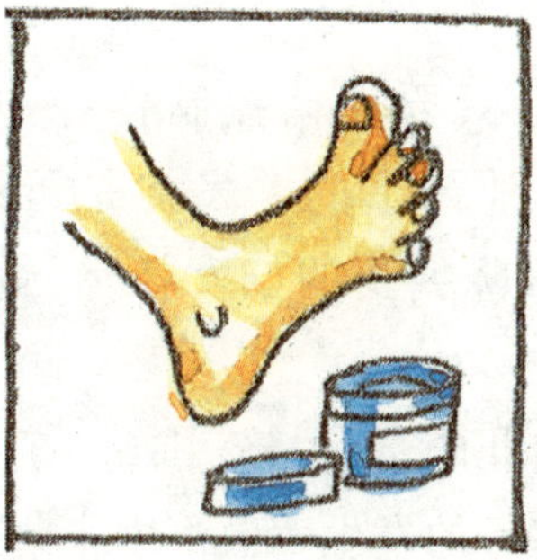

足部特别干燥的患者，可用护肤品涂抹于足部皮肤表面

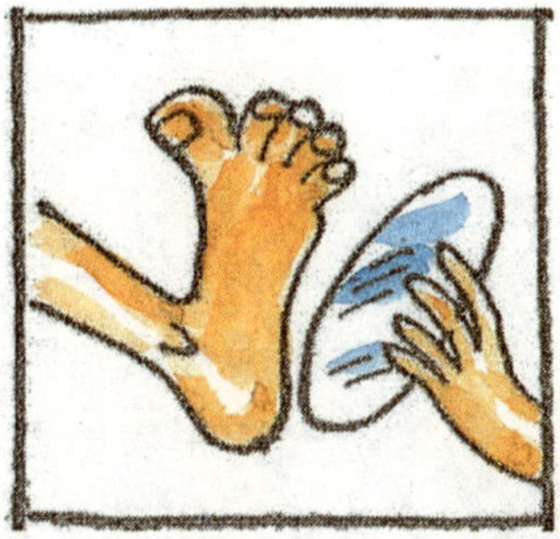

每天检查双脚，可请家人或借助小镜子来观察足底

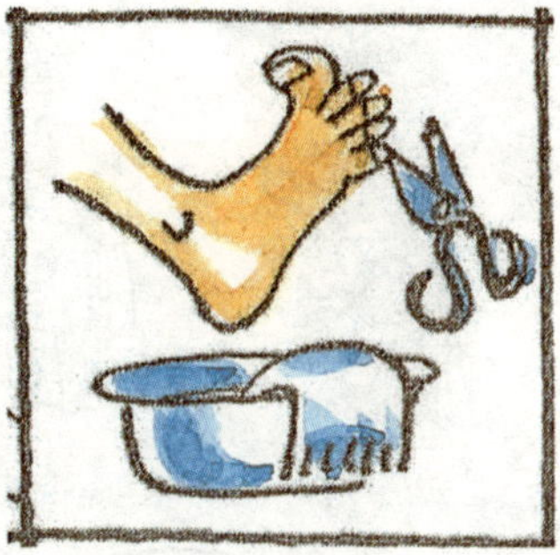

刚刚清洗和浸泡完双脚时，可及时修剪过长的趾甲

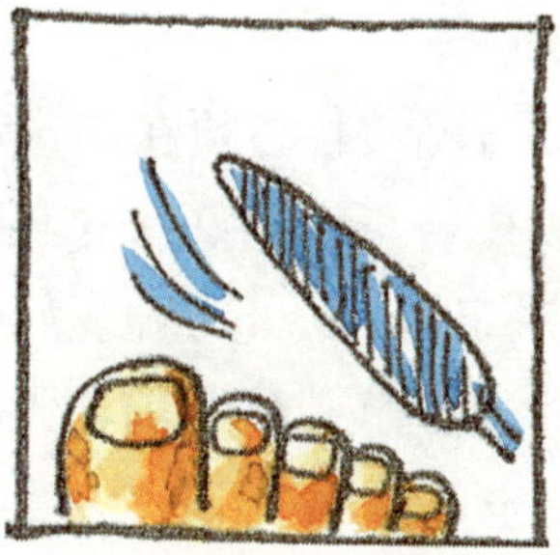

趾甲前端应剪平磨光，防止向肉内生长

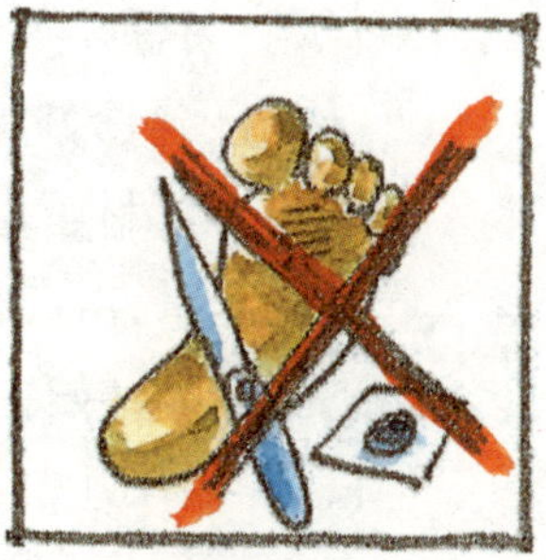

不能在胼胝或鸡眼处贴鸡眼膏等刺激性化学药物，也不能用小刀、剪刀或剃须刀等来修剪这些部位

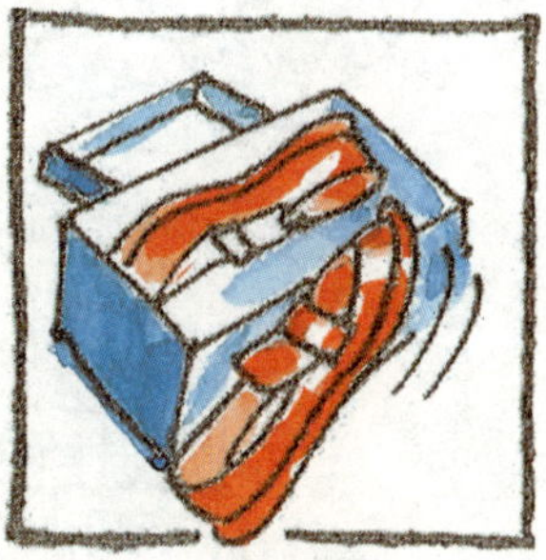

新鞋在初穿时要仔细查看有否异物存在，并需撑松合脚后再穿；旧鞋和拖鞋也必须定期检查

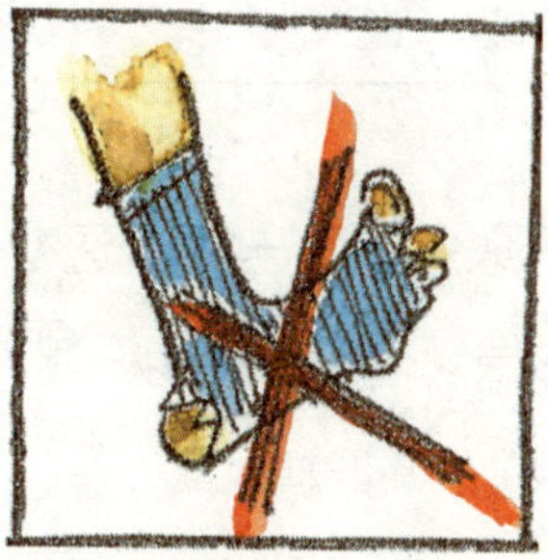

勿赤脚，每天更换袜子，忌有破洞或补丁的袜子。忌卵石上步行锻炼

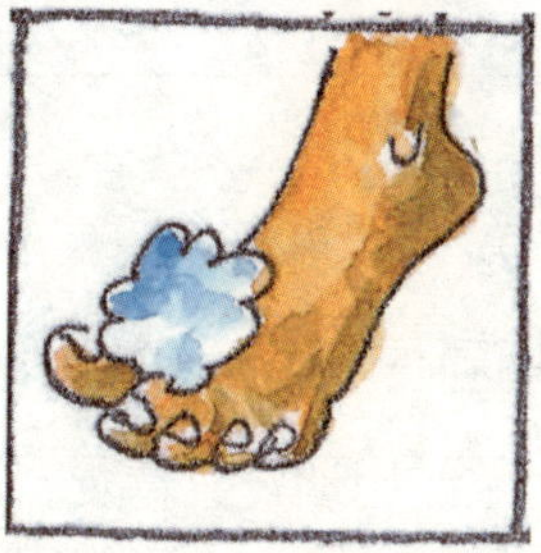

可将棉花等柔软、透气有弹性的物品置于足趾之间，防摩擦或叠压

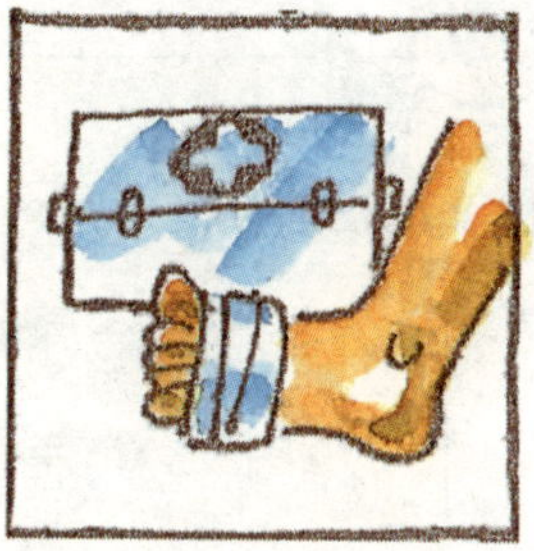

如发现感染、磨损、水泡等要与医生联系及时处理

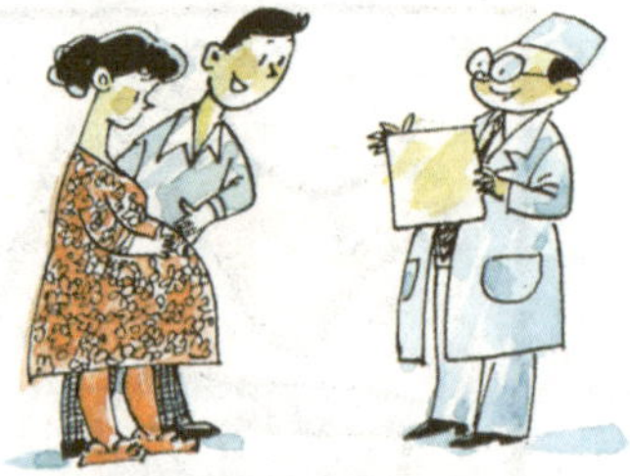
糖尿病患者根据情况可以怀孕

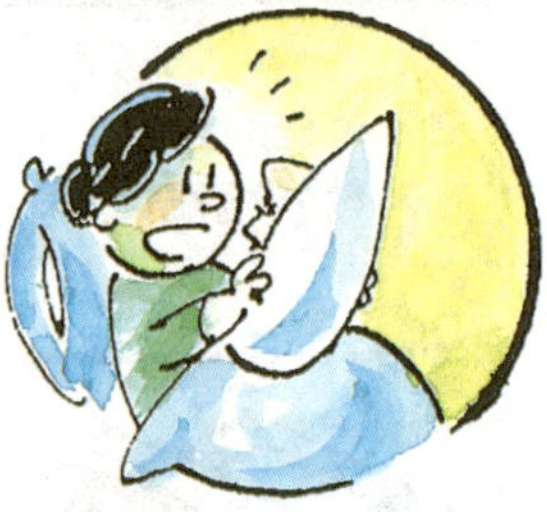
如何防胎儿畸形

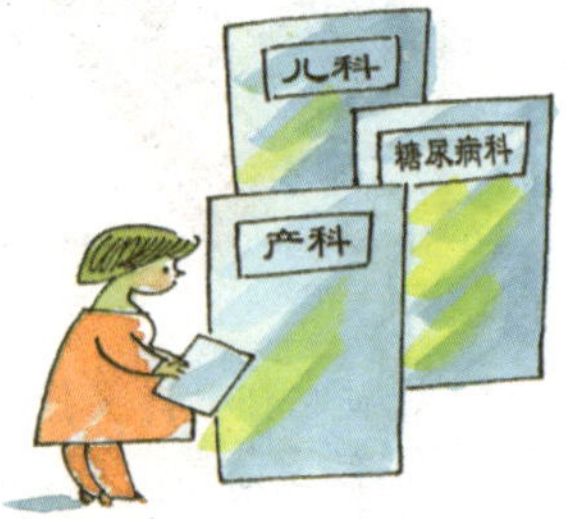

已确诊妊娠的糖尿病孕妇,应勤检查

（二）妊娠

糖尿病患者婚后只要血糖控制良好,且无心、脑、肾、眼及其他严重的并发症是可以怀孕的。正在用口服降糖药的妇女怀孕后应改用胰岛素治疗。

糖尿病患者在胎儿畸形、早产、围生（产）期死亡率、妊娠中毒症等的发生率上都比非糖尿病孕妇为高,故必须在准备受孕前2个月,把血糖严格控制好,增加血糖监测次数,尽可能达到正常水平。控制标准参见第三章《糖尿病治疗原则》中的“妊娠糖尿病”。

已确诊妊娠的糖尿病孕妇,必须在妇产科和内分泌科医生的密切配合下调整好饮食和胰岛素剂量,由产科医生决定何时终止妊娠。妊娠的糖尿病孕妇在分娩时,应比正常人提前住入医院,以确保妊娠、分娩安全。

糖尿病合并妊娠的患者,其危险因素较多,因此,应该尽可能地减少妊娠和分娩的次数。

（三）性与糖尿病

糖尿病及其并发症可以严重影响患者的性

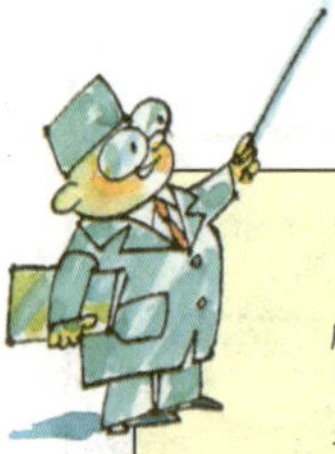

怀孕期间发生糖尿病,称“妊娠糖尿病”,它与糖尿病患者妊娠,都应视为高危妊娠,应定期到医院作产前检查,妊娠28周之前每两星期一次,28周之后每星期一次。平时出现异常情况,及时就诊。“妊娠糖尿病”在生产后,血糖可恢复正常,但是部分人以后容易成为糖尿病的高危人群。糖尿病患者妊娠,或“妊娠糖尿病”,如需用药物治疗,原则上应该用胰岛素治疗。

生活，尽管这些事难以启齿，但患者应向医师倾诉，提高生活质量。女性糖尿病患者可出现阴道炎、阴道干燥、分泌物减少、性交疼痛、性欲下降等情况，在月经期间，血糖水平会发生波动，高血糖也会增加阴道感染的机会。

男性糖尿病患者则容易发生勃起功能障碍（ED）。

性生活是一项高强度的运动，如果正在使用胰岛素的患者，要注意低血糖现象的发生。ED患者要请内分泌或男科医师诊治，切勿盲目用药。ED随着糖尿病病程的延长和年龄的增大而加重，与糖尿病血管并发症和神经病变有一定关系。

（四）皮肤护理

糖尿病患者要养成良好的个人卫生习惯，做到勤洗澡、勤换衣。女性应选择性地使用化妆品，防止因此造成的毛孔堵塞，引起疖、痈；男性在刮脸时要防止刮破皮肤造成感染。对于已经发生感染的部位，要做好局部清洁和消毒工作，及时与专科医生联系，以免造成严重后果。

（五）牙齿护理

糖尿病患者口腔疾病的表现多种多样。高血糖会增加牙龈病变的危险性。常见的还有齿下垢石，口腔的各类炎症，牙齿容易松动脱落，口腔粘膜病变等。

糖尿病患者要勤刷牙，每天至少刷牙两次（睡前和早起后）。要使用刷毛柔软的顶端圆的牙刷，让刷毛与牙龈线倾斜成45度角，然后轻柔地上下刷，还要刷牙齿咀嚼面及舌头上面的粗糙面。每天剔牙一次，以消除齿缝中的细菌。

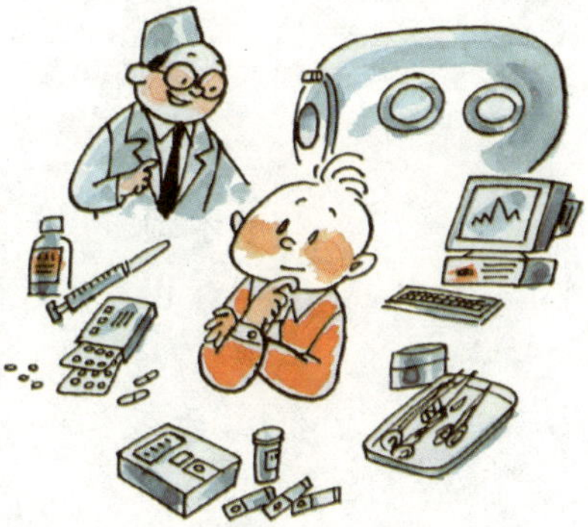

性生活是一项高强度的运动……应向医师倾诉

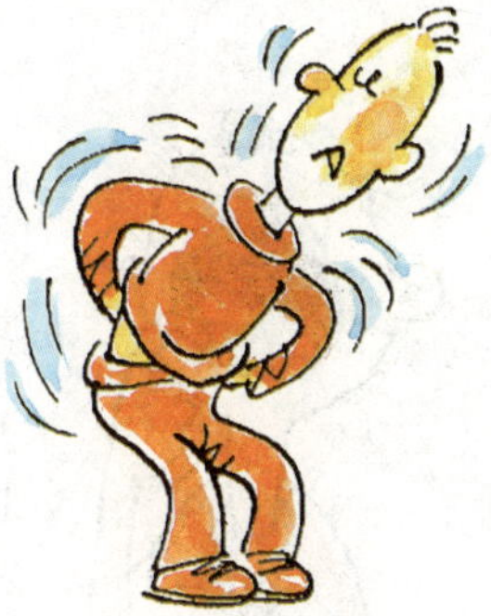

糖尿病患者要养成良好的个人卫生习惯，做到勤洗澡、勤换衣

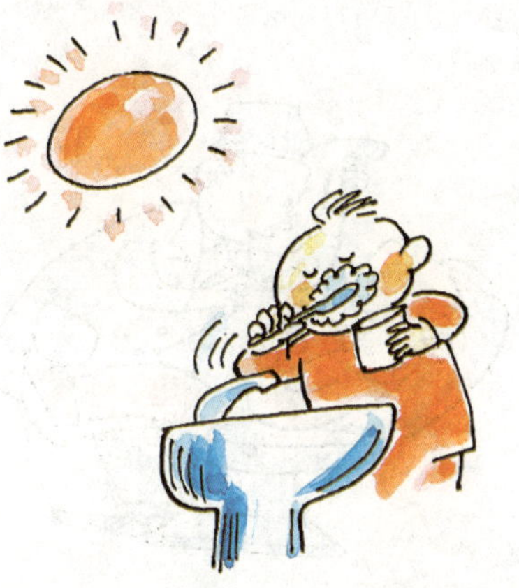

糖尿病患者要勤刷牙，每天至少刷牙两次

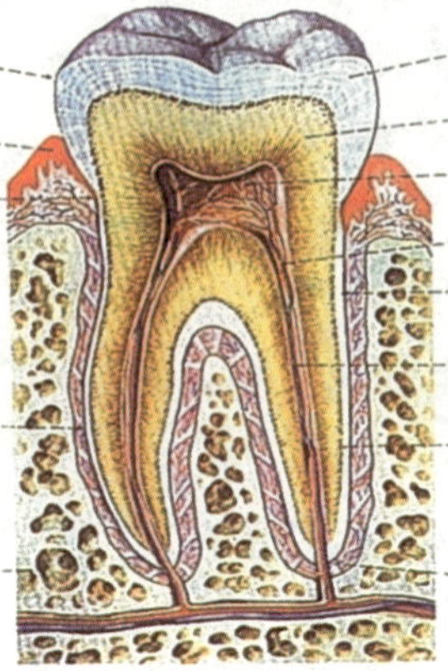

牙的构造模式图（纵切）（根据《人体解剖彩色图谱》人卫版改编）

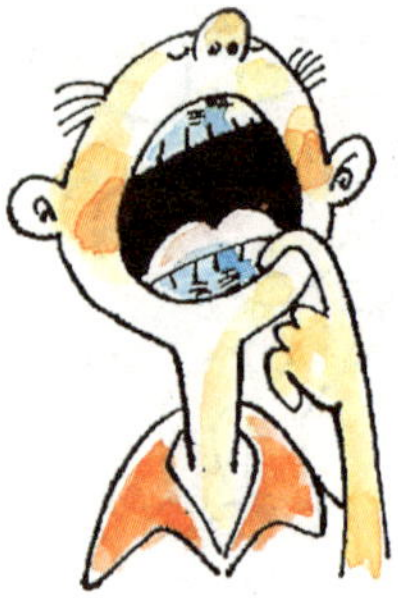

刷牙或吃东西时牙龈出血，要与牙科医生联系就诊

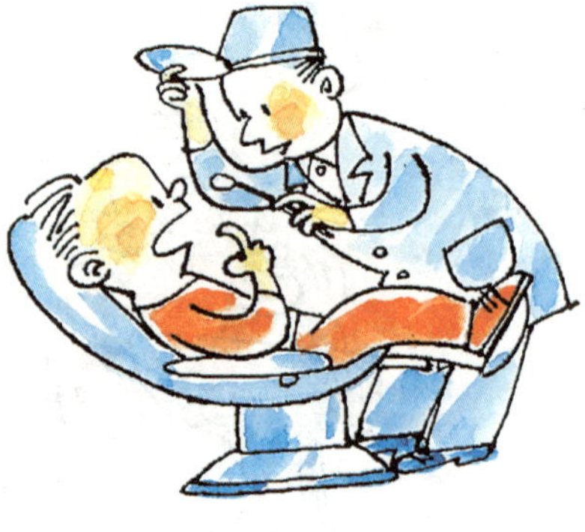

勤检查口腔

每餐后应漱口，盐开水漱口可防止口腔内的细菌生长。

一旦确诊为糖尿病，应3~6个月定期做口腔检查。每隔3~4个月换新的牙刷，每两年请牙科医生给整个口腔拍一次X光片，以检查颚骨是否有损伤，要让牙医知道糖尿病病史。

发现以下情况请与牙科医生联系：

* 刷牙或吃东西时牙龈出血
* 牙龈发红、肿胀或发软
* 牙龈与牙齿分离
* 一碰牙龈，在牙龈与牙齿之间出现浓液
* 托牙或部分托牙板发生改变
* 咬东西时，牙齿配合的方式有改变
* 持续的口臭或口味不正常

（六）压力与应变

生活中充满了种种压力，如患病，是体质方面的压力；如为工作、婚姻、经济所困，是精神方面的压力。其中有些压力具有正面效应，能激励你参与竞争。但无论压力具有正面效应，还是反面效应，若持续时间长了，都可以拖垮你的身体，使你心力交瘁。当你承受压力时，体内会发生应激反应，使血糖发生变化。应激状况下机体所发生的变化（见第十一章《糖尿病的心理治疗》）。

生活中充满了种种压力

所以要了解你对压力的承受能力有多少，努力改变自己对压力的负面反应，如焦虑、紧张、生气。要引开、化解这些不良反应。处理压力的措施：

＊ 深呼吸：由上往下如此反复。开始松弛肌肉，每天做一次，5~20分钟不等。

＊ 舒展操：两手上伸，展开，脚跟离地，作向上状。

＊ 运动：运动可以调节你的神经。

＊ 音乐：一盘有自然之声的音乐带，可以带你进入美丽广阔的大自然。

＊ 发扬团队精神：利用团队小组成员，减轻你的压力，有互慰作用。

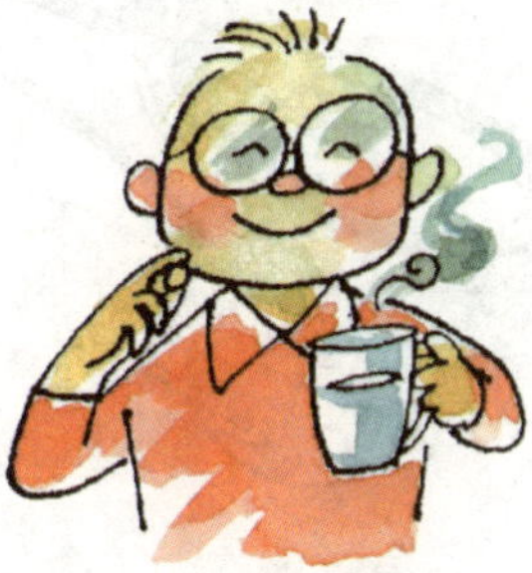

要了解你对压力的承受能力有多少

（七）糖尿病与抑郁

无论是正常人还是患糖尿患者，都会有情绪低落时，但若对周围的事淡漠不关心等状态持续时间很长时，会转变成医学上的抑郁症，研究表明糖尿病人群得抑郁症，其发病率、复发率及持续时间，都高于整个人群。

患了病，会产生各种各样的杂念，例如你会想自己与健康人不同了，这种思想会使一些新患病者非常痛苦。其实你应该想象，每个人都会有

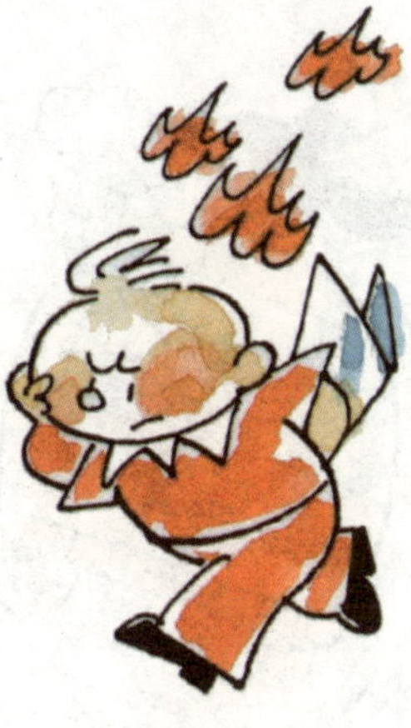

压力持续时间长了，可以拖垮你的身体，使你心力交瘁

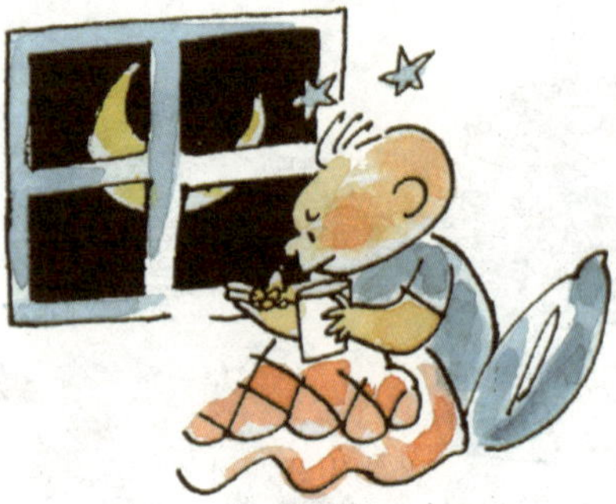

研究表明，糖尿病人群得抑郁症的发病率，高于正常人群

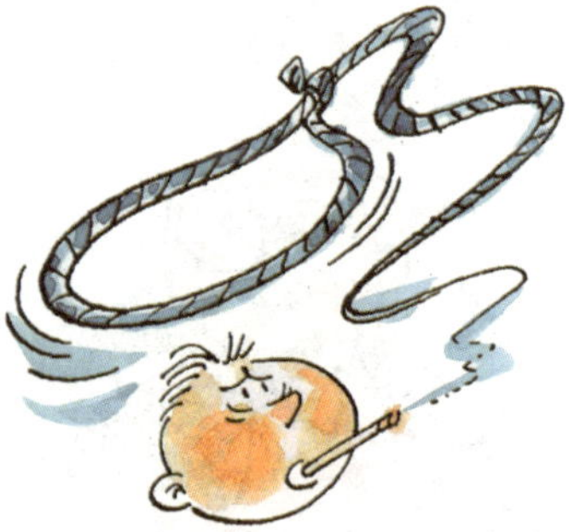

吸烟对患者来说，好比雪上加霜

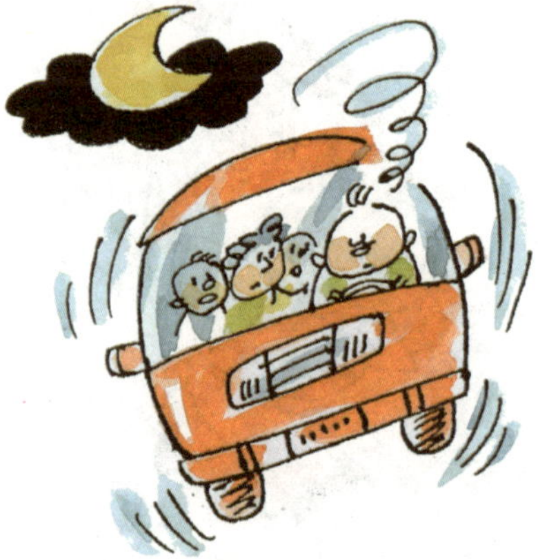

糖尿病患者从事的工作不宜节奏过快

各种不同的障碍和限制，而不仅仅是患了糖尿病的人。参见书后附录10“抑郁自评量表（SDS）”，测一测你的情况。

措施：同上节“压力与应变”，或及时去看专科门诊。

（八）糖尿病与吸烟

吸烟有害无利，可以损害多个器官，如损伤动脉内膜，并使脂肪代谢紊乱，与正常人相比动脉硬化的发病率高2~6倍；造成慢性缺氧并危害呼吸系统，可以引起慢性气管炎和肺癌；增加牙龈病变的危险，等等。吸烟年限和吸烟的数量，与上述疾病的发病率和死亡率呈正比例关系。吸烟对糖尿病并发心血管疾病的患者来说，好比雪上加霜。

（九）择业

糖尿病患者在血糖控制良好的前提下，可以像正常人一样的生活和工作，但从事的工作不宜节奏过快或强度过大，正在接受胰岛素治疗的患者要注意预防低血糖的发生，不宜驾车、高空作业。糖尿病患者还需注意避免连续工作和疲劳战；按时就餐，有明显不适，应马上停止工作，并向糖尿病医师咨询。

（十）婚姻与遗传

糖尿病有遗传的可能，2型糖尿病的遗传绝大部分是多基因遗传，且在多种环境因素（如肥胖）作用下造成。患者通过合理治疗，使病情得到满意控制，就可以像正常人一样恋爱、结婚。但因为糖尿病有遗传倾向，故在选择恋爱和结婚对象时应以非糖尿病及无糖尿病家族史者为佳，以减少子代患糖尿病的机会。双亲均是2型糖尿病患者，子代有60%~70%可能得糖尿病，若双亲中只有一个患糖尿病，则子代患糖尿病的机会较少，且常常表现为隔代遗传。婚后，作为糖尿病患者的妻子或丈夫，要正确掌握糖尿病的有关知识，帮助他（她）建立正确、有规律的生活，并鼓励其积极参与治疗。

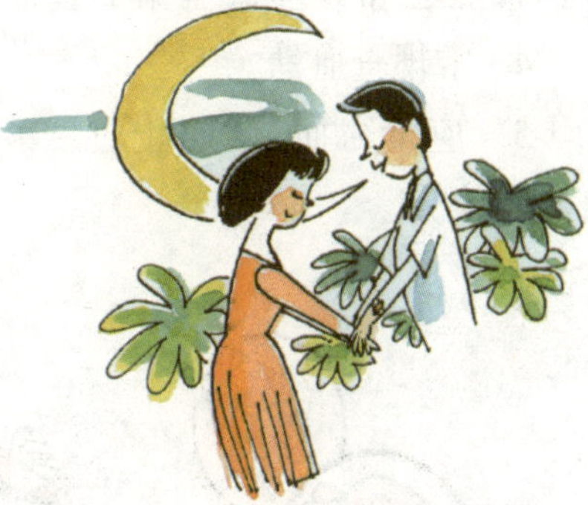

糖尿病患者通过病情控制，可以像正常人一样恋爱、结婚

（十一）外出饮食管理

糖尿病患者应尽量减少外出进食。酒店、快餐店的菜为了保证其色、香、味，通常用较多的油、糖、味精等调料，且多用禽肉类原料制作；一般西式快餐如炸薯条、炸鸡腿、冰淇淋等食物，这些大多为高脂肪、高热量的食品，而维生素、膳食纤维等营养素含量偏低。营养不均衡，应注意避免。

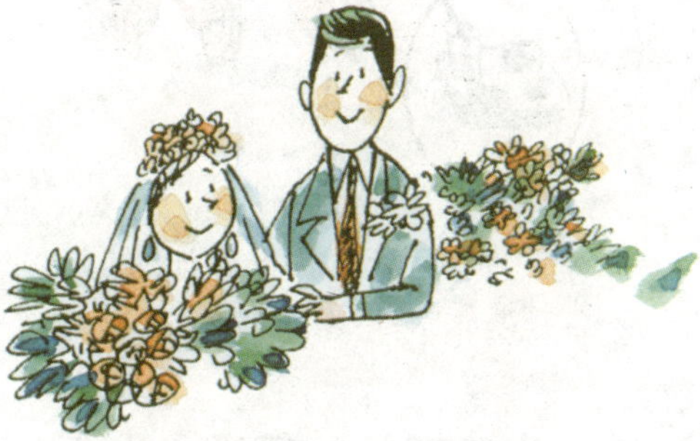

作为糖尿病患者的妻子或丈夫，要正确掌握糖尿病的有关知识

患者如不得不在外进食，请参见第四章《饮食治疗》中的第二节“饮食控制中的科学方法”。

（十二）旅行

1. 带上糖尿病治疗卡，应写明你的姓名、地址，联系人和电话号码，以及你目前的用药，如用胰岛素等情况。

2. 带上足够的胰岛素和（或）口服降糖药物，随身携带，切勿托运；准备好额外的药物及必需品，如感染、腹泻、恶心、失眠及感冒的药物。

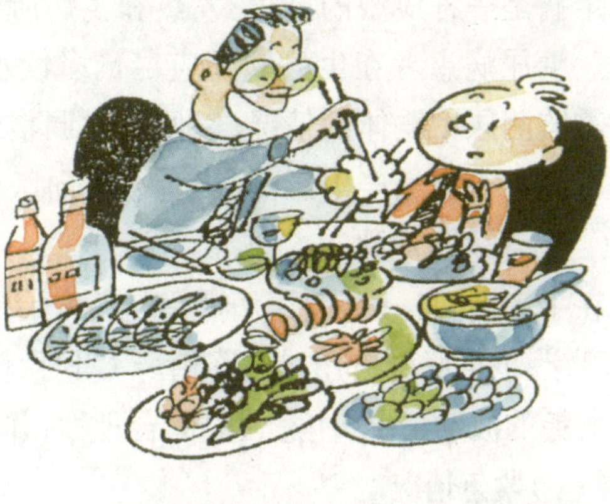

糖尿病患者应尽量减少外出进食。注意之一是少吃油炸食品

3. 尽量按规律时间就餐，随

身携带点心和处理低血糖的食品。以防误餐或低血糖时应用。

4. 常规查血糖。

5. 应量力而行,防止过度疲劳,以免加重糖尿病。若行程较长,在飞机或火车上站起走走。

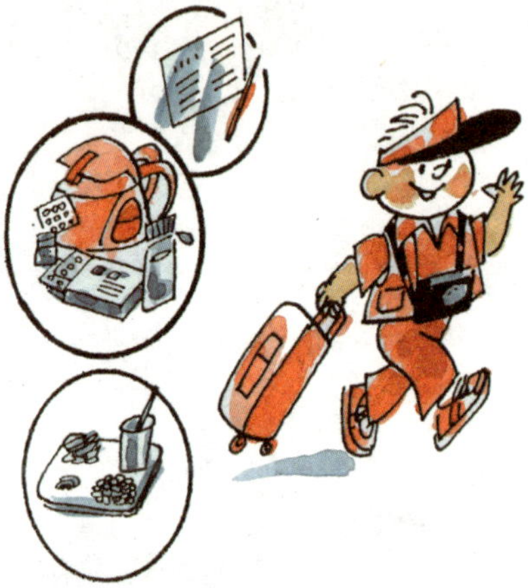

外出旅行注意应量力而行,防止过度疲劳,以免加重糖尿病

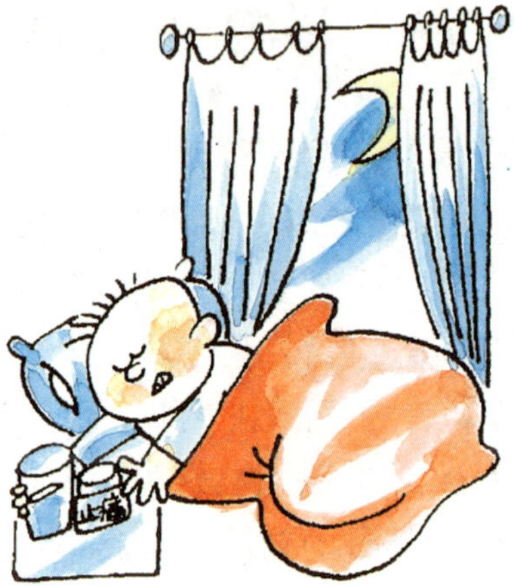

生病是一种应激的过程,可能会引起血糖升高

二、生病期间的管理

(一)生病与应激

生病是一种应激的过程,发热和生病所引起人体一系列的代谢变化都会导致血糖升高。糖尿病患者在生病期间应尽量多饮水,并增加血糖的监测频率,1型糖尿病患者还需监测尿中酮体的情况,以便及时调整胰岛素的剂量。由于生病期间所采用的药物也可能会对血糖产生影响,患者也可向医生询问。

(二)手术与应激

在手术期间,1型糖尿病需用胰岛素治疗;2型糖尿病既可应用胰岛素治疗(大手术)治疗,也可联合应用口服降糖药(小手术)治疗。手术后,应注意伤口的愈合情况,监测血糖的波动情况,注意营养的合理性,并视情况安排适当的活动。

(三)紧急情况

糖尿病患者可能发生的紧急情况包括:持续呕吐和腹泻、呼吸困难、酮症、血糖持续增高（超过300mg/dl或16.7mmol/L，两次）和神智不清等。凡有以上情况者，患者或家属应立即与医生联系或将患者送至医院急诊。

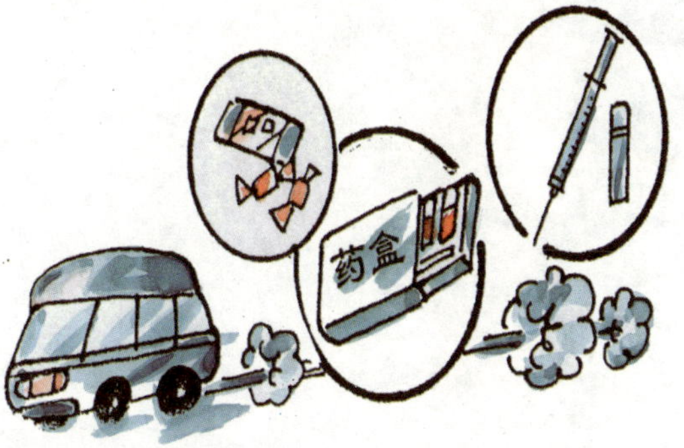

糖尿病患者可能发生多种紧急情况：应将患者送至医院急诊

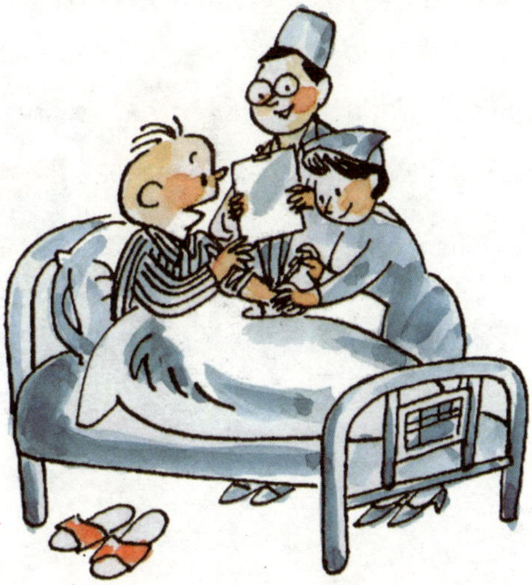

手术后，糖尿病患者应注意伤口的愈合情况

（四）生病时的饮食营养

生病期间，营养要跟上，研究发现营养不良的患者由于人体免疫力下降，易受感染，并发症发生率也高。可以使用糖尿病患者专用营养配方（专业医疗配方）患者可以通过管饲方式完全替代饮食，也能口服补充营养。这种配方能够均衡地提供人体所需的多种营养素。

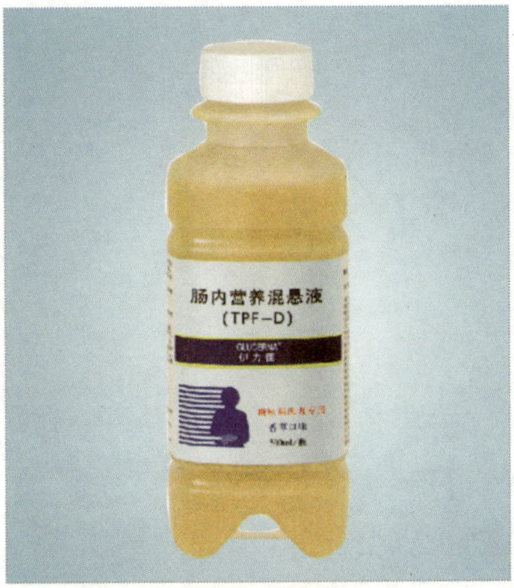

生病期间营养要跟上，可以使用专用营养液补充营养

（五）专业医疗营养配方产品识别图

1. 雅培伊力佳

雅培伊力佳的特点：① 辅助血糖控制的专业营养配方；② 有助平稳血糖，提供均衡营养；③ 香草口味，可做管饲，也适用口服。

剂型：营养配方混悬液（美国雅培公司生产）。

2. 雅培益力佳SR

雅培益力佳SR®特点：① 辅助血糖控制的专业营养配方粉；② 含缓慢消化/释放的抗性淀粉的碳水化合物组成，有助平稳血糖，提供均衡营养；③ 适用各种类型的糖尿

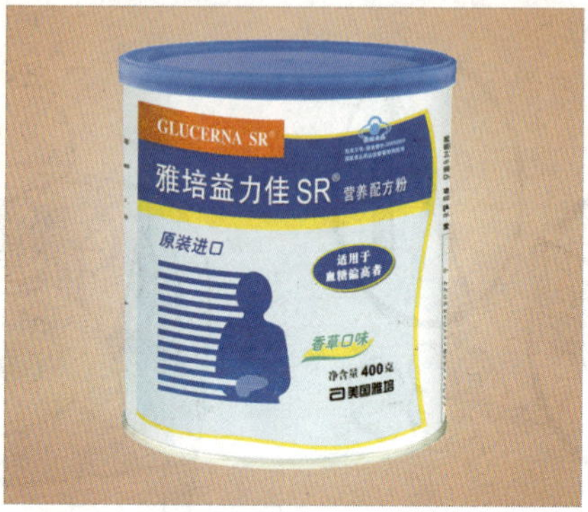

雅培益力佳SR®营养配方粉（图均由美国雅培公司提供）

病患者；④ 需要改善营养状况，以及血糖控制不佳的糖尿病患者；⑤ 因肥胖或年长而造成的血糖不稳者；⑥ 血糖偏高的葡萄糖不耐受者。

剂型：营养配方粉（美国雅培公司生产）

第五部分

糖尿病的心理与家庭治疗

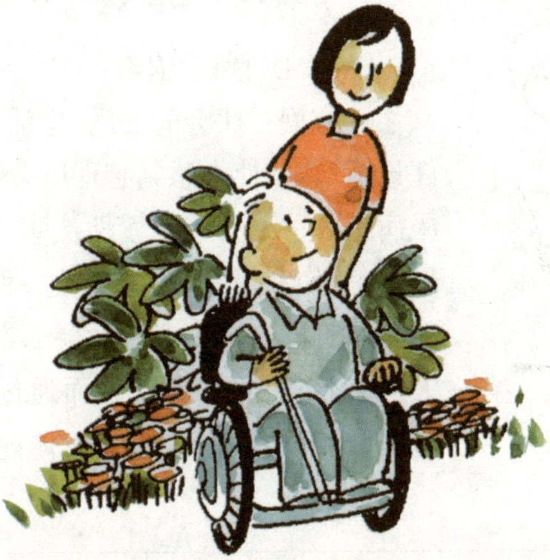

心理健康不仅是没有疾病、不体弱，而是生理、心理、社会的完美状态。

人的一生，获得成就与健康的关键，都始于健康的心理。所以，要培养、具备健康的心理，有利于病情控制，从而提高生活质量，享受健康人生。

第十一章

糖尿病的心理治疗

一、糖尿病患者的心理社会问题

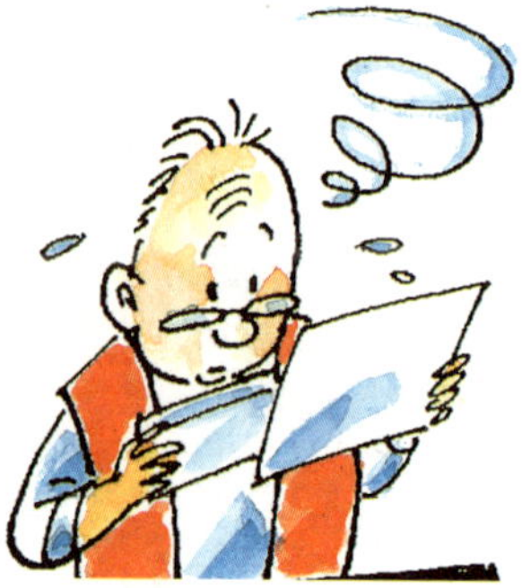

糖尿病患者的心理社会问题

（一）心理社会因素

一方面：社会的发展，生活节奏加快，生活中应激事件日渐增多，使人感到心理压力明显加大；另一方面：糖尿病是一种终身性的慢性疾病，面对此病时往往会震惊、恐惧、悲伤和沮丧，也会经历一种从否认得病到接受现实的心理阶段。这种心理社会因素长期不缓解可以影响到人的大脑皮层的功能，从而通过自主神经、内分泌、神经递质和免疫系统等，影响人体内环境的平衡。逐渐使血

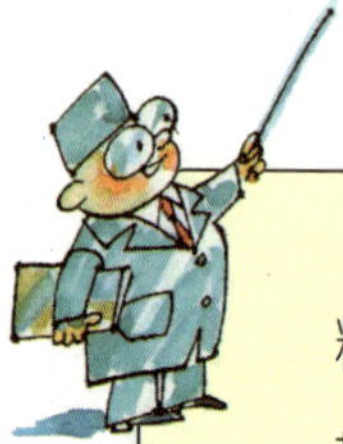

糖尿病现代医学研究认为，情绪创伤可诱发和加重糖尿病。

其机制有三：①神经内分泌激素的变化。精神紧张，使机体处于应激状态，而分泌大量的肾上腺素、去甲肾上腺素、肾上腺皮质激素和胰高血糖素，这些激素都是拮抗胰岛素的激素，使血糖不易控制，也加重心血管与神经系统的负担；②神经系统的直接作用。情绪激动时，交感神经兴奋性增高，使血糖升高；③免疫功能下降。在应激环境下，体液免疫与细胞免疫功能下降，从而加重或诱发糖尿病。

糖水平的自我调节作用下降，使糖尿病慢慢地发生、发展。

（二）患病之后的感觉

患者听到得糖尿病后的第一感觉是意外和不理解，而后逐步会发展为一系列的心理改变。这些心理改变包括（见图）：

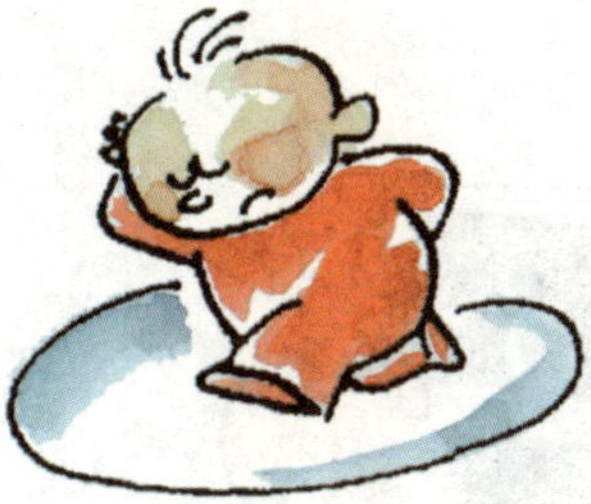

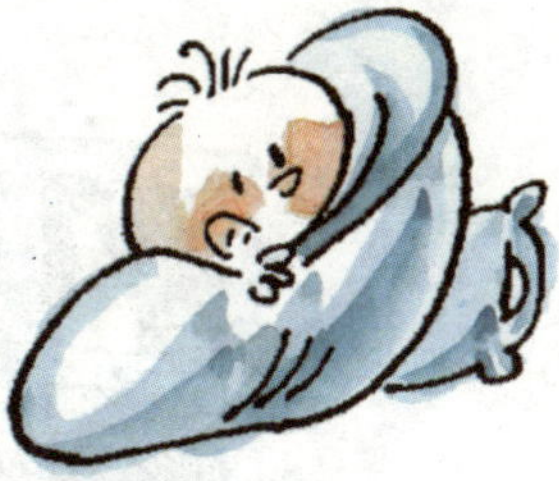

焦虑、恐惧。因为对糖尿病缺乏了解，认为是不治之症，感到绝望、无助和烦躁不安

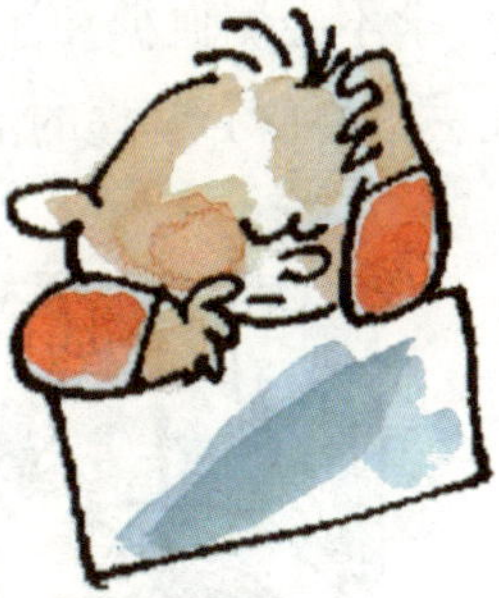

抑郁和意志消沉。对糖尿病产生各种担忧，甚至于可出现过度悲伤的情绪

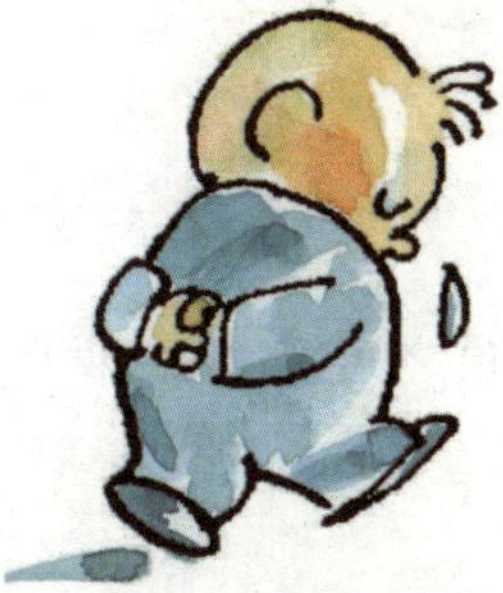

内疚、自责。将得糖尿病完全归咎于自身，感到自己已成为社会和家庭的累赘

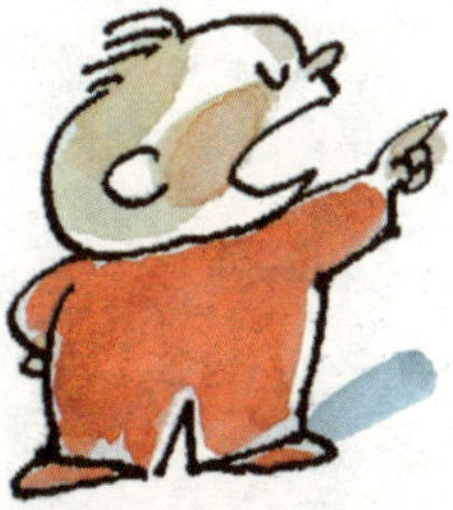

否认。对诊断结果将信将疑，不承认，甚至于还可能产生反感和厌恶的感觉

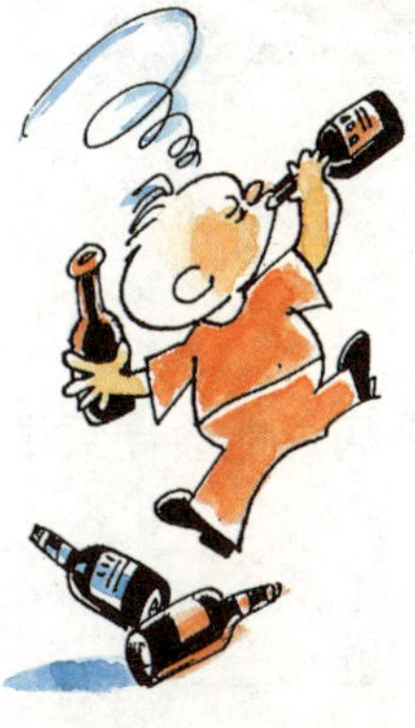

在自身已尽了努力，然而某些并发症却仍在进展时易于出现失望和绝望

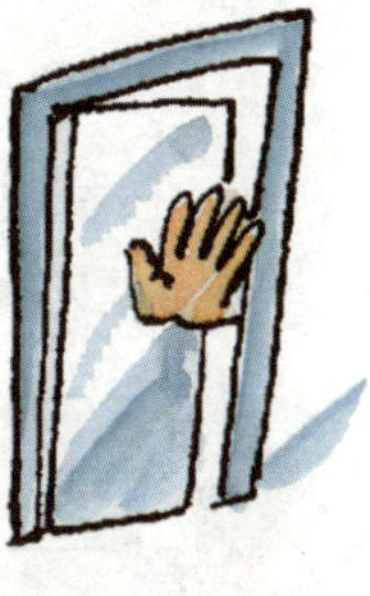

羞于启齿。社交活动减少，生怕自己成为他人的笑柄

（三）糖尿病患者生活中的困惑

糖尿病患者在得知罹患糖尿病之后，情绪上的变化会有几种类型：

1. 对疾病知识的缺乏产生的压力

认为糖尿病会传染给家人、遗传给子女、是一种绝症等等，从而有可能丧失对疾病治疗，乃至对生活的信心。

2. 疾病治疗产生的压力

尽管在被确诊后，非常热衷于对该疾病的研究，但由于医学知识和个人理解力的差异，一下子往往不能领会，影响有效完成治疗和疾病监测。年老者易记错药名、遗忘药量、学不会测血糖和注射胰岛素等情况时有发生，因此，可能会归咎于自身的无能，从而失去信心放弃合理的治疗。

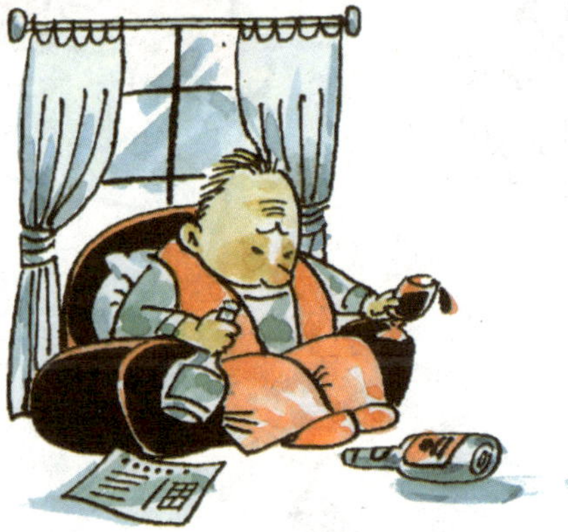

糖尿病患者生活中的困惑

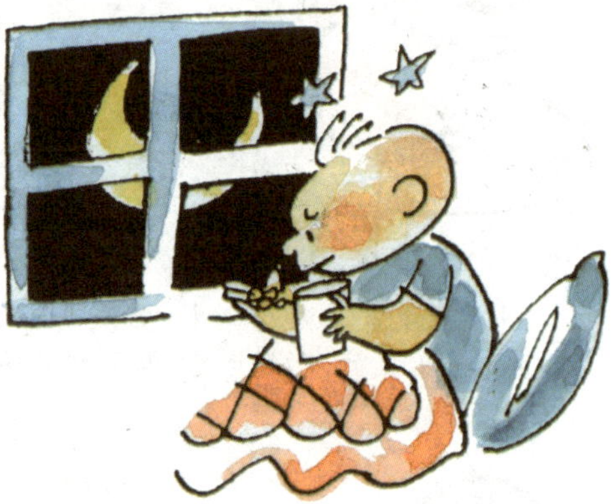

年老者易记错药名、遗忘药量

3. 生活的压力

成年糖尿病患者因病可能会导致婚姻关系的紧张，影响家庭成员之间的和睦；糖尿

患者在被确诊为糖尿病，随后一段时间内的种种心理变化均属于一般心理问题。成年糖尿病患者中发生抑郁的比例比较高。研究分析，1型糖尿病成年人具有抑郁症状可能为非糖尿病人群的两倍多。儿童糖尿病则以焦虑心态为主，也有无所谓者，在被确诊之后的3~6个月中，往往还会出现自我控制力的障碍。家庭对糖尿病的认识和态度对儿童的影响较大。抑郁焦虑等负性情绪可加重糖尿病患者的病情，且需关注抑郁对血糖控制的不利影响。

病患儿因羞于让同伴知道自身的病情，而在外出或集体活动时不吃药、不注射胰岛素、不做血糖监测、不控制饮食和运动量等，导致急性并发症的发生。

4. 初发的糖尿病患者，在得知需要改变其生活习惯，包括饮食、运动和各种日常生活时，会产生情绪波动。

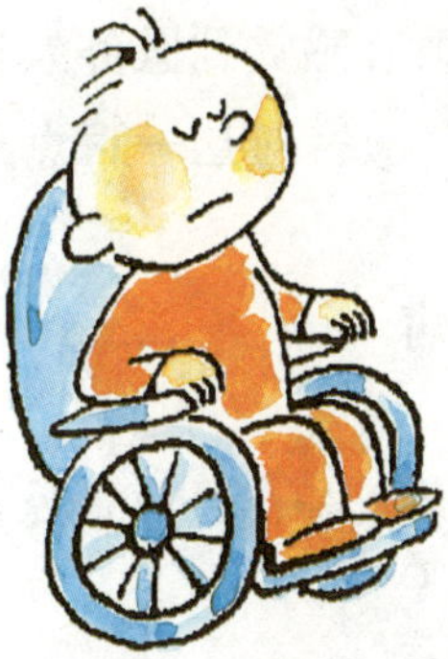

被病痛折磨很痛苦

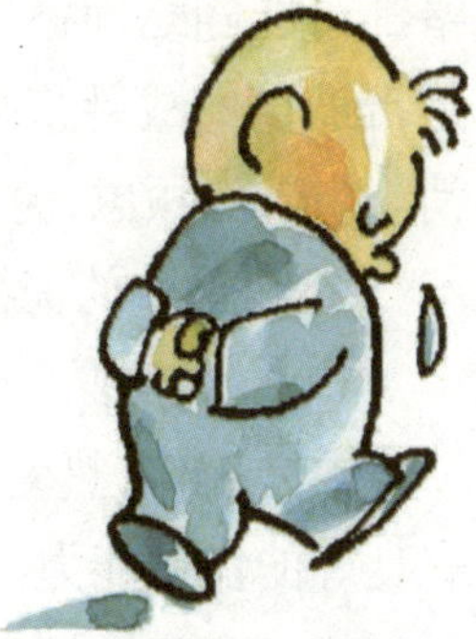

产生情绪波动

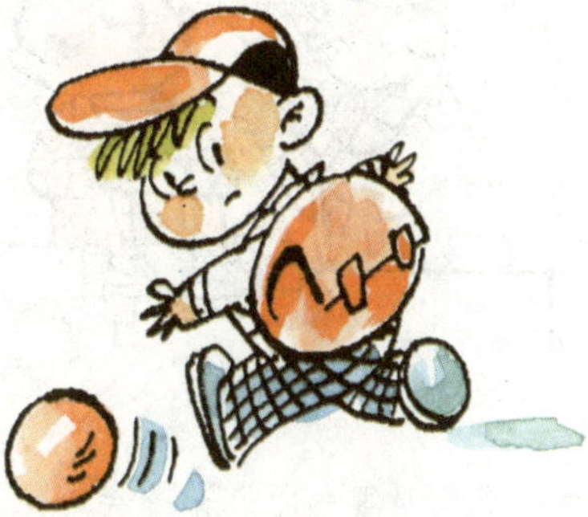

儿童糖尿病患儿因羞于让同伴知道自己的病情而逃避

5. 长期血糖控制不佳的糖尿病患者，尤其是出现慢性并发症，终日被病痛折磨者，更是容易引起情绪多变。糖尿病心理问题的出现，不利于患者的病情控制，同时，并发

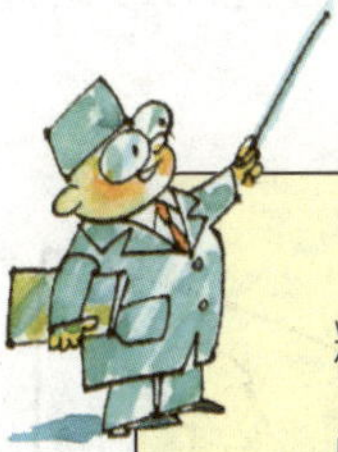

糖尿病合并各种并发症时，因控制疾病所要求的种种不便，使患者生活质量明显下降，经济负担、家庭负担也显著加重。比如，在糖尿病并发大血管病变和视网膜病变时，患者常可出现抑郁心理，这可影响糖尿病的代谢控制。患者情绪不稳定还会造成其对自身健康认识和治疗顺应性的改变。患者会因此不能坚持饮食治疗和运动锻炼，不能按计划进行血糖监测，随意改变治疗方案，减少胰岛素或口服降糖药的用量和次数等，这些又将直接导致患者血糖控制水平的不佳，最终引起各种并发症。

症亦会加重糖尿病患者的心理问题，形成恶性循环。

二、处理心理问题的关键是什么

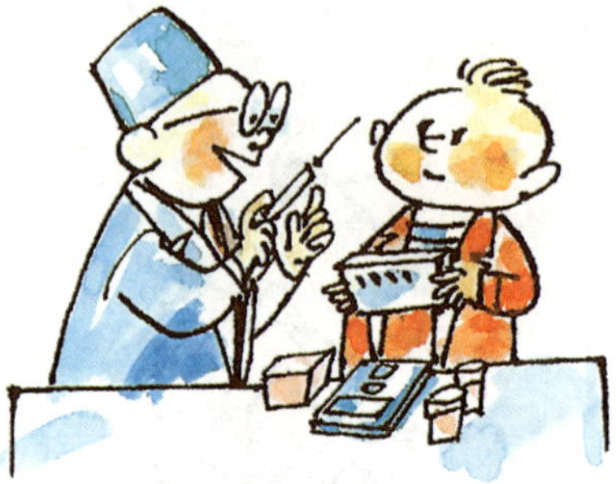

医务人员要热心真诚地关心患者

（一）医务人员能否取得患者的“健康信任感”

由于患者在糖尿病的不同阶段，其心理和情绪都可能随之而不同，要让患者感觉到医务人员是帮助他们战胜疾病的朋友，应针对这一特点去消除患者的顾虑，树立信心。

（二）愉快的情绪助你抗病

1. 高尚情操

热爱工作，热爱生活，培养兴趣，乐以忘忧，具有良好的沟通能力。

2. 正确对待疾病

人难免要生病，对疾病的态度要采取既来之，则安之；无病防病，有病早治。对每位患者来说，正视现实，学习糖尿病的知识，消除不必要的顾虑和紧张，积极配合，主动参与，那才是正确的态度。

（三）依靠团队，互帮互爱

参加各种糖尿病互助组织，交流经验以获得互相支持。开展有益身心健康的文体活动，分享体会，有利于消除精神紧张，培养良好的情绪。

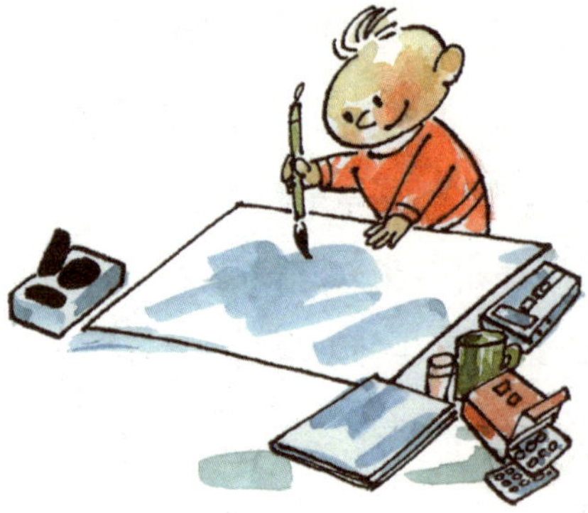

开展有益身心健康的文学、艺术和体育活动

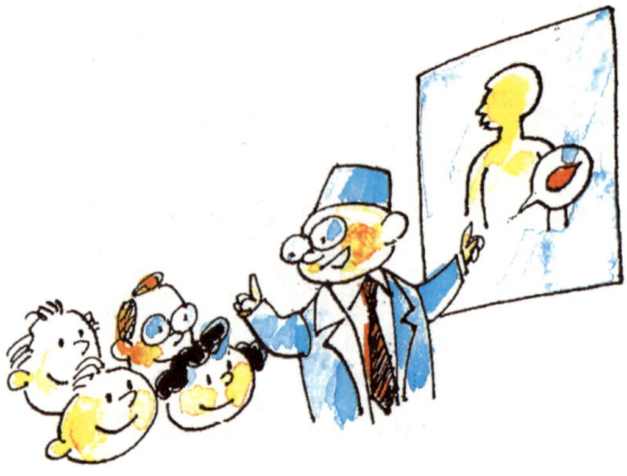

学习糖尿病的知识，消除不必要的顾虑和紧张

（四）促进心理健康的糖尿病教育

糖尿病的发病因素是综合性的，同时与生活方式、行为及社会心理关系密切，病情呈渐进性。所以，糖尿病的治疗强调综合治疗，其中教育是基础，医务人员、家人和朋友、尤其自己以及社会共同配合，采取积极的防治措施，有助于保持良好的心态，控制病情，具体如图所示：

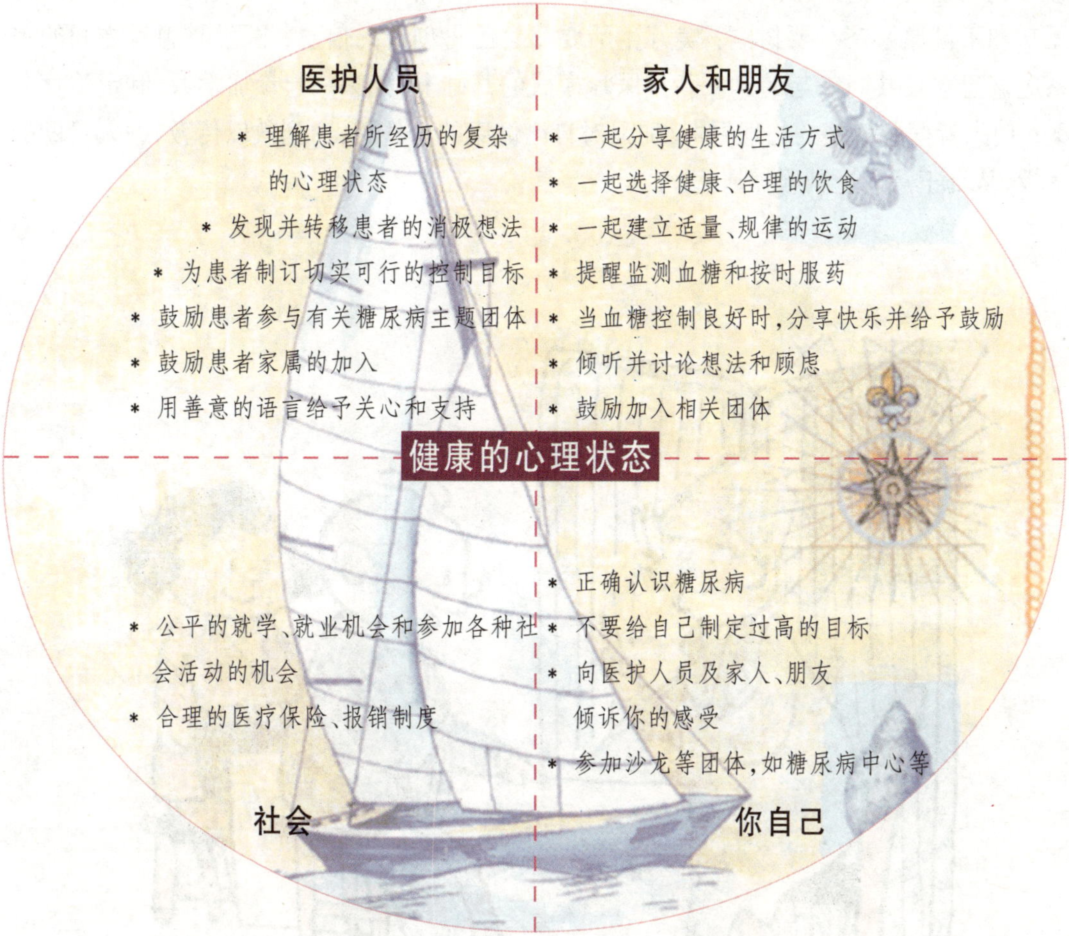

树立战胜疾病的信心，再一次扬起生命的风帆

要协调好教育、饮食、运动、药物治疗和血糖监测五个方面，缺一不可。糖尿病是一个全身的代谢性疾病群，比较复杂，所以糖尿病的防治需要全社会的共同参与，才能适应糖尿病防治多层面的需求。

三、培养自我管理疾病的能力

糖尿病是终身的全身性的慢性病，需要悉心呵护。由于自我认同是病人身份，就自然而然地认为要长期由他人照顾，依赖于医生的治疗，殊不知，这是“患者角色”的一种心理依赖，它形成一种定势后，实际会成为糖尿病治疗与控制的一大障碍，并且影响患者真正地去认识糖尿病，从而战胜糖尿病。患糖尿病并不可怕，可怕的是对糖尿病的无知和不健康心态。要树立：美好生活要靠自己去创造的信念；医生与患者之间的关系应该建立在共同参与的这一新型医疗模式的基础上，大家一起参加学习，制定治疗方案；使患者摆脱依赖的心理习惯，加强对自己健康的责任感，达到教以传教，助人自助的宗旨，从真正意义上制服糖尿病。

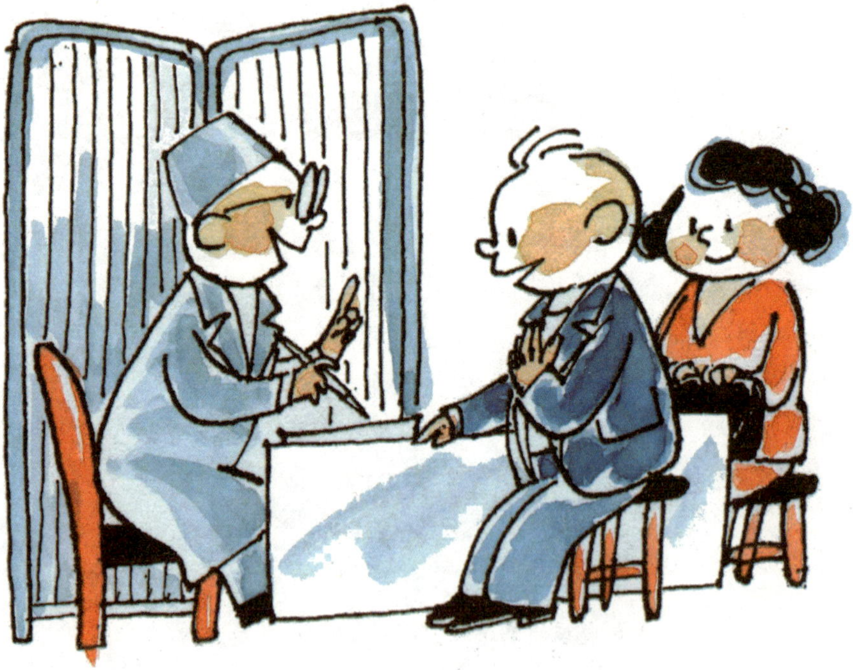

完全依赖于医生的治疗会成为糖尿病治疗与控制的一大障碍，影响你真正地去认识糖尿病，要战胜糖尿病，首先要从培养自我控制疾病的能力做起

第十二章

糖尿病的家庭治疗

一、家庭支持的作用

家庭成员在糖尿病治疗中扮演着重要的角色。家属必须了解糖尿病的基本知识,并与患者一起树立战胜疾病的信心。要知道,平衡糖尿病患者的需求与整个家庭生活的需求不是一件很容易的事,家庭的帮助,其力量无穷。

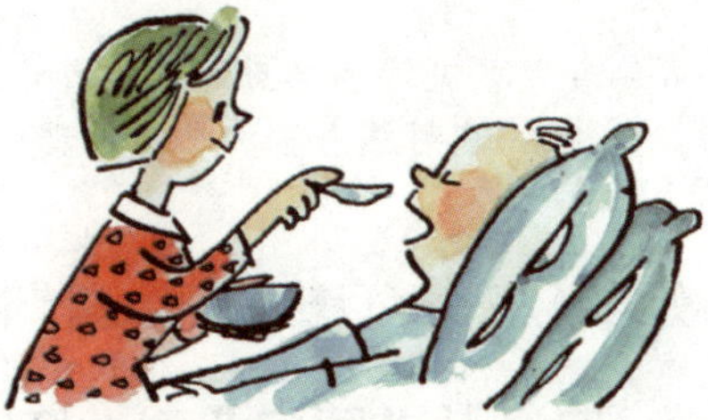

家庭成员在糖尿病治疗中扮演着重要的角色

二、参与治疗过程

家人应与患者一起参与糖尿病的健康教育课程,陪同患者复诊检查,尤其是要帮助患者按照医生要求来改变生活习惯,成为医生与患者之间的桥梁,自己也会受益无穷。

患者应与患者的家人一起参与糖尿病的健康教育课程

在医生指导下,家属与患者共同设计饮食和运动计划,平时能很好地督促患者每日饮食需要定时定量、合理搭配;糖尿病的饮食即健康饮食,家属与患者一起去购买食物,一起做菜,一起分享。家属陪同患者一起进行运动锻炼,是让患者得以坚持运动的兴趣和动力。适当时提醒患者戒烟、酒,培养良好的生活方式。

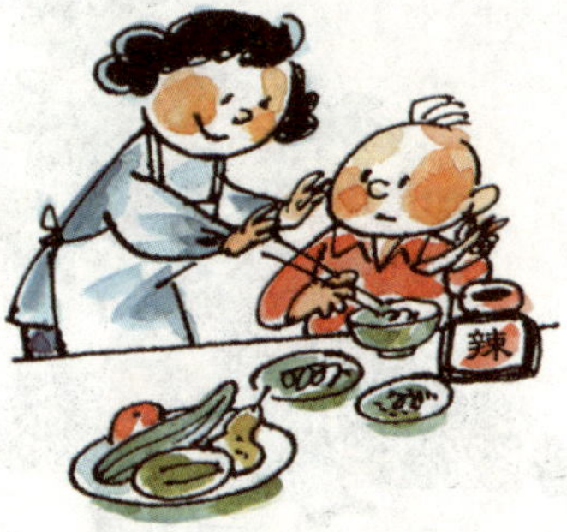

在医生指导下,家属对患者共同设计饮食计划

家属与患者共同熟悉和掌握糖尿病药物的用法和剂量,每日督促或帮助患者按时按量用

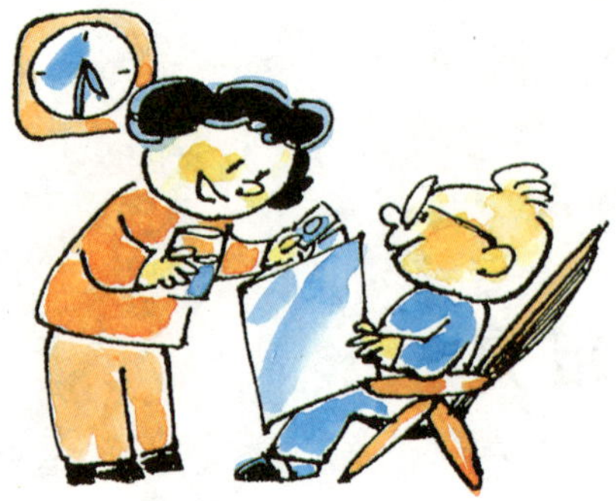

患者可在家属的协助下，进行血糖监测、注射胰岛素和自身护理

药，可以增加患者接受治疗的有效性。一些幼年或年老的患者可在家属的协助下，进行血糖监测、注射胰岛素和自我护理（如修剪趾甲、检查足底等）。家属需正确了解糖尿病治疗过程中容易发生的各种变化（如低血糖），以及并发症，并了解必要的预防和抢救措施，以便及时救护。

三、营造轻松，和睦的家庭氛围

和睦的家庭有利于糖尿病患者病情的控制，糖尿病家属尤其应避免一些可能会加重患者心理负担的言语，避免使用命令式口吻。如，饭后全家人一起散步或轻松交谈以转移注意，调节情绪等等。

四、从“顾问”到“倾听者”

作为儿童患者的父母，家长的心理与行为，特别是对糖尿病的态度，对孩子影响很大。在1型糖尿病患儿家庭中，父母常因子女失去健康而极度悲伤，因而会增加患儿的恐惧和不安全感。在学习糖尿病知识，照顾好孩子的同时，也要培养孩子自己诉说感觉，从家长“顾问”的角色转换到“倾听者”角色，逐渐养成孩子独立讲述能力，这也会给孩子带来一种对糖尿病的控制感。同时家长的自信、轻松态度很重要，会影响孩子将来如何对待人生道路上的各种挑战。

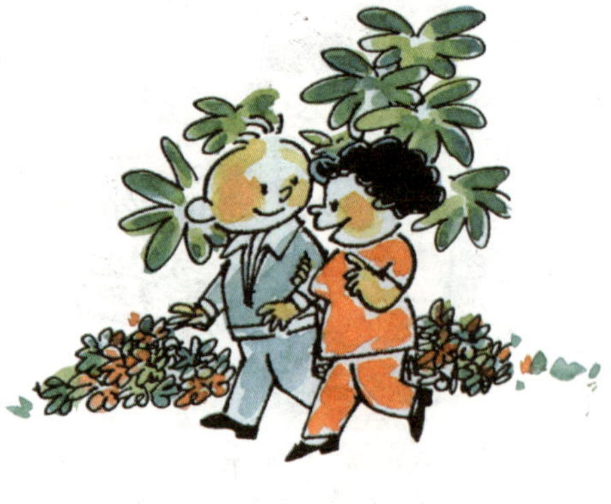

饭后全家人一起散步，运动一下，又放松心情

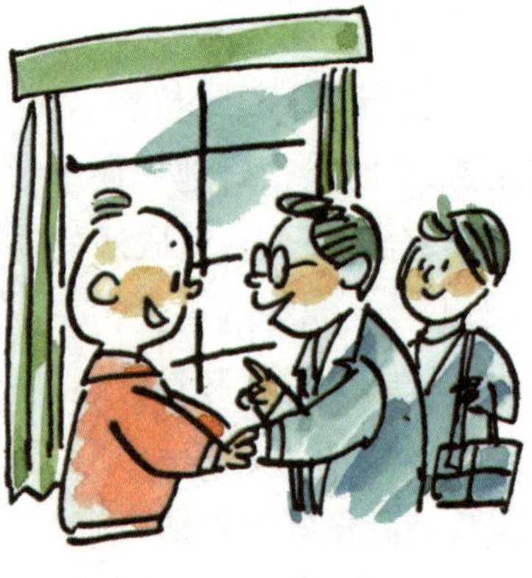

家长要从“顾问”转换成“倾听者”，逐渐养成孩子独立讲述能力

第六部分

糖尿病的预防和其他

健康是需要管理的。预防疾病——健康教育是一种既通俗简单，又行之有效的方法。

坚持文明健康的生活方式，就可以少得病。

第十三章

糖尿病的预防

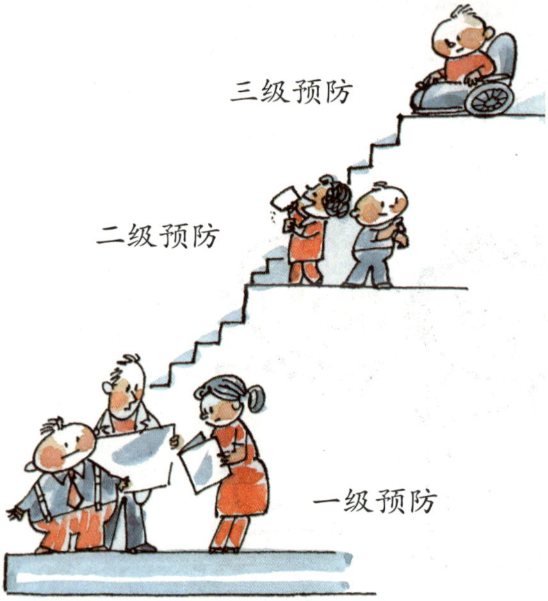

三级预防体系

一、三级预防体系

研究表明，采用科学、积极的态度与方法，已经证明对糖尿病的预防肯定是有效的。

一级预防：阻止容易患糖尿病的人不患糖尿病。

二级预防：已经得了糖尿病要及早发现，积极、正确治疗，预防并发症。

三级预防：有了糖尿病和并发症，要进行强化治疗，使糖尿病并发症造成的残废和过早死亡的比例，尽可能地降低。

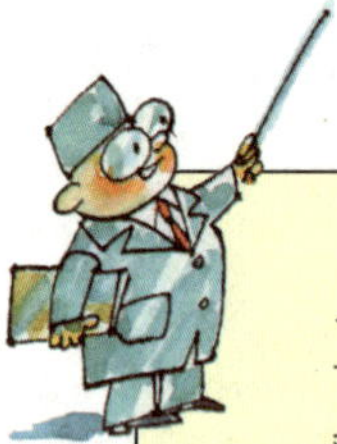

二、三级预防已经是治疗糖尿病的一部分，所以最重要的是一级预防。

对高危人群，即有糖尿病家族史或肥胖者等，定期进行糖耐量检查，查到糖耐量减低者将是重点预防的对象。告诉他们尽快改变不正确的生活方式，加强饮食控制，坚持体育锻炼，避免肥胖，尤其是腹型肥胖，已经肥胖者设法减轻体重，加强对糖尿病知识的学习，监测自己糖耐量减低的发展趋向。

二、糖尿病的防治要点

健康的生活方式是最重要的。

糖尿病的防治重点在于高危人群。1型糖尿病的预防中应使儿童、青少年尽可能避免病毒感染，新生儿提倡用母乳喂养，还可用调整免疫功能的药物预防1型糖尿病，以及其他一些药物的干预预防2型糖尿病，已收到一些效果。

糖尿病的某些并发症亦是可以得到临床控制的，但必须在早期进行及时和正确的治疗。如糖尿病肾病在微量蛋白尿阶段，和糖尿病眼底病变患者在眼底还没有出现增殖期病变之前，严格控制血糖、血脂和血压，使其尽可能维持在正常水平，加上某些辅助治疗，这些并发症有可能发生逆转，至少可以大大延缓其发展。

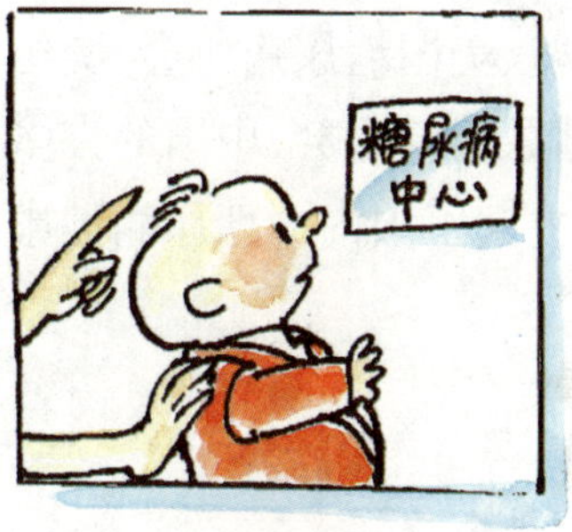

要到正规医院接受教育

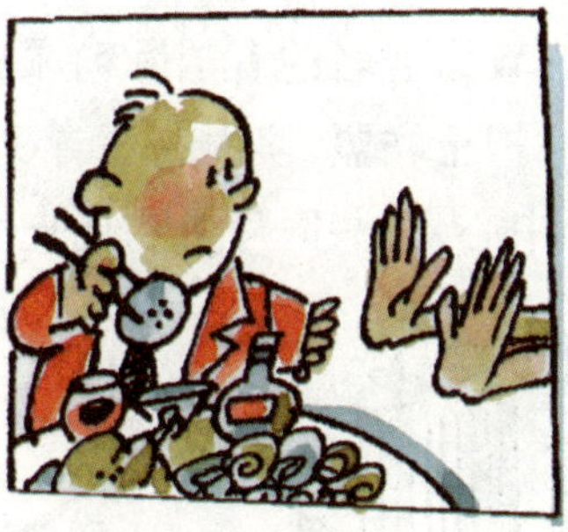

健康的生活方式是最重要的

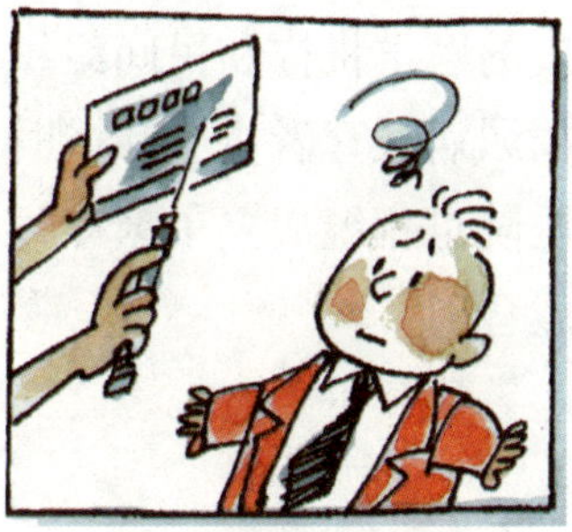

早期发现及时治疗

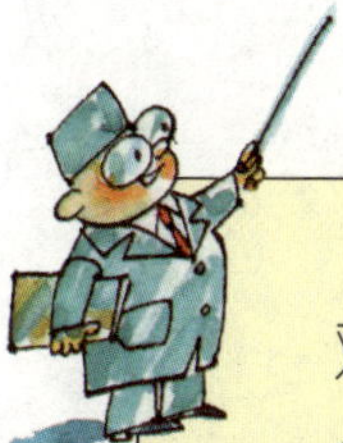

对糖耐量减退（IGT）人群的干预治疗是防止他们转变为2型糖尿病的最后关口。近年来，国际上有以下大型研究：中国大庆研究、芬兰糖尿病预防研究（DPS）、美国糖尿病预防计划（DPP），加拿大、欧洲、澳洲联合的预防2型糖尿病研究（STOP-NIDDM）都证实，生活方式的干预治疗，尤其是饮食管理和运动治疗是防止IGT演变为糖尿病的最佳手段，药物，如：阿卡波糖、二甲双胍和罗格列酮也起到预防作用，其他药物的预防试验正在进行当中。

第十四章

世界范围内的糖尿病防治概况

一、糖尿病的防治机构和网址

世界各国已经成立了许多由糖尿病医师、护士、健康教育工作者和糖尿病患者所组成的医学机构和民间组织，其中较为著名的有国际糖尿病联盟、美国糖尿病协会、美国糖尿病教育者协会、欧洲糖尿病护士联盟、澳大利亚青少年糖尿病基金会，中国的许多医院也相继成立了糖尿病教育中心，一些医疗机构还先后建立起了国内的糖尿病健康教育网站。

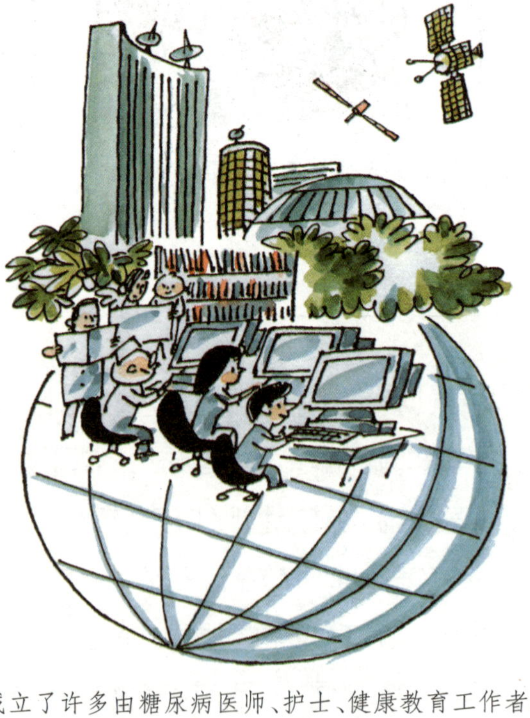

世界各国已经成立了许多由糖尿病医师、护士、健康教育工作者和糖尿病患者所组成的医学机构和民间组织；中国的许多医院也相继成立了糖尿病教育中心

以下是一些主要糖尿病机构的中英文名称和网址：

国际糖尿病联盟
International Diabetes Federation
www.idf.org

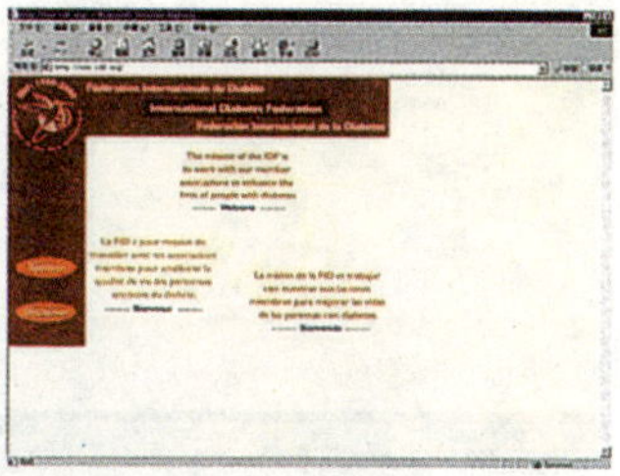

美国糖尿病协会
American Diabetes Association
www.diabetes.org

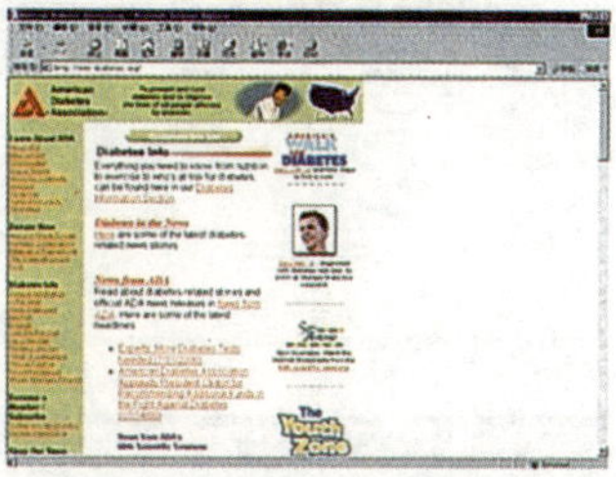

国际青少年糖尿病基金会
Juvenile Diabetes Foundation International
www.jdf.org

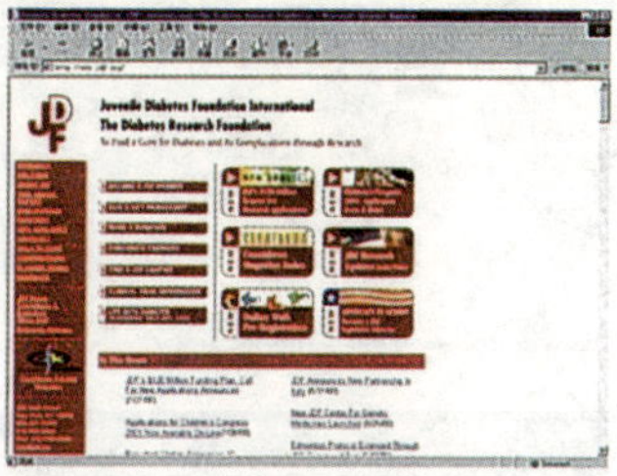

美国糖尿病教育者协会
American Association of Diabetes Educators
www.aadenet.org

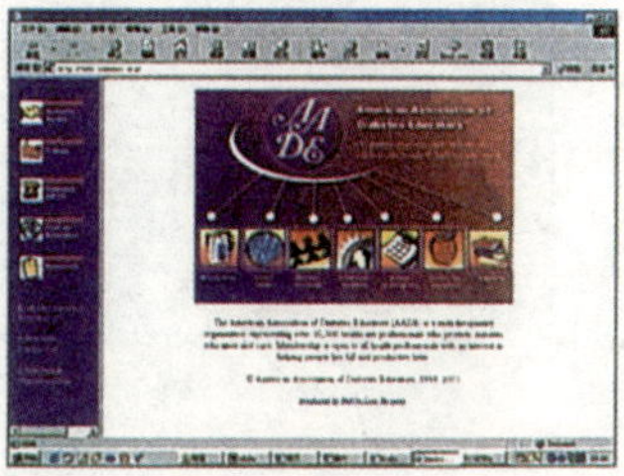

糖尿病行为研究和教育基金会
Diabetes Action Research and Education Foundation
www.daref.org

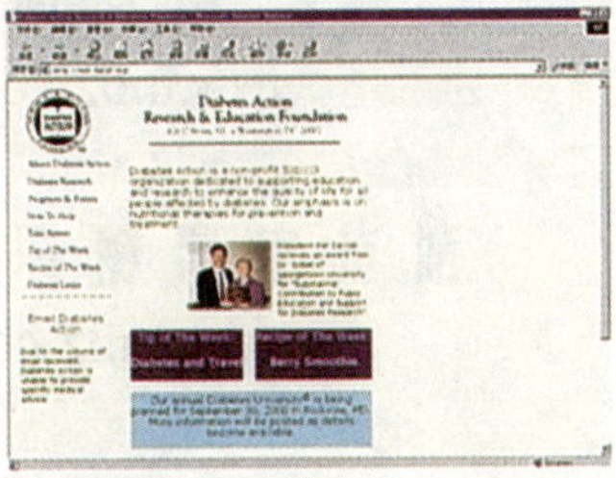

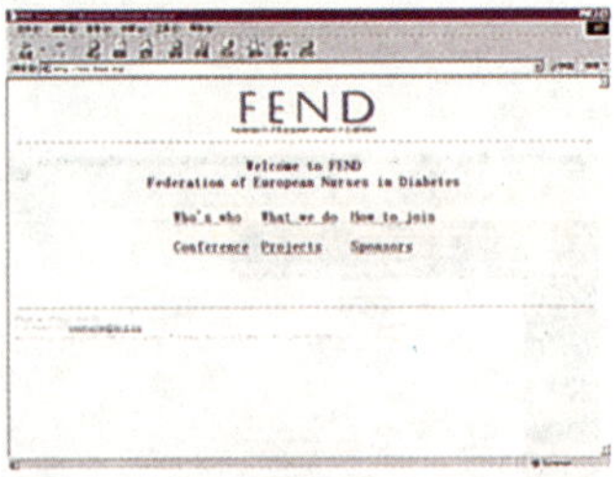

欧洲糖尿病护士联盟
Federation of European Nurses in Diabetes
www.fend.org

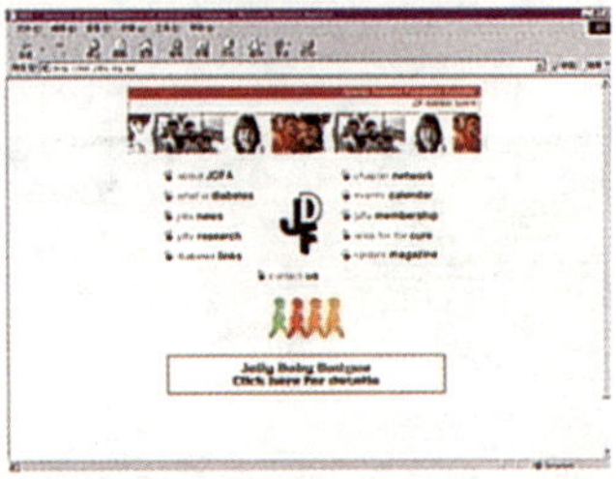

澳大利亚青少年糖尿病基金会
Juvenile Diabetes Foundation Australia
www.jdfa.org.au

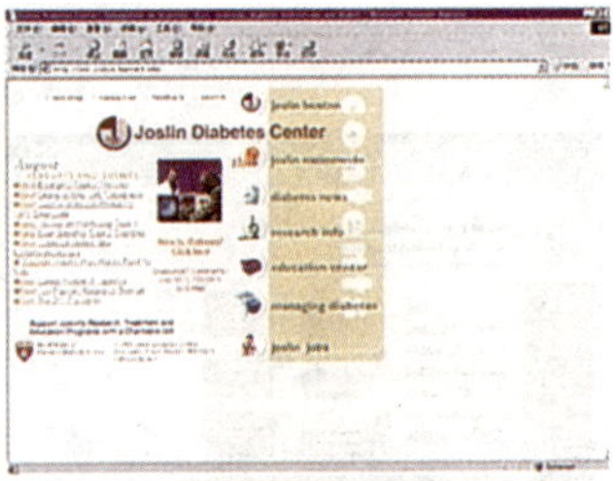

Joslin糖尿病中心
Joslin Diabetes Center
www.joslin.harvard.edu

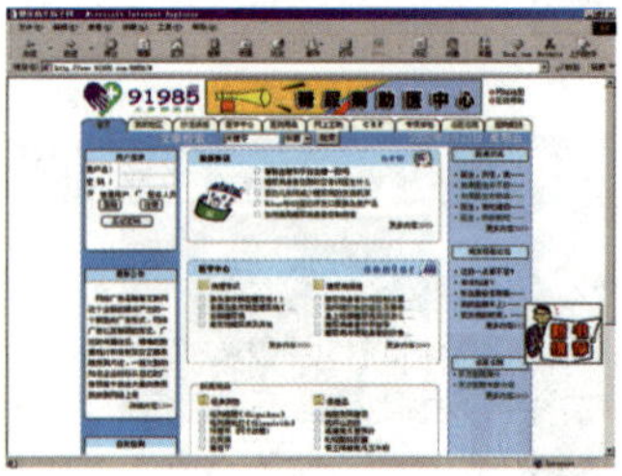

瑞金医院—上海助医网
糖尿病助医中心
Rui Jin Hospital Diabetes Center
www.91985.com

糖友网
www.tnbzy.com

中国糖尿病资讯网
www.cds.org.cn

甜蜜家园糖尿病论坛
www.tnbz.com

糖尿病天地
www.tnb365.com

二、从“世界糖尿病日”改为“联合国糖尿病日”

国际糖尿病联盟（IDF）和世界卫生组织（WHO）为了纪念伟大的医学家Frederick Banting和他的同事们于1921年10月发现并成功地提取了胰岛素，从而极大地减少了糖尿病的病死率所作出的杰出贡献，自1991年起将Banting的生日11月14日命名为“世界糖尿病日”。在每年的这个日子，将开展大规模糖尿病知识的宣传，以此提醒全球各国目前正在不断增高的糖尿病发病率。在1996年还设计了世界糖尿病日的永久性标志，它是由人们熟知的阴阳图案构成，象征着糖尿病综合疗法各环节，和治疗小组成员相互配合协调运作的含义。

世界糖尿病日标志

2007年起，“世界糖尿病日”被联合国命名为“联合国糖尿病日”。每年的糖尿病日皆有一个主题，它们包括：

1991年　糖尿病走向公众

1992年　糖尿病：一个涉及所有国家的所有年龄层的问题

1993年　成长与糖尿病

1994年　糖尿病和年老

1995年　无知的代价

1996年　胰岛素与生命

1997年　全球的觉醒：关键是提高生活质量

1998年　糖尿病和人权

1999年　糖尿病的代价

2000年　新世纪中的糖尿病与生活方式

2001年　努力减轻糖尿病及心血管并发症造成的负担

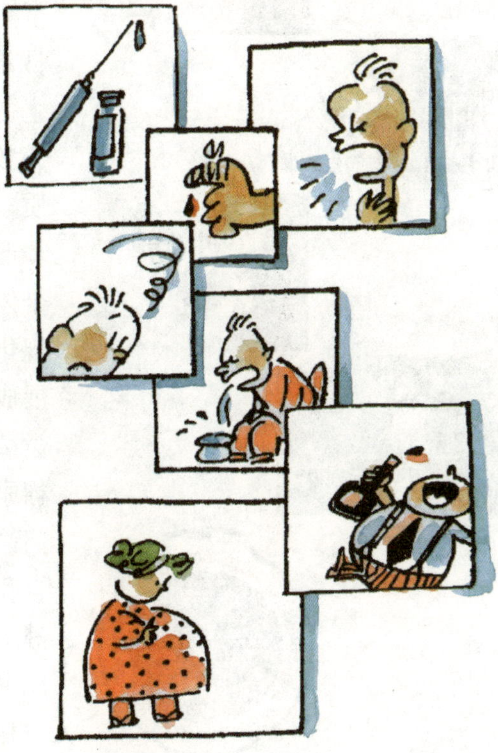

糖尿病的主题，每年不一样

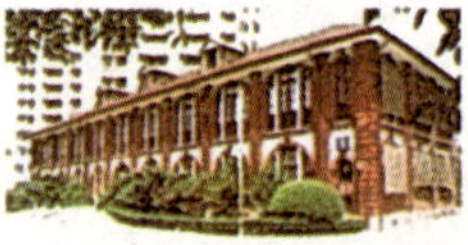

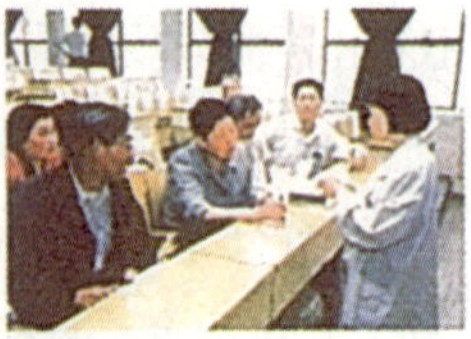

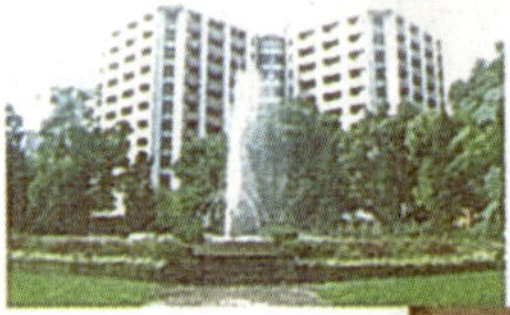

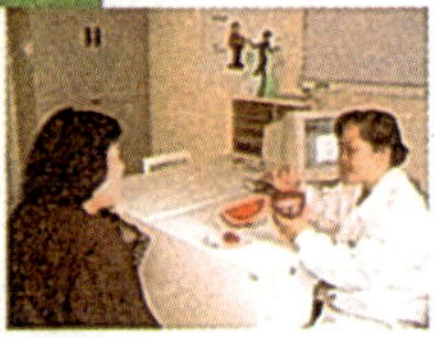

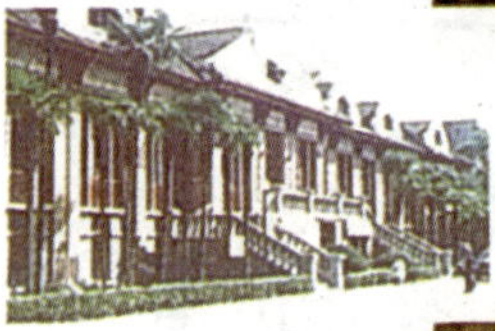

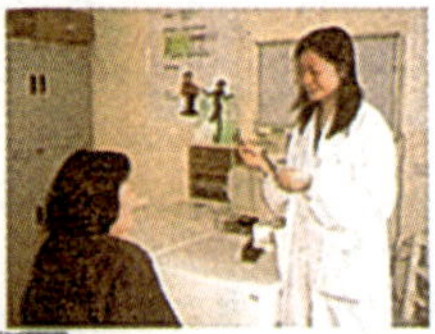

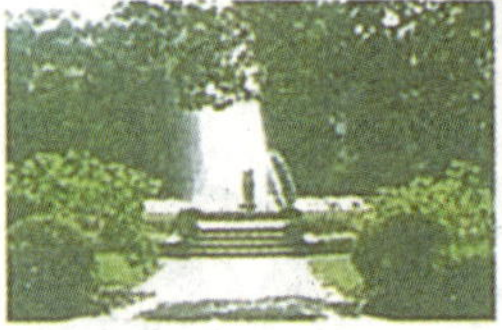

上海交通大学医学院附属瑞金医院

2002年　糖尿病和眼睛

2003年　糖尿病和肾脏

2004年　糖尿病和肥胖

2005年　糖尿病和足部护理

2006年　贫困弱势人群的糖尿病

2007~2008年　青少年和儿童糖尿病

2009~2013年　糖尿病教育和预防

三、上海瑞金医院糖尿病中心简介

上海交通大学医学院附属瑞金医院是一所综合性教学医院，其中内分泌代谢病学科是国家重点学科，有较强的医疗、科研和健康教育的实力。瑞金医院糖尿病中心成立于1994年，主要从事糖尿病防治和健康教育等多项临床研究工作。日常的健康教育由专职的糖尿病教员（包括医生、护士和营养师等）担任。他们具有丰富的临床教育经验，经过多次国内外培训，均有相应资质。瑞金医院糖尿病中心设计的健康教育工作初步形成体系，开展的健康教育项目有大组、小组和个体化的教育课程等。从1996年起，中心建立正规化的糖尿病教员培训项目，这一项目已逐步发展成国家级医学继续教育项目；1999年起，中心尝试通过电话、互联网，以及远程视频开展新型的糖尿病健康教育。2006年建立了糖尿病特色专病门诊，以厨房门诊、名医面对面等形式开展糖尿的自我管理和教育。目前，已接受过中心不同形式健康教育的患者有上万人，在中心的计算机数据库中，不断接受随访的患者达6 000余人。2008年与HOPE基金会合作，在社区开展分级协作糖尿病管理模式。中心独具特色、卓有成效的健康教育模式受到了糖尿病患者的欢迎。

瑞金医院糖尿病中心热诚欢迎所有糖尿病患者向中心提出建议、垂询有关健康教育事宜，并愿意同糖尿病患者一道携手，为征服人类这一顽疾而共同努力。

地址：上海瑞金二路197号

电话：（021）64370045-600556

邮编：200025

瑞金医院糖尿病中心
RUIJIN HOSPITAL DIABETES CENTER

瑞金医院糖尿病中心标志说明（见右上图）

核心是上海市内分泌代谢病临床医学中心标志，糖尿病中心是其下属机构；5片玉兰花瓣，既代表上海，也代表糖尿病治疗所要求的5个环节；五彩的玉兰花，寓意糖尿病患者同样能像健康人那样享受美好人生。

糖尿病中心专病特色门诊介绍：

1. 初诊断糖尿病患者特色专病门诊

就诊特色：挂普通门诊号，系统讲授疾病知识，整体化干预治疗，由糖尿病专职医师、护士、营养师联合诊治。

门诊时间，需电话或门诊预约。人数：每次限额10名。

专业配备：中心配备两名资深糖尿病专科医师、一名营养指导师、两名专职教育护士，适合新诊断的，尚未出现严重并发症的糖尿病患者。

2. “名医与您面对面”专病门诊

就诊特色：挂普通门诊号，与知名糖尿病专家面对面沟通，帮您解答提出的问题，同时提供专业治疗。

门诊时间，需电话或门诊预约。人数：每次限额5~10名。

专业配备：每周有一位资深教授与您面对面讨论病情，切实解决您的困惑。

3. 糖尿病“厨房门诊”

就诊特色：由专职营养指导师和厨师授课，指导饮食，计算热量，推荐糖尿病食谱，每周推出一个健康菜肴。

门诊时间，需电话或门诊预约。人数：每次限额10~15名。

专业配备：挂普通门诊号，由专职营养指导师结合每位患者实际情况给予个体化饮食指导。指出糖尿病饮食的诸多误区，让糖尿病患者享受健康美味。

附录

附录1 糖尿病教育第一阶段内容

1型糖尿病	2型糖尿病
什么是1型糖尿病	什么是2型糖尿病
血糖、尿糖或尿酮的监测	血糖、尿糖的监测
认识胰岛素	饮食治疗的基本原则
胰岛素的抽取、保存及注射	运动的重要性
饮食计划	控制体重
运动与血糖	认识口服降血糖药
高、低血糖的症状、处理及预防	高、低血糖的症状及处理和预防
高血压、高血脂等相关疾病控制的重要性	高血压、高血脂等相关疾病控制的重要性

附录2 糖尿病教育第二阶段内容

1型糖尿病	2型糖尿病
根据血糖调整胰岛素剂量	根据血糖调整口服降糖药剂量
根据运动量调整胰岛素剂量、食物量	根据运动量调整药量、食物量
生病时如何调整胰岛素剂量	生病时如何调整药量
糖尿病酮症酸中毒的症状、处理、预防	高渗性昏迷的症状、处理、预防
慢性并发症的认识、处理、预防	慢性并发症的认识，处理及预防
学习食物交换份法及在外饮食原则	学习食物交换份法及在外饮食原则
认识食物纤维与盐分、脂肪和血糖、血压、血脂的关系	认识食物纤维与盐分、脂肪和血糖、血压、血脂的关系
旅行时，如何调整胰岛素剂量、食物量	旅行时，如何调整药量、食物量
认识蜜月期、黎明现象及低血糖之后的高血糖反应	认识减肥对于血糖、血压及血脂的好处
学习怀孕前、中、后期的处理方法	学习怀孕前、中、后期的处理方法
认识糖化血红蛋白与血糖控制的关系	认识糖化血红蛋白与血糖控制的关系
强调定期复诊及筛检并发症的重要性	强调定期复诊及筛检并发症的重要性

附录3 常用口服降糖药物一览

类别	名称	商品名	药效时间（小时）	半寿期（小时）	剂量毫克（mg）	日服次数（次/日）
促胰岛素分泌剂	**第一代磺脲类**					
	甲苯磺丁脲	D860	6~10	4~8	500	2~3
	第二代磺脲类					
	格列本脲	优降糖	16~24	10~16	2.5	2
	格列齐特	达美康格列齐特	12~24	12	80	2
	格列波脲	克糖利	12~24	8	2.5	1~3
	格列吡嗪	美吡哒优哒灵	8~24	2~4	5	1~3
	格列吡嗪控释片	瑞易宁	24		5	1*
	格列喹酮	糖适平克罗龙	4~8	1.5~3	30	2~3
	第三代磺脲类					
	格列美脲	亚莫利			1或2	1*
	非磺脲类					
	瑞格列奈	诺和龙			1或2	2~3
	那格列奈	唐力			120	2~3
胰岛素增敏剂	**双胍类**					
	二甲双胍	美迪康	6	2~3	250	2~3
		迪化糖锭			500	2~3
		美福明			250	2~3
		格华止			500、850	2~3
	噻唑烷二酮类					
	罗格列酮	文迪雅			4	1~2
	吡格列酮	艾可拓			15	1~3
α-糖苷酶抑制剂	阿卡波糖	拜唐苹		2.5	50	2~3
	伏格列波糖	倍欣		2.5	0.2	2~3

注：*表示剂量加大时，也只需每日一次服药。

附录4　胰岛素注射部位记忆图

下图所示为胰岛素注射部位，包括正面图的肚脐周围、大腿前外侧和背面图的上臂后外侧、腰部、臀部和大腿后外侧。糖尿病患者可以按照图上1~8的次序左右对称轮换注射。图中已将每个注射区域按照每2个平方厘米划分成若干个小方格，患者可以在每注射完一次后，涂黑一个方格，以免在同一区域连续反复注射。

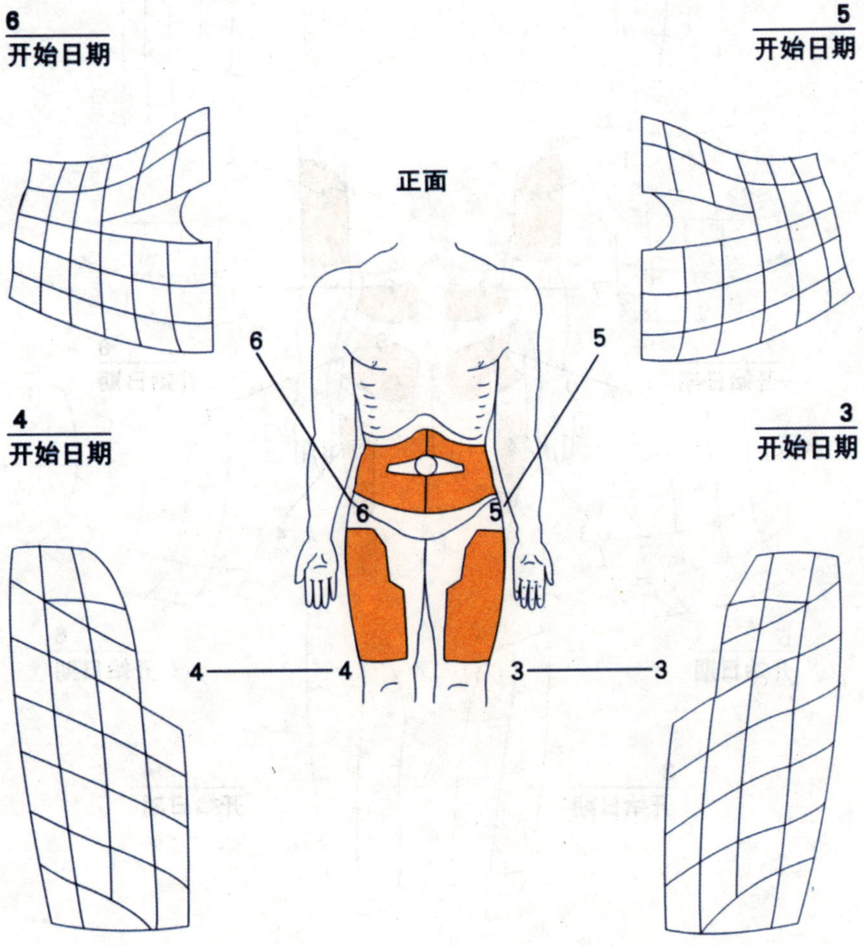

正面图

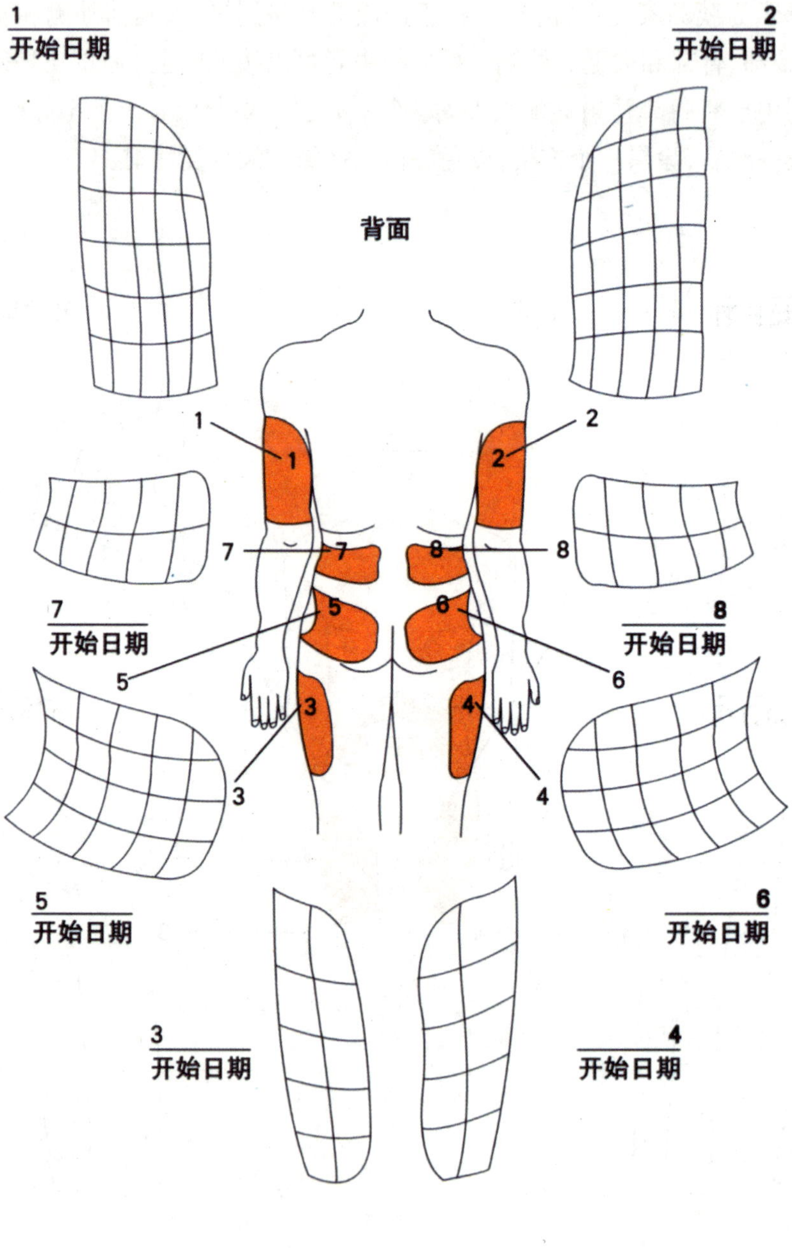

（以上两图可以复制后反复使用）

附录5　糖尿病患者联合用药示意图

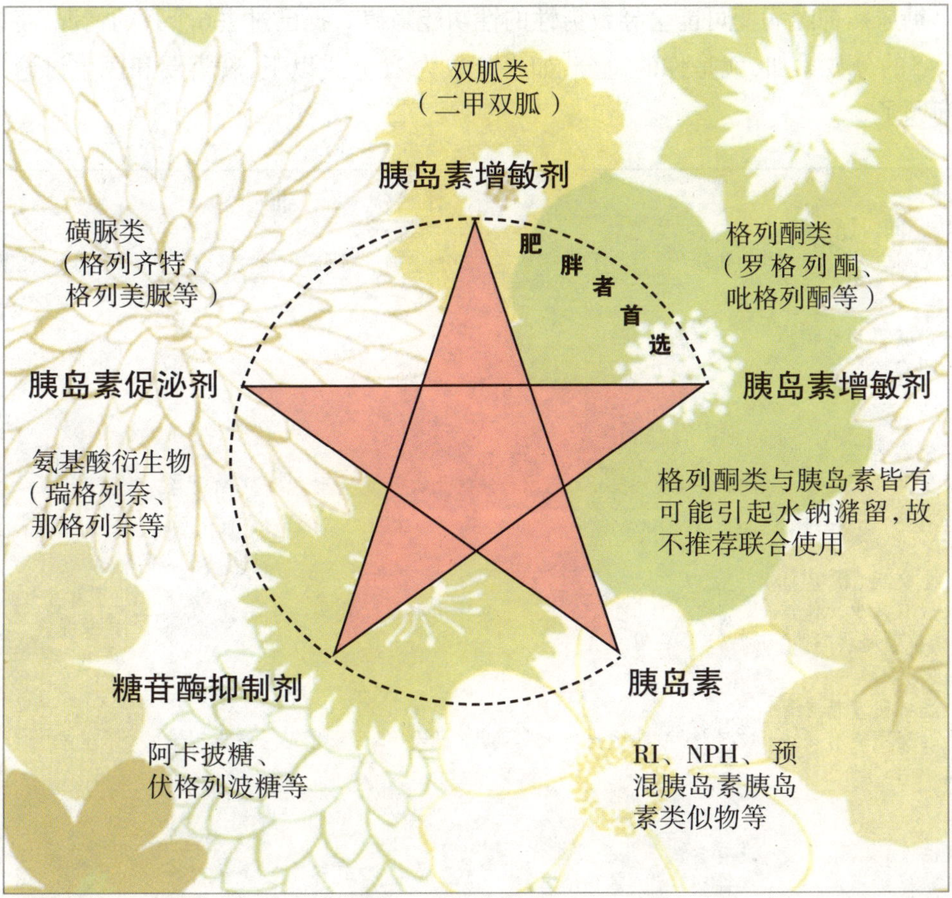

附录6 勃起功能障碍(ED)指数问卷

糖尿病神经病变可能会导致男性的性功能障碍。据已过去6个月的情况,将以下问题1~5的分数累加,就是你的总分,如果分数为21分或以下,就需要和医生讨论一下你的问题了。

问题	评分标准						
	0分	1分	2分	3分	4分	5分	得分
1.对获得和维护勃起的有多少信心?		很低	低	中等	高	很高	
2.受到性刺激后,有多少次阴茎勃起以插入阴道?	无性活动	几乎没有或完全没有	少数几次	有时	多数时候	几乎总是或总是	
3.性交时,阴茎插入后有多少次能够维持勃起状态?	没有尝试性交	几乎没有或完全没有	少数几次	有时	大多数时候	几乎总是或总是	
4.维持阴茎勃起直至性交完成有多大困难?	没有尝试性交	困难极大	困难很大	困难	有点困难	不困难	
5.性交时,有多少次感到满足?	没有尝试性交	几乎没有或完全没有	少数几次	有时	多数时候	几乎总是或总是	

ED的程度	总分
严重ED	5~7
中度ED	8~11
轻度ED	12~21
未患ED	22~25

附录7 糖尿病患者应做的检查项目及复查周期

检验项目	初 诊	每次随访	每季度随访	每年随访
眼、视力及眼底	√			√
脚：足背动脉搏动，神经病变	√		√	√
体重	√	√	√	√
血压	√	√	√	√
空腹/餐后血糖	√		√	√
糖化血红蛋白	√		√	√
血脂：胆固醇/甘油三酯/高/低密度脂蛋白胆固醇	√			√
尿微量白蛋白	√			√
肌酐/尿素氮	√			√
肝功能	√			√
心电图	√			√
尿常规	√	√	√	√

摘自《中国2型糖尿病防治指南》2007版

附录8　血糖和糖化血红蛋白的控制目标

项　目	理想水平	一般水平	较差水平
	静脉血浆糖	静脉血浆糖	静脉血浆糖
空腹血糖（mmol/L*）	4.4~6.1	≤7.0	＞7.0
餐后2小时血糖(mmol/L)	4.4~8.0	≤10.0	＞10.0
HbAlc(%)	＜6.5	6.5~7.5	＞7.5

注 *mmol/L=毫摩尔/升

附录9　糖尿病患者的生活和治疗记录表

________年____月____日

日总热量	千卡	日交换份	份	理想体重：身高（米）-105=公斤				备　注
项　目	主食类	蔬菜类	鱼肉类	豆乳类	水果类	油脂类	调味类	
早　餐								□低血糖 □酮症 □食欲下降 □生病 □手术 □情绪不佳 说明：
点　心								
血　糖	餐前：　mmol/L；餐后2小时　mmol/L							
运　动	项目：　开始时间：　时　分，持续时间：　时　分							
药　物	名称：　用量：　；名称：　用量：　；名称：　用量：							
午　餐								
点　心								
血　糖	餐前：　mmol/L；餐后2小时　mmol/L							
运　动	项目：　开始时间：　时　分，持续时间：　时　分							
药　物	名称：　用量：　；名称：　用量：　；名称：　用量：							
晚　餐								
点　心								
血　糖	餐前：　mmol/L；餐后2小时　mmol/L							
运动	项目：　开始时间：　时　分，持续时间：　时　分							
药　物	名称：　用量：　；名称：　用量：　；名称：　用量：							

附录10 抑郁自评量表(SDS)

【公式】抑郁严重度指数=以下各条目分数之和 ÷80。你目前的抑郁症状严重度指数为：＿＿＿＿＿,日期:＿＿＿＿＿。

【评价】＜0.5　无抑郁

0.5~0.59　有轻微抑郁

0.6~0.69　有中至重度的抑郁

＞0.70　重度抑郁

根据最近一周的情况给下表打分：

症　状	偶　尔	有　时	经　常	持　续
1. 我觉得闷闷不乐、情绪低沉	1	2	3	4
2. 我觉得一天之中早晨的感觉最好	4	3	2	1
3. 我喜欢哭或总想哭	1	2	3	4
4. 我晚上睡眠不好	1	2	3	4
5. 我吃的跟平时一样多	4	3	2	1
6. 我与异性密切接触时和以往一样感到愉快	4	3	2	1
7. 我发觉我的体重在下降	1	2	3	4
8. 我有便秘的苦恼	1	2	3	4
9. 我心跳比平时快	1	2	3	4
10.我无缘无故地感到疲乏	1	2	3	4
11.我的头脑跟平时一样清楚	4	3	2	1
12.我觉得经常做的事情并没有困难	4	3	2	1
13.我觉得不安而平静不下来	1	2	3	4
14.我对将来抱有希望	4	3	2	1
15.我比平常容易生气激动	1	2	3	4
16.我觉得决定是容易做的	4	3	2	1
17.我觉得自己是个有用的人,有人需要我	4	3	2	1
18.我的生活过得很有意思	4	3	2	1
19.我认为如果我死了,别人会生活得好些	1	2	3	4
20.平常感兴趣的事我仍然感兴趣	4	3	2	1

附录11　糖化血红蛋白水平与平均血糖水平的相互关系

糖化血红蛋白水平	平均血浆葡萄糖水平	
HbA1c（%）	毫克/分升	毫摩尔/升
6	135	7.5
7	170	9.5
8	205	11.5
9	240	13.5
10	275	15.5
11	310	17.5
12	345	19.5

附录12　2型糖尿病治疗程序图（根据患者体重选择治疗方案）

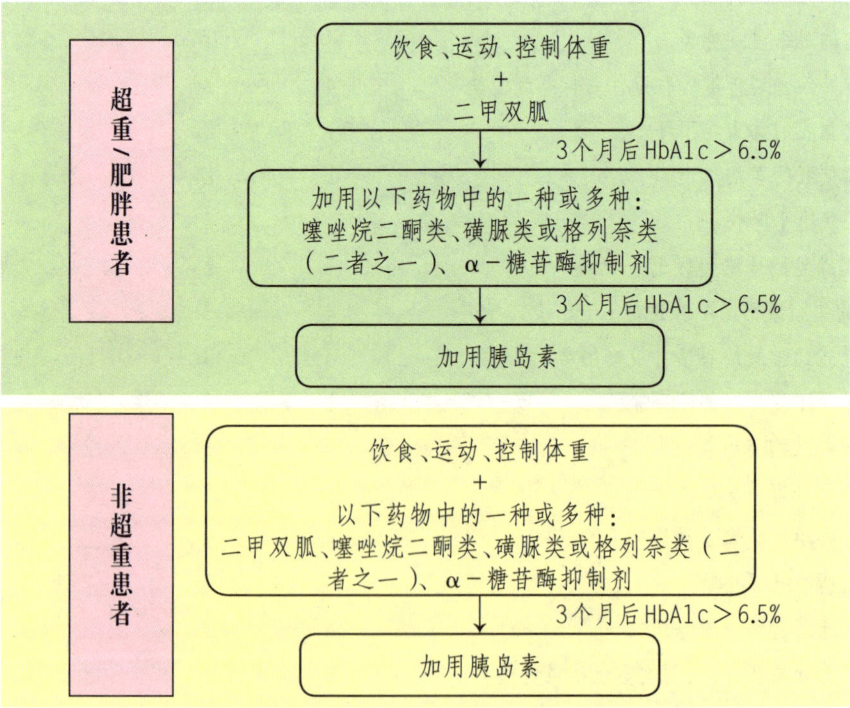

注：超重BMI≥24，肥胖BMI≥28。

附录13 中国2型糖尿病的控制目标

项 目	目标值
血糖毫摩尔/升 空腹	4.4~6.1
非空腹	4.4~8.0
HbA1c(%)	＜6.5
血压(毫米汞柱)	＜130/80
胆固醇(TC)(毫摩尔/升)	＜4.5
高密度脂蛋白胆固醇(HDL-C)(毫摩尔/升)	＞1.0
甘油三酯(TG)(毫摩尔/升)	＜1.5
低密度脂蛋白胆固醇(LDL-C)(毫摩尔/升)	＜2.5
尿白蛋白/肌酐比值(毫克/毫摩尔) 男性 女性	＜2.5(22毫克/克) ＜3.5(31毫克/克)
尿白蛋白排泄率	＜20微克/分钟(30毫克/天)
主动有氧活动(分钟/周)	≥150

附录14 部分食物每100克的含糖量百分比

食 物	含糖量百分比	食 物	含糖量百分比
苹果	12	橙子	8
烘豆荚	11	意大利面	70
香蕉	21	豌豆	8
大麦	61	梨	12
面包	47	李子	6
曲奇饼干	62	马铃薯	12~17
谷物	16	葡萄干	75
脆玉米片	85	大米	79
面粉	73	老豌豆	45
葡萄	15	糖	100
冰淇淋	22	甘薯	17
牛奶	5	奶酪薄脆饼	71
燕麦	61		

附录15 部分食物中膳食纤维含量表

（克/100克可食部分）

食 物	膳食纤维	食 物	膳食纤维
麦麸	31.3	海带（干）	6.1
全麦粉	12.6	黄豆（鲜）	4
荞麦面	12.3	青豆	4
高粱米	7.3	蚕豆（鲜）	3.1
玉米面	6	豌豆（鲜）	3
燕麦片	5.3	甘薯	3
糙米	3.6	白芸豆（鲜）	2.1
标准粉	2.1	马铃薯	1.6
小米	1.6	胡萝卜	1.1
白面粉	1.2	白萝卜	1
粳米	0.6	黄芽白	0.6
冬菇（干）	32.3	红果（干）	49.7
香菇（干）	31.6	荔枝（鲜）	16.1
白木耳（干）	30.4	炒花生	6.3
黑木耳（干）	29.9	番石榴	5.9
发菜	21.9	白橄榄	4
黄豆（干）	15.5	樱桃（野、白刺）	3.9
玉兰片	11.3	橘饼	3.5
蚕豆（干）	10.5	芭蕉	3.1
白芸豆（干）	9.8	桂圆（干）	2
豌豆（干）	8.6	桃	1.3
金针菜	7.7	国光苹果	0.8
绿豆（干）	6.4	雪花梨	0.8

附录16 参考文献

1. 人体解剖彩色图谱.人民卫生出版社，1986：65、98、138、193、206
2. 上海糖尿病社区医生培训教材.上海医学会糖尿病学会，1995：23~27、63~65
3. 血脂异常防治建议.中华心血管病杂志，1997；25：2~7
4. 糖尿病讲座.健康世界杂志社，1998：24、45、61
5. 糖尿病权威指南.中国人口出版社，1998：71、313、377
6. 糖尿病速查手册.中国人口出版社，1998：129、169
7. 内分泌主治医生245问.北京医科大学中国协和医科大学联合出版社，1998：341~345；352
8. 肥胖症临床诊治手册.上海科学技术出版社，2001：29~30
9. 糖尿病性眼病.华夏出版社，1998：10~13；34~39
10. 糖尿病防治手册.远流出版公司，1998：193~198
11. 糖尿病临床指南.北京医科大学出版社，2000：239~263
12. 战胜糖尿病，世健会北京办事处中国糖尿病教育项目资料，2000
13. 常见病专家答疑——糖尿病.上海科学技术文献出版社，2000：81~92
14. 2型糖尿病诊疗指南.上海科学技术文献出版社，2000：34~36
15. 医务人员对糖尿病认识的分析.上海护理；2001；9（suppl）:116~117
16. 健康教育模式对糖尿病患者血糖控制的影响.中华内分泌代谢病杂志，2001；17：357~358
17. 临床内分泌疾病手册.上海科技教育出版社，2001：228~250
18. 医学营养学.上海科学技术文献出版社，2001：126~130
19. 张教授谈糖尿病和保健.第二军医大学出版社，2001：58~60
20. 医学参考.复旦大学附属中山医院，2001；5：38~39
21. 糖尿病学.上海科学技术出版社，2003：231~251
22. 中华医学会糖尿病学分会.2007年版中国2型糖尿病防治指南.中华内分泌代谢杂志，2008；24：增录2as~2a~23
23. 2型糖尿病强化降糖治疗与预防心血管病的思考和策略，中华内分泌代谢杂志，2009；25：1~4
24. 10-year follow-up of intensive glucose contzol in type 2 diabetes N Engl J Med, 2008,359：1577~1589
25. Effects of intensive glucose lowering in type 2 diabetes.N Engl J Med, 2008; 358：2545~2559
26. Prevalence of diabetes among men and women in China N Eng J Med, 2010, 362：1090-1101
27. 中国成了“全球糖尿病之都”.文汇报，2010.5.4：1
28. 具有健康素养居民仅6.48%.新闻晚报，2010.6.12：A1
29. 糖尿病知识问答.科学出版社，2008：iv
30. 美国糖尿病协会.糖尿病预防和治疗完全指南.第3版.中国轻工业出版社，2004：ii、66
31. 控制血糖新法——按“指数”吃饭.大众医学，2003；9：38
32. 内分泌学.下册.第2版.人民卫生出版社，2007：1441~1442
33. 协和内分泌和代谢学.科学出版社，1999：1345
34. 好碳水化合物坏碳水化合物（美）.田志东译.上海科学技术文献出版社，2008：35